4차

산업혁명기반 간호정보학

| 한국간호연구학회 편 |

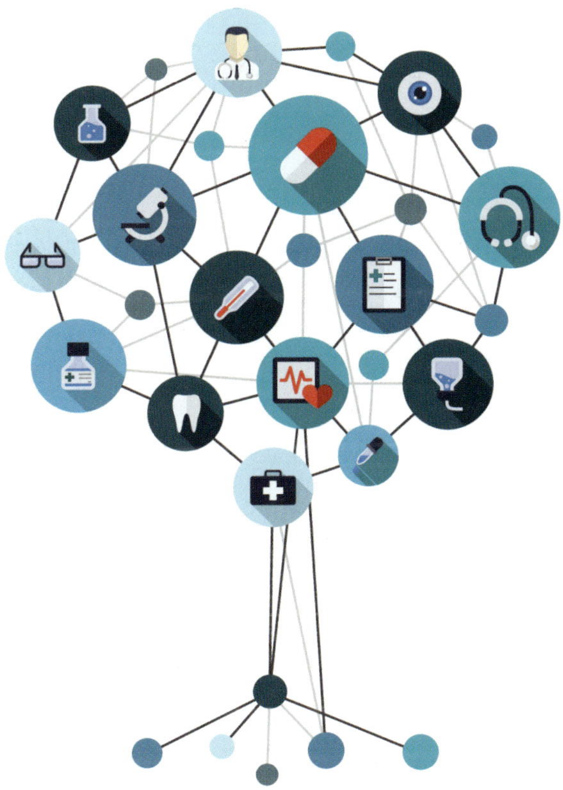

Pacific Books

집·필·진

- 고가연 강릉영동대학교
- 공경란 울산과학대학교
- 길명숙 강릉영동대학교
- 김경자 한림대학교한강성심병원
- 남호희 마산대학교
- 류정미 부산과학기술대학교
- 박선정 삼육보건대학교
- 박준희 동남보건대학교
- 반민경 부산보건대학교
- 배소현 삼육보건대학교
- 윤영숙 부산보건대학교
- 이진영 마산대학교
- 정경숙 부산과학기술대학교
- 허은주 진주보건대학교
- 허제은 부산보건대학교

(가나다 순)

머·리·말

지금까지 많은 간호정보학 책이 교재로 집필되어 활용되고 있으나 본서는 '4차 산업혁명기반 간호정보학'으로 실제 의료기관에서 근무하게될 예비간호사나 근무하고 있는 간호사 모두에게 임상에서 실무적인 도움을 주고자 집필하였다.

이 책은 2장 15절로 1장은 4차 산업혁명기반 디지털 보건의료 정보 이론을 다루었고, 2장은 간호정보개요, 활용 및 실제를 중심으로 기술하였다.

1장 1절은 최신보건의료정보의 이해 관련 이론을 다루었고, 2절은 최신보건의료기술 즉 유비쿼터스와 U-health, 스마트 기술, RFID/USD, 클라우드 컴퓨팅, 원격의료, 건강정보기록에 대해 기술하였다. 3절은 보건의료 정보보안 즉 보건의료정보보호와 윤리, 그리고 유전체 정보학과 맞춤형 정밀 의료 개인정보보호에 대해 기술하였고, 4절은 스마트사회의 디지털융복합 정보기술 최신동향 즉 융복합 정보기술 최신동향 사물인터넷, 빅데이터, 3D 프린터, VR, AR, 메타버스에 대해 기술하였다. 5절은 보건의료 용어와 분류체계에 대해 기술하였고, 6절은 의료소비자 건강정보와 환자교육에 대해 기술하였으며, 7절은 인터넷 건강정보의 질 평가 즉 웹사이트 평가에 대해 기술하였다.

2장 8절은 의료정보시스템과 병원정보시스템 즉 OCS & EMR & PACS에 대해 기술하였고, 9절은 의료 빅데이터 분석과 정보기술 활용을 기술하였다. 10절은 간호정보의 개요를 기술하였고, 11절은 간호과정과 전자간호기록의 실제에 대해 기술하였으며, 12절은 물품 및 약품관리 시스템, 간호수가 개발에 대해 기술하였고, 13절은 질 향상과 환자안전 시스템에 대해 기술하였다. 14절은 간호교육에서의 정보기술 활용 즉 간호교육에서의 전체적인 E-learning, 시뮬레이션, 메타버스 등에 대해 기술하였으며, 15절은 간호정보학의 미래 즉 임상간호의 질 향상 등에 대해 기술하였다.

4차 산업혁명기반 간호정보학은 오늘의 기술이 내일에는 오래된 과거 내용이 될 수 있는 특성이 있어 시간에 따라 새로운 개념과 기술을 모두 다루지 못한 점이 있다는 것에 대해 양해를 부탁드린다. 또한 4차 산업혁명기반 간호정보학은 임상 실무와 다학제간 디지털 컴퓨터와 정보가 융합하는 학문분야로 이 책을 집필하면서 간호학 전공자들에게 최대한 쉬운 내용으로 작성하여 도움을 주려 하였으나 아직 대학 과정의 학생들에게는 어렵다고 생각될 수 있어 집필진들은 많은 고민을 하여 제작하였다. 따라서 지속적인 개정작업을 통해 이해하기 쉽고 실무를 반영할 수 있도록 노력할 계획이다.

끝으로 이 책이 나올 수 있도록 많은 지원을 해주신 퍼시픽출판사 대표님과 임직원 및 편집부 직원들, 집필진들께 깊은 감사의 말씀을 드린다.

2023년 3월

저자 일동

CONTENTS

제 1 장 4차산업혁명기반 디지털 보건의료정보

CONTENTS

CONTENTS

제 2 장 간호정보

CONTENTS

제 1 장

4차산업혁명기반 디지털 보건의료정보

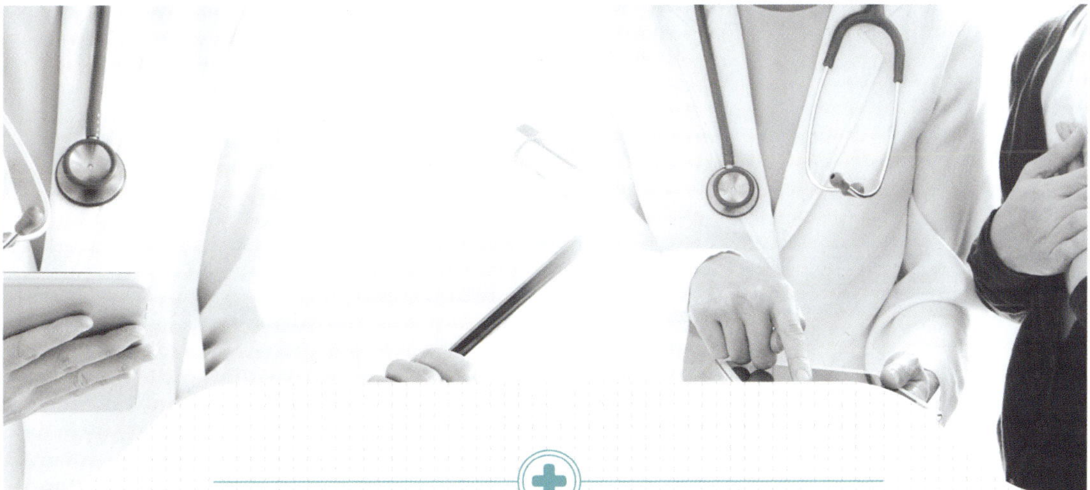

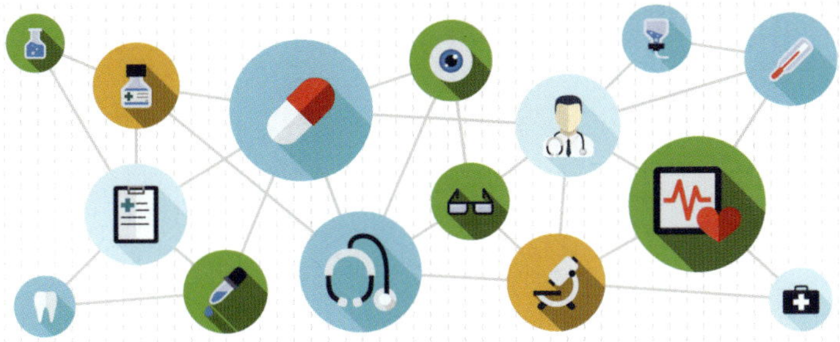

01

P·A·R·T

최신보건의료정보의 이해

학|습|목|표

- 정보의 개념과 특성을 이해한다.
- 우리나라 보건의료정보 관리의 발전과정을 이해한다.
- 보건의료정보를 분류하고 그에 따른 의미를 이해한다.
- 정보통신과 보건의료기술의 발전과정과 관련성을 이해한다.

P·A·R·T 1

최신보건의료정보의 이해

I 정보의 개념

현대사회는 정보처리와 통신기술의 발달로 인해 정보사회로 불린다. 사회의 전 분야에서 정보 수요가 증가하고 그로 인해 정보의 생산과 유통도 기하급수적으로 증가하게 되었다. 정보는 사회 전 분야에서 또 다른 자원으로서 이해되고 사용되고 있으며, 보건의료분야에서도 정보는 보건의료서비스 제공과 소비과정에서 반드시 필요한 자원이 되었다.

1. 정보의 개념

'정보(information)'에 대한 개념과 정의는 매우 다양하다. 정보는 컴퓨터공학에서 특정 목적을 위하여 광(光) 또는 전자적 방식으로 처리되어 부호, 문자, 음성, 음향 및 영상 등을 표현하는 모든 종류의 자료 또는 지식을 말한다(국가정보화기본법 제3조). 정보는 일상용어에서 전문 용어까지 다양한 뜻으로 사용되며, 이를테면, 일상에서 접하는 방송뉴스, 신문, 책의 내용, 그림, 영화 등 그 속에 메시지가 읽혀지는 것은 모두 정보라고 할 수 있다.

또한 McDonough(1963)는 '정보란 사실 내지는 자료에 지적인 처리를 가하여 얻어진 지식이다' 라고 정의하고 있다. 정보는 자료에 특정 의미가 주어진 것으로서 직접 행동에 영향을 미치게 한다. 모든 정보는 자료이나, 모든 자료는 모두 정보라고 할 수 없다. 정보로서의 역할을 하기 위해 정보는 가치 지향적이며 관심이 있는 사람들의 의사결정에 영향을 주고, 어느 정도의 이익을 제공할 수 있는 자료이어야 한다. 결국, 정보란 일정한 의도를 가지고 정리해 놓은 자료의 집합이며, 정보가 되기 위해서는 이용자, 즉 어떤 목적을 갖는 사람이 있어야 하고 자료가 처리되어야 한다. 그리고 정보는 이용자를 위하여 일정한 규칙에 따라서 재배열, 요약, 삭제하는 행위를 거쳐야 한다.

정보는 항상 변화하고 있으며, 그 속도가 더욱 빠르게 진행된다. 개인이 하나의 정보를 선택하게 되면 변화에 의해서 불확실성이 커지게 되고, 정보의 가치가 적어질 수 있다는 이유 때문에 선택되지 않은 정보가 더 가치가 있는 것으로 불안감을 갖게 한다. 하지만 인류는 오래전부터 정보를 수집하여 분류하고 관리해왔으며, 그 정보들을 생산, 관리하는 다양한 시스템(문자, 인쇄술, 분류법, 책, 도서관, 색인, 백과사전 등을 거쳐 지금은 컴퓨터 네트워크)을 만들었다. 이러한 시스템의 발전으로 정보는 폭발적으로 늘어나고 있고, 현재 우리는 방대한 정보에 언제든지 접속할 수 있는 시대에 살고 있다.

이러한 정보를 이해하기 위해 의미론적 정보와 정보 공학적 정보의 개념에 대해 알아보고자 한다.

1) 의미론적 정보 개념

의미론적(semantic)이란 어떤 대상을 표현하는 메시지가 해석되어 다른 것과의 차이를 알고 구별해서 그 대상의 내력이나 상태를 알게 하는 것이 의미론적 정보이다. 특정한 사실에 대한 내용이 단순한 자료인지 혹은 정보가 되는가는 수신자에게 의미 있는 형태로 전달되고 수신자의 의사결정에 유용할 때이다. 즉, 정보란 '어떤 사물, 상태 등과 관련된 모든 것들에 대하여 수신자에게 의미 있는 형태로 전달되어 불확실성을 감소시켜서 수신자의 의사결정에 유용하게 사용될 수 있는 데이터의 집합'을 의미한다. 정보는 사람(의사결정자)과 관련이 있으며, 미래의 상황에 대한 불확실성을 감소시켜 의사결정을 지원하는 것이다.

2) 정보 공학적 정보 개념

정보 공학적 정보는 문자, 숫자, 코드와 같은 기호(symbol)의 배열로서 표현되며, 이를 표현하는 기호의 문자열을 메세지(message)라고 한다. 정보공학이 대상으로 하는 것은 메시지이며, 메시지로서의 정보이다. 즉, 정보공학의 목적은 보내고자 하는 메시지를 될 수 있는 한 틀림없이 수신점에 재현시키는 것이다. 하지만 메시지가 갖는 의미에까지 관여하지는 않는다. Shannon(1948)은 메시지의 의미에 관여하지 않고 메시지 속에 있는 정보의 양을 특정하는 방법을 발명하였으며, 즉, 예/아니오, 앞/뒤 등으로 이루어진 2진법적 항목들에서 선택된 각각의 항목을 1비트(bit, 'binary digit'; 이진법 숫자의 약자)의 정보에 해당한다고 정의하였다. 1940년대 후반에 대두된 정보 이론적 관점에서의 정보는 의미 중심이 아닌 기호(signal) 중심으로 해석됨으로써 정보의 양은 '비트'로 측정되며 기호가 발생할 확률의 관점에서 정의된다.

2. 정보의 특성

1) 무형성 : 정보 자체는 물리적인 형태를 갖고 있지 않고, 다만 표현된 내용으로만 존재하기 때문에 정보 그 자체는 형태가 없다.
2) 적시성 : 정보는 수요자가 원하는 시간에 전달되어야 하므로 전달 속도와 획득 시점이 중요한 요소가 되므로 적시성에 따라 그 가치가 결정된다.
3) 독점성 : 공개된 정보는 가치가 떨어지므로 정보의 가치를 높이기 위해 비밀리에 수집, 생산되어야 하는 속성을 가지고 있다.
4) 비소모성 : 일반상품은 사용으로 인하여 노후되거나 감가 상각되어 없어지지만 정보 자체는 아무리 이용하더라도 소모되지 않는다. 오히려 사용할수록 더욱 그 가치를 높이는 효과를 발생시킨다.
5) 비이전성 : 일반상품은 개인에게 소유, 이전되지만 정보는 다른 사람에게 양도해도 여전히 원래 소유자에게 남아있다. 그러므로 정보는 소유(권)의 개념이 아닌 사용(권) 개념으로 다루며, 오히려 새로운 사용자가 생김으로써 가치가 더욱 증가하는 특성을 가지고 있다.
6) 가치의 다양성 : 정보는 수요자의 특성이나 필요에 따라 효용성이 달라지며 가격(가치)이 존재한다.
7) 결합성(자기조직성) : 정보는 결합되고 가공되어 보다 높은 차원의 정보가 되는 특성이 있다. 정보가 합쳐져 새로운 정보가 창출되며 미래의 불확실성을 감소시켜 준다.
8) 누적가치성 : 정보가 누적되어 축적되면 될수록 가치나 효용이 높아지게 된다.
9) 비분할성 : 하나의 정보가 수신자에게 분할되어 전달되면 전혀 의미가 없는 정보가 되므로 정보는 항상 데이터의 집합체로서 전달되어 사용됨으로써 의미를 갖는다.
10) 매체의존성 : 정보는 형태를 가지지 못하므로 정보가 전달되기 위해서는 어떤 전달 매체(신문, 방송, 컴퓨터 등)를 통해서만 가능하며, 활용하는 매체에 따라 달라지기도 한다.
11) 결과지향성 : 정보는 노력의 세계가 아니고 결과의 세계이다. 아무리 노력과 시간을 투입하더라고 좋은 결과를 얻지 못하면 그 정보는 소용이 없게 된다.
12) 무한 재생산성 : 사본과 원본의 구별이 없으며 낮은 가격에 생산이 가능하고 정보의 전달방법에 따라 무한 복제가 가능하기 때문에 정보는 복제를 통해 매우 낮은 가격으로 무한생산이 가능하다.
13) 무한 가치성 : 정보는 여러 사람이 공유하면 할수록 그 총 가치는 무한히 증가한다.

3. 정보의 가치

1) 상업적 가치 : 정보의 상품성

전통적인 경제학에서는 공기나 물과 같은 자유재로 정보를 분류하여 경제적 효용성을 인정하지 않았으나 방송사업, 미디어 산업이 발전하면서 정보재(information goods)로서 다루어지게 되었다. 사회적으로 미디어를 통해 정보를 '사고 파는' 상품으로 취급하는 경제활동이 증가하면서 정보의 경제 가치를 받아들이게 되었다. 사회체제의 미디어 의존도가 높아질수록 정보의 상업적 가치는 증가하게 된다.

2) 개인적 가치 : 수요자에게만 가치 있는 정보

정보의 개인적 가치(private value)란 누구든지 알 수 있는 정보가 아닌 필요한 사람에게만 가치를 갖게 되는 것을 말하며, 그 정보의 가치는 수요자의 만족 정도에 따라 결정된다. 정보는 개인적 가치로서 '자산(property)'의 성격을 가지며 저작권과 같은 법적 보호를 받는 대상이 된다. 또한, 정보는 개인의 사생활에도 적용되어 외부의 남용에 의해 초래될 수 있는 불이익으로부터 보호받을 권리를 가진다. 이처럼 정보의 개인적 가치가 더욱 부각되는 점은 정보사회의 특성이라고 할 수 있다.

3) 공공적 가치 : 다수에게 알려짐으로써 가치 있는 정보

정보는 많은 사람들이 이용해도 소모되지 않고, 다른 사람이 정보를 획득하지 못하도록 배제시키기가 어려워 경쟁이 일어나지 않는 특징이 있어 공공재적인 성격을 갖는다. 언론의 자유나 의사 표현의 자유, 정보접촉과 정보 이용의 자유 등은 정보의 공공적 가치와 밀접한 관련이 있다.

이렇듯 정보의 상업적 가치, 개인적 가치, 공공적 가치는 고유의 속성을 가지지만 현실적으로는 각 정보 가치가 추구하는 이해의 범위가 서로 상충되어 상호대립이 불가피하다. 공공적 가치인 정보자유법은 개인적 가치인 사생활 보호와 상충될 수 있고, 정보를 상품으로 판매하려는 사업체의 상업적 가치와 공공재로 제공하려는 공공기관의 공공적 가치가 마찰을 일으킬 수 있다. 또한, 상업성이 높은 정보는 사생활 침해를 초래하면서 이용될 가능성이 있어 개인적 가치와 상업적 가치가 상충되기도 한다. 이러한 정보 가치 간의 갈등 관계는 사회가 점점 정보화되어 갈수록 더욱 심화 될 것이다.

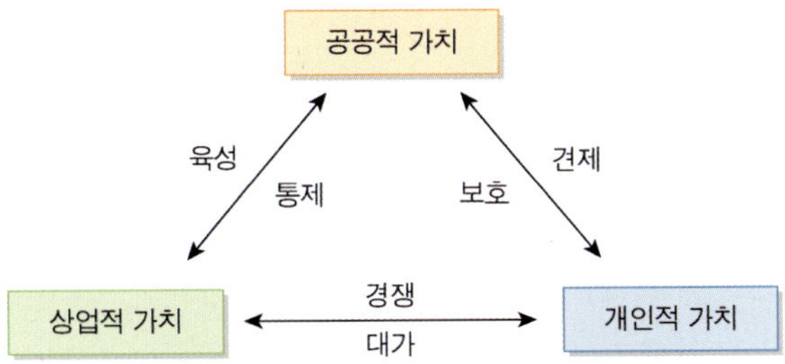

출처 : 최동수(2010) 정보사회의 이해. 법문사

(그림 1-1-1) 정보가치의 대립관계

Ⅱ 정보사회와 4차 산업혁명

1. 사회의 역사적 발전

사회적 시대구분은 생산물이나 사회적 기반 기술의 변화와 연관 지어 이루어지며 수렵사회, 농업사회, 산업사회의 과정을 거쳐 정보사회로 발전하였다.

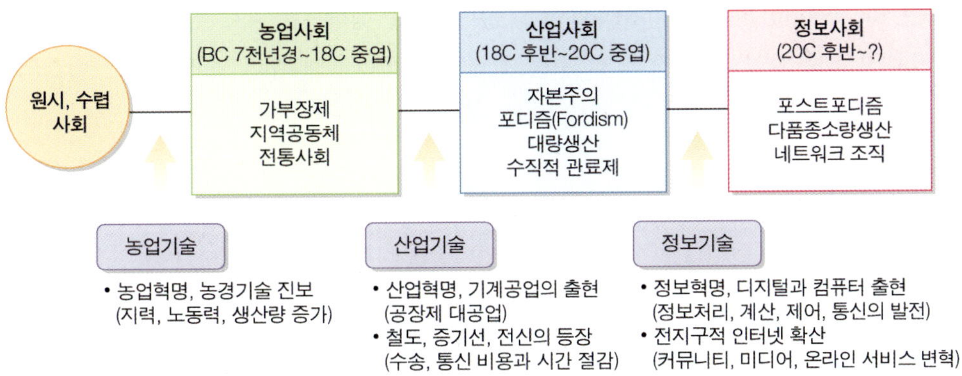

출처 : 트렌드로 보는 미래사회의 5대 특징과 준비 과제(2009) 한국정보화진흥원

(그림 1-1-2) 사회의 역사적 전개

2. 정보사회

20세기 중반 컴퓨터, 인공위성, 인터넷의 발명으로 정보의 전달 및 처리에 관한 기술혁신을 중심으로 정보통신산업의 발달과 정보혁명이 급격히 진행되기 시작하였다.

정보사회는 인간이 정보를 획득, 소유하는 것에 대한 가치를 인지하게 되면서 산업사회에서 벗어나 정보통신산업을 주체로 하며, 다양한 정보의 생산과 전달을 중심으로 전개되는 사회를 말한다. 즉, 정보사회는 '정보화의 비중이 증대되는 사회로 정치, 경제, 행정, 교육, 문화, 지역사회, 기업 활동, 가정 활동에 이르기까지 사회의 모든 분야에서 정보화가 진전되어 정보의 가치가 상대적으로 높아지고 정보에 관한 생산, 유통, 소비, 분배 등의 활동이 매우 활발한 사회'라고 할 수 있다. 특히, 보건의료분야에서도 전산화가 급격하게 진행되면서 병·의원에서는 모든 의료행위가 진료정보에 근간을 두고 방대한 양의 정보를 신속·정확하고 유용하게 사용해야 한다.

3. 제4차 산업혁명 : 지능정보사회

1) 제4차 산업혁명 시대

2016년 1월 스위스 다보스에서 개최된 세계경제포럼에서 '제4차 산업혁명의 이해(Mastering the Fourth Industrial Revolution)'를 주제로 정하면서 4차 산업혁명은 전 세계의 관심으로 떠오르게 되었다. 세계 경제 포럼 창립자인 클라우스 슈밥 회장은 산업발전의 변화를 4단계로 구분하여 아래 (표 1-1-1)과 같이 제시하였다.

(표 1-1-1) 산업혁명 시대

종류	내용
제1차 산업혁명	1784년 발명된 '증기기관의 힘'을 이용한 기계화 혁명으로, 생산의 기계화를 실현하여 인간의 노동력을 기계가 대체하게 된 단계
제2차 산업혁명	1870년대에 시작되어 '전기 에너지의 힘'을 이용한 대량생산체제가 가능해진 단계이며, 전기의 시대가 열리고 석유에 대한 의존도가 심화된 단계
제3차 산업혁명	20세기 후반에 시작된 '컴퓨터와 인터넷 기반의 지식 정보 혁명'이 실현된 단계
제4차 산업혁명	지능(intelligence)과 정보(information)가 융합된 '지능정보사회'의 시작 단계. 3차 산업혁명과 다른 점은 인간의 지능을 대체하는 '인공지능(artificial intelligence)' 정보기술의 등장으로, 사물인터넷을 통해 모든 사람과 사물이 유기적으로 상호 연결되고 인간처럼 스스로 학습하여 지능화되어가며 새로운 가치를 창출해 내는 시대

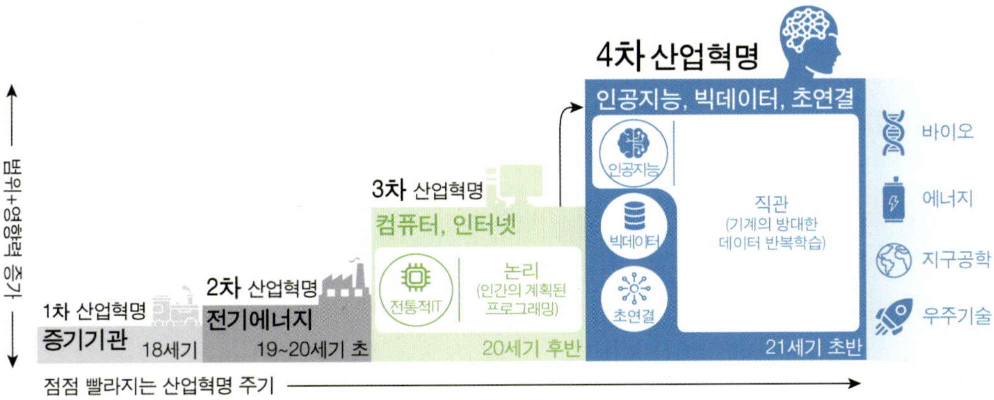

출처 : 김재형(2020) 4차 산업혁명시대! 안전보건분야 무엇을 어떻게 대응해야 하는가? 세이프티퍼스트닷뉴스

(그림 1-1-3) 산업혁명

2) 제4차 산업혁명의 특징

4차 산업혁명은 3차 산업혁명의 정보통신기술(Information communications technology; ICT)의 기반 아래 '지능'과 '정보'가 융합된 '지능정보사회'이다. 4차 산업혁명의 특징은 '초연결성', '초지능화' 및 '초현실사회'이다.

(1) 초연결성(Hyper-connectivity) : 정보통신기술 기반으로 한 사물인터넷(Internet of things; IoT)의 확산으로 '사물과 사물, 사물과 사람, 시스템, 정보자원' 간의 인터넷 연결이 확대되면서 대두된 개념으로, 스마트폰은 인터넷을 통한 사물, 시스템 등과 연결되어 개인의 이동, 소비 등 삶 전반이 데이터화(datafication)되어 축적된다. 초연결사회의 도래에 따라 축적되는 데이터가 기업의 자본인 시대가 되었다.

(2) 초지능화(Hyper-intelligent) : 사물인터넷에 연결된 다양한 사물들이 상호 연결되어 방대한 데이터를 생성하는 구조 속에서 인공지능 기술을 통해 인간이 직접 개입하지 않더라도 지능적이고 스마트한 문제해결을 가능하게 하는 것이다. 인간과 기계의 구분이 없어져 인간의 지능과 사고가 기계에 들어가게 된다. 이스라엘의 의료 인공지능 기업 '지브라메디컬비전'의 인공지능모델 '인셉션'에 방대한 유방 촬영 데이터를 학습시켜 유방암 진단에서 영상의학과 전문의의 판독 실력과 비슷한 수준의 인공지능 판독을 이끌어 낸 것 등이 대표적인 예이다.

(3) 초현실사회(Hyper-reality) : 메타버스(metaverse) 또는 확장 가상세계는 초월을 의미하는 메타(meta)와 세계, 우주를 의미하는 유니버스(universe)'를 합성한 언어로, 3차원에서 실제 생활과 법적으로 인정되는 활동인 직업, 금융, 학습 등이 연결된 가상세계를

말한다. 가상현실, 증강현실의 상위개념으로 현실을 디지털 기반의 가상세계로 확장시켜 가상의 공간에서 모든 활동을 할 수 있게 만드는 시스템으로, 시공간을 뛰어넘어 가상과 현실의 경계가 없어진 사회의 모습을 말한다.

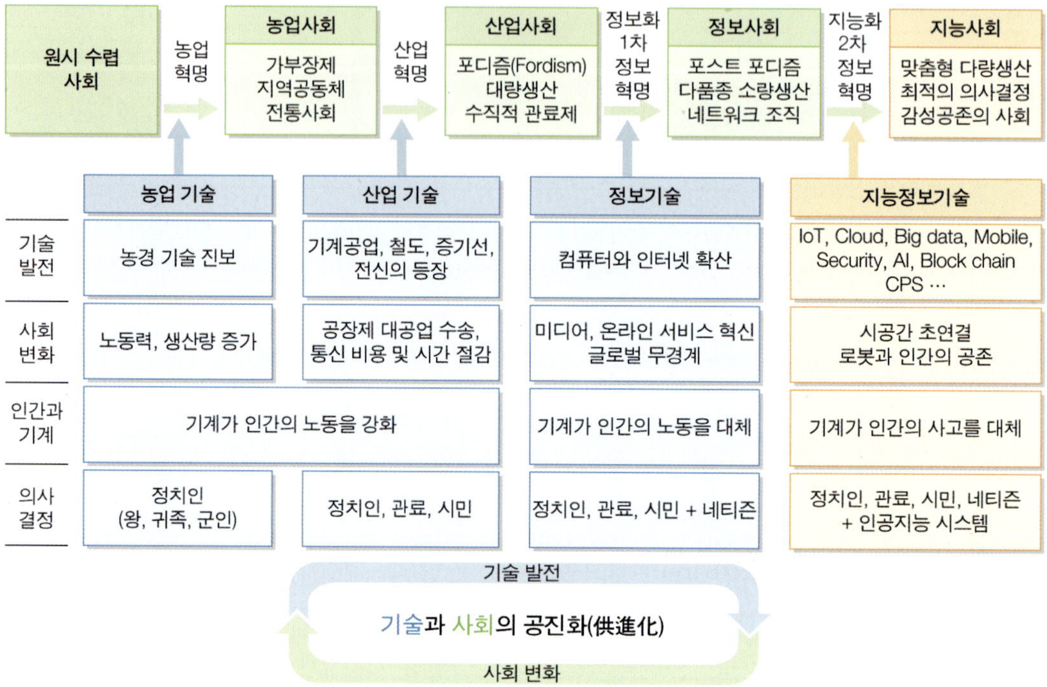

출처 : 서병조(2017) 4차 산업혁명과 지능정보사회의 정책과제. 한국정보화진흥원

(그림 1-1-4) 기술발전에 따른 사회 변화와 산업 혁신

3) 보건의료분야와 제4차 산업혁명

보건의료산업에서 4차 산업혁명은 보건의료 데이터를 바탕으로 인공지능, ICT 융합기술, 바이오 융합 신기술 등을 통해 의료서비스의 패러다임을 획기적으로 변화시키는 것이라고 할 수 있다. 과거 의료는 병원 내 임상 정보와 일부 유전체 정보에 의존하여 의료서비스를 제공했다면 4차 산업혁명 사회에서는 인터넷으로 연결된 초연결사회의 특징인 일상생활, 행동습관 등의 방대한 데이터를 손쉽게 웨어러블(wearable) 기기 등을 통해 저렴한 비용으로 수집할 수 있으며, 다양한 기술과 데이터의 적극적인 활용을 통해 건강상의 문제들을 예측하여 질병의 예방과 사후관리까지 확대시켜 환자 중심의 의료체계를 운영하고 의료기술의 효과성 및 효율성을 극적으로 향상시킬 수 있다.

(표 1-1-2) 보건산업 관련 산업혁명의 티핑포인트가 발생할 기술

기술	티핑포인트	사례
사물 인터넷	2022년, 1조개의 센서가 인터넷에 연결	• 당뇨 디지털 코치 : 영국 NHS는 HP와 협력하여 웨어러블 센서 및 IoT 기기를 개발 테스트 베드 사업을 실시 • 기술통합 건강관리 : 영국 NHS는 치매환자를 대상으로 가정에 IoT기기를 설치 모니터링하는 시범사업 실시
웨어러블 인터넷	2022년, 세계 인구의 10%가 인터넷이 연결된 의류를 착용	• 스마트 셔츠 : Heddoko, Hexoskin, Ralph Lauren, Cityzen Sciences, OMsignal 등의 다양한 기업에서 심박, 호흡, 근전도 등을 측정하는 의류를 출시
이식기술	2023년, 최초의 이식형 모바일 폰 상업화	• 이식형 피임기구 : 빌게이츠 재단은 외부 원격제어로 동작하는 이식형 피임기구 프로젝트를 지원 • 캡슐형 비만감시 기구 : 비만환자의 지방 수준을 모니터링 하고 "배부름"을 느끼는 물질을 생성시키는 삼킬 수 있는 캡슐을 개발 중
새로운 시각 인터페이스	2023년, 안경의 10%가 인터넷에 연결	• 구글 글래스 : 수술 시 환자 정보를 즉각적으로 확인하는 용도 사용
주머니 속의 슈퍼컴퓨터	2023년, 90%의 사람이 스마트폰을 사용	• 보건의료 콜센터, 무료 응급 전화 서비스, 응급상황, 모바일 원격진료 등에 활용
커넥티드홈	2024년, 가정용 기기가 가정 내 인터넷트래픽의 50% 이상 차지	• 치매환자의 가정 내 모니터링 등
인공지능과 의사결정	2026년, 기업 이사진에 인공지능이 등장	• IBM Watson의 암 치료 계획 수립 보조는 시행되고 있으며 추후 피부암 진단 등 프로젝트 진행 중
로봇과 서비스	2021년, 미국에 로봇약사 등장	• 제약에 사용되는 다양한 로봇이 개발 출시되어 있으며 일본의 경우 노인 돌봄을 위한 로봇을 개발
3D프린팅과 인간의 건강	2024년, 3D프린팅으로 제작된 간이 이식	• 현재 인체의 뼈조직 대체 및 모의 수술 용도로 다양한 3D 프린팅 기술이 활용

출처 : 정현학, 최영임, 이상원(2016) 4차 산업혁명과 보건산업 패러다임의 변화. 한국보건산업진흥원

Ⅲ 보건의료정보

「보건의료기본법」에 따른 '보건의료정보'란 보건의료와 관련한 지식 또는 부호·숫자·문자·음성·음향·영상 등으로 표현된 모든 종류의 자료를 말한다(「보건의료기본법」 제3조 제6호). 보건의료정보는 환자의 치료에 관여하고 있는 보건 전문가가 기록한 과거 및 현재의 질병과 치료를 포함한 환자의 삶과 건강기록에 연관된 사실을 종합한 기록이다. 그러므로 보건의료정보는 적시에 수집되어야 하며 환자의 식별, 건강관리 접종의 진단 또는 이유를 뒷받침하고 수행한 치료를 정당화하며 그 결과를 정확하게 기록하기 위한 충분한 자료가 되어야 한다.

건강관리(health care)의 개념이 광범위하게 발전하면서 '건강기록(health record)'이라는 용어가 등장하고 '의무기록(medical record)'과 혼동되기도 하지만 차이가 있다.

최근 등장한 '개인 건강기록(Personal health record; PHR)'은 개인이 주도적으로 본인의 의료데이터인 진료정보, 일반건강정보(라이프로그 등), 건강보험정보, 유전체 정보, 공공정보(전염병·생활·환경정보 등)를 통합·관리하고, 자신이 원하는 대상에 한하여 제공·활용하는 기술 및 서비스를 말한다. 의무기록이란 의료인은 진료행위에 대한 기록을 반드시 작성하고 서명을 해야 하며, 환자의 질병에 관계되는 모든 사항과 병원이 환자에게 제공해준 검사, 치료 및 결과에 관한 모든 사항을 기록한 문서이다. 아울러 법적인 문제 발생 시 중요한 근거자료가 되기도 한다. 대부분의 의무기록은 의료시설의 특정 에피소드에 대해 특정 시설에서 수집된 데이터만 포함하므로 현재 기록의 내용을 정확하게 기술하는데 사용되고 있으며, 건강기록은 외래진료와 같은 급성, 단기 의료 이외의 의료서비스를 제공하는 시설에서 많이 사용되고 있는 용어이며, 이를 모두 포괄하는 개념이 바로 보건의료정보이다.

1. HIPAA 법령에서의 의료정보

미국의 의료정보보호법이라고 불리는 「건강보험 이전 및 책임에 관한 법률(Health insurance portability and accountability act; HIPAA)」에 의하면 의료정보란 '음성 또는 기록된 것의 형식이나 매체를 불문하고 의료인(병원을 포함하며, 규모, 법인 여부를 불문하고 의료행위를 제공하거나 의료행위의 결과로 대가를 지급 받는 자 모두) 등에 의해 생산되거나 접수되는 개인에 대한 식별이 가능한 정보를 말한다. 구체적으로는 인구학적인 정보를 포함하여 과거, 현재, 미래의 신체적 또는 정신적 건강 등에 관한 정보, 개인에게 제공된 의료에 관한 정보, 제공된 의료에 대해 지불되는 과거, 현재, 미래의 진료비 정보를 말한다. 미국 의학 연구소(Institute of medicine; IOM)는 1차 환자기록은 의료인이 환자를 관찰하고 의료행위를 하고 지시하는데 사용된 자료나 문서를 말하며, 2차 환자기록은 1차 환자기록에서 유래됐지만 환자 진료에 직접 참여하지 않는 비 의료인의 업무 지원을 위해 선택된 자료들을 포함하는 자료나 기록으로 의료 질 관리, 진료비 결재나 청구, 의료감사 등의 자료를 말한다.

2. 대상 내용에 따른 의료정보의 구분

대상 내용에 따라 넓은 의미의 의료정보는 정보의 내용을 기준으로 일반적인 개인정보, 진료정보(medical record), 좁은 의미의 의료정보(health record), 건강정보로 구분된다.

일반적인 개인정보는 환자의 신상에 관한 기록으로 성명, 주소, 주민번호 등 진료 초기 작성되는 정보를 의미하며, 환자 개인에 관한 정보이므로 의료정보라기보다는 개인정보로 분류할 수 있다.

3. 개인 식별 여부에 따른 의료정보의 구분

개인 식별 의료정보에는 일반적인 개인정보와 진료정보가 포함된다. 개인정보는 치료를 위하여 환자가 병원을 방문하는 순간 인식되는 환자의 신상에 관한 정보로서 개인이 식별되는 정보이다. 또한, 진료 정보는 환자의 방문 이후 환자 또는 그의 가족 등과의 면담 과정에서 수집되는 증상, 질병, 병력 등을 포함하므로 여전히 개인이 식별될 가능성이 높다.

식별되지 않는 정보는 주로 의료정보와 건강정보에서 나타난다. 그러나 의료정보라도 식별정보와 식별되지 않는 정보가 혼재하므로 구체적인 상황에서 개별적으로 판단될 수 있다. 예를 들면, 환자 번호로 분류된 의료정보는 개인으로 인식되지만 치료목적을 위한 토론, 질병 연구 등을 위해서는 식별되지 않는 정보로 전환되기도 한다. 또한, 질병정보의 코드화 등으로 식별되지 않는 정보로 전환해도 환자 개인을 추론하여 식별할 수 있는 경우도 있다. 건강정보의 경우 진료 또는 의료정보가 가공된 결과물로서 환자의 치료보다는 건강관리 등 연구를 위해 활용되는 경우가 많으므로 개인 식별이 중요한 의미를 갖지는 않는다. 하지만 정보제공자의 경우 식별 불가능한 형태로 정보가 제공된다고 해도 정보가 의도적이나 악의적 목적으로 분석될 수 있으므로 활용과정에서 관리가 요구된다.

4. 보건의료정보의 용도

개인적인 사용은 환자의 신원이 유지되고 필요하다는 것을 의미하며, 환자의 입원 의료보험을 제공하는 보험회사가 환자의 병원기록 사본을 요청하는 것이 한 예다. 비개인적인 사용은 환자의 신분이 유지되지 않고 환자의 신분확인이 필요하지 않은 사용을 말한다. 연구조사를 위해 보건의료정보를 사용하는 것은 비개인적인 사용의 예다.

보건의료정보는 환자의 진료 관리(patient care management), 질 관리(quality review), 법적용도(legal affairs)와 진료비 상환(financial reimbursement), 교육(education)과 연구(research), 공중보건(public health)과 기획 및 마케팅(planning and marketing) 등의 용도로 다양하게 활용된다. 그러므로 보건의료정보에 내재되어 있는 데이터에는 다음과 같은 가치가 있다.

1) 환자(To the patients) : 환자의 과거 및 현재의 건강상태 데이터를 포함하고 있으며 건강전문가는 환자의 현재 상태를 신체적 결과와 진단, 치료 절차의 결과 및 환자의 반응 형태를 문서화해서 제공한다.
2) 보건의료시설(To the health care facility) : 의료시설에서 근무하는 보건 전문가의 성과를 평가하고 시설이 제공하는 특수 진단 장비 및 서비스와 같은 시설의 자원 사용을 평가하기 위한 데이터를 제공한다.
3) 보건건강전문가(To health care providers) : 현재 치료 중인 문제점과 계속 시설을 방문하는 환자를 돌보는 모든 전문가를 돕기 위한 정보를 제공한다.
4) 보건의료 교육연구자(To educator, researcher and public health officials) : 의료기관의 건강전문가와 학생들이 환자 치료 및 질병 과정을 교육하고 학습하는데 도움이 되는 기록을 제공한다.
5) 보건의료보험회사(To organizations responsible for health care claim payments) : 보건의료정보를 상세히 조사함으로써 보험 혜택에 대한 시설의 청구를 입증하는 문서의 존재 여부를 결정한다.

우리나라에서 법적 기록 열람은 환자가 요구할 경우 정당한 사유 없이 거부할 수 없으며, 환자가 아닌 다른 사람에게 환자에 대한 기록 열람을 금하고 있다. 그러나 「의료법」 21조제3항에 의거하여 필요한 경우 법적 기록을 제공할 수 있다. 미국보건정보관리협회(American health infomation association; AHIMA)는 (표 1-1-3)과 같은 경우에 법적 보건기록을 제공할 수 있도록 하고 있다.

(표 1-1-3) 보건기록을 제공하는 경우

• 환자의 진료에서 내려진 결정을 뒷받침하는 경우 • 제 3지불자로부터 얻은 수입원을 지원할 경우 • 환자의 질병인 부상과 치료에 대한 반응 및 의료진 결정에 관한 법적 증언으로 제공되는 서비스를 문서화 할 경우 • 조직의 비즈니스 및 법률 기록 역할을 제공할 경우

출처 : 미국보건정보관리협회;AHIMA(2011)

5. 의료전달시스템에서 보건기록의 목적

1) 진료 제공자와 진료 연속체를 통한 환자 간호의 연속성을 확보하기 위함이다.
2) 성과와 품질을 평가하고 동료를 평가할 수 있는 수단을 제공하기 위함이다.
3) 상환, 청구 제출 및 의료의 의학적 필요성을 입증하는 문서를 제공하기 위함이다.
4) 환자, 의료인 및 의료기관의 법적 이익을 보호하기 위함이다.
5) 생물 의학 연구를 위한 임상 데이터를 제공하기 위함이다.
6) 의사, 간호사 및 의료 전문가를 위한 전문 교육 및 훈련을 지원하기 위함이다.
7) 의료기관의 운영 관리를 지원하기 위함이다.
8) 공공보건 계획 및 정부의 정책 결정을 위한 보건서비스 데이터를 제공하기 위함이다.

6. 우리나라 보건의료정보 관리의 발전과정

1) 1884년 미국 선교 의사 앨런(Dr. Horace N. Allen)은 1886년 우리나라 최초의 서양식 왕립병원 광혜원을 설립하고 개원 후 1년 동안의 환자 질병통계를 작성하였으나 보건의료정보 개념이나 중요성이 정립되지는 못했다.
2) 캐나다 선교 의사였던 머레이(Dr. Florence J. Muray)박사가 1962년 5월 원주 기독병원에 단일번호제도와 질병 분류 및 색인, 환자 색인 등의 제도를 도입하여 비로소 의무기록의 체계를 잡았다.
3) 1965년 머레이 박사는 세브란스 병원 문서실을 맡아 의무기록관리 체계를 잡아갔으며, 연세대학교 부설 교육기관인 의학기술수련원에 1997년 2월까지 의무기록 사서 과정을 개설하여 정식교육을 시작하였다.
4) 1977년 6월 대한의무기록협회(Korean medical record association; KMRA)가 사단법인체로 인가를 받아 출범하여 1978년부터 의무기록사 교육과정을 설치하여 실무자 교육을 실시하였다.

5) 1980년대부터 전국민 의료보험 실시와 함께 보험 진료비 청구를 위해 의료 업무의 전산화가 시작되어 의료업무의 전산화, 정보화 기반을 구축하기 시작하였다. 이후 1981년 병원표준화사업 실시는 실제 병원 심사 시 의무기록 부분에 높은 점수 배정으로 각 병원들이 의무기록 부서를 정비하고 향상시키는 계기가 되었다.

6) 1990년대 초 일부 대학병원에서 처방전달시스템(Order communication system; OCS)을 도입하여 시도하였으며 개인 병원급 의료보험수가시스템 도입이 활성화되었다.

7) 1990년대 중반부터는 대학병원에서 처방전달시스템은 일반화되었으며, 영상전달시스템(Picture archiving and communications system; PACS) 연구가 활성화되었다.

8) 2000년대 전자건강기록(Electronic health record; EHR) 핵심공통기술연구개발사업단 및 보건의료정보화 사업단이 조직되며 국가기관 전산망, 복지망 기본계획 등을 통해 보건의료정보화가 본격화되었으며, 7월부터 의약분업이 실시되고 전자의무기록(Electronic medical record; EMR)시스템을 도입하기 시작하였다.

9) 2007년 EHR사업단 주관으로 보건의료정보화 종합계획이 수립되어 체계적인 정보전략계획 수행의 발판이 마련되었지만 종합계획 실행을 위한 추진 주체 및 재원, 동력 부족 등으로 중단되었다.

10) 2020년 정보통신기술과 보건의료분야의 융합 증가, 데이터 3법 시행에 따라 디지털 뉴딜시대의 보건의료 정책 수립의 기초 통계자료의 필요성과 보건의료 데이터 수집·관리·활용을 위한 기반 강화, 기술 발전 및 사회적 요구에 따른 신규 정책과제 발굴·추진을 위해 보건의료정보화 실태조사를 시행하였다.

7. 국가 보건의료정보화 관련 향후 정책 방향

1) 한국형 보건의료정보 표준의 단계적 개발 및 확산·보급

국내 보건의료 환경에 적합한 사용자 중심의 한국형 표준을 개발하여 보건의료정보화의 핵심기반 요소인 용어부터 국가표준의 제정, 이와 병행하여 서식 및 기술 표준 등을 단계적으로 개발·보급해 나갈 필요가 있다.

2) 관련 법·제도 정비와 의료기관 간 정보화 격차 해소 및 질적 수준 향상 유도

사회적으로 허용 가능한 의료정보의 공유·교류에 대한 범위를 규정하고 관련 절차를 구체화하고 정보보호 실태를 모니터링·평가하고 관리할 수 있는 건강정보보호 관리감독체계 구축이 필요하다.

3) 보건의료정보화 해외 진출 지원 및 국제 협력 강화

우리나라의 보건의료 ICT 융합기술은 세계적 수준으로 공공보건정보망, 건강보험시스템 등의 기술 이전을 통해 국가적 차원의 보건의료정보관리시스템을 국외로 진출시켜 나가야 한다. 또한, 보건의료정보의 국내 표준은 WHO, ISO 등의 국제기구와의 협력체계 구축으로 국제적 위상을 강화하고 표준화의 선진화 기반도 마련해 나가야 한다.

4) 지속 가능한 지원·관리체계 구축

보건의료정보화 육성을 위해서는 정부의 제도개선 및 서비스 모형 개발 등 전략적 접근이 필요하므로 국가적 지원체계 구축이 중요하다. 그리고 보건의료정보화와 관련하여 우리나라는 전문 인력이 많지 않고 오랜 기간 전문 지식과 경험의 축적이 필요한 분야이므로 안정적 운영을 위해서는 인력양성도 무엇보다 중요하다.

Ⅳ 보건의료정보의 분류

1. 보건의료정보의 형태적 분류

1) 표현 형태에 의한 분류

보건의료정보의 표현 형태에 의한 분류는 코드 정보, 수치 정보, 음성 정보, 텍스트 정보, 도형 정보, 사진 정보, 지식 정보 등으로 나누어 볼 수 있으며, 그 의미는 (표 1-1-4)와 같다.

(표 1-1-4) 표현 형태에 의한 분류와 의미

구분	의미
코드 정보	환자의 상태와 의료행위에 대한 분류적 정보를 코드화한 정보
수치 정보	환자의 상태와 의료행위에 대한 정량적으로 나타낸 정보
음성 정보	심음, 폐음 등 정보와 기록
텍스트 정보	환자의 징후 소견 등을 문장으로 서술한 정보
도형 정보	환부의 장소나 검사 소견을 그림으로 나타낸 정보
사진 정보	환자의 방사선 사진이나 각종 의료 영상검사와 관련된 정보
지식 정보	의료행위 과정의 진단적인 지식이나 치료지식에 관계된 정보

출처 : 일본의료정보학회 편/강창렬 역(2009) 의료정보학, 현문사

2) 매체에 의한 분류

보건의료정보의 매체에 의한 분류는 아날로그 의료정보와 디지털 의료정보로 나누어 볼 수 있으며, 그 의미는 (표 1-1-5)와 같다.

(표 1-1-5) 매체에 의한 분류와 의미

구분	의미
아날로그 정보	진료기록, 처방전 등의 종이 매체, 방사선 필름, 초음파의 폴라로이드 사진, 내시경 및 병리 사진, 피부과 형상의 슬라이드·사진, 동영상의 비디오테이프, 심음의 카세트테이프 등
디지털 정보	아날로그 정보를 디지털화한 정보, 측정기기가 직접 발생시킨 정보[전산화단층촬영(CT) 사진이나 방사선(X-선) 디지털 라디오그래픽, 전자 내시경 등]

출처 : 일본의료정보학회 편/강창렬 역(2009) 의료정보학, 현문사

2. 보건의료정보의 의미론적 분류

보건의료정보의 의미론적 분류는 환자의 개별적 정보를 표현하는 정보 (표 1-1-6)와 진료 시설, 지역, 국가 수준의 보건 의료정보 (표 1-1-7)로 분류하며 그 의미는 아래와 같다.

(표 1-1-6) 환자의 개별적인 정보를 표현하는 정보

구분	의미
생체 정보	• 기능적 정보 : 유전자 게놈 레벨에서 세포, 장기, 개체에 이르는 기능적 이상에 관한 질병 상태 정보 • 형태적 정보 : 세포·조직 병리에서 전산화단층촬영(CT) 등의 장기 레벨 진단까지 주로 사진에 의해 발생 되는 질병 상태 정보
증후적 정보	• 주관적 정보 : 주 호소 등 환자의 지각적 증상 • 객관적 정보 : 신체소견 등 의사의 관찰과 관측에 기초한 질병상태 정보
가치판단적 정보	• 진단정보 : 진단 병명이나 질환의 발증(發症) 메커니즘에 대한 의사의 생각 • 치료정보 : 치료계획이나 간호 등의 계획·의사결정, 치료기록 • 예후정보 : 치료 후의 장기적인 질병 상태에 대한 예측과 퇴원 후 기록

출처 : 일본의료정보학회 편/강창렬 역(2009) 의료정보학, 현문사

(표 1-1-7) 진료 시설, 지역, 국가 수준의 보건의료정보

구분	의미
시설 정보	병원시설 내 각종 코드, 진료 프로토콜, 진료통계, 진료지침, 입원일 수 등의 환자 동태 등
지역 정보	지역 내의 질환 이환 상태, 감염 상태, 예방활동, 지역의료 제휴, 병진제휴, 의료권, 구급의료 등에 관계하는 정보
국가수준의 정보	국가의 질병통계, 예방정책, 통일코드, 의료제도 등

출처 : 일본의료정보학회 편/강창렬 역(2009) 의료정보학, 현문사

3. 보건의료정보의 분야별 분류

보건의료정보의 분야별 분류는 진단, 검사, 치료, 약제, 간호, 의사, 병원 관리, 복지로 나누어 볼 수 있으며, 그 의미는 (표 1-1-8)과 같다.

(표 1-1-8) 보건의료정보의 분야별 분류

구분	의미
진단	호소, 증상, 가족력, 부상과 질병명, 병에 걸린 부위, 중증도, 예후, 해부소견
검사	검사명(검체), 검사, 생리검사, 사진검사, 검사결과, 검사소견 등
치료	처치, 처방(약제명, 투약량, 복약법 등), 수술(수술명, 수술방법 등), 기능회복 훈련, 안정도, 치료경과 등
약제	약제명(일반명, 상품명), 약효, 부작용, 약리, 상호작용, 적응증, 금기, 화학구조 등
간호	간호사명, 병동명, 간호내용, 처치, 간호시간 등
의사	보험종명, 보험조합명, 검사, 처치명 등
병원 관리	인사, 급여, 재고, 경리, 경영 등
복지	복지서비스, 시설, 복지기기 등

출처 : 일본의료정보학회 편/강창렬 역(2009) 의료정보학, 현문사

V 정보통신과 보건의료기술

1. 정보통신과 보건의료기술의 발전과정

보건의료분야에서는 효율성 및 효과성 증진, 의료 질 향상 등을 위하여 발전하는 정보통신기술을 적극적으로 활용하는 노력을 하고 있다. 보건의료분야 역시 다른 응용 분야와 마찬가지로 초기에는 주로 단순한 정보기술의 활용 즉, 자료입력 및 출력의 자동화에 의한 업무자동화를 중심으로 하였으며, 점진적으로 자료의 분석에 의한 의사결정 지원, 시스템의 연계활용, 지능적인 응용 등 보다 복잡하고 광범위하며 창의적인 분야에 정보통신기술을 활용하는 방향으로 발전 및 진화해 왔다.

정보통신기술(Information communications technology; ICT)의 출발점은 정보처리기술, 즉, IT지만 단순히 정보를 생산하는 것에서 그치지 않고, 그 정보를 전달하고 교류하며 공유하는 '통신(communication)'이 결합되어 있다는 점이 의미 있다. 정보통신기술은 자료(data)를 의미 있는 정보로 변환하고, 그 정보를 정보원과 목적지 사이에 전송하는 것을 의미하는 것으로 확장된다.

1) 정보통신의 보건의료분야 활용 특징

보건의료분야에서 정보통신기술의 활용을 보면 몇 가지 특징들이 확인된다.

첫째, 인터넷 활용의 확산 및 고도화와 관련한 기술들이 대다수를 점하고 있으며, 무선통신 및 인공지능기술의 잠재력이 점차 가시화되고 그에 따른 응용이 확산되고 있음을 알 수 있다.

둘째, 2004년에 제시한 첨단기술들을 보면 기존의 기술 및 새로운 기술을 바탕으로 보다 정밀하고 세부적인 응용이 추진되고 있음을 알 수 있다.

셋째, 정보통신기술의 활용이 확산되고 고도화됨에 따라 자료의 보안, 비상사태 발생 시 시스템의 지속적인 운영 또는 다른 대책을 강구하는 방안도 중요하게 다루고 계속하여 강조하고 있다.

넷째, 보건의료정보화의 역사가 길어지고 적용분야가 증가함에 따라 자료저장에 대한 부담을 느끼고 있으며 이에 대한 대책을 마련해야 함을 강조하고 있다.

다섯째, 인터넷, 무선통신, 멀티미디어 등 다양한 기술이 복합적으로 작용하여 다양한 응용을 하고 있으며 특히 원격의료 및 원격보건이 점차 중요한 분야로 등장하고 있다.

2) 정보통신기술과 보건의료기술의 발전과정

정보통신기술(ICT)과 보건의료기술의 융합은 크게 세 가지 유형으로 발전했다고 분류할 수 있다. 의료기관 내의 정보화로서 초기 정보기술(Information technology; IT)과의 접합이라 할 수 있는 telemedicine을 시작으로 하여 본격적인 정보통신기술(ICT)의 결합을 통한 e-Health 및 U-health로 진화되었다. 그리고 최근 개인맞춤형 의료서비스와 의료 영역에서 관련 일반 소비영역까지로 범위를 넓히고 있는 '디지털 헬스케어' 또는 '스마트 헬스케어'의 등장과 발전이다.

(1) 병원 내 원격의료의 등장

병원 내 원격의료는 서비스의 공간적 범위가 의료기관 내에, 서비스의 내용이 치료 중심에 머물렀으며, 주 이용자도 의료인으로 한정되었다는 점에서 일종의 '병원 정보화'라고 평가할 수 있다. 의료기관이 보유한 자료들을 정보화하고 활용할 수 있는 시스템을 갖춤으로써 다음 단계로 진전할 수 있는 토대를 갖추었다는 점에서 큰 의미가 있다.

(2) 이헬스 및 유헬스로 전환

의료기관 내에서 제한적으로 이루어지던 원격의료는 서비스의 공간적 범위 측면과 서비스 내용 측면, 이용자의 확장성 측면에서 '정보의 교류와 공유'를 특징으로 하는 이헬스(e-health) 및 유헬스(U-health)로 진화하였다. 정보통신기술(ICT)의 활용을 의미하는 e-Health를 기반으로 하여 '언제 어디서나' 의료서비스를 이용할 수 있다는 서비스 전달 방식인 '유비쿼터스' 개념이 추가 확장되어 있다는 점에서 e-Health와 U-health는 유사한 개념으로 간주한다.

미국에서는 일반적으로 U-health라고 하면 telemedicine, tele-health 및 e-Health를 포괄하는 개념으로 사용한다.

(3) '디지털 헬스케어' 또는 '스마트 헬스케어'의 등장

만성질환이 증가하면서 치료 중심으로 구성된 의료서비스체계에 예방과 진단, 사후관리의 중요성을 높여야 하는 요구와 함께 개인에게 특화된 맞춤형 보건의료서비스에 대한 요구가 증가되고 있다.

디지털 헬스케어 또는 스마트 헬스케어로의 변화는 전통적인 '의료'의 영역을 건강과 관련성이 높은 일반 소비영역까지 확장시키는 경향으로 나타나고 있다. 디지털 헬스케어 기반에서 서비스 주체는 의료인과 환자에 국한되지 않고 '일반인으로 그리고 실질적으로' 확장된다.

질병에 걸리지 않았더라도 본인의 운동량과 식사량, 건강행태 등을 각종 스마트 기기를 통해 일상적으로 점검하고 질병 발현 이전에 문제가 되는 행태를 수정할 수 있는 '소비자 중심의 서비스 제공'으로 옮겨가는 것이다. 또한, 정보통신기술(ICT)의 발달에 힘입은 최근의 경향은 인구 집단의 동일성보다 개인이 보유한 특이성에 초점을 맞춘 개인맞춤형 보건의료서비스를 등장시켰다. 개인의 유전자 정보를 해독하고, 개인별로 특화된 맞춤형 의료(personalized medicine)를 제공하는 시장이 커지고 있는 것이 그 예이다.

2. 보건의료정보기술과 보건의료분야의 관련성

보건의료분야에서 보건의료정보기술을 도입하는 궁극적인 목표는 보건의료분야에서 생성되는 환자의 임상데이터를 안전하고 정확하게 활용하기 좋은 형태로 생성, 수집하고 공유해서 가치 있게 활용하기 위함이다. 정보통신기술의 발달은 실시간으로 발생하는 수많은 데이터들 속에서 상상 이상의 지식을 발견하는데 도움을 주었다. 이러한 초기 정보기술(IT)의 발전은 보건의료분야에 있어서 병원 업무의 전산화뿐 아니라, 평생의 전자건강기록, 원격진료, 유헬스케어 등 새로운 개념들을 만들어 내며 눈부시게 진화하고 있다. 이렇듯 보건의료정보기술의 가치는 실로 대단하며, 활용영역 또한 무궁무진하여 전 세계적으로 의료정보활용에 대한 관심과 증가와 함께 의료정보기술 도입이 활발하게 진행되고 있다.

방대한 보건의료데이터와 보건의료정보시스템을 이해하고 관리하는 일은 점점 더 중요해지고 있어 다양한 직종의 관계자들은 의료정보기술에 대한 관심이 높아지고 있다.

정보통신기술(ICT)은 보건의료분야와의 관련성에 있어 세 가지 특성이 있다.

첫째, 동시성(simultaneity)이다. 이것은 정보의 생성과 전달, 공유가 실시간으로 이루어진다는 것이며 공간적 제약의 극복을 의미한다. 이러한 특징은 U-health에 적용되는데, U-health는 '정보통신기술'이 의료와 접목되어 환자가 병원을 찾지 않더라도 언제 어디서나 질병의 예방, 진단, 치료, 사후관리를 받을 수 있는 건강관리 및 의료서비스를 의미한다. 대표적인 사례로 의료서비스 접근성의 문제를 해소하기 위한 '원격의료'나 인체 적합형 웨어러블 전자기기(body-adapted wearable electronics), 자가(quantified self) 측정 기기 등이 해당된다.

둘째, 공유(sharing)이다. 여러 주체들에 의한 정보의 공동 이용은 정보 공개를 통한 빅데이터의 형성이라는 긍정적 측면과 개인정보 침해라는 부정적 측면의 원인이 된다. 예를 들어 국민건강보험공단과 건강보험심사평가원이 방대한 진료 정보를 빅데이터로 구성, 공개하여 각종 질병 연구와 보건의료정책 수립에 활용하는 것은 정보 공유가 유발하는 긍정적 효과인 반면, 개인정보가 의도적 비의도적으로 공개되어 발생하는 피해는 정보 공유의 부정적 측면이다.

셋째, 범용성(versatility)이다. 여러 분야에 결합되어 응용될 수 있는 범용성은 정보통신기술의 뚜렷한 특징이라 할 수 있으며 이는 새로운 서비스와 가치를 창출할 것으로 예상된다. 그러나 범용성을 확보하기 위해서는 '표준화'가 반드시 선행되어야 한다. 정보통신기술과 보건의료서비스라는 독립된 영역이 결합하기 위해서는 각각의 영역에서 통용되던 것이 아닌, 새로운 규칙과 표준이 요구되는 것이다.

보건의료분야에서 주요한 정보통신기술의 활용 동향은 인터넷 기술, 지능형 기술, 멀티미디어 기술 등에 기반을 두고 협력적 작업 및 임상분야에 응용이 점차 증가하고 있다. 보건복지부는 2020년부터 시작한 「스마트병원 선도모형(모델) 개발 지원사업」을 통하여 정보통신기술을 의료에 활용해 환자안전을 강화하고 의료 질을 높일 수 있는 스마트병원 선도모델을 개발하고 이를 검증·확산하는 사업을 확대하겠다고 밝혔다.

〈표 1-1-9〉 2020년 스마트병원 선도모형(모델) 개발 지원사업 성과 예시

병원 명	사업
국민건강보험 일산병원	• 감염병 환자의 나이, 체온, 기저질환 등을 토대로 중증도를 평가하고 적절한 치료시설을 제안하는 인공지능 기반 감염병 환자 관리 시스템을 구축 • 착용하는 스마트기기(웨어러블 디바이스 : 스마트링(반지), 체온계)를 통해 감염병 환자의 생체징후를 실시간 모니터링해 상태 악화를 조기에 발견
용인세브란스병원	• 입원환자·직원뿐만 아니라 외래환자·방문자 등도 감염 추적이 가능하도록 스마트폰 기반의 출입관리시스템을 개발해 원내 추가 감염을 최소화하는 기반을 마련 • 손 소독, UV 살균, 마스크 착용 및 사회적 거리두기 요청 가능한 5G 방역로봇을 통해 선제적 감염 대응
서울성모병원	• 무인안내기, 모바일 QR 등의 사전문진과 스피드게이트를 연계하는 스마트 출입통제 시스템을 통해 환자와 직원의 불필요한 접촉을 줄이고 출입관리 업무의 능률 향상 • 비대면 체온계, 생체신호 수집 모니터 등을 활용한 격리병상 환자의 비접촉 간호케어 시스템도 개발
계명대 동산의료원	• 생체인증 허가시스템을 탑재한 자율주행 로봇을 통해 항암제·마약류 등을 안전하고 신속하게 배송함으로써, 업무 효율성과 환자 만족도 향상 • 수술실 의료기구의 위치추적 및 상태정보를 실시간 모니터링하여 효율적인 병원 내 자원관리 지원

그러나 보건의료분야에서 정보통신기술을 응용한 정보화의 활용은 지나치게 기술 중심적이며, 보건의료 제공자들 간의 의사소통 및 보건의료 제공자와 환자 간의 의사소통 등을 중요하게 취급하지 않거나 사회-문화적 요소들을 간과하여 왔으며, 그 결과는 미흡하였다.

그러므로 앞으로 보건의료분야 정보통신기술의 응용은 보건의료의 사회-문화적 측면을 고려하고 의사소통 및 업무 흐름을 촉진하는 다양한 정보 및 지식을 통합하는 방향으로 이루어져야 할 것이며 정보통신기술의 성공적인 활용의 중심에는 사람이 존재함을 명심하여야 할 것이다.

R.E.F.E.R.E.N.C.E

- 고응남. New 정보통신개론. 서울: 한빛아카데미; 2015.
- 국가정보화기본법(법률 제16749호, 2019.12.10., 일부개정, 2020.6.11. 시행) 제3조.
- 김미정 외. 보건의료정보기술. 경기도: 수문사; 2021.
- 김재선. 의료정보의 활용과 개인정보의 보호. 행정법연구. 2016; 44: 269-290.
- 김진화. 제4의 물결 초현실사회의 도래. 2019. https://slidesplayer.org/slide/17222707/
- 대한민국 정책브리핑 https://www.korea.kr/news/policyNewsView.do?newsId=148889614
- 병원신문 https://www.khanews.com/news/articleView.html?idxno=142839 송태균. 2019.04.22. 09:39.
- 보건의료기본법(법률 제14216호, 2016.5.29., 일부개정, 시행 2016.11.30) 제3조.
- 보건의료의 미래는 디지털에 있다. https://www.hani.co.kr/arti/science/future/974944.html http://ibi.cmc.or.kr/mail/201707/201707.hwp
- 서병조. 4차 산업혁명과 지능정보사회의 정책과제. 한국정보화진흥원. 2017.
- 세이프티퍼스트닷뉴스 https://www.safety1st.news/news/articleView.html?idxno=164 김재형 명예전문가위원. 2020.08.17. 20:35.
- 송태민. 소셜 빅데이터를 활용한 미래신호 예측: 보건복지 주요 정책과 이슈를 중심으로. 보건복지포럼. 2016;238:17-30.
- 신지은 외. 국가 보건의료정보화의 정보전략계획(ISP) 수립 방안. 대한산업공학회지. 2016;42(3): 198-208.
- 유시원. 보건의료분야 정보통신기술 활용 동향 분석. 보건복지포럼. 2004;92:62-71.
- 윤강재, 송태민, 최성은, 정연, 이기호. 정보통신기술(ICT)과 보건의료서비스 융합 활성화를 위한 정책과제. 한국보건사회연구원. 2016.
- 의료법(법률 제17787호, 2020.12.29., 일부개정, 2021.12.30. 시행) 제22조.
- 이경미 외. 보건의료정보관리학. 경기도: 메디시언; 2021.
- 이은미, 서정숙, 이혜원. 보건의료정보관리학. 서울: 에듀팩토리; 2022.
- 이진수. 디지털 헬스케어 플랫폼과 주요기업 동향. 보건산업브리프. 2014;140:1-12.
- 정보 https://ko.wikipedia.org/wiki/%EC%A0%95%EB%B3%B4#cite_note-1
- 정보의 가치 https://bab2min.tistory.com/266
- 정보의 특성 https://mcms.daegu.ac.kr/user/chodh/user_source/kpa2.htm
- 정지선, 은혜진, 김연철. 트렌드로 보는 미래사회의 5대 특징과 준비과제. IT & Future Strategy. 한국정보화진흥원. 2009;8:1-34.
- 정현학, 최영임, 이상원. 4차 산업혁명과 보건산업패러다임의 변화. 보건산업브리프. 한국보건산업진흥원. 215. 2016.

- 제 3차 산업혁명
  https://namu.wiki/w/%EC%A0%9C3%EC%B0%A8%20%EC%82%B0%EC%97%85%20%ED%98%81%EB%AA%85
- 최경일. 국가 보건의료정화 관련 향후 정책. HIRA 정책동향. 2013;7(6):11-12.
- 최동수. 정보사회의 이해. 경기도: 법문사; 2010
- 한국의료정보교육협회. 보건의료정보학. 서울: 에듀팩토리; 2015.
- 홍준현, 부유경. 보건의료정보관리학 제11판. 서울: 고문사; 2022.
- (재)한국보건의료정보원 https://www.k-his.or.kr/menu.es?mid=a10204000000
- 2020년 보건의료정보화 실태조사.
  https://www.k-his.or.kr/board.es?mid=a10306040000&bid=0005&act=view&list_no=283&tag=&nPage=1 2021. 04.
- American Health Information Management Association. https://www.ahima.org/
- e4ds news https://www.e4ds.com/sub_view.asp?ch=13&t=1&idx=4683 신윤오 기자. 2016.09.26. 11:44.
- EHR Core Technology R&D Project Group.. A five-year plan for National e-Health Strategy, Ministry of Health and Welfare, Seoul, Korea. 2006.
- National eHealth Promotion Bureau. Public Health Informatization, Ministry of Health and Welfare, Seoul, Korea. 2007.
- NHS England, Test Beds. 2016. https://www.england.nhs.uk/ourwork/innovation/test-beds/

02

P·A·R·T

최신 보건의료기술

학|습|목|표

- 유비쿼터스의 개념에 대해 이해한다.
- 스마트 기술에 대해 이해한다.
- 무선인식기술/RFID/USD에 대해 이해한다.
- 클라우딩 컴퓨터 개념에 대해 이해한다.
- 디지털 헬스 케어에 대해 이해한다.
- 원격 의료에 대해 이해한다.

2 P·A·R·T

최신 보건의료기술

I 유비쿼터스

1. 유비쿼터스의 개념

유비쿼터스(ubiquitous)는 라틴어 'ubique'라는 어원에서 유래한 것으로 '동시에 어디에나 존재하는'이라는 의미를 가지고 있다. 최근 시간적 개념의 "언제든지"가 추가되면서, 일반적으로 '언제, 어디서나'라는 표현으로 쓰이고 있다. 즉, 시간과 장소에 구애받지 않고 언제 어디서나 다양한 정보 통신을 활용할 수 있는 디지털 서비스 환경을 의미한다. 또한, 사용자가 컴퓨터 및 여러 기기의 정보통신기술을 사용하여 언제, 어디서나 서로 정보를 주고 받을 수 있도록 하는 환경을 말한다.

유비쿼터스의 시대 변화 단계를 살펴보면 다음과 같다.

첫 번째 사람과 사람의 정보를 전달하는 P2P(Person to Person)단계이다. 이 단계에서는 사람들이 언제 어디서나 휴대전화를 통해 커뮤니케이션이 가능하고 휴대폰 카메라에서 찍은 사진을 웹에 전송하여 올리는 단계를 말한다.

두 번째 단계는 P2M(Person to Machine)으로 사람과 기계 사이에 원격조정이 가능한 단계이다. 휴대전화로 집안의 가전제품을 조절하는 디지털 홈이나 홈네트워킹 등을 말한다.

세 번째 단계는 M2M(Machine to Machine)으로 기계 사이에서 존재하는 핵심 센서에 의해 기계가 자동으로 작동하는 것을 말한다. 여기에 핵심 센서는 무선인식(Radio frequency identification; RFID) 기술과, 미세전자기계시스템(Microelectromechanical systems; MEMS), 빌딩 등에서 에어컨이나 온도 등을 일정 셋팅 값으로 자동으로 조절하는 것을 말한다.

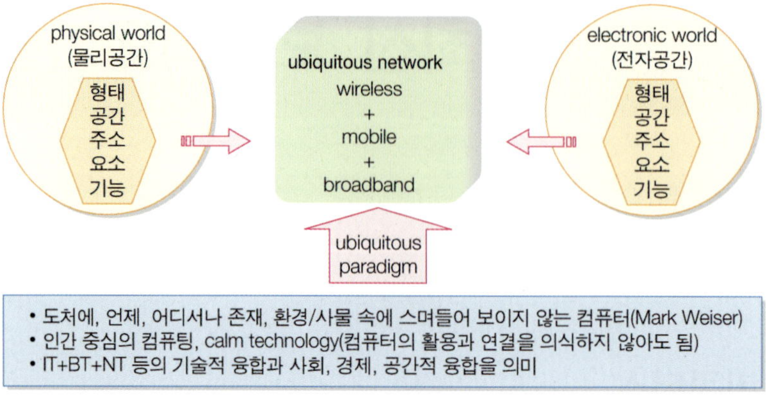

출처 : 네이버 백과사전

(그림 1-2-1) 유비쿼터스의 개념

1) 유비쿼터스 기술 관련 특징

유비쿼터스 기술 관련 특징은 네트워크기술, 모바일 관련 기술, 정보처리기술로 나눌 수 있다.

(1) 네트워크기술 : LTE(4G/5G), 와이파이(wifi), 블루투스, 광대역네트워크(Broadband convergence network; BcN), 인터넷 주소(Internet protocol; IP) 등

(2) 모바일 관련 기술 : 모바일 장비, 디지털 컨버전스(digital convergence), 글로벌 네비게이션 위성 시스템(Global navigation satellite system; GNSS), 글로벌 포지셔닝 시스템(Global positioning system; GPS), 위치기반서비스(Location-based service; LBS) 등

(3) 정보처리기술 : 공간정보를 생성, 활용하는 기술과 Google Earth(Map), 애플 맵, MS Bing, Cesium 등의 공간정보 오픈 플랫폼 기술

2) 유비쿼터스 핵심 기술의 특징

(1) 이동성 : 무선통신 및 모바일 장비, 위치 인식기술

(2) 소형화 : 소형기기의 분산처리

(3) 기존 사용자 대화방식에서 탈피 : 기기 및 전자 매체를 통한 의사소통

(4) 가상세계와의 결합 : 증강현실(AR)/가상현실(VR)/혼합현실(MR)

(5) 개별화된 기능 : 개인 맞춤형서비스

2. 유비쿼터스 컴퓨팅

유비쿼터스 컴퓨팅(Ubiquitous computing; UC)은 사용자가 언제, 어디서나 사용 가능한 네트워크 환경 조성을 통해 전자공간과 물리공간을 연결하는 것이다.

유비쿼터스 컴퓨팅의 목표는 인간에게 편리하고 자유로운 컴퓨팅을 통해 전자공간과 물리공간을 연결하여 인간이 일의 본질에 집중하는 환경을 구현하는 것이다. 또한, 사람과 사물이 연결되어 상황을 능동적으로 인지하고 반응하여 자율성과 지능성을 극대화하는 것이다. 현재 유비쿼터스 컴퓨팅을 기반으로 인공지능, 모바일 컴퓨터, 센서 네트워크 등이 이용되고 있다.

3. 유비쿼터스 네트워크

유비쿼터스 네트워크(Ubiquitous network; UN)는 일본의 노무라 연구소의 무라카미 이사장이 1999년 제안한 개념으로, 현실의 물리적 공간과 정보통신을 기반으로 하는 가상의 공간을 연결하는 기술과 새로운 유비쿼터스 공간을 말한다.

유비쿼터스 네트워크는 전자-물리적 공간의 상호작용을 위해 시공간의 제약 없이 언제 어디서든 접속이 가능한 네트워크를 기반으로 한다. 또 컴퓨터뿐만 아니라 휴대폰, 테블릿, 가전기기, 전자태그 등 각종 기기나 센서에 IP 등을 통하여 정보를 교환한다. 문서나 사진뿐만 아니라 동영상이나 음성 콘텐츠 등 다양한 정보의 교환, 전자 상거래 등이 가능한 플랫폼의 활용이 가능하다.

Ⅱ 스마트 기술

1. 스마트 기술 개념

스마트 기술이란 전자기기를 네트워크와 연결하여 사용자가 기능을 확장하고 재구성할 수 있는 기술을 의미한다. 스마트 기술은 제조업과 서비스업에서 개인과 산업을 더 스마트하게 만드는 기술이며, 인간 지능을 기술에 내재시켜 여러 상황을 민감하게 인지하고 분석, 예측하여 대응할 수 있는 개인화된 상품과 서비스를 제공하는 것을 목표로 하고 있다. 이를 위해 스마트 기술은 센싱(sensing), 지능(intelligence), 이동성(mobility), 탄력성(elasticity), 통합(integration)

의 5가지 속성을 지닌다. 지속적인 기술의 발전으로 인해 스마트 기술은 다양한 융·복합 과정을 통해 진화 발전하고 있다.

1) 스마트 시티

스마트 시티는 디지털 기술을 활용하여 더 나은 공공 서비스 제공과 자원의 효율적 사용, 환경 파괴를 최소화함으로써 현재 도시화로 인해 발생 되고 있는 문제들을 개선하고 시민의 삶의 질 증진 및 도시의 지속가능성을 높이는 도시를 의미한다. 스마트 시티는 센서를 통해 방대한 데이터를 수집, 보관, 분석하며 시민들에게 가치 있는 데이터로 가공하여 제공하고 있다. 실제로 멕시코는 CCTV에 오디오 센서를 접합하여 범죄율을 감소시키고, 스페인에서는 가로등 센서 설치를 통해 자동 조명 세기 조절로 연간 30%의 에너지 절감을 이루었다. 이 외에도 미국, 영국, 중국, 일본 등에서 스마트 시티를 위해 스마트 주차 시스템, 스마트 버스 정류장 등 도입하고 있다.

우리나라는 2018년 세종시를 스마트 시티 국가 시범 도시로 지정하여 「도시에서 벌어지는 모든 현상과 움직임, 시민들의 행동을 데이터화하여, 인공지능 분석을 통한 도시인들의 삶의 질과 행복, 도시의 지속가능성을 높이는 맞춤형 예측서비스를 제공하는 플랫폼으로서의 미래도시」를 만들기 위해 노력 중이다. 세종 스마트 시티는 도시화에 따른 자원 고갈, 환경 오염, 교통체증 감소, 에너지 효율 증가, 일자리 창출, 원격 진료 및 건강 증진, 범죄율 감소를 목표

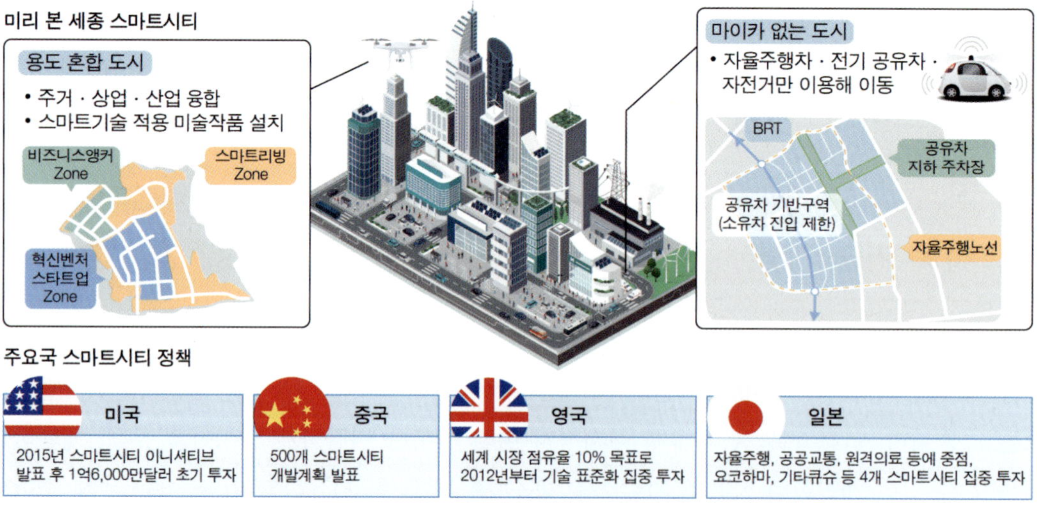

출처 : 매일 경제 https://www.mk.co.kr/today-paper/view/2020/4541397/

(그림 1-2-2) 세계의 스마트 시티

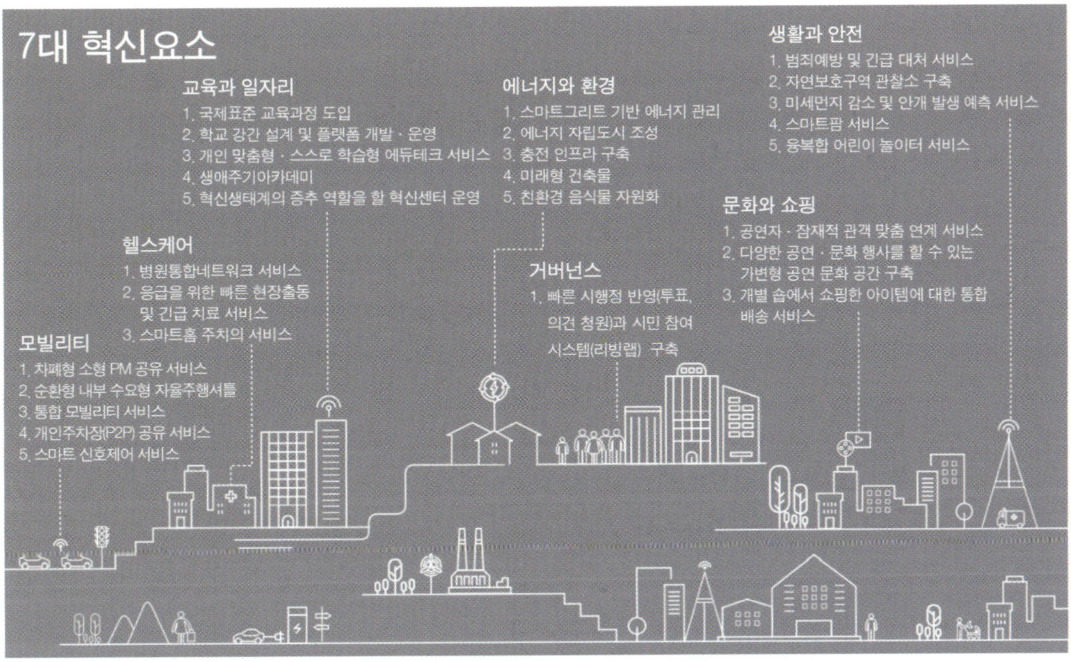

출처 : 세종스마트시티 https://lh-sejong-smartcity.kr/bbs/content.php?co_id=business

(그림 1-2-3) 세종시 스마트 시티

로 하고 있다. 이러한 스마트 시티를 구현하기 위해서는 사물 인터넷, 모바일을 비롯한 다양한 서비스 플랫폼, 클라우드 시스템, 인공지능, 딥러닝과 머신러닝 같은 AI 기법이 활용된다. 이러한 데이터 허브를 통해 교통, 에너지, 환경, 의료, 산업, 교육, 도시 행정 등 여러 산업 분야별 데이터를 취합하고 이를 인공 지능 센터에서 각 전문가들이 분석하여 새로운 서비스 기획 및 개선이 이루어지도록 하고 있다.

2) 스마트 홈

스마트 홈은 인구 고령화와 함께 가정에서의 삶의 질 개선 및 편리성, 보안 향상, 에너지 효율을 높이기 위해 사용되고 있다. 스마트 홈은 디지털 스마트 기기와 원격 제어 시스템, 자동화 프로세스 기술 시스템 등을 아파트나 주택에서 사용하는 것으로 가정에서의 조명, 냉난방 온도 조절 등이 가능하며 세탁기, 스마트 TV, 에어컨, 청소기 등 가전제품을 제어한다. 스마트 홈에 사용되는 핵심 기술은 중앙 제어 유닛 기술(gate-way)로 여러 가지 스마트 기기를 무선으로 연결하여 컴퓨터, 스마트폰, 태블릿 등으로 제어한다. 중앙 제어와 통신을 위해서 블루투스, 와이파이, 지그비, Z-wave와 같은 무선 네트워크 기술을 사용하고 있으며 인공지능, 플랫폼, 정보분석기술, 음성인식기술, 가상화 기술 등 여러 가지 기술들이 융합되어 사용되고 있다. 대부분 아마존 알렉사, 구글 어시스턴트, 삼성전자 빅스비 등 음성인식형 인공지능(AI) 플랫폼을 거쳐 가전제품을 제어하는 방식을 선보였다. 이 외에도 사물인터넷, 빅데이터, 클라우드, 블록체인, 스마트 로봇 등 다양한 기술이 사용되고 있다.

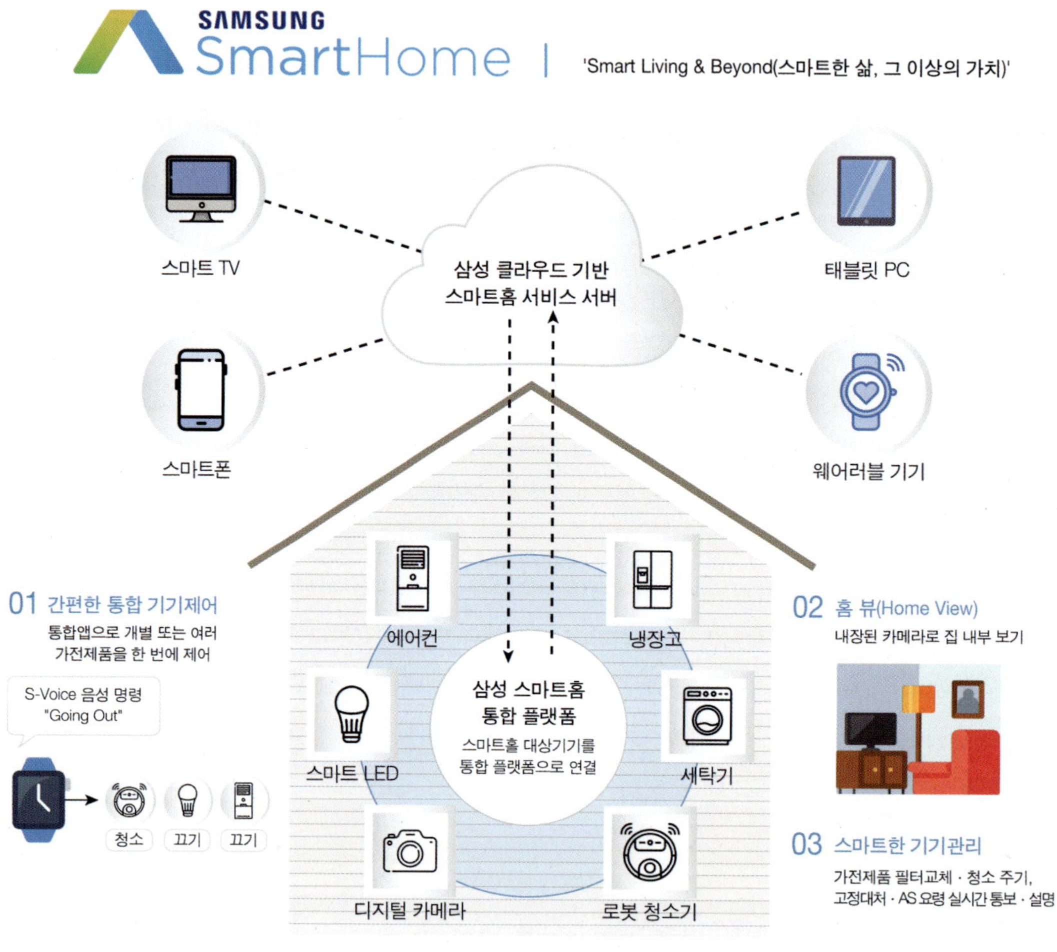

출처 : 삼성 뉴스룸 https://news.samsung.com/kr/

(그림 1-2-4) 스마트 홈

3) 스마트 팜

스마트 팜은 최근 4차 산업혁명 기술 적용으로 더욱 진화하고 있다. ICT, IoT, Big data, Cloud, AI 등의 신기술을 농작물이나 가축의 생육·환경에 접목한다. 자동화, 지능화, 연결화 등의 서비스뿐 아니라 원격 제어를 가능하게 한다. 농장의 현재 상태에 따라 요구되는 환경제어 동작을 비롯해 다양하게 필요한 작업을 스스로 수행할 수 있게 되는 것이다.

스마트 팜은 과거 스마트 원예 분야에 집중되었으나, 최근에는 그 적용 분야가 다양해지고 있다. 대표적인 분야로 '스마트 원예, 스마트 축산, 스마트 노지, 스마트 유통'이 있다.

스마트 원예는 농산물의 생산과정에 ICT 기술을 접목해 원예 농산물의 생산성과 부가가치를 향상하기 위한 스마트 팜 기술, 유리온실이나 비닐하우스에 PC나 모바일로 온·습도, CO_2 등을 모니터링하고 창문 개폐, 영양분 공급 등을 원격 자동으로 제어한다. 이를 통해 작물의 최적 생장 환경을 유지 관리하여 생산성을 높여주게 된다.

이 외에도 스마트 기술이 다양한 산업과 기술이 결합하여 스마트 물류, 스마트 공장, 스마트 엔터테인먼트 등 우리 생활을 급속히 변화시키고 있다.

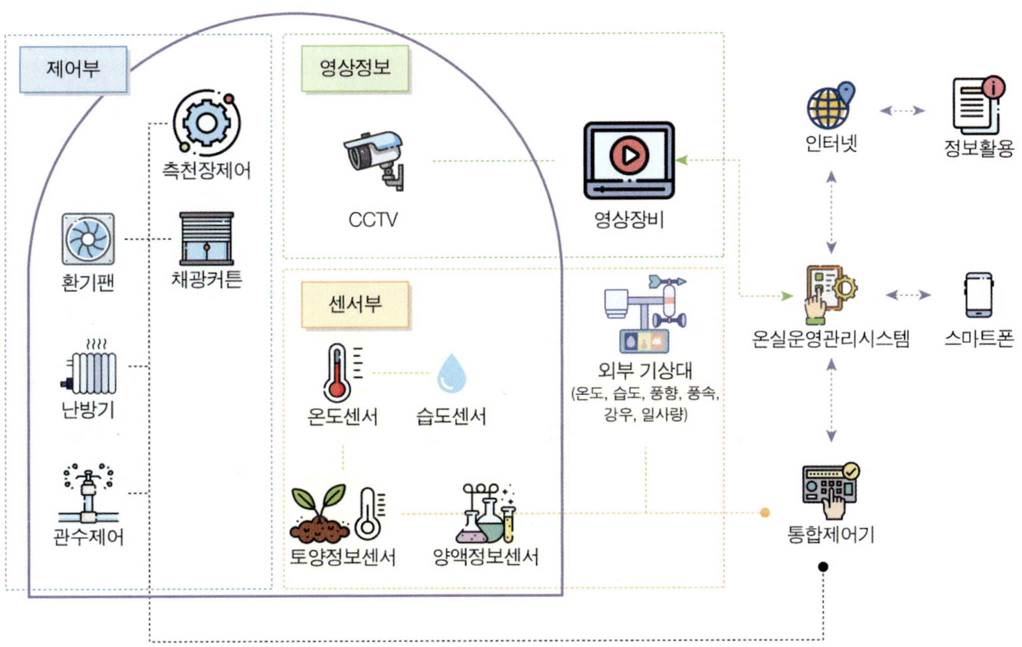

출처 : 삼성디스플레이 https://news.samsungdisplay.com/16707

(그림 1-2-5) 스마트 원예

4) 스마트 기술의 종류 및 특징

현재 사용되고 있는 스마트 기술의 종류 및 특징은 다음과 같다.

(표 1-2-1) 스마트 기술의 종류 및 특징

스마트 기술 종류	특징
와이 파이 (WIFI)	• 무선 네트워크 표준 기술로 대표적인 근거리 무선 네트워크 • 광대역폭을 제공 • 단점 : 전력 소모가 다른 무선 네트워크에 비하여 큼
블루투스 (Bluetooth)	• 표준화된 개인 근거리 무선통신(PAN) 표준 기술 • 목적 : 유선 USB를 대체 • 10m 이내의 거리에서 3Mbps 정도의 데이터를 전송하는 기술 • 복잡한 설정없이도 블루투스 호환 기기라면 곧바로 인식해 움직임 • 블루투스의 적용 범위 : 휴대전화나 노트북, MP3를 비롯한 휴대용 IT 기기에서 자동차나 TV, 냉장고, 운동 기구, 의료기기 등 다양
Zigbee	• 주로 양방향 무선 개인영역 통신망(WPAN) 기반의 홈 네트워크 및 무선 센서망에서 사용되는 기술 • 하나의 버튼을 누르면 집안 어느 곳에서나 전등 제어 및 홈 보안 시스템 제어 관리 가능 • 인터넷을 통한 전화 접속으로 가정 자동화를 더욱 편리하게 달성 가능
Z-wave	• Z-Wave 자동화 시스템은 인터넷을 통해 무선 열쇠고리, 벽걸이 키패드나 스마트폰, 태블릿 또는 컴퓨터, Z-Wave 게이트웨이 또는 허브 컨트롤러와 포털 역할을 하는 중앙 제어 장치를 외부에 연결 • 주로 가정용 자동화에 사용되는 무선통신 프로토콜 • 보안 시스템, 온도 조절 장치, 창문, 자물쇠, 수영장 및 차고 문의 개폐와 같은 주거용 기기 및 기타 장치의 무선 제어가 가능하도록 저에너지 전파를 사용하는 네트워크
머신러닝	• 사람이 학습하듯이 컴퓨터에도 경험적 데이터를 입력하여 학습하게 함으로써 새로운 지식을 얻어내게 하는 인공지능의 한 분야 • 패턴인식과 컴퓨터 학습이론에서 진화한 머신러닝의 알고리즘은 입력 데이터를 기반으로 예측이나 결정을 이끌어내는 방법 적용
음성인식기술	• 마이크를 통해 음성인식 시스템에 전달된 음성으로부터 특징과 패턴을 추출, 미리 입력된 음성인식 데이터베이스에서 가장 근접한 결과를 추출해내는 기술 • 인공지능 비서는 사물 인터넷 기술로 외부 사물과 연계되어 사람의 말을 알아 듣고 사람이 시키는 일을 척척 해내는 기술 • 음성인식기술을 사용한 예 : 애플의 시리, 구글의 나우, 아마존의 알렉사, 구글의 어시스턴트 등

(계속)

스마트 기술 종류	특징
플랫폼 기술	• 플랫폼 : 사물 인터넷 응용 기술을 만드는 누구라도 쉽게 이용할 수 있도록 공개한 소프트웨어와 이를 이용하기 위한 규격 모음 • 삼성 SDS, 애플 등 여러 스마트 홈 관련 회사들은 집 밖에서 초인종 누른 사람과 화상통화가 가능한 인공지능 기반의 스마트 홈 플랫폼 개발, 이미 보급
매시업(Mashup) 기술	• 매시업 : 원래 음악 분야에서 서로 다른 곡을 조합하여 새로운 곡을 만들어 내는 용어로 사용 • IT 분야에서는 웹서비스 업체들이 제공하는 다양한 콘텐츠와 서비스를 혼합하여 새로운 서비스를 제공해주는 것 • 매시업은 누구나 새로운 서비스를 창조할 수 있는 기술 • 오픈 API라는 개방 응용 프로그램 기술을 통해 구현 가능 • 웹서비스 업체가 자신들 서비스에 접근 가능
저전력 광역 통신망 기술 (Low power wide area network; LP WAN)	• 저전력 광역 통신망 : 데이터를 발생하는 수많은 장치를 지원하는 장거리 통신 기술 • 특징 : 장거리 통신 가능, 저비용 통신용 칩셋 가격 등 • 디바이스에 직접 연결할 수 있어서 원거리 응용 분야에서 많이 이용 • LP WAN 통신 기술 : 현재 거의 다 상용화가 이루어졌으며 세계적으로 표준화 진행
스마트 싱 (Smart things)	• 컴퓨터 기능이 탑재된 사물 • 사물 인터넷을 통해 그 범위가 더욱 확대 • 사물 인터넷 : 모든 사물에 센서를 부착시켜서 유·무선망을 통해 스스로 실시간 정보를 주고받는 지능적인 인프라 환경 의미
인공지능 기술	• 인공지능 : 인터넷망에 연결된 각종 사물에서 생산되는 빅데이터를 자동으로 분석하고 해석하는 데에 필요한 기술 • 인공지능 기술 : 사물 인터넷이 제공하는 정보를 사물 인터넷 애플리케이션과 첨단 기계학습, 딥러닝을 이용하여 관계나 패턴을 분석, 새로운 정보를 제공 • 어르신의 말동무와 보호자 다솜이, 인공지능 영어교사, 플랜티 큐브, 온라인법 촬영 영상물 검색 등 여러 산업 분야에서 활용

Ⅲ 클라우드 컴퓨팅

1. 클라우드 컴퓨팅 개념

클라우드는 고유의 기능을 가진 각 서버의 글로벌 네트워크를 의미하며, 클라우드 컴퓨팅(cloud computing)은 인터넷상의 서버를 통해 다른 컴퓨터로 네트워크 및 콘텐츠를 사용하여 정보를 처리하는 기술이다. 미국 국립 표준 기술 연구소(NIST, 2011)는 '클라우드 컴퓨팅은 컴퓨팅 리소스(서버, 저장장치, 애플리케이션, 네트워크 등)에 언제 어디서나 네트워크를 통해 접근하는 기능을 제공하는 모델'이라고 정의하고 있다.

클라우드 컴퓨팅은 컴퓨터나 휴대폰 등 개인 단말기를 직접 소유하지 않고 언제 어디서나 인터넷을 통해 클라우드 서버에서 원하는 서비스를 사용할 수 있다. 인터넷이 연결된 곳이면 어디서든 자료를 저장하고 웹에서 제공하는 프로그램의 기능을 이용하여 원하는 작업을 수행

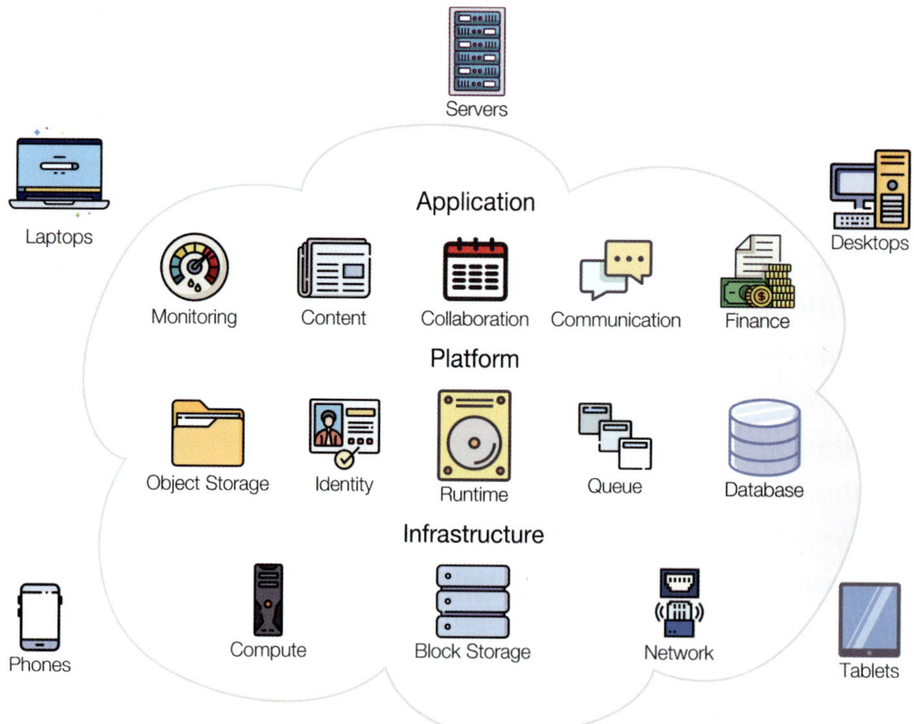

출처 : https://pt1000.tistory.com/m/76

(그림 1-2-6) 클라우드 컴퓨팅 서비스 개념도

할 수 있으며 여러 사람이 동시에 문서를 공유하면서 작업을 진행할 수도 있다. 데이터 백업, 복구, 이메일, 가상 데스크톱, 소프트웨어 개발, 빅데이터 분석, 웹 애플리케이션이 필요한 모든 곳에서 클라우딩 컴퓨터가 사용된다.

2. 클라우드 컴퓨팅 특징

1) 클라우드 컴퓨팅 장점

① 보안 전문가들이 관리하는 안전한 서버에서 운영되어 데이터를 안전하게 보관할 수 있다.

② 빠른 응답 시간으로 언제 어디서나 액세스할 수 있으며, 데이터가 중복되거나 원격으로 백업되었는지 파악할 수 있다. 전문적인 하드웨어 지식 없이 사용 가능하며, 사용량에 따른 비용을 지불하므로 초기 구입비용 및 유지 관리비가 적다. 인공지능 및 머신러닝 등의 기술로 플랫폼, 데이터베이스, 소프트웨어 애플리케이션을 언제나 최신 버전으로 유지할 수 있다. 서버, 네트워킹, 스토리지를 추가나 제거할 수 있으며 필요시 용량을 늘릴 수 있으며, 시스템을 유지보수하고 업그레이드하는 데 쓰는 시간을 줄여준다. 컴퓨터 가용률이 높고, 다양한 단말기로 사용 가능하여 휴대성이 높은 장점이 있다.

2) 클라우드 컴퓨팅 단점

클라우드 컴퓨팅의 단점은 해킹을 당할 경우 개인정보 유출의 위험이 있다. 또 인터넷 환경이 열악한 경우 서비스 이용에 어려움이 있으며, 클라우드 서버에 호환 가능한 애플리케이션만 설치 가능하다. 개별 정보의 정확한 위치 확인 불가한 단점이 있다.

3. 클라우드 컴퓨팅 서비스의 유형

1) 서비스 모델

클라우드 컴퓨팅은 자원의 제공에 따라 IaaS(Infrastructure as a Service), PaaS(Platform as a Service), SaaS(Software as a Service)의 3가지 서비스 모델로 나눠지며 그 외 엣지 컴퓨팅(edge computing)이 있다.

(1) IaaS 서비스

서비스 제공자가 인프라 서버, 데이터저장소, 가상 서버, 운영체제 등을 실행하는 하드웨어 임대를 제공해준다. 사용자는 자신의 운영체제, 미들웨어, 응용 프로그램을 구매해서 설치해야 한다. 대형 서버, 관리 능력, 자본 등을 필요로 하고 가상 공간에서 스스로 서버를 확장할 수도 있고, 앱 실행 시 필요한 인프라 구축도 가능하다.

서비스형 인프라(IaaS)를 도입하면 회사에서 서버, 네트워크, 스토리지, 운영체제와 같은 컴퓨팅 리소스를 종량제로 '임대'할 수 있다. 인프라의 규모를 확장할 수 있으므로 고객은 하드웨어에 투자할 필요가 없다.

(2) PaaS

사용자가 애플리케이션 소프트웨어를 빌려서 애플리케이션 개발이 가능하지만, 서비스 제공자가 네트워크, 저장소, 서버 및 가상화, 운영체제, 미들웨어 및 실행시간 등의 인프라를 직접 제공해주는 서비스이다.

서비스형 플랫폼(PaaS)은 클라우드 기반의 애플리케이션 개발 환경으로, 개발자가 앱을 구축하고 배포하는 데 필요한 모든 요소를 제공한다. PaaS를 이용하는 개발자는 원하는 기능과 클라우드 서비스를 선택할 수 있으며, 구독 또는 종량제(Pay-per-use)방식으로 비용을 지불한다.

(3) SaaS

On-demand SW라고도 하며, 서비스 제공자가 사용자가 비용을 결제하면 인프라와 소프트웨어 제품을 바로 제공해주는 중앙에서 호스트 되고 관리되는 상업용 소프트웨어이다. 사용자는 애플리케이션 소프트웨어만 사용 가능하며 유지 및 관리할 필요가 없다.

서비스형 소프트웨어(SaaS) 유형의 소프트웨어는 원격 서버에 호스팅되어 고객은 웹 브라우저나 표준 웹 통합을 통해 언제 어디서나 소프트웨어에 액세스할 수 있다. SaaS 사업자는 백업, 유지보수, 업데이트를 관리하며, 전사적 자원 관리(ERP), 고객 관계 관리(CRM), 프로젝트 관리 등이 포함된다.

(4) 엣지 컴퓨팅

클라우드 컴퓨팅에서 데이터 통신량이 폭주할 때 나타난 일시적 네트워크 중단 및 데이터 지연 등 여러 가지 기술적 단점을 극복하기 위해 나타난 기술이다. 이 기술은 데이터 지연시간을 줄이기 위하여 네트워크의 가장자리에 있는 사용자들에게 더 가까운 물리적인 위치에 가상 서버를 배치해 서비스를 제공해준다.

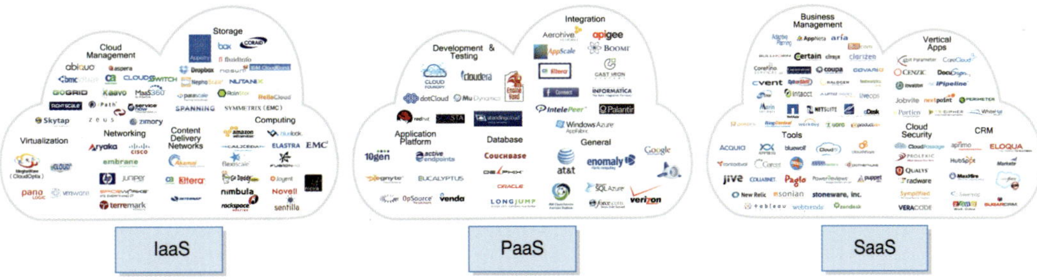

인프라 클라우드(IaaS) 플랫폼 클라우드(PaaS) 소프트웨어 클라우드(SaaS)

출처 : https://pin.it/kWuYKAX

(그림 1-2-7) 클라우드 컴퓨팅 서비스 유형에 따른 예시

2) 배포방식에 따른 클라우드 서비스 유형

배포방식에 따른 클라우드 서비스 유형은 퍼블릭, 프라이빗, 하이브리드, 커뮤니티 클라우드 네 가지로 구분된다. 이는 사용자에게 어떻게 리소스를 공유하고 서비스를 제공하는지에 따라 다르다. 많은 기업이 하나 이상의 접근 방식을 선택하며 멀티 클라우드 환경을 구축하고 있다.

(1) 퍼블릭 클라우드

불특정 다수를 대상으로 고객이 사용할 수 있는 네트워크상에서 여러 사용자에게 리소스를 공유하고 서비스를 제공한다. 또한 효율성과 경제성이 우수하며 대개 공유 환경에서 서비스를 운영한다.

(2) 프라이빗 클라우드

기업 및 기관 내부에 클라우드 서비스 환경을 구축하여 리소스를 공유하지 않고 개인 내부 네트워크를 통해 제한적으로 서비스를 제공한다. 방화벽으로 보호되는 비공개 네트워크에서 서비스를 제공하며, 자체 데이터 센터 내에 프라이빗 클라우드를 구축할 수도 있고 사업자가 호스팅하는 프라이빗 클라우드에 등록할 수도 있다. 프라이빗 클라우드는 가장 강력한 수준의 보안과 제어를 제공한다.

(3) 하이브리드 클라우드

퍼블릭 클라우드와 프라이빗 클라우드가 결합된 형태로 해당 목적에 따라 클라우드 간에 필요한 서비스를 공유한다. 공유를 원하지 않는 일부 데이터 및 서비스에 대해서는 프라이빗 정책을 설정하여 기존 데이터 센터나 프라이빗 클라우드에 보관할 수 있으며 공용 퍼블릭 클라우드 리소스를 활용할 수도 있다.

(4) 커뮤니티 클라우드

정부기관에서만 리소스를 공유하고 사용한다.

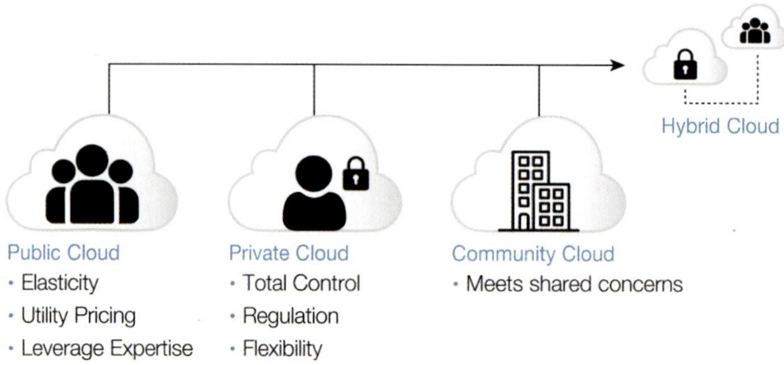

출처 : https://mytrivia.tistory.com/m/357

(그림 1-2-8) 배포방식에 따른 클라우드 서비스 유형

4. 클라우드 컴퓨팅 활용

현재 클라우드 컴퓨팅은 여러 분야에서 다양하게 활용되고 있다. 의료에서는 환자 관리 및 환자 별 치료법 개발에 이용하고 있으며 금융에서는 실시간 부정행위 감독과 고객관리에 사용하고 있다. 게임에서는 전 세계 수만 명의 플레이어 동시 접속 가능한 시스템을 제공하고 있으며, 광고 및 마케팅에서는 고객 분석 및 실시간 입찰 서비스에 사용하고 있다. 제조업에서는 기술 데이터 저장 및 분석에 이용하고 있으며 미디어 및 엔터테인먼트 영역에서는 콘텐츠 제작, 저장, 관리, 배포 서비스에 이용하고 있다. 이외 고객관리 및 유통, 서비스 관리, 통신, 여행, 정부 등 모든 산업 분야에서 사용되고 있으며 앞으로 그 활용 분야는 더 커질 것으로 예상된다.

Ⅳ RFID와 USN

1. RFID

1) RFID 정의

RFID(radio-frequency identification)는 주파수를 이용해 ID를 식별하는 방식으로 일명 무선 인식 전자태그로 불린다. RFID 기술이란 전파를 이용해 먼 거리에서 정보를 인식하는 기술을 말하며, 전자기 유도 방식으로 통신한다. 여기에는 RFID 태그와 RFID 판독기가 필요하다. 태그는 안테나와 집적 회로로 이루어지는데, 집적 회로 안에 정보를 기록하고 안테나를 통해 판독기에 정보를 송신한다. 이 정보는 태그가 부착된 대상을 식별하는 데 이용된다. RFID가 바코드 시스템과 다른 점은 빛을 이용해 판독하는 대신 전파를 이용한다는 것이다. 따라서 바코드 판독기처럼 짧은 거리에서만 작동하지 않고 먼 거리에서도 태그를 읽을 수 있으며, 심지어 사이에 있는 물체를 통과해서 정보를 수신할 수도 있다.

RFID는 사용하는 동력으로 분류할 수 있다. 오직 판독기의 동력만으로 칩의 정보를 읽고 통신하는 RFID를 수동형(passive) RFID라 한다. 반수동형(semi-passive) RFID란 태그에 건전지가 내장되어 있어 칩의 정보를 읽는 데는 그 동력을 사용하고, 통신에는 판독기의 동력을 사용하는 것을 말한다. 마지막으로 능동형(active) RFID는 칩의 정보를 읽고 그 정보를 통신하는 데 모두 태그의 동력을 사용한다.

2) RFID 장점

RFID 장점은 반영구적으로 사용하며 대용량의 메모리 내장 이동 중 인식이 가능하다. 또 비접촉 인식 가능하며 반복 재사용이 가능하다는 것이다. 다수의 Tag/Label 정보를 동시 인식 가능하며 공간 제약이 없이 사용 가능하다. 데이터 변환 및 저장이 용이하며 작업이 신속하게 이루어진다.

3) RFID 단점

RFID는 가격이 비싸며 개인 프라이버시 침해 가능성과 정보 유출 가능성 있다. 국가별 주파수가 다르며 전파의 적용 범위가 한정되어 적용대상이 한정적이라는 단점이 있다.

4) RFID의 활용

RFID는 현재 여러 곳에서 사용되고 있는데 특히 고속의 동체나 물질을 투과할 수 있어 달리는 자동차도 정확하게 인식해 요금을 정산하여 하이패스에서 주로 사용되고 있다. 또 교통카드, 버스 도착 시스템, 도난방지 시스템에도 사용되고 있다. 또한 물류센터에서 제품에 RFID 태그를 부착하면, 리더로 판매, 입고, 출고, 재고를 실시간으로 체크하여 시스템의 효율성을 높이고 있다, 최근 RFID 태그가 부착된 음식물 쓰레기 전용 수거 용기에 쓰레기를 버리면, 부착된 계량 장치가 양을 자동으로 측정하고, 배출 정보를 수집해 관리시스템으로 전송하는 방식으로 각자 버리는 양만큼 처리 수수료를 부담하는 'RFID 음식물 쓰레기 종량제'에도 활용되고 있다.

특히 코로나 19시대 의료분야 RFID 기술 활용에 대한 기대가 높아지고 있다. 스와이프 센스(swipe sense)는 RFID 기술과 서비스로서의 소프트웨어(SaaS)를 결합한 구독형 비즈니스 모델로 '손 위생(hand hygiene)'과 '접촉자 추적(contact tracing)' 애플리케이션을 내놓았다. 손 위생 애플리케이션의 경우 직원들이 착용한 RFID 태그가 손 세정제나 손 소독제에 부착된 소형 RFID 리더의 일정 반경 안에 들어서면 직원들의 정보가 RFID 리더를 통해 RFID 소프트웨어로 전송된다. 소프트웨어는 RFID 리더에서 송신한 직원들의 정보뿐만 아니라 직원들이 손 세정제나 소독제를 사용한 시간과 장소에 대한 정보도 함께 기록한다. 이렇게 모인 데이터는 2주 또는 매달 보고서로 가공할 수 있으며, 각 부서 관리자는 이를 꾸준히 모니터링해 직원들의 위생 현황에 대해 파악할 수 있게 된다.

또 접촉자 추적 애플리케이션에서는 병원 관계자에게 제공되는 RFID 태그가 착용자의 동

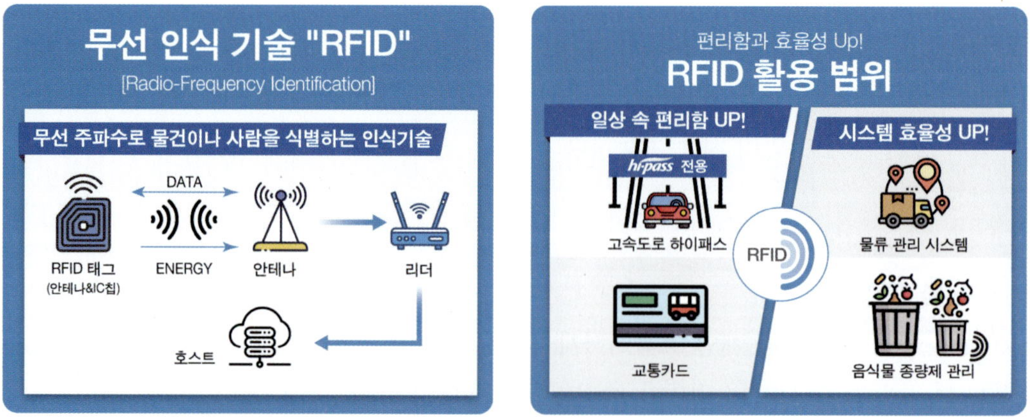

출처 : 삼성반도체이야기

(그림 1-2-9) RFID와 활용범위

선은 물론 병원 관계자와 환자, 병원 관계자 간의 접촉을 실시간으로 기록한다. 혹시라도 확진자가 발생하면 이 데이터를 바탕으로 확진자와 접촉했던 사람들에 대한 목록을 빠르게 추려낼 수 있다. 이 밖에도 환자의 의료 기록과 병력을 RFID 태그에 저장하면 태그를 통해 환자의 예방접종 기록, 임신 기록, 알레르기 등의 정보를 의료진이 알 수 있어 비대면 환자 파악에 도움이 있을 것이라 기대하고 있다.

2. 유비쿼터스 센서 네트워크(USN)

1) USN의 개념

USN은 유비쿼터스 센스 네트워킹(Ubiquitous sensor network; USN)으로 어느 곳에서나 부착된 센서로부터 사물 및 환경정보를 감지, 저장, 가공, 전달해서 인간 생활에 폭넓게 활용하는 네트워크이다. 근거리 통신에서 상시 접속에 의한 자연스러운 통신 기술을 사용하여 센서가 센싱(sensing)후 얻은 데이터를 가공(computation)하고, 가공한 데이터를 ZigBee 기술을 통해 무선 네트워크로 보내는 것이다.

2) USN의 구성 요소

USN의 구성은 센서 노드, 서비스 플랫폼, 응용으로 구성되어 있다. 센서 노드로부터 데이터를 받아서 그 데이터가 서비스 플랫폼으로 옮겨진 후 응용 프로그램으로 옮겨지는 것이다. 그 결과 유통 콘텐츠가 대용량화되고, 모바일 IPv6가 가져오는 네트워크에 접속되는 기기가 증대된다. USN은 상시 접속, 배리어 프리 인터페이스가 가져오는 사용자와 네트워크 관계성의 다양화 등의 변화가 일어나다. 변화는 각각 독립적으로 일어나는 것이 아니라, 복합적 상승적으로 일어나게 된다.

3) USN의 활용

USN은 센서 노드를 이용한 차량추적 시스템에 사용되고 있으며, 수질 오염을 실시간으로 확인하기 위해 USN을 이용한 실시간 수질 정보를 바탕으로 식수원 관리 기초 자료로 활용하고 있다. 또, USN 기술을 기반으로 불국사 및 국보급 문화재 보호에 필요한 정보를 실시간으로 분석함으로써 화재, 부식, 균열 등의 손상 유무를 사전에 파악하고 예방하는 시스템을 갖추고 있다. USN 기술을 이용하여 새로운 문화재 관리 모델을 제공함으로써 주요 손상요인인 온도, 습도, 기압, 조도 등의 안전 관리 데이터 표준을 마련하였다.

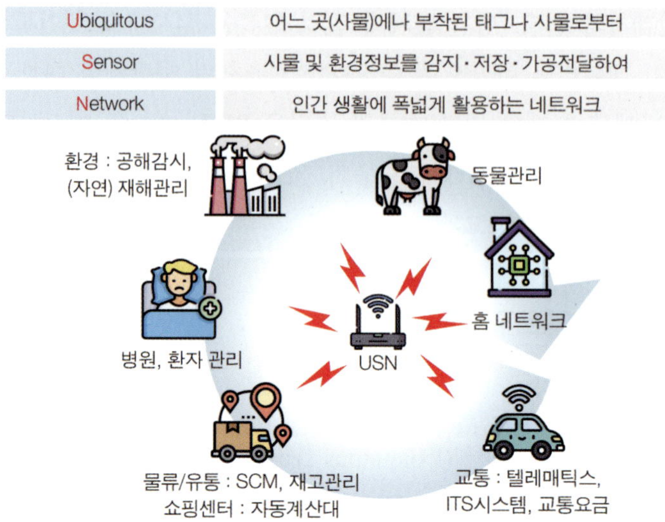

출처 : https://chlalgud8505.tistory.com/66

(그림 1-2-10) USN 활용 예시

V 디지털 헬스 케어

1. 디지털 헬스 개념

디지털 헬스는 이헬스, 유헬스, 모바일 헬스케어, 스마트 헬스케어 등을 모두 포괄하는 광의의 개념으로 사전적으로는 디지털 헬스케어로 부르는 것이 옳으나, WHO, FDA 등은 현재 디지털 헬스라는 용어로 사용 중이다. 디지털 헬스는 의료 기술의 발전과 함께 생긴 용어로, 기술의 변화에 따라 시기별로 사용되는 용어의 차이가 있다.

1) 이헬스

이헬스(e-Health)는 e-Commerce, e-Business등과 같은 디지털화 정보화로 헬스케어를 한다는 폭넓은 의미로 '인터넷 및 정보기술과 보건의료의 만남'이라는 개념이다.

WHO는 2004년 보건 분야에서 보건의료를 지역 및 원거리에서 지원하기 위하여 디지털 데이터(전자적으로 전달되고 저장되고 검색된)를 활용하는 것으로 정의하였다.

보건복지부에서 의료정보화를 'e-Health'로 약칭하였고, 개념의 다양한 정의에도 불구하고

'궁극적으로는 보건의료정보를 정보처리하여 통신망을 통하여 전달하는 것'을 총칭하였다. e-Health의 발전은 1980년대 병원과 관련 기억들의 효율성 제고를 위하여 업무를 전산화, 정보화하면서 시작 및 확산되었다. 개별 조직 중심의 의료정보화는 관련 기술체계 개발이 기술들은 병원 단위에서 업무의 효율적 처리 및 다양한 형태의 정보를 연결하여 활용하는 것을 가능하게 만듦으로써 의료의 질 개선 및 의료관리의 범주를 확대시켰다(예: 가상의무기록 개발, 기록관리 시스템 개발 등). 데이터마이닝 기법이 발전함으로써 다양한 정보를 종합적으로 검토하며 어떤 경향이나 유형을 밝혀주어 임상과 경영에 매우 유용한 고급 정보들 생산이 가능하게 되었다.

1990년대 전산망의 네트워크화 및 보건정보학의 발전이 가속화되면서 양방향 정보 교환이 가능하게 되면서 e-Health가 본격적으로 구축되었다.

e-Health의 종류는 다음과 같다.

(1) 정보처리 과정 : 차트에 기록하던 내용들을 data 형태로 저장하는 정보처리과정으로 의무기록에 '전자의무기록제도(Electronic medical record; EMR)'가 도입

(2) 의료정보의 전달 : 의료정보가 거리에 관계없이 통신망을 통하여 쉽게 주고받을 수 있게 되었다. 그 예로 '의료영상획득 및 전송시스템(Picture archiving-communication system; PACS)' 및 '전자처방전달제도(Order communication system; OCS)'가 있다.

(3) 원격의료(telemedicine)는 환자와 의사가 직접 대면하지 않고 온라인을 통하여 진단과 치료, 자문 등의 의료서비스를 제공하는 것이다.

2) 유헬스

유헬스(U-health) care는 유비쿼터스 헬스케어(ubiquitous health care)의 줄임말로 유비쿼터스와 원격의료 기술을 활용한 건강관리서비스를 의미한다. 유헬스는 환자가 시간과 장소에 구애받지 않고 자유롭게 무선 인터넷 등을 통해 자신의 건강상태를 검진하여 신속하고 적절하게 대처할 수 있도록 하는 시스템을 의미한다. 당뇨나 비만, 고혈압 등을 앓고 있는 만성질환자들이 무선 인터넷이나 컴퓨터, 휴대전화 등을 이용해 언제 어디서나 자신의 건강상태를 검진하여 의료기관으로부터 실시간 진료를 제공받을 수 있는 시스템을 말한다.

e-Health가 보건의료서비스 제공기관 중심으로 전자적인 보건의료정보를 교환하는 것을 의미하는 반면, U-health는 보건의료 대상자 제공기관을 포괄하는 물리적 공간과 네트워크로 연결된 첨단 보건의료기술의 전사적 공간을 연결하는 개념으로, 다시 말하면 U-health는 e-Health를 보건의료서비스 제공기관뿐만 아니라 일반 소비자까지 발전시킨 패러다임이다.

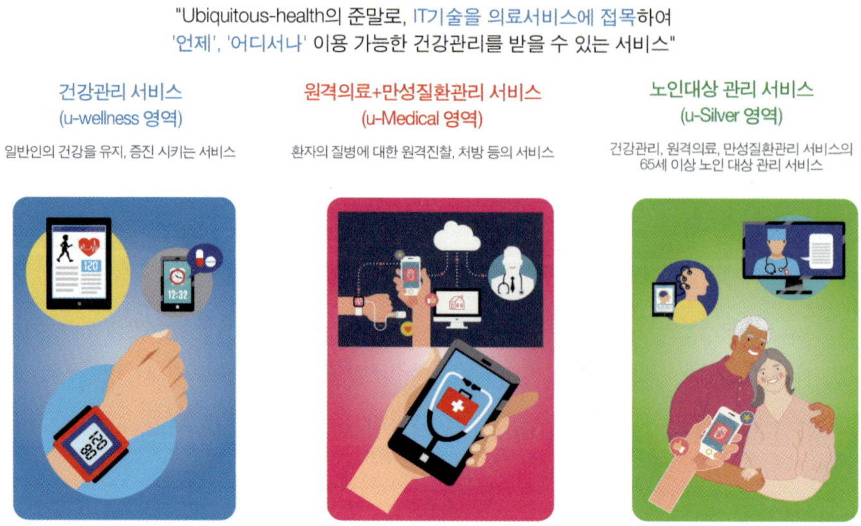

(그림 1-2-11) 유헬스 개념

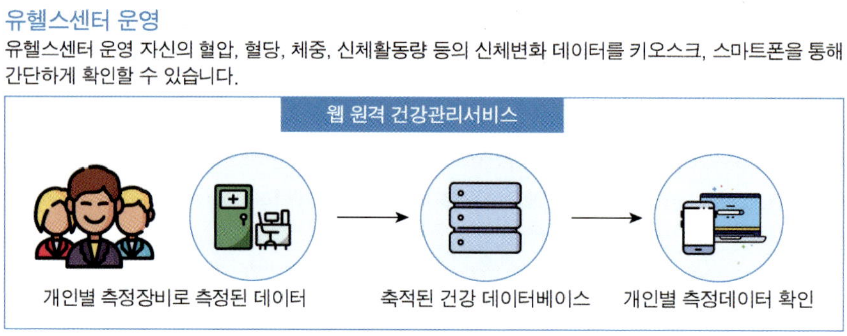

출처 : 강북구 보건소 홈페이지
http://mhealth.gangbuk.go.kr/pms/contents/contents.do?contseqn=842&decorator=pmsweb&menucdv=04040800&sitecdv=S0000100

(그림 1-2-12) 강북구 보건소 유헬스 운영 예시

3) 디지털 헬스와 스마트 헬스

1970~2000년에는 의료정보학의 태동과 병원 내 IT시스템의 도입으로 'Health IT', 2000~2020년에는 전자의무기록(EMR)로 'e-Health'라는 용어가 사용되었다. 2020년 이후는 인공지능(AI), 로봇, 머신러닝(machine learning), 사물인터넷(IoT), 헬스 어플, 가상현실 등의 정보통신기술(ICT)이 건강과 의료서비스에 접목되어 소비자가 서비스를 필요로 할 때 어디서든 이용할 수 있도록 제공하는 것을 '디지털 헬스'로 보고 있다.

세계보건기구(WHO, 2020)는 건강 분야에 ICT를 사용하는 e-Health를 디지털 헬스 용어의 어원으로 보고, e-Health(m-Health 포함) 분야를 비롯한 빅데이터, 유전체학, 인공지능과 같은 첨단컴퓨터과학 분야를 포함한다고 정의한다. 또, 모바일 m-Health는 e-Health의 일부이며, 건강을 위해 무선 모바일 기술을 사용하는 것으로 보고 있다.

미국 FDA(2020)는 디지털 헬스의 범주를 모바일 헬스, 건강정보기술, 웨어러블 기기, 원격의료와 원격진료, 개인맞춤형 의료 영역으로 보며, 디지털 헬스기술은 헬스케어(health care)와 관련된 플랫폼, 소프트웨어, 센서 등에 사용되는 기술로 정의하고 있다.

국내도 의료분야에서의 기술의 변화에 따라 이헬스, 유헬스, 스마트 헬스 등으로 기술과 의료의 융합을 뜻하는 용어들을 사용해 왔다. 2000년대는 전자의무기록(EMR) 시스템의 사용 확대 등을 통한 '이헬스', 2006년 이후는 전자건강기록(EHR)과 ICT 기업의 출현 등을 통한 '유헬스', 2010년 이후는 개인건강기록 기반의 맞춤형 서비스를 제공하는 '스마트헬스'라는 용어가 활용되었다.

스마트 헬스란, 의료와 ICT기술이 융합된 형태로 언제 어디서나 개인맞춤형 건강관리서비스를 제공하는 것으로, 개인 건강기기, 개인 건강어플리케이션, 개인 건강정보 플랫폼 및 이를 활용한 건강관리/의료 서비스를 의미한다.

스마트 헬스 정의에 관한 선행연구를 보면, 실제 디지털 헬스케어와 범위가 유사하여 디지털 헬스케어와 혼용하여 사용할 수 있다. 과학기술정보통신부·한국과학기술기획평가원(2020)은 의료와 ICT융합을 디지털 헬스로 부르고, 의료 질 향상과 의료비 절감을 위해 의료와 ICT가 융합해 개인의 건강과 질병을 관리하는 산업·기술로 정의하였다.

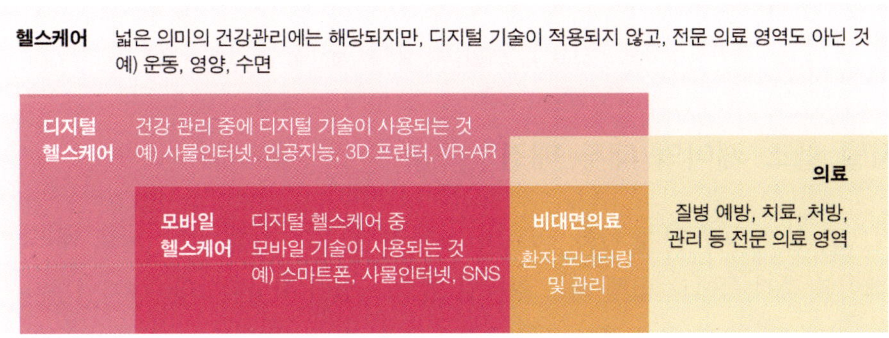

출처 : 의료정책연구소, PwC

(그림 1-2-13) 디지털 헬스 케어 도식도

(표 1-2-2) 헬스케어 서비스 발전방향

구분	Tele-health	e-health	u-health	digital-health
시기	1990년 중반	2000년	2006년	2010년 이후
서비스 내용	원내 치료	치료 및 정보제공	치료·예방관리	치료·예방·복지·안전
주 제공자	병원	병원	병원, ICT 기업	병원, ICT 기업, 보험사, 서비스 기업 등
주 이용자	의료인	의료인, 환자	의료인, 환자, 일반인	의료인, 환자, 일반인
주요 시스템	병원운영 (HIS, PACS)	의무기록(EMR) 웹사이트	건강기록(EHR) 모니터링	개인건강기록 기반 맞춤형 서비스

출처 : KMA 의료정책연구소, PwC

(표 1-2-3) 국내 디지털 헬스케어 관련 개념의 변화

구분	e-헬스	U-헬스	smart-헬스케어	디지털헬스케어
서비스 내용	디지털병원, 의료정보화	e-헬스+원격의료, 만성질환자 관리	U-헬스+운동, 식사량 등 건강관리	smart 헬스+개인맞춤형관리, 근거중심의학, 예방중심, 자가관리
제공자	병원	병원, IT 기업, 서비스업체	병원, IT 기업, 서비스업체	병원, IT 기업, 서비스업체 등
이용자	의료인	의료인, 환자	의료인, 환자, 일반인	의료인, 환자, 일반인, 정부, 기업
주요	병원운영시스템시스템 의무기록(EMR) 건강기록(EHR)	개인건강기록 (PHR)	개인건강기록 (PHR)	IoT기반 PHR, 클라우드, 빅데이터, 모바일, 인공지능 등

출처 : 산업부 '스마트 헬스케어산업 활성화 방안'15.1) 자료 재가공

2. 디지털 헬스 케어의 대두 배경

세계적으로 원격 의료 규제 완화, 의료비 재정 부담, ICT 기술 발전, 의료 패러다임 변화, 의료 빅데이터 축적 등으로 인해 최근 디지털 헬스 도입이 확산되었다. 1993년부터 원격의료를 시행한 미국을 비롯해 최근 중국·일본·프랑스·영국 등 세계 주요국들에서 원격의료가 합법화되어 시행되기 시작하였다. 아직 우리나라에서는 원격의료가 불법이기는 하지만, 2020년 1월 데이터 3법이 개정되면서 의료 빅데이터 사업 추진이 가능해졌으며, 2020년 5월부터 혁신 의료기기법 시행으로 ICT 융합형 의료기기 개발·보급이 가속화될 전망이다.

저출생, 고령화, 의학 발달에 따른 수명 연장, 만성질환 증가 등으로 의료비 재정 부담이 증

가하며 비용 절감을 위한 노력이 확대되는 추세가 증가되고 있는 것도 디지털 헬스 케어의 대두에 중요한 요인이다. 또 기술의 발달은 의료의 수요와 패러다임의 근본적인 변화를 촉진하고 있으며 병원이라는 물리적 공간에서 진단·치료가 중심이었던 전통적 치료는 데이터와 서비스를 통합하는 플랫폼을 거쳐, 다양한 시스템의 실시간·유기적 결합을 통해 지능형 의료 솔루션으로 발전하였다. 이에 따라 의료 산업의 패러다임은 질병의 치료에서 질병의 사전 예방과 진단, 개인맞춤형 치료로 진화하는 추세이다.

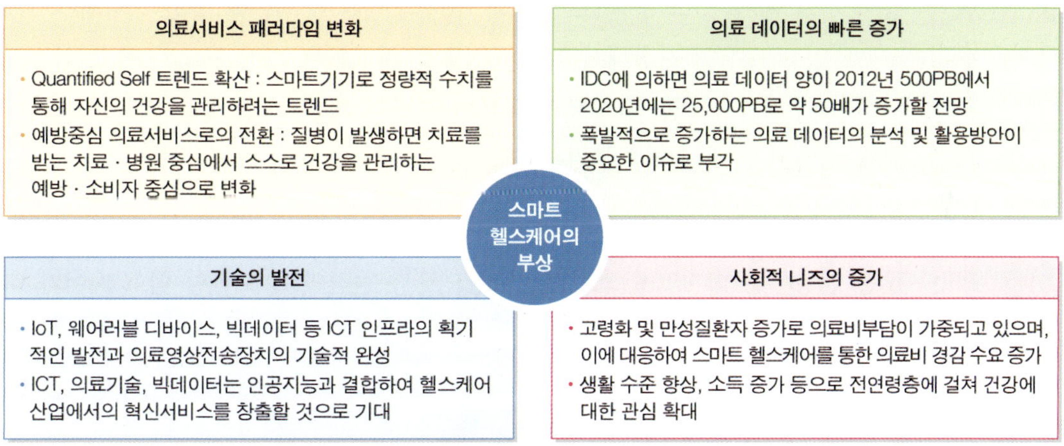

출처 : 강민영(2018). 스마트 헬스 케어의 현재와 미래, 삼성 KPMG 경제연구원

(그림 1-2-14) 스마트 헬스케어 부상 배경

3. 디지털 헬스 케어 시장

디지털 헬스 시장은 ICT 융합 시장 중 가장 규모가 크고 성장속도도 빠른 시장으로, 세계 디지털 헬스 시장 규모는 2018년 1,697억 달러에서 연평균 15.5%씩 성장해 2024년 3,920억 달러를 기록할 것으로 추산하고 있다.

디지털 헬스 시장을 기술 구성 요소별로 하드웨어, 소프트웨어, 서비스로 구분했을 때, 소프트웨어+서비스 시장 비중이 92%로 대다수를 차지하고 있다. 적용 분야에 따라 '의료기관 솔루션, 의료 IT 아웃소싱 서비스, 의료비 지불자 솔루션' 등 3가지 유형으로 구분되는데, 의료 기관 솔루션이 가장 큰 비중을 차지하며 의료기관 솔루션 내에서도 임상 솔루션, 그중에서 전자의무기록 시장 비중이 가장 높다. 지역적으로는 2018년 기준 북미, 유럽이 전체 시장 중 78% 차지하고 있다. 국내 디지털 헬스 케어 산업의 2020년 매출규모는 1조 3,539억원으로 파악됐으며, 그 중 지능형 건강관리 서비스가 7,526억원(55.6%)으로 가장 높은 비중을 차지하는 것으로 확인됐다.

4. 디지털 헬스 케어의 활용

1) 데이터 분야

현재는 분석의 대상이 되는 디지털 헬스 데이터 중 임상 데이터가 대부분을 차지하지만, 앞으로는 유전자 정보, 건강 습관, 사회적 결정요인 등 다양한 데이터로 확대될 전망이다. 디지털 헬스 기술·시장 중 거의 대부분을 데이터 분야로 분류할 수 있는데, 전자의무기록(EMR/EHR), 의료영상저장 전송시스템(PACS), 유전체 분석, 의료 클라우드/빅데이터 분석, 집단건강관리 등이 주요 예이다. 그 중 의료 정보화 구축의 기본이 되는 기술인 전자의무기록 시스템 산업은 세계 임상 솔루션 시장에서 23.4% 비중을 차지하는 가장 규모가 크고 성숙된 시장이다. 국내 전자의무기록 시스템 유형으로 의료기관 자체 개발 제품, 상용 제품 등 2가지가 존재하며, 현재 개발된 국내 전자의무기록 시스템은 425종으로 집계되고 있다.

2) 네트워크 분야

네트워크 기술을 활용하는 디지털 헬스 기술·시장으로는 원격의료, 모바일 헬스 케어가 대표적이다.

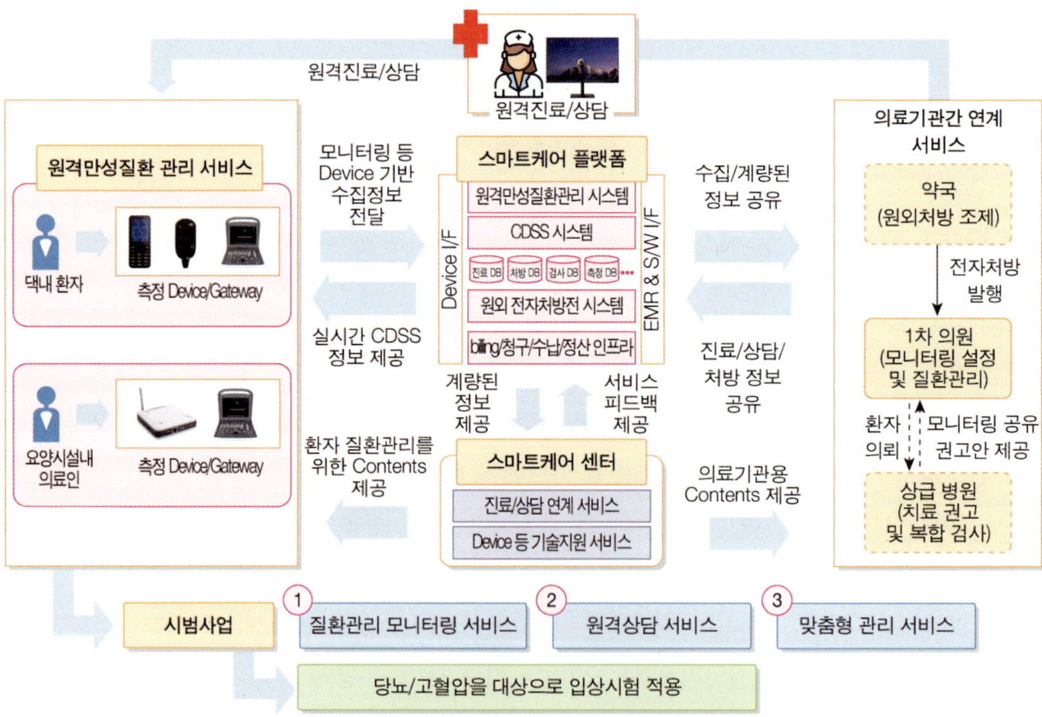

출처 : 산업통상자원부 스마트케어 서비스 시범사업개요, 전자신문(이호준 기자)

(그림 1-2-15) 디지털 스마트 케어를 이용한 원격 의료 예시

모바일 헬스 케어는 초창기 주로 원격 모니터링 기능에 초점을 맞추었으나, 최근에는 모바일 어플로 원격진료·원격상담이 가능할 정도로 발전하고 있다.

원격의료의 경우 과거에는 전화, 문자메시지, 이메일 등의 보편적 통신 기술을 사용했으나, 최근에는 화상통화, 4G/5G, 사물인터넷, 웨어러블 디바이스, 모바일 앱 등 최신 ICT 기술들을 적용하고 있다. 원격의료는 만성질환이나 비대면에 유리한 과목(방사선과, 정신과, 신경과, 피부과, 원격상담, 중환자실 관리) 중심으로 성장할 것으로 전망된다.

최근 국내 원격의료의 모바일 헬스 업계의 이슈는 '의사－환자 간 원격의료 한시적 시행, 심전도/혈압 측정 웨어러블 의료기기 개발'이 있다. 국내 웨어러블 의료기기 개발 업체인 휴이노·메쥬·에이티센스 등이 기존 심전도와는 기능·형태에서 차별성이 높은 신제품을 내놓고 식약처 허가와 요양급여 신청을 추진하고 있으며, 삼성전자도 스마트워치로 혈압을 측정할 수 있는 소프트웨어를 개발해 세계 최초로 식약처로부터 의료기기 허가를 취득해 앞으로 그 이용이 더욱 증가 될 것으로 예측하고 있다.

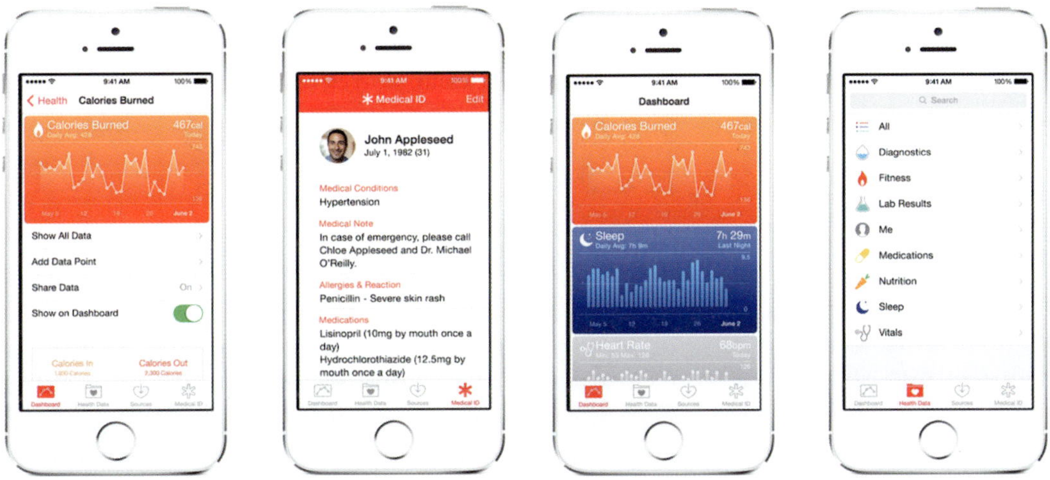

출처 : 애플 공식 홈페이지

(그림 1-2-16) 애플의 'Health' 에플리케이션 기능

3) 인공지능

인공지능(Artificial intelligence; AI) 헬스 케어 관련 기술 개발은 영상 진단과 신약 개발 분야에 집중되고 있으며 세계 6위 수준으로 고평가되는 국내 AI 헬스 케어 시장에서, 업체들은 학습 데이터 확보가 용이하고 AI 적용 성과를 입증하기 수월한 영상 진단 분야에 주로 진출하고 있다. 특히, 폐질환 관련 영상 진단 기술 개발이 가장 활발한데, 이는 폐 결절과 관련하

여 잘 정리된 LIDC·IDRI 데이터베이스가 공개되어 있어 쉽게 AI를 학습/적용해 볼 수 있기 때문으로 보인다.

구글 산하 바이오 기업인 베릴리는 스마트 콘택트렌즈와 스마트 스푼 개발을 공개했다. 스마트 콘택트렌즈는 당뇨병 환자가 매번 해야 하는 혈액검사 대신 환자의 눈물에서 혈당치를 측정할 수 있게 했다. 손 떨림을 예측해 안정적인 식사를 돕는 스마트 스푼도 개발되어 아마존에서 판매되고 있다.

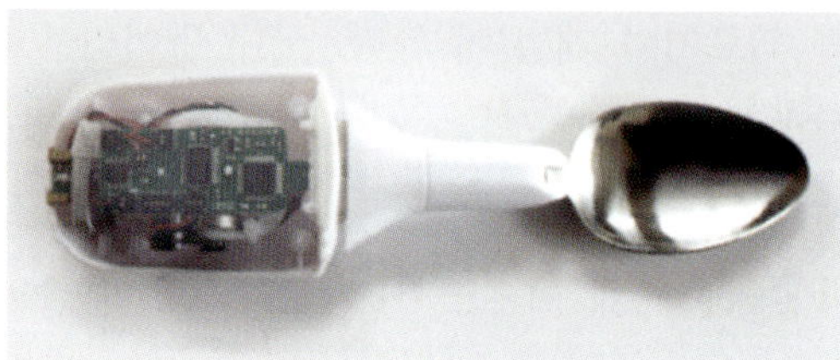

출처 : https://magazine.hankyung.com/business/article/201803130661b

(그림 1-2-17) 구글의 손떨림 방지 스푼

IBM은 의료 전문 인공지능 플랫폼인 'Watson Health'를 운영하며 다수의 헬스 케어 서비스 기업들을 참여시켜 의료분야 산업 생태계를 구성하고 있다. 방대한 정보를 조합하여 지식을 만들어 내는 Watson의 핵심 기술을 활용하여 의료, 금융 분야에 특화된 인공지능으로 발전시키고 있다.

(표 1-2-4) IBM Watson 플랫폼 생태계 사례

의료(암진단)	법률(변호사)	금융(분석)	과학(게놈연구)
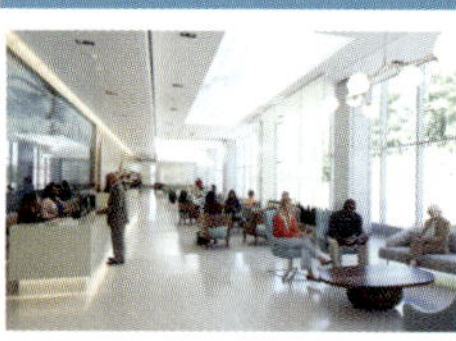	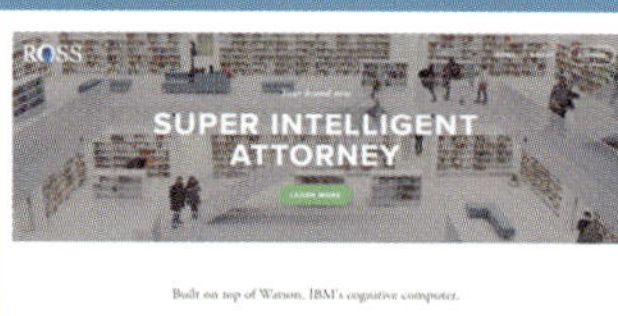	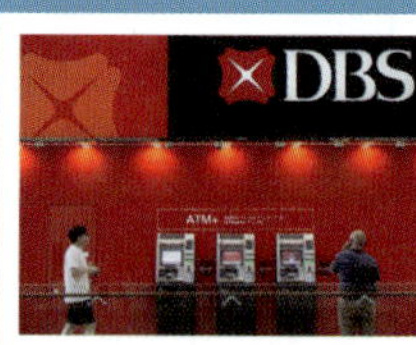	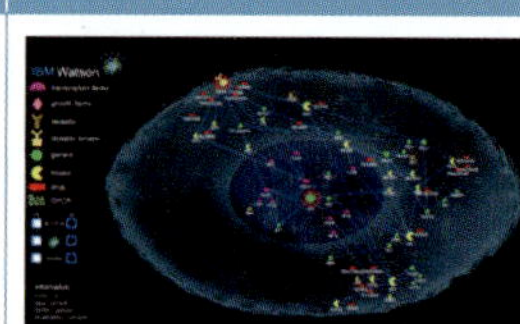
메모리얼 슬론 캐터링 암센터 암진단	인공지능 ROSS 파산 변호	싱가포르개발은행(DBS) 투자 및 자산 관리	뉴욕게놈센터 연구 활용

출처 : IBM 뉴스룸

Ⅵ 원격 의료

1. 원격 의료의 개념

원격의료(telemedicine)는 '환자와 의료공급자 간에 원거리에서 정보통신기술을 통해 의료서비스를 제공하는 것'을 의미하지만 구체적인 개념은 국가, 학자, 기관에 따라 다르게 사용되고 있다.

국가별로 telemedicine, telehealth, telehealthcare, U-health, video consultation 등 다양한 용어들이 원격의료의 개념으로 사용되고 있고, 국내에서도 원격의료, 원격진료, 원격 모니터링, 모바일 헬스케어, 비대면 진료, 스마트 헬스 케어 등 다양한 용어들이 혼재되어 사용되고 있다.

한국은 의료법에서 원격의료를 정의하고 있는데, 의료법 제34조 제1항에서 '원격의료는 컴퓨터·화상통신 등 정보통신기술을 활용하여 원격지의 의료인에 대하여 의료지식 또는 기술을 지원하는 것'으로 정의되어 있으며 이는 의료인 간 원격의료를 뜻한다.

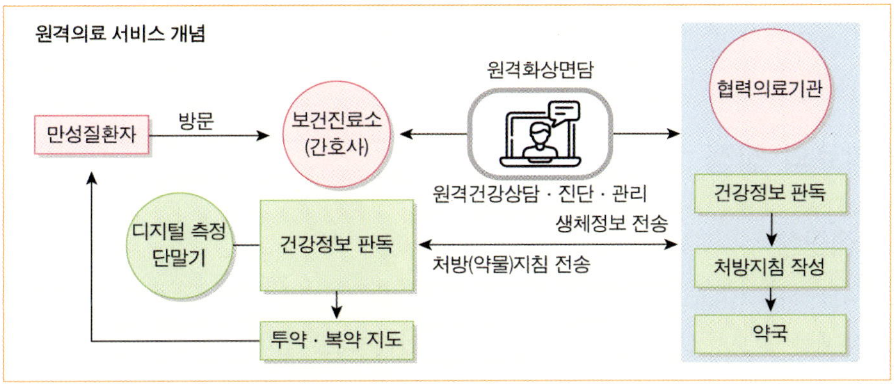

출처 : 현대증권, 매경이코노미(김경민 기자)

(그림 1-2-18) 원격 의료 개념적 특징

2. 원격의료 유형

원격의료 유형은 원격의료인 간 관계, 원격의료를 통해 제공되는 서비스 유형, 원격의료 진단 과목, 법 적용과 책임 영역에 따른 구분 등 기준을 달리하여 분류하고 있다.

국내에서는 원격의료인 간 관계와 원격의료를 통해 제공되는 서비스에 따라 원격의료를 분류하고 있다. 제공되는 서비스에 따라 원격자문, 원격 모니터링, 원격진료로 구분한다.

원격자문은 의사가 의료과정에 대해 지식이나 기술에 대한 자문을 하는 것으로 원격방문간호, 원격응급의료, 원격자문 등을 그 예로 들 수 있다.

원격 모니터링은 의료인이 환자의 맥박, 심호흡, 혈압, 혈당, 심전도(ECG) 등의 환자데이터를 지속적으로 모니터링하고 상담, 교육 등 관리하는 것을 말한다. 원격진료는 환자의 상태를 진단하고, 처방전을 발행하는 진료를 말하는데 2020년부터 허용된 코로나 19 상황하의 전화 상담·처방이 여기에 해당된다. 이를 정리하면 다음의 (표 1-2-5)와 같다.

(표 1-2-5) 국내 원격의료 유형

구분	제공 서비스	설명
의료인 간 원격의료	원격지문 (의료상담+자문)	원격지 의사가 멀리 떨어진 의료인의 의료과정에 대해 지식이나 기술자문을 하는 것
의사-환자 간 원격의료	원격모니터링(건강상태 파악+해석+상담·교육)	의료인의 환자의 질병 상태를 지속적으로 모니터링 하고 상담, 교육 등 관리
	원격진료 (질병 진단+처방)	의료인이 대면진료를 대체하여 원격의료 환자의 상태를 진단하고, 처방전 발행 등 진료하는 것

자료 : 보건복지부, 설명자료, 2013, p.4

3. 원격의료의 장점

1) 의료접근성

원격의료는 시간, 공간, 물리적으로 의료기관과 의료 인력이 부족한 국가 혹은 지역에서 의료접근성 문제를 정보통신기술로 해결해 줄 수 있는 의료서비스 제공 수단이 될 수 있다.

실제로 원격의료는 미국, 호주와 같이 국토 면적이 넓은 나라에서 외곽지역 및 농촌 지역의 의료접근성을 향상시키고 부족한 의료인력 문제를 해결하고자 도입하였다. 국토가 넓지 않은 프랑스 같은 경우는 의료 인력의 대도시 집중 문제로 인한 의료접근성 문제를 해결하기 위하여 원격의료를 도입하였다. 더불어 직장과 육아로 의료기관을 방문하기 어렵거나 물리적으로 이동이 어려운 장애인과 노인도 원격의료를 이용함으로써 의료접근성을 향상시킬 수 있다.

2) 비용 효과성

원격의료는 의료기관을 방문하지 않고 정보통신기술을 이용하기 때문에 의료기관 방문 시간 감소, 대기시간 절약, 의료인의 공동 이용을 통해 의료서비스 비용 감소를 가져올 수 있다. 또한, 지속적인 만성질환의 효율적 관리로 인해 합병증으로 인한 의료기관 입원 일수의 감소를 가져와서 비용을 절약할 수 있다.

3) 의료의 질 향상

원격의료는 고혈압과 당뇨 등 만성질환의 실시간 데이터 전송으로 상시 관리가 가능하기 때문에 정확한 진단 및 처방이 가능하여 의료의 질 향상에 도움이 된다.

4) 미래 성장 동력

4차 산업 시대를 맞이하여 정부는 높은 수준의 정보통신기술(Information and communication technologies; ICT)과 바이오, 의료 산업 융합의 도구로서 원격의료를 활용하려고 하고 있다.

사물인터넷(Internet of things; IOT) 기반의 각종 웨어러블 기기를 통해 생성되는 수많은 건강정보와 의료기관 시스템을 통해 생성된 진료 정보, 개개인의 유전체 정보 등 헬스케어 빅데이터는 그를 이용한 다양한 원격의료 관련 제품들의 활발한 개발을 가능하게 하고 이로 인해 새로운 의료 산업 시장이 형성되고 있다. 이는 전세계에서 공통적으로 일어나고 있는 현상이며 높은 정보통신기술을 가지고 있는 한국이 이를 선점하여 미래 성장 동력으로 활용할 수 있다.

5) 변화하는 의료 패러다임에 대응

원격의료가 변화하는 의료 패러다임에 대응하는데 매우 유용하다는 것이다. 고령화와 만성질환 환자, 1인 가구가 급등하면서 의료서비스의 패러다임이 바뀌고 있다. 의료의 패러다임은 과거의 치료 및 진단 중심에서 정밀의료, 예측의료, 예방의료 중심으로 변화하고 있다. 현대 질병에서 큰 비중을 차지하고 있는 암, 치매, 사회적 감염병(예: 코로나 19, 사스, 메르스 등)에 대응하기 위해서는 이러한 질병들에 대한 데이터를 모으고 분석하여 예방 체계를 구축하는 것이 중요하고, 그로 인해 미래 의료의 질을 향상시킬 수 있는 가능성이 점점 커지고 있다. 이때 정보통신기술을 활용하는 원격의료가 매우 유용한 수단이 될 것이다.

4. 원격의료 단점

1) 안전성 문제

원격의료 허용에 있어서 가장 큰 논란이 되고 있는 문제가 바로 안전성 문제이다. 원격의료 안전성 문제는 의학적 안전성과 기술적 안전성 문제로 나눌 수 있다. 의학적 안전성은 원격의료를 제공하였을 때 발생할 수 있는 오진 및 의료사고의 발생 위험성을 말한다. 원격의료 상황에서는 의료인이 아닌 환자가 직접 측정한 건강 및 의료정보만을 이용하여 환자의 상태에 대한 진단·처방을 해야 한다. 만약, 환자가 제공한 정보가 부정확하거나, 원격의료를 통해 환자 상태를 정확하게 진단하기 어려울 경우, 환자와 의사소통이 제대로 이루어지지 않을 경우 오진과 의료사고가 발생할 수 있다. 기술적 안전성은 정보통신기술과 인터넷 네트워크 등을 이용하는 과정에서 해킹과 같은 개인건강 정보보안 문제, 측정기기의 정확성 문제, 의료인과 환자 본인 식별 문제 등으로 발생할 수 있는 문제이다.

2) 유효성 문제

원격의료 허용에 반대하는 또 다른 문제는 유효성의 문제로 유효성에는 임상적 유효성과 정책적 유효성으로 나눌 수 있다. 임상적 유효성은 원격 진료가 대면 진료보다 유효성이 있는가 하는 것이다. 정책적 유효성은 원격의료의 도입목적인 의료접근성 향상과 국민 건강관리, 비용 효과성 등의 정책 목적과 관련된다. 의료접근성 문제에 필수적인 의약품 택배는 허용하지 않고 있고, 오히려 고령층의 디지털 기기 부재 및 작동 방법 미숙으로 인한 디지털 양극화가 있다.

3) 의료전달체계의 붕괴

원격의료가 허용되면 접근성 증가로 대형병원 쏠림현상이 심화되고 이는 결국 의료전달체계의 붕괴와 일차의료기관의 몰락을 가져올 수 있다.

4) 법적 문제

법적 문제는 의료계에서 원격의료와 관련하여 해결되어야 할 가장 중요한 문제이다. 원격의료 상황에서 의사는 환자가 제공한 의료정보에 근거하여 진단할 수 밖에 없는데, 이를 통해 발생할 수 있는 오진과 의료사고, 정보통신기술 및 인터넷의 결함으로 인한 오작동, 해킹과 같은 보안상의 위험으로 문제가 발생했을 때 법적 책임소재가 누구에게 있는 것인지가 큰 문제이다. 따라서 법적 책임소재에 대한 제도화는 원격의료와 관련하여 가장 먼저 해결되어야 할 문제이다.

5. 원격의료 서비스 플랫폼

현재 국내에서 사용되는 원격의료 서비스 플랫폼은 다음과 같다.

1) 닥터나우

닥터나우는 국내 최초로 비대면 진료(전화 상담·처방 포함)와 처방약 배달 서비스를 모두 제공하는 원격의료 서비스 제공 플랫폼이다. 닥터나우는 코로나 19 초창기에 대구 지역이 봉쇄되었을 때 효율적으로 환자들에게 약을 배송해 줄 수 있도록 하기 위해 '배달약국'이라는 이름으로 약 배송 서비스부터 제공하기 시작하였다. 이후 코로나 19의 확산이 심해지자 2020년에 기업 명칭을 '닥터나우'로 바꾸고 비대면 진료 및 처방약 배달 서비스를 모두 제공하고 있다.

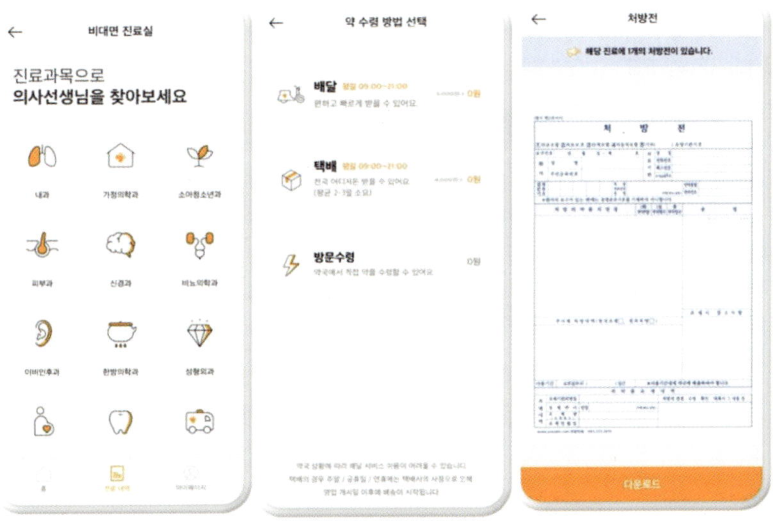

출처 : 닥터나우 홈페이지

(그림 1-2-19) 닥터나우 예시

2) 메디히어

메디히어는 스타트업 메디히어가 개발한 국내 최초 원격 화상진료 서비스 플랫폼이다. 환자는 메디히어 앱을 다운받은 후 본인이 원하는 진료 분야 의사의 원격진료 일정과 진료수단을 선택하고, 증상 및 첨부파일 입력 후 진료비 결제카드를 등록해 원격진료를 신청한다. 그리고 진료에 필요한 추가 기본정보와 처방전을 Fax로 전송받을 약국 정보를 등록하고, 원격진료 예약시간에 맞게 원격진료실로 입장해 의사에게 원격진료를 받을 수 있다.

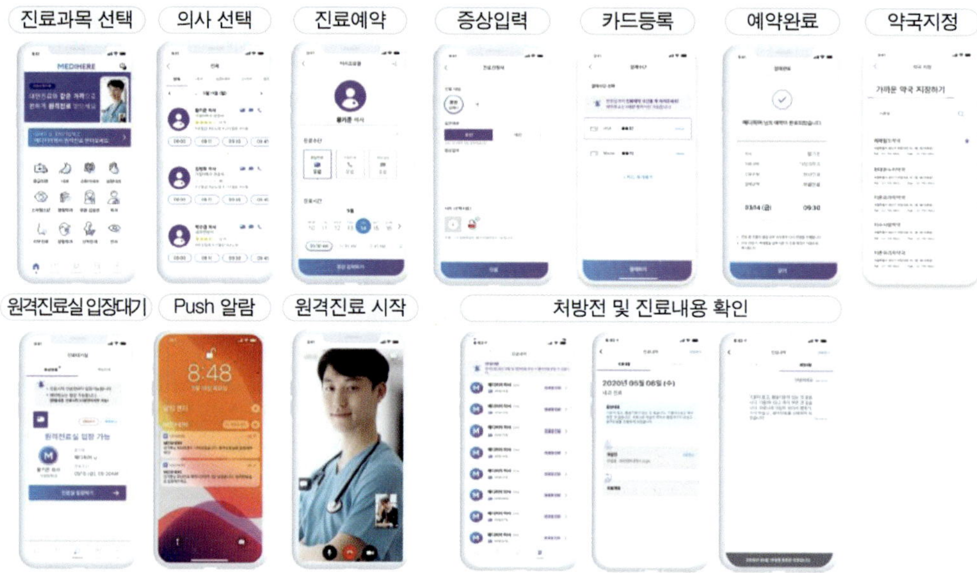

출처 : 메디히어 원격진료 플랫폼 서비스 소개서 및 사용 매뉴얼

(그림 1-2-20) 메디히어 진료 예시

3) 똑닥

똑닥은 비브로스(BBROS)가 운영하는 원격의료 서비스 제공 플랫폼으로 온라인과 오프라인 연동 및 환자 진료 접수, 수납, 처방 등을 관리하는 병원 의료정보시스템(EMR) 프로그램과 직접 연동되는 모바일 병원 예약접수 플랫폼이다. 똑닥은 병원 검색, 진료 예약, 진료 접수, 사전문진, 진료비 결제, 실손 보험 간편 청구 등 모두 앱에서 가능하다.

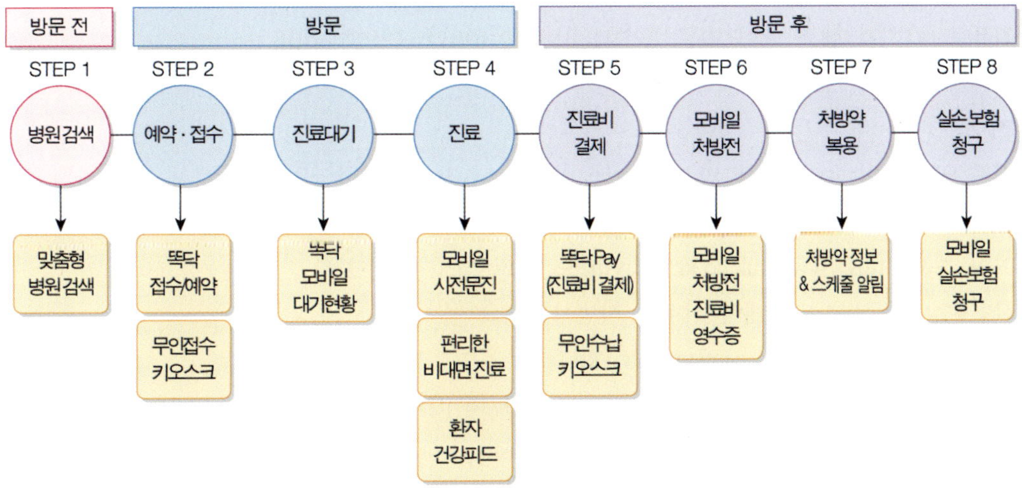

출처 : 똑딱 홈페이지

(그림 1-2-21) 똑딱 진료 과정 예시

- 강민영. 스마트 헬스 케어의 현재와 미래, 삼성 KPMG 경제연구원 Issue Monitor 79. 2018.
- 강북구 보건소 홈페이지 http://mhealth.gangbuk.go.kr/pms/contents/contents.do?contseqn=842&decorator=pmsweb&menucdv=04040800&sitecdv=S0000100
- 권덕철. 디지털 헬스 산업 분석 및 전망 연구, 한국보건산업진흥원. 2020.
- 김영은. 스마트 의료가 가져올 미래…빅데이터로 질병 예측·맞춤형 치료, 한경 비즈니스. 2018. https://magazine.hankyung.com/business/article/201803130661b
- 김용균. 디지털 헬스 케어 최근 동향과 시사점, 주간기술동향. 2018.
- 김재생, 현정희. 초연결시대, 스마트 홈의 주요 기술 소개 및 동향. 한국콘텐츠학회 2019;17(3): 20-25.
- 김재생, 현정희. 스마트시티의 기반 기술 소개와 추진 사례. 한국콘텐츠학회지, 2020;8(2):12-17.
- 네이버 백과사전
- 매일 경제 https://www.mk.co.kr/today-paper/view/2020/4541397/
- 산업통상자원부 스마트케어 서비스 시범사업개요
- 삼성 뉴스룸 https://news.samsung.com/kr/
- 삼성디스플레이 https://news.samsungdisplay.com/16707/
- 삼성반도체이야기 https://www.samsungsemiconstory.com/kr/
- 삼일회계법인. 디지털 헬스케어의 개화 원격의료의 현주소. 2022.
- 세종스마트시티 https://lh-sejong-smartcity.kr/bbs/content.php?co_id=business
- 송태민. e-Health의 현황 및 전망. 보건복지포럼. 2001;52:18-27.
- 안무업, 최기훈. 원격진료, 이헬스및 유헬스로의 발전과정. J Korean Med Assoc, 2009;52(12): 1131-1140.
- 의료기기뉴스라인, http://www.kmdianews.com
- 조병희. 질병과 의료의 사회학, 집문당. 2015.
- Apple 공식 홈페이지
- Conrad, P and Leiter, V. (ed.) The Sociology of Health and Illness: Critical Perspectives, 9th ed. N.Y.: Worth, 2013.
- IBM newsroom, https://newsroom.ibm.com/
- KMA 의료정책연구소. 디지털 헬스의 최신 글로벌 동향. 2020.
- KMA 의료정책연구소. 원격의료 정책 현황과 대응방안 연구. 2022.
- KOTRA_해외시장동향. 코로나19시대 의료분야 RFID 기술 활용 트렌드. 2020.

03

P·A·R·T

보건의료 정보보안

학|습|목|표

- 개인정보보호에 대해 이해한다.
- 보건의료 정보보호에 대해 이해한다.
- 보건의료 정보보호 윤리에 대해 이해한다.
- 유전자 정보학의 개념에 대해 이해한다.
- 맞춤형 정밀의료의 중요성에 대해 이해한다.

P·A·R·T

3 보건의료 정보보안

I 개인정보

1. 개인정보보호

1) 개인정보의 개념

개인정보는 공개 여부를 떠나 태생적으로 다른 사람에 의해 이용되거나 활용될 것을 전제로 하나, 해당 개인이 비밀(정의: 남에게 밝혀지지 않았거나 알리지 말아야 할 것)로 지켜지기를 원하는 경우 해당인이 공개하지 않으면 영원한 비밀로 존재하게 되는 것으로 수집·사용의 대상이 원칙적으로는 되지 않는다.

통신 비밀이 범죄 수사를 위하거나, 특정 질병정보(예: 성병 또는 에이즈 등)가 다른 사람에게 감염확산을 방지하기 위해 수집·사용의 목적 범위 내에서 내부적으로 개인정보의 비밀 활용 필요성을 인정받는 경우가 있지만 공공연하게 이용되거나 유통되지는 않는다.

아래 (표 1-3-1)에서 법률적으로 개인정보의 개념을 명확히 설명하고 있다.

(표 1-3-1) 개인정보의 개념

구분	내용
「개인정보 보호법」(제2조 제1호)	'개인정보'란 살아 있는 개인에 관한 정보로서 성명, 주민등록번호 및 영상 등을 통하여 개인을 알아볼 수 있는 정보(해당 정보만으로는 특정 개인을 알아볼 수 없더라도 다른 정보와 쉽게 결합하여 알아볼 수 있는 것을 포함)를 의미한다.
「정보통신망 이용 촉진 및 정보보호 등에 관한 법」(제2조 제1항 제6호)	'개인정보'란 생존하는 개인에 관한 정보로서 성명·주민등록번호 등에 의하여 특정한 개인을 알아볼 수 있는 부호·문자·음성·음향 및 영상 등의 정보(해당 정보만으로는 특정 개인을 알아볼 수 없어도 다른 정보와 쉽게 결합하여 알아볼 수 있는 경우에는 그 정보를 포함)를 의미한다.

2) 프라이버시의 개념

프라이버시(privacy)는 오랜 역사를 통해 광범위하게 사용함에도 불구하고 아직까지도 명확하게 법적으로 정의가 정립되어 있지 않고 있으나 개인의 사생활이나 집안의 사적인 일, 또는 그것이 공개되지 않고 간섭받지 않는 개인의 자유 혹은 권리를 의미한다.

개인의 프라이버시를 보호하기 위해서는 각 개인에게 사전에 이해를 구하는 방법인 동의를 구함으로써 이루어진다.

현대 사회에서 사용하고 있는 개인정보와 프라이버시의 차이를 살펴보면, 프라이버시는 사생활에 관련된 권리와 이익을 총칭하는 말로 개인정보보다는 훨씬 포괄적인 개념으로 아래 (표 1-3-2)를 살펴보면 개인정보와 프라이버시의 근본적인 차이에 대해 이해할 수 있다.

(표 1-3-2) 개인정보와 프라이버시 비교

구분	개인정보	프라이버시
권리 인정	개인정보를 실질적으로 수립·관리하고 있는 사람이나 기관·단체의 권리도 인정해야 한다.	자기 자신에 전속한 권리로서 누구의 간섭도 받지 않고 독립적으로 그 권리를 행사할 수 있다.
인격권	인격권의 침해가 없더라도 보호해야 할 경우가 있다.	인격권 그 자체이다.

출처 : 개인정보 보호와 적정 활용의 조화를 위한 제도 도입 연구(법제처 연구보고서, 2009. 9. 3.) 44~48면

그러나 프라이버시 중 정보 프라이버시가 우리나라의 '개인정보자기결정권'과 흡사한 성격을 가져 두 개념의 차이가 완전 상충하다고는 볼 수 없으므로 두 개념의 차이를 이해하여 적절하게 사용하면 된다.

3) 개인정보의 유형

개인정보에는 개인의 인적사항(이름, 주민등록번호 등)뿐만 아니라 사회적·경제적 지위와 상태, 신체 상태, 보건·의료, 교육, 문화 활동 및 정치적 성향과 같은 내면의 비밀도 포함되어 아래 (표 1-3-3)와 같이 분류할 수 있다.

(표 1-3-3) 개인정보의 유형과 예

유형	개인정보의 예
인적사항 정보	이름, 주민등록번호, 주소, 본적 및 출생주소, 생년월일, 전화 및 휴대폰 번호, 이메일 주소, 가족관계 등
신체적 정보	키, 몸무게, 얼굴, 지문, 홍채, 유전자 정보 등
정신적(내면적) 정보	도서와 비디오 및 DVD 등 성향, 잡지구독 정보, 사상, 신조, 정당, 웹사이트 검색내역 등
경제적(재산적) 정보	소득, 동산과 부동산 보유, 저축, 개인 신용평가정보, 신용카드번호 및 사용내역, 계좌번호, 대출이나 담보설정 정보 등
사회적 정보	학력 및 성적 등 교육정보, 과태료 납부, 전과 등 범죄정보, 직장 등 근로 정보, 군번 및 계급, 근무부대 등 병역정보 등
보건·의료 정보	진료기록, 신체장애 및 장애 등급 등
기타 정보	통화내역, 웹사이트 이용내역, 문자 및 이메일 메시지 내용, 개인위치정보 등

출처 : 행정안전부·한국인터넷진흥원, 김대리 개인정보보호 달인되기 14면

4) 개인정보보호 의미

개인정보보호는 근본적으로 정보 주체의 개인정보 자기 결정권을 철저히 보장하는 것을 의미한다.

현행 개인정보보호 관련 법령에서는 개인정보의 유출·오용·남용 등의 방지와 적절한 수집·활용을 보장하기 위하여 개인정보를 수집·이용·제공 등을 하는 자에게 필요한 최소한의 수집, 민감 정보수집 제한, 개인정보 이용·제공 제한, 수집된 개인정보의 안전성 확보 의무, 개인정보 수집·이용·제공·이전 시 정보 주체의 동의 획득, 개인정보 수집 목적달성 시 파기 의무 등 일정한 개인정보 수집·이용·제공 상의 제한 및 그에 따른 의무를 준수하도록 하여 개인정보를 보호하면서 동시에 적절하게 개인정보를 수집·활용할 수 있도록 하고 있다.

Ⅱ 보건의료 정보보호와 윤리

1. 보건의료 정보보호

1) 보건의료 정보개념

보건의료인이 다루는 개인의 보건의료 정보는 생존하는 개인에 대한 신체적 및 정신적 상태 또는 기능적 상태에 관한 진단, 치료, 예방 및 재활과 관련된 의무기록, 연구 결과에 대한 정보, 의학 및 원무 정보 등을 포함한다. 또한, 개인의 가족력과 병력, 유전적 특징, 사회적 활동상태, 습관 등 매우 민감한 정보뿐 아니라 보건의료기관에서 여러 부서의 구성원들이 정보를 사용하거나 공유해야 할 필요성이 있는 정보 등을 포괄한다.

2) 보건의료 정보보호 의미

현대 시대에 정보통신 네트워크가 급속도로 발달함에 따라 언제 어디서나 개인의 정보조회에 대한 접근이 쉬워지고, 나날이 개인 의료정보의 조회 공유가 증가하면서 개인의 보건의료 정보에 대한 보호를 위한 적절한 관리가 매우 중요하게 생각되어지고 있다. 이러한 개인의 보건의료정보 손실을 최소화하고 보건의료기관의 이익을 최대화하기 위하여 다양한 위협으로부터 정보를 보호하는 것을 보건의료 정보보호라 할 수 있다.

3) 보건의료 정보보호의 필요성

최근 보건 의료분야는 개별적 보건의료기관의 정보화 수준이 높아지고, 보건의료정보의 전송과 공유, 활성화된 원격의료 등에 대한 논의가 확대되고 있어 더욱 개인의 보건의료 정보보호 문제에 대한 중요성이 강조되고 있다. 특히 보건의료기관에서 환자 진료 정보나 개인정보에 대한 합법적인 권한이 없는 사람의 접근 또는 정보의 유출로 기밀성에 대한 침해 등이 나타날 수 있다. 또한, 보건의료정보의 파손이나 손실 등과 같이 보건의료정보에 대한 무결성을 침해하여 정확하지 않은 정보를 제공할 경우, 환자 진료 시 막중한 위험을 초래할 수 있다는 점에서 보건의료 정보보호는 대단히 중요하다고 할 수 있다.

보건의료정보는 환자 개개인을 식별할 수 있는 개인정보뿐 아니라 개개인 사생활의 보호차원에서의 예민한 진료정보 등을 포함하고 있다.

많은 국내 의료기관들은 전자의무기록(Electronic medical record; EMR), 처방전달시스템

(Order communication system; OCS), 의료영상저장정보시스템(Picture archiving & communication system; PACS), 환자를 고객으로 보고 관리하는 개념인 고객관계관리(Consumer relationship management; CRM), 의료장비와 물품이나 약품을 공급·관리하기 위한 물류관리시스템(Supply chain management; SCM)과 전자상거래시스템 등 다양한 정보시스템을 이용하고 있다.

또한, 유비쿼터스 기술이 확대되면서 장소와 시간에 구애받지 않고 개인의 건강관리와 진료가 가능한 U-health 시대로 진입하고 있다. 언제 어디서나 태블릿 PC, 스마트폰의 어플리케이션 등을 사용하고, 무선인식(Radio frequency identification; RFID : 극소형 칩에 상품정보를 저장하고 안테나를 달아 무선으로 데이터를 송신하는 장치)시스템 태그 사용은 환자와 산모를 식별하는데 이용하거나 의료기관에서 고가의 의료장비 사용에도 적용되고 있으며, 혈액 및 약품 관리, 폐기물관리 등이나 환경 관리(온도·습도·광도), 바이러스, 박테리아 감염 여부 감지 등 다양한 용도에서 이용할 것으로 전망하고 있다.

보건의료 환경은 컴퓨터 기반의 환자기록 안에 단순 문자형의 정보 내용부터 광범위하고 다양한 정보(예: 방사선 촬영물이나 동영상 등)를 보유하고 있어 보건의료인과 환자와의 관계에서 신뢰를 이루고 있으며, 효과적으로 의료서비스를 제공하기 위해 정보보안기술 역량뿐만 아니라 법률과 규제표준을 지속적으로 개선하고 있다. 하지만 정보보안 위반이 계속 발생하고 있는 것이 현실이다. 이와같이 보건의료 응용프로그램과 관련된 시스템들의 이용은 나날이 쉬워지지만 반면에 이 정보들의 저장과 전달하는 과정에서의 보안 문제와 개인정보보호에 대한 위협은 매우 심각하게 대두되고 있다. 비합법적인 사람의 정보 접근과 정보의 유출, 진료정보 및 개인정보의 파손이나 손실 등 정보보호에 대해서 막대한 리스크가 발생하고 있으며, 특히 정보보호와 관련된 사고는 바이러스나 해킹 등으로 인한 피해, 실수로 발생한 사고, 내부 범법자의 불법 행위, 해킹에 대한 위험성 등으로 많은 정보보호 침해가 발생되고 있다.

이렇듯 보건의료 정보의 노출은 개개인에게 돌이킬 수 없는 사회적·경제적·정신적 피해를 초래하고 있어 이를 처리하는 보건의료기관은 의료정보의 안전을 보장하기 위해 다각도의 노력을 기울여야 하며, 간호사는 자신의 권한 내에서 정보의 적절한 처리와 저장을 책임져야 한다. 그러기 위해서는 정보보안에 대한 명확한 개념을 가지고 접근해야 함을 명심해야 한다.

정보보호와 정보보안이 현재 자주 혼재되어 사용되고 있어 아래 (표 1-3-4)을 통해 정확하게 두 개념의 차이를 알고자 한다.

(표 1-3-4) 정보보호와 정보보안 개념 차이

① 정보보호는 목적, 정보보안은 방법이라 할 수 있다. ② 정보보호는 원칙을 중시하고 정보보안은 절차를 중시한다. ③ 정보보호는 일반적인 선언, 정보보안은 구체적인 선언이다. ④ 정보보호는 추상적인 개념, 정보보안은 기술적인 개념이다. = '정보보호를 위해 정보보안이 필요하다.'

출처 : https://blog.naver.com/nine01223/222600463924, munsam © Magazine Lab

앞서 개인정보와 프라이버시 차이를 설명했듯이 개인의 건강에 대한 정보보호는 두 가지 측면인 프라이버시의 보장과 정보보안체계 확보에서 알아볼 수가 있다.

기본적으로 대상자의 동의가 없는 한 보건 의료정보에 대한 합당하지 않은 유출을 금지하여 대상자의 사생활 즉, 프라이버시를 적극적으로 보호한다. 다만, 진료 행위에서 치료를 위해 필요한 정보나 대상자의 요청이 있을 경우, 공공에게 이익이 필요한 경우에는 정보를 공개하도록 한다.

보안은 보건의료정보의 비합법적인 유출이나 수정, 손실을 막기 위하여 물리적·관리적·기술적인 절차 및 조치를 뜻하는 것이다. 해킹으로 인한 개인정보 유출, 바이러스 침해 등 정보화로 발생 되는 문제점에 대한 우려가 커지면서 다양한 개인정보의 비합법적인 유출, 변조, 파괴 등 침해를 방지하기 위한 정보보안의 중요성이 날로 커지고 있다.

특히, 최근에는 개인의 건강 관련 데이터라는 개념과 건강정보를 활용한 서비스가 다양하게 확산되고 있는데 이러한 건강정보는 인터넷을 통한 정보 전송과 공유를 전제로 하고 있어 프라이버시 및 보안에 대한 우려가 대두되고 있다. 개인 건강정보 플랫폼을 효율적으로 구축하기 위해서는 국가적 차원에서 이용자의 프라이버시 보장과 정보보호 수준을 정착시키는 것이 선결과제라고 할 수 있다. 국가적 차원에서 개인의 건강 관련 정보를 지키기 위한 프라이버시 보호 기본 원칙과 통합적인 규정이 마련되어야 하고, 모든 네트워크상에서 개인정보의 도청 등과 같은 기밀성의 침해, 데이터의 임의적 위조 및 변조, 손상과 같은 무결성의 침해 및 정보시스템의 가용성 침해요인으로부터 개개인의 건강 관련 정보보호를 위한 다각적인 정보보호 체계도 마련되어야 할 필요가 있다.

4) 정보보안 요소

앞에서 설명했듯이 개인의 건강 관련 정보는 기밀성(confidentiality), 무결성(integrity), 가용성(availability)의 침해요인으로부터 철저히 유지하고 보장하도록 해야 한다. 정보보안의 3가지 요소는 다음과 같다.

(1) 기밀성

기밀성(confidentiality)은 데이터 또는 소프트웨어에 대한 비합법적인 접근을 막기 위해 합법적인 사용자가 아닌 사용자들이 정보에 접근할 수 없도록 하는 비밀 유지 기능을 의미한다. 이러한 비밀 유지를 위하여는 일반적으로 암호화(encryption)를 사용한다. 암호화는 정보 전송이나 저장 시에 비밀을 유지하기 위하여 해당인만 내용을 알 수 있도록 하는 암호키를 사용하여 정보를 확인할 수 있도록 하는 일련의 과정으로 기밀성 유지를 위한 필수 요건이다.

(2) 무결성

무결성(integrity)은 네트워크를 통해 송수신되는 데이터나 시스템에 보관되어있는 정보를 적절한 권한을 가진 해당인에 의해 인가된 방법으로만 정보를 생성, 변경, 삭제할 수 있도록 하는 기능을 의미한다. 이는 비합법적으로나 고의적인 상황에 의해 정보가 생성, 변경 또는 삭제되지 않도록 하여 데이터와 정보의 처리 방식에 대하여 정확하고 완전함을 보장하는 것이다.

무결성을 보장하기 위해서는 접속된 네트워크의 단말과 서버의 물리적 환경, 정보에 대한 접근을 통제하는 것과 사용자의 인증을 필요로 한다. 네트워크의 물리적 환경에서 데이터의 무결성 보장을 위해서는 공개키 암호방식을 사용, 데이터와 함께 데이터에 대한 서명을 보내고, 수신자는 스스로 계산한 서명 값과 전송된 서명 값을 비교, 확인하여 무결성 위반을 찾아내는 것이 가능하다.

(3) 가용성

가용성(availability)은 합법적으로 허락된 사람이 적절한 때, 적절한 방식으로 정보통신시스템을 작동함을 의미하는 것으로, 정보통신시스템을 구성하는 요소가 일정한 조건에서 일정한 기간 동안 필요한 기능을 수행할 수 있는 확률(즉, 총 운영하는 시간에 대한 정보통신시스템 가동시간의 비율)을 말한다(그림 1-3-1).

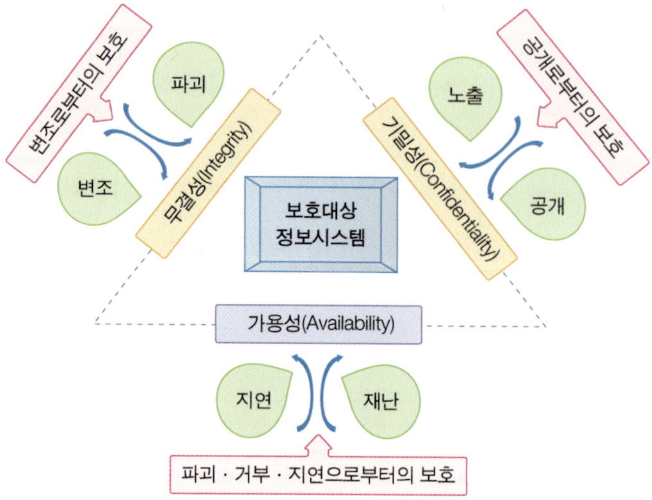

출처 : https://blog.naver.com/moon0819

(그림 1-3-1) 정보보안의 3가지 요소

5) 보건의료 정보보호를 위한 국내·외 법

국내·외는 다양한 법(표 1-3-5)을 통해 개개인 의료정보보호와 관련한 사항을 두어 개개인의 정보가 유출되거나, 손실, 파손 등의 피해를 방지하도록 노력하고 있다(표 1-3-5).

(표 1-3-5) 국·내외 정보보호를 위한 관련 법률

종류		내용
국내	의료법	의료 비밀보장의 의무, 환자의 알 권리 보장, 비밀누설의 금지, 기록 열람과 관련한 사항
	보건의료기본법	보건의료에 대한 국민의 알 권리와 비밀보장 등 포함
	개인정보보호법	개인정보의 처리 및 보호에 관한 원칙 등 개인정보와 관련한 사항
	정보통신망법(약칭) (정보통신망 이용 촉진 및 정보보호 등에 관한 법)	개인정보 수집·이용 동의, 개인정보의 보호조치, 누설 금지, 개인정보 보호 책임자 지정, 개인정보 처리방침의 공개, 개인정보 유출 등의 통지 신고, 법정대리인의 권리 등 포함
	약사법	비밀 누설의 금지
	장기이식법(약칭) (장기 등 이식에 관한 법)	비밀의 유지 의무화
	생명윤리 및 안전에 관한 법	연구 대상의 정보보호 등에 대한 개인 의료정보보호를 위한 사항
	개인정보보호 가이드라인 －의료기관편－	의료기관이 환자 정보를 안전하게 보호, 관리하기 위한 기준과 원칙 제시

(계속)

종류			내용
국내		보건의료 데이터 활용 가이드라인	보건의료 데이터의 가명처리 방법, 가명 정보 활용 절차 등 제시
국내		모바일 서비스 관리지침	스마트폰 앱 접근 권한 개인정보 안내, 국가·공공기관 업무용 스마트폰 보안규격 등
국내		스마트의료 사이버보안가이드	스마트의료 서비스에서 발생할 수 있는 보안 위협과 이에 대한 대응방안 제시
국외	미국	건강보험정보의 이전 및 그 책임에 관한 법	개인정보보호 영역 등 정보의 사용 및 공개범위를 제한하도록 규정
국외	미국	클라우드법 [해외데이터 이용 합법화]	수색영장 없이 서버에 접속, 해외에 있는 서버까지 조사 가능하도록 규정
국외	미국	소비자 프라이버시법	미국에서 가장 엄격한 개인정보보호법
국외		개인정보보호법(유럽)	28개 회원국 공통 법률로 사람과 관련된 데이터는 그 사람의 허락을 받고 알고 있는 만큼만 사용, 기간 지나면 삭제 등 개인의 권리 보장 포함
국외		네트워크안전법(중국)	개인정보보호 및 소셜미디어 안전에 대한 사항
국외		정보보호법(인도)	글로벌 IT 기업이 개인정보를 수집할 때 사용자의 동의, 수집내용 공지 등

6) 보건의료기관의 정보보안

최근 들어 급속도로 발달하는 정보통신을 통해 보건의료정보와 같이 다수의 이용자가 다양한 정보를 공유하는 보건의료 환경은 기존의 컴퓨터 환경과 정보시스템에서 스마트 의료기기의 증가(바이오센서, 모니터링 장비, 측정·기록 장비 등)로 모바일 어플리케이션을 사용하는 프로그램, 웨어러블 디바이스 등의 유·무선 환경이 다양하게 변하여 대상자의 보건의료정보를 생성·유지하여 관리하도록 이루어져 있다.

특히 개인의료정보는 진료 기관의 홈페이지, 전자의무기록(EMR), 처방전달시스템(OCS), 의료영상저장정보시스템(PACS) 등의 의료정보시스템을 통해 수집되어 저장되고 여러 부서에서 사용되다가 파기되기도 한다. 또한 보건복지부(Ministry of health and welfare; MOHW), 질병관리청(Disease control and prevention agency; KDCA), 국민건강보험공단(National health insurance service; NHIS), 건강보험심사평가원(Health insurance review & assessment service; HIRA) 등의 국가기관으로 개인의료정보는 전송될 수도 있다. 이러한 정보시스템은 환자 개개인의 정보보호를 개선할 수 있는 반면, 위험에 빠뜨리게 할 수도 있다. 어떤 사람에게나 읽혀질 수 있는 종이 기록과는 달리 자동기록물은 접근코드 없이는 쉽게 읽혀질 수 없다. 보안이 빈약한 정보시스템은 기록물에 대한 기밀성을 위협한다. 왜냐하면, 그들은 여러 사이트로부터 쉽게 접근하여 즉각적으로 정보를 유포할 수 있기 때문이다. 이러할 경우 민감한 정보의 노출로 인해 환자들이 매우 쉽게 피해를 받게 된다. 또한, 간호사, 의사, 약사 등이 환자와 의료 제공 시 발생하는 상호관계에서 정보보안 문제가 발생할 수도 있다. 이에 전자처방전, 유·무선 네트워크를 통한 진료 정보의 제공 시 전자메일에 암호키 사용, 전자의무기록 이용 시 전자서명 등을 사용하여 보건의료 관계자들은 대상자 사생활의 보장과 진료기록에 대한 비밀을 보장하도록 해야 하며, 이를 위해 보건의료정보에 대한 접근과 사용 권한이 조정되고 관리되는 정보시스템을 완벽하게 갖추어야 한다.

매년마다 개인정보에 대한 유출사례가 빈번해지고 있는 상황에서 어느 사용자가 어느 정보까지 접근(읽기, 쓰기, 변경)하도록 허락할 것인지를 결정하는 접근 차단 방법은 매우 중요한 보안 문제이다. 특히 개인 의료기록은 진료 위치 추적, 처방 약품 시장 현황과 매출 추이 분석, 주요 질병 발생 추이, 보험 상품 등 여러 형태로 포장되어 사용될 수 있는 정보이므로 보건의료기관 정보시스템의 철저한 보안체계가 필요하다. 이용자 인증, 이용자의 접근 차단과 권한 관리, 보건의료정보의 전자서명과 암호키 사용, 감시와 추적체계 등 정보시스템 차원의 대책과 정책, 관리 차원에서의 보안체계가 구축되어 있어야 한다. 보안체계는 관리적인 보안대책, 기술적인 보안대책(방화벽, 암호화, 접근 권한 관리 등), 외부의 위협(화재 또는 기상이변 등), 재난 상황에서 보안대책을 마련해야 한다. 특히 2020년 발생한 코로나바이러스감염증-19(COVID-19, 코로나19, Coronavirus disease 2019 ; 이하 본문 코로나19 표기) 팬데믹 상황에서는 추가로 물리적 보안대책을 마련하여 보건의료정보와 의무기록을 보호하며, 안전한 시설과 환경 관리 속에서 개인정보를 관리하고, 보호하는 정책 등이 시행되어야 한다.

7) 의료기관 인증제도에서의 정보보안

보건의료기관 인증제도는 대상자의 개인정보보호를 위한 보안체계를 운영하도록 규정하고 있으며, 보안인증 항목은 관리적 보안, 기술적 보안, 물리적 보안으로 구성된다(그림 1-3-2).

2주기 의료기관 인증 조사기준(보건복지부·의료기관평가인증원, 2016)에서는 물리적 보안 항목 중 안전한 시설 및 환경 관리에서 시설환경 및 안전관리 체계, 보안 관리, 의료기기 관리, 재난관리 등을 확인하며, 관리적 보안의 항목에서는 기관관리계획을 통해 의료정보 및 의무기록 관리에서 의료정보수집 및 정보공유 활동, 개인정보보호 및 보안 등을 조사하고, 기술적 보안에서는 정보시스템 내의 접근 권한 및 통제 정책, 보안프로그램 설치 및 운영 등의 점검을 통하

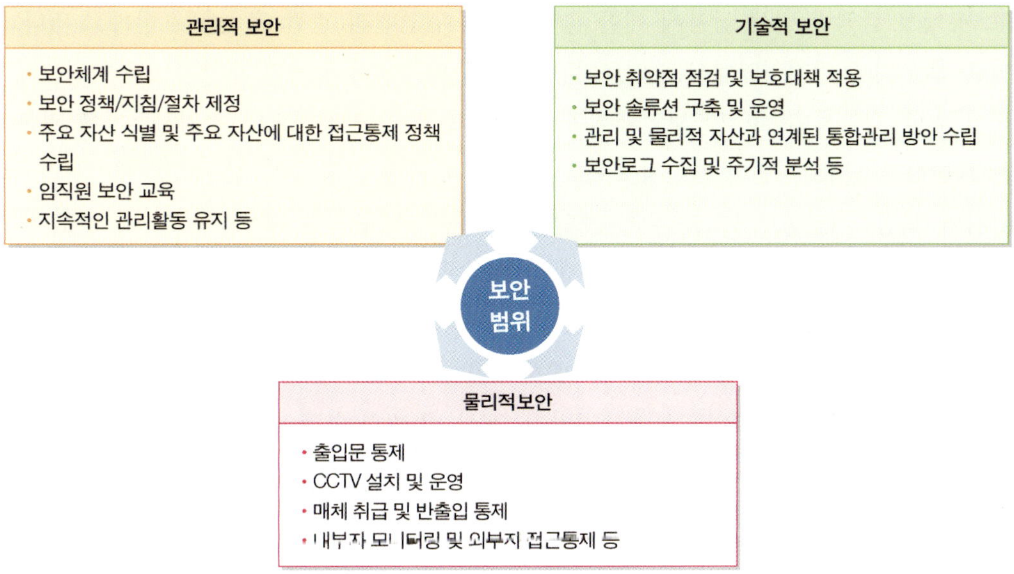

출처 : https://blog.daum.net/zionsecurity/114

(그림 1-3-2) 보안의 범위

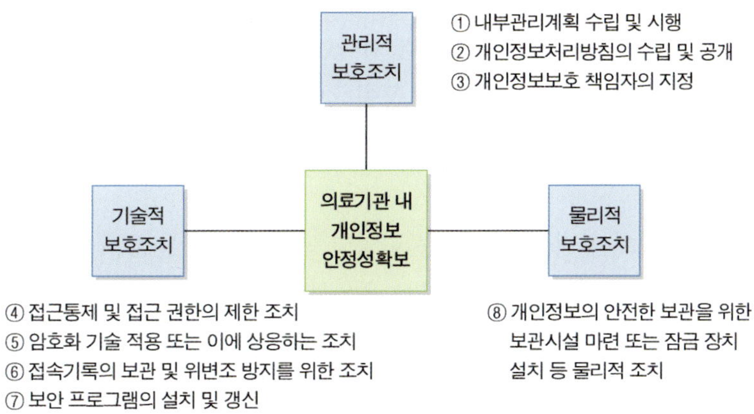

출처 : 2016.08.26. 의협신문 손문호 이사 글

(그림 1-3-3) 환자 개인정보보호 자율점검 내용

여 환자 개인정보를 보호하고 진료 서비스의 안정성을 실천하도록 하고 있다(그림 1-3-3).

급성기 병원 인증기준(보건복지부·의료기관평가인증원, 2021)에서는 대상자 권리 존중 및 사생활 보호 영역에서 환자의 권리와 의무에 대한 정보 제공, 사생활 보호를 위한 환자의 요구, 개인정보를 보호하는 등의 환자 사생활을 보호하는 기준이 있다. 또한, 취약한 환자의 권리 및 안전, 불만 처리, 동의서 작성 체계와 운영, 대상자 보호 임상 연구 관리 등의 기준을 명시하고 있고, 유행성 감염병 발생 상황에 대한 관리계획과 감염관리 관련 교육을 포함하고 있다. 의료정보·의무기록 관리영역에서는 의료기관이 진료 과정에서 얻어진 개인정보를 안전하게 보호하기 위한 개인정보보호 및 보안체계를 수립하고, 이를 안정적으로 운영하는지에 관한 내용을 포함하고 있다. 병원의 개인정보보호 및 보안에 관한 규정, 개인정보보호 책임자와 실무담당자의 선정, 개인정보보호를 위한 보안체계, 접근통제구역에 대한 출입관리, 정보시스템 접근 통제 및 접근 권한 관리, 정보시스템 접속기록의 보관 및 관리 등이 해당한다.

의료기관의 신규 입사 간호사는 대부분 병원 오리엔테이션 기간동안 기관의 정보보호 관리 정책에 따라 보안 유지 목적, 접근 권한, 개별 비밀번호 관리, 접근 통제 시스템 운영 현황, 개인정보 암호화, 기록의 보관 및 위·변조 방지, 백신 및 방화벽 등의 프로그램 적용 등을 교육받으며, 임상 실무 중에는 주기적인 정보보안 교육을 통해 정보보호를 적용하도록 하고 있다.

2. 정보윤리

보건의료기관에서의 명확한 정책과 절차에 의거한 교육 및 훈련은 정보와 시스템 보안을 확고하게 하므로 정책과 절차의 내용에는 정보윤리, 훈련, 접근 통제, 시스템 모니터링, 데이터 목록, 백업절차, 이동장치와 원격지에서의 과다한 정보사용에 대한 책임과 다른 보건의료 서비스 제공자들과 환자에 대한 정보 교환 등이 강조되어야 한다.

1) 정보윤리 개념

정보윤리는 정보 사회에서 야기되고 있는 다양한 윤리적 문제들을 해결하기 위한 규범체계로 특히, 정보화 사회에서 살아가는데 있어서 옳음과 그름, 좋음과 나쁨, 윤리적인 것과 비윤리적인 것을 올바르게 판단하여 행동하는데 필요한 규범적인 기준 체계를 의미한다.

현대사회는 정보기술이 급속도로 발전하면서 편리성 및 사회·정치적 참여의 기회가 확대되는 긍정적 변화뿐만이 아니라 이에 상충되는 사이버 폭력, 사생활 침해, 저작권 문제 등 윤리적 문제가 증가하고 있다.

2) 정보윤리 및 교육의 필요성

현대사회가 정보사회화로 급속도로 진행되면서 과거에는 없던 사회적 이슈들이 새롭게 발생하게 되는데 그 문제의 발생지가 어디냐에 상관없이 많은 영향이 여러 다른 사람들에게 미치게 되고 한 개인의 노력만으로 해결할 수도 없으며 국가와 사회가 공동의 대처와 노력이 요구되는 문제임을 인식하게 되었다.

사이버 영역의 법학 이론을 연구하는 스탠포드의 법학자 Lessig(2000)은 사이버 영역의 사회적 이슈에 대한 공동체의 대응 방안(법률적·기술적·윤리적 대응)이라는 개념 틀을 제시하였다. Lessig(2000)은 정보 사회의 이슈가 갖는 특징들 때문에 법률적으로 대응하는 것은 최종적인 통제 수단으로 힘을 발휘하기가 어렵다고 분석하였으며, 기술적 대응이 중요한 의미를 갖게 된다고 주장하였지만, 이 논문에서는 법률적, 기술적으로 대응하는 것이 주요한 약점 및 한계를 갖고 있다고 표현하면서 윤리적인 대응이 가장 근본적이면서 궁극적인 기준이 되어야 함을 주장하였다.

이와같이 우리가 기대할 수 있는 것은 쟁점 관련 당사자들 모두가 그 쟁점의 갈등 구조와 피해로의 심각성, 비도덕적 성격을 띠고 있음을 충분히 이해하여 쟁점을 해결하기 위해서 스스로 동참할 수 있는 분위기를 조성하는 정보윤리교육 대응방안에 적극적인 관심을 가질 필요가 있다.

3) 정보윤리의 내용 범위

정보윤리에서는 정보의 모든 단계에서 발생하는 윤리적인 쟁점들을 다루게 된다, 정보의 단계는 정보의 생성(생산) 단계, 정보의 가공(변형) 단계, 정보의 유통 단계, 정보의 활용(소비) 단계, 정보의 폐기(소멸) 단계로 나누며, 정보윤리는 정보처리의 전 과정에서 발생되는 윤리적 쟁점을 뜻한다.

(1) 정보의 생성(생산) 단계

이 단계에서 제기되는 윤리적 쟁점으로는 정보 생성의 정당성, 정보의 옳음과 그름 판단, 정보 생성의 차단 여부 등이 있다. 예를 들자면 사이버 포르노의 양산이 윤리적으로 어떤 판단을 내릴 수 있는 문제인지에 대해 종전과 다르게 다른 관점에서 윤리적 쟁점을 만들 수 있다.

포르노는 과거에도 있어 왔으며 현대 정보 사회에서 만연된다고 해서 그것이 정보윤리만의 독특한 주제가 될 수는 없는 것이다. 포르노 생산과 제작을 경제적 행위나 범죄적 행위로 규정하는 시각이 아니라 정보의 생성이라는 관점에서 분석·평가할때에는 이전에 없었던 새로운 쟁점으로 포르노의 대량생산, 정보통신의 발달로 사이버 포르노의 폭발적 전달 증가 등을 중점적으로 분석·평가할 때 비로소 사이버 포르노와 전통적 포르노의 대량 복제 문제가 정보윤리의 범주 안으로 들어오게 된다는 의미가 된다.

(2) 정보의 가공(변형) 단계

이 단계에서는 원자료의 인용과 복제, 변형에 따라 발생하는 윤리적 쟁점들을 말하는 것으로, 타인이 생산한 정보를 자신의 목적에 맞게 가공하거나 자신의 정보로 편입시키는 과정에서 파생되는 문제점들, 타인의 이야기를 또 다른 타인에게 전달하는 과정에서 왜곡되어 편집되는 예들이 이 단계에 속한다. 최근에 표절 시비나 리메이크 또는 속편 제작에 관련된 저작권 분쟁에서 살펴보면 법률적, 기술적 쟁점보다 윤리적인 쟁점이 더 결정적 역할을 하는 문제임을 알 수 있다.

(3) 정보의 유통 단계

이 단계에서는 어떠한 유통구조가 바람직하고 올바른가의 문제들이 제기되는데 예를 들면 '가수가 자신의 노래 CD를 한 장 팔았을 때 얻는 수익과 소설가가 책 한권을 팔았을 때 받는 인세가 얼마인가?'라는 질문과 '영화배우가 영화흥행수익 중 어느 정도의 출연료를 받아야 바람직한가 ?'하는 질문들은 경제적 쟁점이기도 하지만 윤리적 쟁점이 제기되는 사례이기도 하다. 음악이라는 정보 상품 유통시장은 기존의 CD 유통망 이외에도 동등 계층 통신망(Peer-to-Peer network)을 매개로 한 유통구조, 공중파·인터넷 방송이라는 유통망도 동시에 존재하여 전달한다. 이처럼 이들의 유통구조는 제각각 가지고 있는 특성이 있으며, 또 어떠한 구조로 정립되어야 윤리적으로 옳은가에 대해 논의할 때 매우 다양하고 복잡한 쟁점들이 대두되고 있다.

(4) 정보의 소비 단계

이 단계에서는 정보의 구매자이면서 활용자로서의 소비자가 가지고 있는 의식과 권리 중 어떠한 것을 주장할 수 있는가에 관련된 쟁점들이다. 예를 들면, 내가 돈을 주고 산 시집에서 마음에 드는 문장이 있어 그 느낌을 친구와 함께 공유하고자 편지지에 그 시의 문장을 베껴서 보내는 것은 분명 윤리적으로 문제없는 행동으로 내가 사서 읽은 시 구절을 아낌없이 다른 사람과 나누려는 이타적 행위로 칭찬받아 마땅한 일일 것이다. 그러나 내가 산 음악 CD에서 느낀 감동을 친구와 나누려는 마음에 음원을 CD에서 추출하여 mp3 파일로 저장 후 이메일로 보냈다면 앞의 예인 시 구절을 보낸 사람과 같은 동기일 경우라도 이 경우는 범죄가 되고 다른 사람의 권리를 침해하는 비도덕적 행위로 비난을 받는다. 이러한 차이가 생겨난 이유와 그 차이에 대한 정당성은 인정받을 수 있는가의 문제의식이 정보 소비와 관련된 정보윤리가 대두되게 된 시작점이 된다.

(5) 정보의 폐기(소멸) 단계

이 단계는 마지막 단계로 어떻게 하면 안전한 정보 폐기를 보장할까에 관련된 쟁점들이다. 예를 들면, 채점을 마친 시험답안지와 같은 개인정보를 파기할 때 폐기 일자, 담당자와 입회자를 본인에게 알려 주어야 한다는 것, 상업적인 목적으로 그 정보를 사용하는 것을 금지하는 동의를 미리 해야 하는 체계가 마련되어야 함이 도덕적 정당성을 갖는 이유라는 것을 우리 모두는 알아야 한다. 인터넷 서비스 가입 시 가입 후 해지를 원할 경우 가입 개인정보를 삭제해 달라고 요구할 수 있다는 가입자의 권리와 기업의 경영수지 보전을 위해 가입자의 개인정보 삭제를 쉽게 할 수 없다는 회사 측의 권리가 서로 충돌 시 바람직한 체계가 마련되었다면 사전에 가입 시 탈퇴의사를 밝히면 즉시 개인정보를 삭제할지, 계속 보유할지를 반드시 가입 전에 미리 밝혀야 한다는 의무를 양측에 부과하는 형태가 있을 수 있다.

4) 정보윤리 정책

정보윤리는 정보 사회에서 야기되고 있는 윤리적 문제들을 해결하기 위한 규범 체계를 말한다. 특히, 단순히 정보통신기기를 다루는 데 있어서 뿐만 아니라 정보 사회를 살아가는 데 있어서 옳음과 그름, 좋음과 나쁨, 윤리적인 것과 비윤리적인 것을 올바르게 판단하여 행위하는데 필요한 규범적인 기준 체계를 의미한다. 따라서 정보윤리 정책은 다음과 같은 임무를 수행하는 것을 말한다.

(1) 감사추적에 대해 계획한다.

① 감사추적은 정보관리 요원의 활동 기록이다.

② 이용자는 자신의 시스템에 대해 접근이 모니터링되고 있으며, 그 감사추적의 기록은 몇 년 동안 보관될 것이라는 것을 알고 있어야 한다.

(2) 컴퓨터 사용자의 허용범위를 규명한다.

① 특정한 정보에 대해 권한이 주어진 사람만 접근하도록 한다.

② 법적으로 허용되는 소프트웨어 복사물만 사용하게 하는 것 등이다.

예 : 한 기관 내에서 사용되는 모든 소프트웨어에 대해 라이센스를 획득하는 강화 정책 세우기

(3) 필요한 데이터만 수집한다.

① 필요한 정보만을 제한적으로 수집하는 것은 불필요한 정보에 대한 부적절한 노출의 위험을 어느 정도는 낮추고, 업무 과중을 줄여줄 수 있을 것이다.

(4) 환자로 하여금 정보에 대해 정확성과 잘못된 정보가 있을 경우 교정을 하기 위하여 파일을 확인하도록 한다.

① 기록물에 대한 환자의 열람은 정보의 무결성을 확보해준다.

(5) 근무시간 외 혹은 근무지 밖에서의 정보사용에 대한 통제방법을 수립한다.

① 다수의 직원과 의사가 자택에서 업무를 보거나 주어진 시간 내에 그들의 프로젝트를 완성해야 하는 등의 상황에서 파일을 다운로드하거나 병원 내의 정보를 다른 장소에서 취득하는 등과 관련된 보안정책을 개발하는 것은 매우 중요하다.

② 이동장치에 담을 수 있는 정보 형태와 직원이 보호해야 할 책임이 있는 정보 형태는 구별하여 상세히 설명해야 한다.

3. 원격 의료시대의 정보보호

현대사회는 의료기관 활용에 대한 접근성 향상, 대상자 만족도 향상, 코로나19 같은 감염병 확산 등의 측면에서 원격의료 도입이 적극 검토되고 있다. 의료 환경의 변화(원격의료 확산과 U-health의 등장 등)로 보건의료기관에서 벗어나 대상자의 집이나 이동 공간 등의 생활공간으로 확대됨에 따라서 의료 환경이 개방되고 있어 개인정보 노출의 범위가 더욱 확대되고 있다. 감지(sensing)와 모니터링으로 대표되는 U-health의 경우는 부정확한 센싱 기능으로 인한 진단에서의 오류, 무선인식(RFID) 등을 이용하여 개인정보 수집을 과도하게 함으로 프라이버시 침해 가능성 또한 증가하고 있다.

우리나라는 2003년 의료법 개정으로 원격의료 규정이 신설되었다. 의료법 제34조는 원격진료란 컴퓨터, 화상통신 등 정보통신기술을 활용하여 먼 곳에 있는 의료인에게 의료지식이나 기술을 지원하는 것이라고 정의하였다. 원격의료를 행할 수 있는 의료인으로는 의사, 치과의사, 한의사로 제한하고 있으며, 원격자문만을 허용하여, 의료인과 환자 간의 원격진료, 처방금지, 비용 청구를 금지하고 있다. 우리나라의 원격의료 시범사업은 2014년부터 1차 시범사업, 2015년 도서벽지 등 의료 취약자를 대상으로 2차 시범사업, 2016년 거동이 불편한 장애인을 대상으로 시범사업을 거쳐 현재는 의료취약지역에서 동네 의원과 환자와의 원격진료로의 허용을 기다리는 현실로, 관련된 법적인 규제 완화에 대한 논의를 진행하고 있는 상황이다.

코로나19 팬데믹 상황으로 인하여 2020년 12월부터 의료분야에서 감염병에 대한 집중 대응과 코로나 감염확산을 차단하기 위한 한시적인 비대면 진료가 허용되고있는 실정이며, 재택 치료 모니터링을 통하여 간호사를 포함한 의료인의 원격 모니터링이 이루어지고 있다. 원격의료는 제공되는 서비스에 따라 원격진료(tele-medicine), 원격모니터(tele-monitoring), 원격자문(tele-consulting), 원격 수술 등으로 구분되어진다.

원격진료는 대상자의 개인 진료 정보가 유·무선 통신망이나 전자매체를 통하여 전송됨으로써 개인의 진료 정보에 대한 비밀보장 문제, 사생활 침해, 정보 오용 등의 문제점이 발생할 소지가 커지고 있다. 이처럼 원격의료는 반드시 법적·윤리적·규제 문제가 수반되므로, 간호사는 이러한 문제를 알고 있어야 한다. 실무의 범위, 실무의 책임, 과실에 대한 정의 등에 대한 법적 사항들은 여전히 해결되지 않는 설명하기 어려운 문제로 이에 참여하는 간호사들은 철저하게 광범위한 데이터에 대한 보안을 유지해야 하며, 대상자의 비밀보호, 사생활 보호, 임상자료의 안전에 대해서는 각별히 주의를 기울여야 한다. 또한, 예방책으로 단순한 사항이라도 원격의료 서비스를 받는 대상자에게 동의서 서명을 받아두어야 한다. 대상자에게 동의서 서명을 받을 때 간호사는 혈압과 같은 생리학적 데이터들이 유선이나 컴퓨터를 통해 전송되더라도 비밀이 유지·보고되고 있다는 것을 설명해주어야 하고, 안전을 고려하기 위해 근무하는 보건의료기관에서는 정보체계의 관리와 자료 보안체계가 구축되고 유지되어야 한다.

원격의료 도입으로 예상되는 문제점은 다음과 같다.

1) 보건의료정보에 접근할 수 있는 범위가 확대되어 진다. 정보보호가 의료기관과 대상자의 범위에서 원격 의료장비를 다루거나 전송하는 사람 또는 기관의 개입으로 확대되어 정보보호의 범위가 확장되게 되었다. 그리고 진료 정보에 접근이나 저장·보관할 수 있는 사람이나 기관으로 범위가 확장되어 실제 오류 발생 시에 책임 소재에 대한 문제가 발생할 가능성이 있다.
2) 원격의료의 경우 온라인상에서 대상자나 친족, 대리인의 진료 정보를 어떠한 방법으로 확인하고 열람을 허용할 것인지에 대하여 현실적인 대처방안이 필요하다.
3) 대상자의 정보 수정에 대한 문제이다. 원격의료의 경우에 대상자 본인이 전송한 데이터의 수정방식과 이를 확인한 보건의료기관이 수정할 수 있을 것인지에 대한 논의가 필요하다.

스마트 의료 환경에서는 모든 기술을 사용할 때 정보보호에 대한 요구가 점점 크게 발생하고, 특히 보건의료정보는 개개인의 민감한 정보로서 이 정보가 유출되었을 때에 피해가 심각하게 나타나므로, 원격의료의 시행에 앞서 이러한 피해 방지 문제 해결을 위한 현실적인 법령 방안과 정확한 규정이 마련되어야 할 것이다.

Ⅲ 유전자 정보학과 맞춤형 정밀의료

1. 유전자 정보학

1) 유전자 정보학의 개념

새로운 과학의 출현은 한 학문 분야의 가장자리에서, 즉 다른 학문 분야와 만나는 자리에서 생겨난다는 말이 있다. 2000년 6월에 약 10여 년간 지속된 인간 유전체 계획(Human genome project; HGP)의 1차 결과가 발표되면서 소위 포스트 게놈 시대를 열었다. HGP 시대 목표가 인간 유전체를 구성하는 30억 쌍의 모든 DNA 염기서열을 밝히는 것이었다면, 이 포스트 게놈 시대의 1차 목표는 3만여 개로 밝혀진 인간 유전자 각각의 기능 및 질병과의 관계를 밝혀서 새로운 차원의 의료를 예고하는 유전체 의학(genomic medicine)을 가능하게 하는 기반을 마련하는 것이다. 정보과학자의 연구와 생물학자의 연구가 연결되는 경향은 날로 커져가고 있고, 새로운 과학적 발견의 기반을 이뤄가고 있다. HGP의 추진에 힘입어 생물학과 정보학이 만나서 태동한 생물 정보학은 이제 병원의 데이터베이스에 저장되어있는 환자에 대한 진료기록, 임상 검사기록 등의 의료정보를 통합하는 생명정보학(bio medical informatics)으로 발전하고 있다. 이것은 개인의 유전체형에 맞는 차별화된 예방, 진단, 치료를 목표로 하는 소위 맞춤의학을 실현시키기 위해 반드시 가야할 길이다.

의료정보학도 점차적으로 기능 유전체학 지원을 시작하였다. 이는 포스트 게놈 시대의 의료정보학과 생물 정보학이 자연스럽게 만나며 시너지 효과를 창출하는 생명정보학으로 융합된다. 따라서 생명정보학은 질병 발생과 관련된 분자, 임상, 인구집단 등 각기 다른 수준에서 생산된 정보를 사용하여 질병과 관련된 지식의 분석이나 임상 진료의 개별화 방안 등을 목표로 하는 통합적 접근 방법이라 할 수 있다. 이때 환자의 개인 식별정보(이름과 주민등록번호 등)는 개인정보보호를 위해 제거된다. 제공된 의료정보 데이터는 생물정보와 통합되어 질병의 분자적 이해를 증진시키고 환자의 유전체적 특성과 연결시키는 것을 가능하게 한다.

생물 정보학자가 얻은 유전자나 SNP 유형 등 기능 유전체학이나 개인 대상 유전체학 연구에서 얻어진 정보를 임상정보시스템에 통합하여 환자의 완전한 의무기록 일부가 되게 하여 환자에 대한 질병 예방, 진보된 진단, 개별화된 의료가 가능하도록 하는 것을 보여준다.

유전체학은 고해상도의 유전자 지도를 완성하는 구조 유전체학을 HGP의 완성으로 발전시켰고, 유전자의 염기서열과 유전자의 기능, 전사체(transcriptome : 발현된 모든 RNA의 총합),

단백질 구조, 생화학적 과정을 연결시키는 기능 유전체학을 발전시키고 있다. 기능 유전체학 연구의 결과는 유전자와 질병의 관계에 대한 이해를 높이고, 표적 기반 신약 발굴(target-based drug discovery) 및 개별화된 약의 처방을 추구하는 약물 유전체학의 발전으로 연결되고 있다. 이러한 유전체학 연구에서 생산된 정보들을 의학에 적용하는 것이 유전체 의학이며, 그것을 정보시스템의 형태로 구현하여 대상자의 유전체 정보를 진료에 활용하는 것이 정보기반 의학이다.

정보기반 의학은 다양한 임상 및 생명의학 데이터를 정보시스템의 형태로 통합하여 생산된 지식을 가지고 기존의 의학·약학의 진료 방법을 개선하는데 사용하는 것이다. 특히 진단의 정확도를 높임으로써 치료의 효과를 높이는 것이 중심 목표이며, 목표화된 치료(targeted therapies)와 개별의학 또는 맞춤의학을 지향한다.

IBM(information based medicine)은 임상 유전체학과 생물·의료영상에 중점을 두고 이를 추진하고 있다. 여기서 임상 유전체학이란 표현형(phenotype)과 유전형(genotype) 데이터를 통합하는 것을 의미한다. 표현형 데이터의 예로는 전자의무기록(EMR)·전자데이터 캡쳐(EDC) 데이터, 환자치료 결과 데이터, 세포 영상, 의료영상, 질병 진행 데이터 등이다. 유전형 데이터의 예로는 염기·아미노산 서열, 단일염기변이(Single nucleotide variant; SNV), 미세부수체(microsatellites; 반복되는 염기서열), 전사체(transcriptome), 단백체(proteome), 가계도(genealogy) 등이다.

의료정보학과 생물정보학의 시너지를 통해 나타나는 새로운 응용 분야의 하나인 유전체 역학(genomic epidemiology)은 유전체 의학에 환경적인 요소를 고려하면서 발전하고 있는 새로운 융합 분야이다. 이 분야는 지역사회나 직업군 등 대규모의 인구집단 등에서 생활습관이나 질병 발생 양상 등을 수십 년간 관찰하여 필요한 정보들을 데이터베이스화하고, 유전체형 데이터와의 연관성을 연구하기위해 필요한 혈액 등의 시료도 채취한다. 따라서 유전체 역학을 통해 얻은 환경적 데이터는 정보기반 의학의 실현을 위한 환경 데이터를 제공하는 중요한 원천이 된다. 의사들은 약을 처방할 때 그 약이 임상실험에서 얼마나 좋은 효과를 보였는가와 자신의 경험과 지식을 통계적으로 판단하여 처방한다. 유전체 연구 결과가 새로운 데이터로 등장함에 따라, 앞으로는 의사가 환자에 대한 유전체 정보를 고려하여 판단해야 할 시기가 곧 올 것이다.

미국의 Mayo clinic, Emory대학교 등 대형병원의 연구 센터에서는 이러한 시대를 준비하는 연구를 이미 시작하고 있다. 특히 Mayo Clinic은 의학 연구에 사용해도 좋다고 동의한 6백만 명의 환자의무기록을 데이터베이스로 확보하고 있고, 이러한 환자 중에는 유전체 검사를 할 수 있는 혈액이나 조직 등의 시료가 확보된 대상자도 있어, 대상자 데이터에 그 시료들을 통해 얻은 분자 수준의 유전체 분석정보가 통합되면 의사들은 더 양질의 진료, 즉 환자에 따라 개별화된 진료를 할 수 있게 된다. Mayo clinic과 IBM은 이를 목표로 협력하여 정보기반 의학의 시작품이 될 의료정보시스템을 만들고 있다.

아기가 태어나면 혈액으로부터 유전체형을 검사하여 보안 처리된 정보의 형태로 유전체 정보은행의 데이터베이스에 수록되게 될 것이다. 주치의는 아기 부모의 동의하에 데이터베이스에서 아기의 유전체 정보를 검색하여 예방접종 및 각종 질병에 대한 검사 일정을 정하고, 특정 위험 질병에 대한 예방적 생활 습관 등을 조언해줄 것이다. 평생동안 주치의가 정해준 검진 일정에 맞춰 건강할 때도 위험 질환에 대한 예방적인 검사를 하고 그에 따른 조치를 받을 것이다. 질병이 발생할 경우에 주치의는 그 환자의 유전체형과 분자 수준에서 감별 진단된 그 질환의 세부 유형의 치료에 탁월한 효과를 보인 약으로 처방할 것이다. 이런 식으로 예방중심의 의학과 개인에게 최적의 약물을 선택하여 치료하는 의학의 혜택을 받음으로써 우리는 건강한 삶을 더 오래 유지할 수 있게 된다(그림 1-3-4).

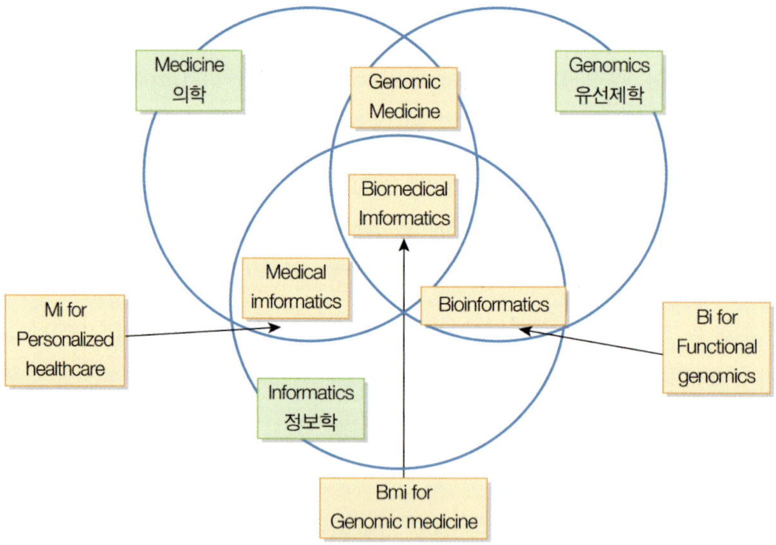

출처 : 고인송(2004). 지식정보인프라. 16호. p.24. insong@ngri.re.kr

(그림 1-3-4) 새로 등장한 학제 간 공유 의생명과학 분야 학문

2) 유전자 정보학 활용의 문제점

유전체를 유전체 정보은행의 데이터베이스에서 활용하는 것을 가능하게 하는 하드웨어와 소프트웨어기술은 이미 IT 분야에서 많이 개발되었다. 그러나 문제는 생물 정보학과 의료정보학이 많은 교류를 통해서 서로를 이해하고 통합하려는 노력이 있어야만 맞춤의학의 시대라는 꿈을 현실로 실현시킬 수 있다. 이를 위해 가장 중요한 것은 역시 전문 인력이다. 생물 정보학과 의료정보학을 융합할 수 있는 생명정보학 전문 인력을 양성하려는 시도가 본격적으로 이루어져야 21세기 의료시장에서 우리나라가 국가경쟁력을 유지할 수 있을 것이다.

또한, 이러한 데이터베이스를 연구자들이 효율적으로 활용하기 위해서는 데이터베이스들이 상호 연결되고, 동시 접근이 가능해야 하고, 질문에 대한 답을 여러 데이터 소스로부터 얻을 수 있어야 한다. 이런 요구를 충족시키려면 접근성과 유연성이 동시에 가능하도록 소프트웨어가 만들어져야 한다. 즉 증가하고 팽창하는 연합된 데이터 소스와 데이터 라이브러리를 만들 수 있는 유연성이 필요하다. 그리고 이러한 데이터를 활용하는 유전자 정보 활용 보건의료 관계자들의 생명윤리 및 정보 윤리의식이 확고히 각인되어 앞 절들에서 설명한 정보유출이나 파기, 손실 등을 범하지 않아야 할 것이다.

2. 맞춤형 정밀의료

1) 정밀의료의 개념

정밀의료(precision medicine)는 환자의 유전정보, 생활 습관 등 다양한 정보를 포괄 이용한 개인별 맞춤 예방, 진단, 치료를 의미하는 것으로 이러한 정보 등을 통합 분석하여 환자 특성에 맞는 맞춤형 의료서비스를 제공하는 것을 뜻한다.

현재는 거의 대상자에게 대량 생산된 똑같은 약을 처방하고 있는데, 정밀의료는 환자마다 적절한 약을 적정 용량으로 처방하고 적정한 시간에 먹게 하여 환자별로 최적화된 치료법을 제공하는 의료 방향을 말한다. 모든 것이 스마트하게 변한다는 4차 산업혁명 시대의 의료인 것이다.

흔히 정밀의료와 맞춤의료를 혼용하여 사용하는데 본질에서 비슷한 의미를 지니고 있지만, 맞춤의학이 특정한 개인을 위해 개발된 예방 및 치료법이란 오해의 소지가 있어 정밀의료라는 용어를 쓰도록 권장되고 있다.

2022년 미국임상종양학회(American society of clinical oncology; ASCO)가 정밀의료를 비롯하여 개인 맞춤형 치료 시대에 관심을 가지고 새롭게 발생하는 희귀유전자 돌연변이에 대한 표적치료제의 효과를 확인했으며, 모든 암종에서 희귀유전자의 돌연변이에 대해 효율적으로 대응하고 치료 효과를 증진 시킬 수 있는 표적치료제들의 개발이 지속되고 있다고 하였다. 미국임상종양학회에서는 희귀유전자 돌연변이를 표적으로 하는 표적 치료제에 대한 연구들이 속속 발표되고 있다.

대한 항암요법연구회는 2022년 미국임상종양학회에서 발표한 주요한 임상 결과를 분석하여 암 치료에서 치료 효과를 증가시키고 개인 맞춤형 치료 가능성을 확인한 최신 치료 의견을 공유하고 있다.

2) 맞춤의료와 정밀의료 의미

현재 우리 사회에서 혼용해서 사용되어지는 맞춤의료와 정밀의료 차이에 대해 미국 대통령 과학기술자문위원회는 맞춤의료에 대한 정의를 특정 질병에 대한 민감성이나 특정 치료에 대하여 반응에서 차이를 보이는 개인을 소집단으로 분류하고 그 집단에 속하는 환자의 개인별 특성을 고려한 의료라고 정의하고 있다. 또한, 식품의약품안전평가원은 맞춤의료를 개인의 유전형을 고려해 약물이나 약물 용법을 선택하는 것 등으로 정의하고 있다.

정밀의료는 개인의 유전정보와 질병정보, 생활 정보 등의 정보를 바탕으로 통합 분석하여 환자 특성에 맞는 효과적인 치료 방법을 선택하는 것을 말한다.

이같이 맞춤의료와 정밀의료가 유사하고 그 범위가 다양하게 정의됨에 따라 '맞춤형 정밀의료' 등으로 용어가 혼재되거나 뚜렷한 구분 없이 사용되는 경우도 드물지 않다. 하지만 한국보건산업진흥원은 2013년 「맞춤의료(personalized medicine) R&D 조사 분석」에서 맞춤의료 관련 보고서들은 표적치료, 맞춤의약, 세포치료제, 바이오마커, 동반 진단 등을 논의하고 있다고 하면서 맞춤의료는 작은 부분인 특정 질병에 대한 의약품에서부터 폭넓게는 환자의 특성을 고려한 모든 의료행위를 포괄하는 개념이라고 하였다. 이 기관은 최근 「정밀의료의 성공전략」 보고서를 통하여 정밀의료는 구체화된 맞춤의료로 구분하면서, 정밀의료라는 개념이 우리에게는 맞춤의료라는 용어로 오랫동안 더욱 친숙하게 존재해왔다고 하였다.

위와 같이 표현하면서 정밀의료도 대대적인 유전체 정보 분석을 통하여 선제적으로 헬스케어 서비스 제공까지 포함하는 개념으로 발전해가는 등 정의가 유동적이기는 하지만, 맞춤의료를 보다 구체화한 개념이라는 점에서 차이가 있다고 「정밀의료의 성공전략」 보고서는 설명하고 있다. 또한, 보고서 설명에 따르면 정밀의료는 유전정보, 생활과 임상 정보 등을 기반으로 하여 개인을 분류하는 것에서부터 시작하고 정보는 정밀의료의 시작이자 끝이라고 봐도 무방하다고 하고 있다. 최근에 각 기관별로 정밀의료의 개념을 적용한 다양한 플랫폼 등장은 실무에서 새로운 유전정보, 생활 습관 등 개인 건강정보를 토대로 최적화된 진단 및 치료를 적용하는 새로운 헬스케어 패러다임의 필요성을 인식한 결과라고 덧붙였다.

한편 지난 10여 년간 의료기술은 놀라운 발전을 거듭해왔으며 특히, 첨단 의료기술 분야(종양학, 유전학과 분자생물학 등)의 발전은 불치병을 치료하는 가능성을 증가시키며 이전에는 볼 수 없었던 개인 맞춤형 의학 시대를 열어놓고 있으며, 이런 변화 속에서 정밀의료라는 개념이 등장해서 보건 의료계 전반에 걸쳐 활력소가 되고 있다. 그러나 이러한 첨단 의료기술 분야의 발전에 따른 부작용도 발생하고 있어 사회 전반적으로 건강에 대한 과도한 관심을 불러일으키면서 부적절한 의료비 지출을 유발시켜 전통적인 의학이 21세기에 변화하면서 의학의 개념을 새롭게 재정립해야 하는 상황에 빠져들고 있다.

3) 유전자 분석 기반 맞춤형 정밀의료

최근 들어 유전체 분석을 기반으로 한 개인 맞춤형 정밀의료 시대가 점점 강하게 도래하고 있어 미래 병원 모습을 바꾸어 놓을 첨단 진료방식에 대해 각국의 정부와 기업의 투자가 급증하고 있다(그림 1-3-5).

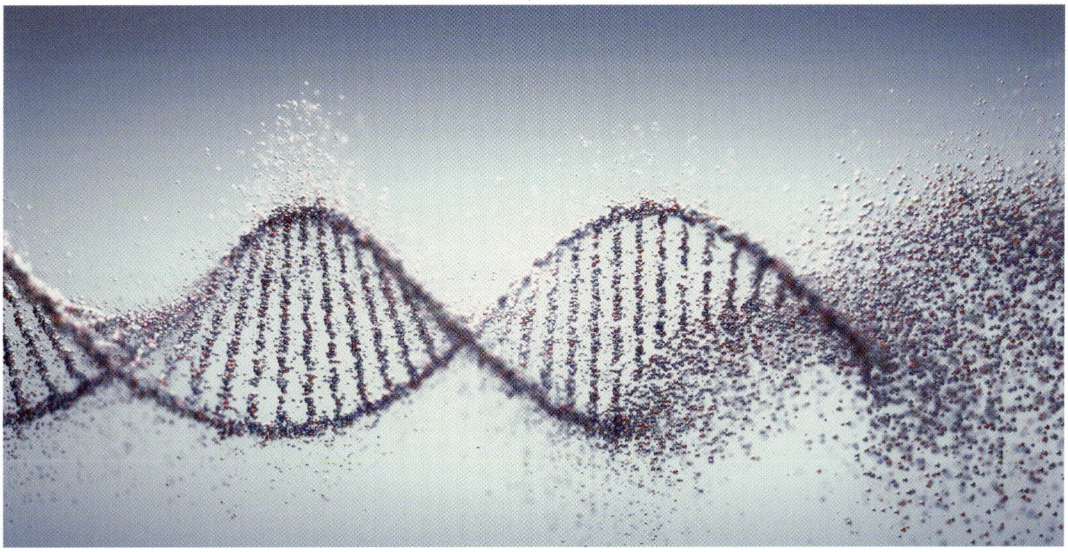

(그림 1-3-5) 유전자 분석 기반 맞춤형 정밀의료

또한, 세계 각국은 유전체 정보를 기반으로 질병 위험도를 예측하고, 개인적으로 다른 방식의 약물치료를 하는 등 개개인에게 맞는 맞춤형 정밀치료를 지원하기 위해 정부 차원에서 다양한 정책을 선보이고 있다. 특히 미국이 대표적인 경우로, 오바마 전 대통령은 2015년 1월 30일 미국 백악관의 연두교서에서 정밀의학 이니셔티브에 착수할 것임을 공표하면서 "나는 소아마비를 없애고 인간유전체 프로젝트를 수행한 미국이 의학의 새로운 미래를 열어야 한다고 생각한다"며 2억 1500만 달러가 투입될 이 프로젝트에 큰 기대감을 표명했다.

이와같이 정밀의료에 투자가 몰리고 있는 이유는 그 가능성 때문으로 투자자들은 오래지 않아 정밀의료시스템이 의료계를 주도할 것으로 보고 있다. 또한, 정밀의료에 접속하고 있는 환자 대다수가 헬스케어 기기를 착용할 것으로 보고 투자를 서두르고 있다.

하이테크 기업들인 IBM, Google, 마이크로소프트(MS) 등은 첨단 솔루션(인공지능; AI, 사물인터넷; IoT, 클라우드 등)을 정밀의료시스템에 접목하고 있는 중이다. 그 결과 과거에 상상할 수 없었던 첨단 의료 시스템이 속속 등장하고 있다.

이러한 예로서 MS의 경우 현재 암 환자에 대한 의약품 처방, 식이요법, 진료기록과 데이터 처리 과정을 돕는 인공지능을 개발하고 있는 중이고, Google에서는 세계 전역에서 수집되고 있는 유전체 정보를 종합 관리할 수 있는 클라우드 컴퓨팅시스템을 운영하고 있다.

정밀의료를 통해 치료에 성공한 대표적인 사례로 「하버드 매거진」은 13년 전 폐암 말기 진단을 받았던 Linnea Olson의 투병 스토리를 특집기사로 게재했다. 그녀가 폐암 말기 진단을 받았던 때는 2005년으로 45세였던 그녀는 7살 된 아들을 키우고 있었다. 그녀의 주치의는 암 치료를 위해 그녀에게 새로운 진료방식인 정밀의료를 권했고, 그녀 역시 살아야 한다는 생각이 과감한 결단을 내렸다. 먼저 유전자 분석이 이루어졌다. 주치의는 그녀와 수시로 만나 그녀의 생활 습관, 식이요법, 환경적 요인 등을 체크했다. 그녀에게는 다양한 헬스케어 기기가 부착됐다. 이 과정을 통해 환자에 대한 개인 처방이 이루어졌다. 13년이 지난 지금 그녀는 건강하게 삶을 살고있는 중이다. 그녀는 기자와의 인터뷰를 통해 정밀의료를 통해 건강한 삶을 되찾았다고 말했다. 이는 정밀의료를 통하여 치료에 성공한 대표적인 사례로 기록되고 있다.

4) 유전자 분석 기반 맞춤형 정밀의료 문제점

최근 들어 정밀의료가 각광을 받고 있지만 논란의 소지도 안고 있다. 유전체 분석이 수시로 일어나면서 이 정보를 시험관 수정(In vitro fertilization; IVF)을 통한 인공출산에 활용하고 결과적으로 생명윤리를 손상시킬 수 있다는 지적이 제기되고 있다.

또한, 예상되고 있는 고가의 의료비용 문제도 심각하게 거론되고 있다. 막대한 투자가 의료

시스템에 투입되면서 의료비를 높이고 결과적으로 의료 소비자들 간의 위화감을 조장할 수 있다는 주장이 있어 사회적인 합의가 요구되고 있다.

5) 정밀의료가 가져올 변화

유전체 정보를 기반으로 질병 위험도를 예측하고, 개인적으로 다른 방식의 약물치료를 하는 등 개개인에게 맞는 맞춤형 정밀의료가 가져올 또는 요구하는 변화를 윤혜선(2018)의 연구에서 몇 가지로 추론하여 설명하고 있다.

(1) 정밀의료 실현을 위해서는 개개인 유전정보, 임상 및 환경 노출 정보, 생활 습관에 관한 정보 등 다양한 유형의 자료들이 장기간에 걸쳐 지속적으로 수집되어야 한다. 또한, 가능한 다양한 집단에서 최대한 많은 사람들의 자료들이 요구된다.
이는 정밀의료를 위해 연구 참여자가 정밀의료에 도움이 되는 대개는 민감한 개인정보를 장기간 또는 평생을 지속적으로 제공해야 한다는 의미로 적어도 정밀의료와 관련하여 개인정보의 제공 및 수집에 대한 문화와 규범의 변화를 요구한다.

(2) 수집된 자료들이 정보 및 지식으로 변환되어 효용성과 가치를 내포하기 위해서는 막대한 규모의 개인정보에 대한 제3자의 접근과 공유, 처리, 재사용 등이 자유로워야 한다. 이는 개인정보 및 프라이버시 보호법 체계, 환자에 대한 의사의 비밀보호 의무, 연구윤리 등 다수의 현행 규범체계에 대한 변화를 요구한다.

(3) 독립된 질서와 규제체계를 가지고 있는 기초의학 연구 분야, 임상 실무분야 및 보건의료산업 간의 경계가 허물어지게 될 것이다. 정밀의료를 향한 과정에서 이미 연구를 통해 획득한 정보 및 지식이 임상 실무에서 실시간으로 이용되고, 기업들은 연구를 통해 획득한 정보 및 지식을 활용하여 진단과 같은 의료인의 독점 의료행위들을 시장에서 제품 및 서비스의 형태로 제공하게 된다.
이는 기존의 질서와 각 분야의 독립적인 규제체계에 대한 변화 요구를 하거나 이들을 통합적으로 규율하는 새로운 규제체계의 구축을 요구할 수 있다.

(4) 유전정보에 근거한 질병분류 체계를 개편하고 이와 함께 의료서비스의 내용 및 제공 방식은 변화하게 될 것이다. 임상 실무에서 질병에 대한 유전체 및 분자생물학적, 바이오정보학적인 접근과 대상자 중심의 보건의료 패러다임이 강화되고, 인공지능을 활용한 자동화된 의사결정 지원 수단에 대한 의존도가 확대될 것이다.
이에 따라 의료인에게 요구되는 유전정보 해석 능력과 같은 능력, 역할과 책임에 변화가 생기고, 의료인 교육체계에서부터 의료급여 및 의료보험체계 등에 이르기까지 다양한 제도적 변화가 요구될 것이다.

(5) 의료에 있어서 대상자와 개인의 역할과 지위에 변화가 예상된다. 정밀의료는 대상자뿐만 아니라 건강한 개인도 의료서비스의 대상으로 포괄된다.

이에 정밀의료사업을 추진하고 발전시키는 과정에서 개인정보와 프라이버시 보호 문제를 극복하기 위해서, 대상자와 개인에게 참여자로서 적극적인 참여와 개입이 요청될 것이다. 또한, 관련 정책과 규제의 개발에 있어서 시민으로서의 민주적 역할이 요청될 것이고, 관련 시장에서 소비자로서 시장이 건전하게 성장을 하기 위한 역할이 요청될 것이다.

이와 같은 대상자와 개인의 역할과 법적·사회적 지위의 변화는 앞으로 대상자와 의료인의 관계에서부터, 정밀의료 거버넌스 체계, 의약품 규제, 소비자 법제 등 각종 법 제도와 나아가서는 이상적인 시민을 위한 보건 의료교육에 이르기까지 다양한 영역에 많은 영향을 미칠 것이다.

R.E.F.E.R.E.N.C.E

- 국가정보보호백서. 국가정보원. 2015.
- 개인정보보호법(법률 제14839호, 2017.7.26., 타법개정, 2017.10.19. 시행) 제2조 제2호.
- 개인맞춤의료 실현을 향한 「정밀의료사업단」 출범. 보건복지부 보도자료. 2017.9.4. http://www.mohw.go.kr/react/al/sal0301vw.jsp?PAR_MENU_ID=04&MENU_ID=0403&page=1&CONT_SEQ=341463
- 고인송. 유전체의학(Genomic Medicine)과 생명정보학(BioMedical Informatics). 지식정보인프라 2004;16:21-6.
- 김민정. 분석연구 및 활용기술 BT기술동향 보고서. 생명공학정책연구센터 2011.
- 김세헌. 정보보호관리 및 정책. 경기도: 생능출판사; 2002.
- 김종필 외. 정보보호핵심지식. 경기도: 도서출판 정일; 2004.
- 문세영, 장기정, 김한해. 정밀의료의 성공 전략. KISTEP Inl 2016; 15: 14-32.
- 박우성 외. 개인정보보호: 의료기관 개인건강정보보호. 서울: 퍼시픽북스: 2010.
- 박석(옮김). 데이터베이스 시스템 7판(Date C.J. An introduction to database systems ed7). 서울: 도서출판 홍릉: 2002.
- 보건복지부 및 의료기관평가인증원. 개인정보 보호 가이드라인(수정)－의료기관편. 2016.
- 보건복지부 및 의료기관평가인증원. 개인정보 보호 가이드라인(수정)－급성기의료기관편. 2021.
- 보건의료정보 전문가를 위한 국제의료정보학회 윤리강령
- 송지은 외. u-헬스케어 보안 이슈 및 기술 동향. 전자통신 동향분석 2007;22(1):119-129
- 신영기. 국민안전 전제로 하는 헬스케어산업 육성 고민해야: 동반진단, 약물오용 줄이고 비용효과성 높여 올바른 치료기회 제공. 의료기기뉴스라인. 2017.6.14. 자기고문. http://www.kmdianews.com/news/articlePrint.html?idxno=16523
- 윤혜선. 정밀의료의 출현에 대한 규제의 시선－미국의 '정밀의료 발전계획'을 단초로－, 법학논총. 2018;35(4):55-91.
- 윤혜선, 바이오기술의 활용을 위한 법적 과제: 정밀의료를 중심으로. 실현을 위한 연구·산업지원 정책 로드맵 수립 기획연구 과학기술정보통신부 연구과제. 2017.3.21～2018.1.20: 235-65.
- 이홍섭 외. 정보보호관리. 경기도: 생능출판사; 2003.
- 이강봉 객원기자. aacc409@naver.com 저작권자 2018.04.26 ⓒ ScienceTimes https://www.sciencetimes.co.kr/?p=176648
- 임상수. 정보윤리교육의 방법론 모색, 국민윤리연구 2003;54:261-291.
- 의학신문 http://www.bosa.co.kr 김상일 기자. 2022.06.15. 23:37
- 정보윤리 http://school.cbe.go.kr
- 추병완. 정보윤리교육론. 서울: 울력; 2001;77.

- 청년의사 http://www.docdocdoc.co.kr. 남두현 기자. 2016.09.08. 07:16
- Australian Government. Office of the Australian Information Commission. Retrieved from: 2010. http://www.privacy.gov.au/law/apply
- Acute care EHR. Eclipsys Corporation. : http://www.allscripts.com/en/solutions/acute-solutions/ehr.html/(Access October 2, 2013)
- American Telemedicine Association: Medicare payment of telemedicine and telehealth services. January 2013: http://www.americantelemed.org/docs/default-source/policy/medicare-payment-of-telemedicine-and-tele-health-services.pdf.(Accessed October 2, 2013).
- pache Software Foundation: SSL/TLSstrong encryptins: an introduction: Error! Hyperlink reference not valid: http://httpd.apache.org/docs/2.2/ssl/ssl_intro html.(Accessed 2013.9. 5).
- Australia's privacy legislation: A guide for nurses. Australian Nursing Journal 2002; 10(2): 24.
- Ball M.J, Jacobs S. Hospital information systems as we enter the decade of the 80s, Proceedings of the IEEE Fourth Annual Symposium on Computer Applications in Medical Care. New York: Institute of Electrical and Electronic Engineers; 1980;183.
- Bates D.W, Leape L.L., Cullen D.J., et al. Effect of computerized physician order entry and a team intercention on prevention of sefious medication errors. JAMA 1988;280:1311-16.
- Blair, P. D. Make room for patient privacy. Nursing Management 2003;34(6):28.
- Britt, P. Protecting private information. Information Today 2005;22(5):1-8.
- C Kovac. Computing in the Age of the Genome. The Computer Journal 2003;46(6).
- Calloway, S. D., Venegas, L. M. The new HIPAA law on privacy and confidentiality. Nursing Administration Quarterly 2002;26(4):40.
- Campbell, J., Kleeman, D., Ma, W. The good and not so good of enforcing password composition rules. Information Systems Security 2007;16(1):2-8.
- Committee of Maintaining Privacy Security in Health Care Applications of the National Informkation Infrastructure: For the record protecting electronic health information. National Academy Press. 1997. http://www.nap.deu/poenbook.php?record_id=5595&page=R1
- Crystal, G. What is information security? Retrieved from. 2010, 10. 24. http://www.wisegeek.com/what-is-information-security.htm
- Cummings J, Bush P, Smith D, et al. Bar-cording medication administration overview and consensus recommendations. Am J Health Syst Pharmacy 2005;62:2626-9.
- DesRoches C.M., Charles D., Furukawa M. Progress on electronic health record adoption among US hospitals. Health Affairs(Millwood) 2013; 32(8). 1342. [Published July 9, 2013, ahead of print].

- Dick RS Steen EB, editors. Computer-based patient record-anessential technology for health care (Institute of Medicine Report). In Washington, DC: National Academy Press; 1997:12.
- Dixon BE, Hook J.M., McGowan J.J. Using telehealth to improve quality and safety: findings from the AHRQ portfolio (prepared by the AHRQ National Resource Center for Health IT under Contract No. 290-04-0016; AHRQ Publication No. 09-0012-EF). Rockville, MD. Agency for Healthcare Research and Quality 2008.12.
- Dornfest S. History and impediments to progress in the development and implementation of the computerized patient record. Proc Health Informm Manage Syst Soc 1993:84.
- EC-DGIST. Synergy between Research in Medical Informatics and Bioinfor0atics. white paper. 2002.
- Edwards, K. A. Confidentiality. 2008. Retrieved from. http://depts.washington.edu/bioethx/topics/confiden.html
- Espion. Espion's top 10 information security risks for 2010. Retrieved from. http://practicepr.wordpress.com/2010/01/05/espions-top-10-information-security-risks-for-2010/
- Ferraiolo D.F. et al. Proposed NIST standard for role based access control. ACM Transactions on Information and System Security 2001;4(3):224-74,
- Glaser J. Cloud computing can simplify HIT infrastructure management. Healthcare Finance Management 2011;65(8):52-5.
- Gordon, L. A. et al. CSI/FBI computer crimeand security survey. Computer Security Institute. 2006. Retrieved from http://i.cmpnet.com/gocsi/db_area/pdfs/fbi/FBI2006.pdf
- Griffiths, D. Treat IT security as if the law required it. Computer Weekly. 2003; 44: April. 22.
- Hebda, T., Sakerka, L., Czar, P. Educating nurses to maintain patient confidentiality onautomated information systems. In S. J. Grobe & E. S. P. Pluyter-Wenting (Eds.), Nursing informatics: An international overview for nursing in a technological era. Proceedings of the Fifth IMIA International Conference on Nursing Use of Computers and Information Science. New York: Elsevier Science; 1994.
- Health Insurance Portability and Accountability Act of 1996, Pub L 104-191,110 Stat. 1998 (August 21, 1996).
- Health insurance reform: security standards 45 C.F.R..2003;160,162,164.
- Health Level 7: HL7 Standars: http://www.hl7.org/implement/standards/index.cfm.(Accessed October1, 2013).
- Hill, J. Speak no evil. Lancet. 2003; 361(9363), 1140. (2003, March 29).

- Hitachi ID Systems. Password management best practices. 2010. Retrieved from http://www.psynch.com/docs/password-management-best-practices.html
- Internet Engineering Task Force: Overview of the IETF: http://www.ietf.org/avout.(Accessed August 21, 2013).
- Internet Society: Introduction to ISCOC: http://www.internetsociety.org/who-we-are.(Accessed August 21, 2013).
- Isaac S. Kohane. The things we have to do achieve precision medicine. Science. 2015. Jul; 349(6243):37-8
- Jamoon E. et al. Physician adoption of electronic health record systems: United States, NCHS Data Brief 98, January 20133011, U.S. Department of Health and Human Services, Centers for Disease Control and Prevention, National Center for Health Statistics, p.1.
- Jensen P.B,. Jensen L.J., Brunak S. Mining electronic health records: towards better research applications and clinical care. Nat Rev Genet 2012;13(6):395-405.
- Joint Commission on Accreditation of Healthcare Organizations. Medical records process. Chicago: IL: Accreditation Manual for Hospitals. 1996.
- Kelly, G., McKenzie, B. Security, privacy, and confidentiality issues on the Internet. Journal of Medical Internet Research, 2002; 4(2): 12. Retrieved from http://www.jmir.org/2002/2/e12/
- Kmentt, K. A. Private medical records: Are they public property? Medical Trial Technique Quarterly. 1987;33:274-07.
- Kulikowski CA, Shorliffe EH, et al. AMIA Board white paper: definition of biomedical informatics and specification of core competencies for graduate education in the dicvipline, JAMIA 2012;19(6):928-31.
- Lawrence Lessig. Code and Other Laws of Cyberspace. New York: Basic Books; 2000; 6-9.
- Lee-Berners T. Hypertext transfer protocol design issues, 1991: http://www.w3.org/protocols/Designlssues.html. (Accessed Octover 11, 2013).
- Lemos, R. Password policies. PC Magazine. 2006;25(9):116.
- Lu, Y. C. et al, A review and a framework of handheld computer adoption in healthcare. International Journal of Medical Informatics 2005;74(5):409-22.
- Malin, A. Designing networks that enforce information security policies. Information Systems Security 2007;16(1):47-3.
- McCarthy, B. Close the security disconnect between awareness and practice. Electronic Design 2006;54(19):20.

- McCarthy, B. Security efforts still falling short. eWeek 2006;23(46):E4.
- McCullough, J. 185 wireless secrets. Indianapolis, IN: Wiley Publishing 2004;281.
- McMillan, R. Phishing sites explode on the web. PC World 2007;25(4):22.
- Mitrakas, A. Information security and law in Europe: Risks checked? Information & Communications Technology Law 2006;15(1):33-3.
- Miller R.A.et al. The anatomy of decision support during inpatient care provider entry(CPOE): empirical observations from a decade of CPOE experience at Vanderbilt, J Biomed Inform 2005;38:469485.
- Musciano C, Kennedy B. HTML: the definitive guide, ed 2,Sebastopol, CA: O'Reilly Associates; 1997.
- Murdock, L. E. The use and abuse of computerized information: Striking a balance between personal privacy interests and organizational information needs. Albany Law Review 1980;44(3),589-19.
- Murphy, C. Espion's top 10 information security risks for 2010. (2010, January 5). Retrieved from http://www.iia.ie/news/item/1453/espions-top-10-information-security-risks-for-2010/
- National Institute of Standards and Technology (NIST). Risk management guide for information technology systems. National Institute of Standards and Technology Special Publication 2002, July; 800-30: 9. Retrieved from http://csrc.nist.gov/publications/nistpubs/800-30/sp800-30.pdf
- Office of the National Coordinator for Health Technology. Department of Health and Human Services. A record of progress on health information technology. http://www.healthit.gov/newsroom/about-onc(Accessed September 26, 2013).
- Olinger, H.N., Britz, J. J., Olivier, M. S. Western privacy and/or Ubuntu? Some critical comments on the influences in the forthcoming data privacy bill in South Africa. International Information & Library Review 2007;39(1):31-3.
- Ollmann, G. The phishing guide: Understanding and preventing phishing attacks. Technical Info. 2005. Retrieved from http://www.technicalinfo.net/papers/Phishing.html
- O'Reilly T: What is Web 2.0?: http://oreillu.com/web2/archive/what-is-web-20.html.Accessed October 1, 2013).
- Oracle Corporation: The Java tutorials: about the Java Technology: http://docs.oracle.com/javase/tutorial/. (Accessed October 1, 2013).
- Pohjonen, H. et al. Pervasice access to images and data-The use of computing grids and mobile/wireless devices across healthcare enterprises. IEEE Transactions on Information Technology in Biomedicine 2007;11(1):81-6.

- Rainer, R. K. et al. Do information security professionals and business managers view Information security issues differently? Information Systems Security 2007;16(2):100-08
- Ramanathan, R. Thinking beyond security. Security Management 2006;15(2):49-4.
- Reagan, M. Electronic eye can protect your health information. 2003. Retrieved from http://health-information,advanceweb.com/Article/An-Electronic-Eye-Can-Help-Protect-Your-Private-Health-Information.aspx
- Romano, C. Confidentiality and security of computerized systems: The nursing responsibility. Computers in Nursing 1987;5(3):99-104.
- RSA. RSA online fraud report. 2010, May. Retrieved from http://www.rsa.com/solutions/consumer_authentication/intelreport/10947_Online_Fraud_report_0510.pdf
- Sax, U., Kohane, I., Mandl, K. D. Wireless technology infrastructures for authentication of patients: PKI that rings. Journal of the American Medical Informatics Association 2005;12(3):263-8.
- Sommerville I: Software engineering ed 8. New York; Addison Wesley: 2007;271. http://www.w3.org/standards/webdesign/htmlcss#whatcss.
- Spallek H, Irwin JY, Schleyer T, et al: Supporting the emergence of dental informatics with an online commuity, Int J Compu Dent 2007;10:247-64.
- Spamhaus Project Ltd. The definition of spam. 2010. Retrieved from http://www.spamhaus.org/definition.html
- Steele, S., Wargo, C. An introduction to insider threat management. Information Systems Security 2007;16(1):23-33.
- Stein brook R: The age of teleradiology. New Engl J Med 357:5-7; 2007.
- Stern, L. When to be wary of"free wi-fi."Newsweek, 2007(October 29);62-3.
- Sturdevant, C. Keystrokes are us. eWeek, p.32. Survey reveals NHS failing to secure data on mobile devices. 2007. May 7.(2006, June 27). Retrieved from http://www.bjhc.co.uk/news/1/2006/n606012.htm
- Sun Microsystems. The Java tutorials: About the Java technology: http://java.sun.com/docs/books/tutorial/getStarted/intro/definition. html. Accessed 2014. September 17.
- Toorani, M., Shirazi, A. A. B. LPKI: A lightweight public key infrastructure for the mobile environments. Proceedings of the 11t h IEEE International Conference on Communication Systems (IEEE ICCS'08). China. Guangzhou: 2008(November); 162-6.
- Tuesday, V. Security log. Computerworld 2003;37(16):35.

- Vidalis, S., Kazmi, Z. Security through deception. Information Systems Security 2007; 16(1): 34-41.
- U.S. Department of Veterans Affairs: VistA monograph: http;//www.va.gov/cista-monograph. (Accessed Octover 12, 2013).
- U.S. Department of Health and Human Services et al. Guidance for Industry 21. CFR Parts 201, 606, and 610 - Bar Code Label Requirements for Human Drug Products and Biological Products. 2013; Docket No. 2002N-0204.
- U.S. Department of Health and Human Services et al. Guidance for Industry 21. CFR Parts 11 -Electronic Records, Electronic Signatures, Electronic Copies of Electronic Records. http://www.accessdata.fda.gov/scripts/cdrh/cdocs/cfcfr/CFRSearch.cfm?CFRart=11&showFR=1&subparNode=21:1.0.0.0.8.3.(Accessed 2013.11.11.)
- Visweswaran S, Hanbury P, Saul M, Cooper G.F. Detecting adverse drug events in discharge summaries using variations on the simple Bayes model, Proc Am Med Inform Assoc 2003; 689-693.
- Wagner M.M., Moore A.W., Aryel R.M. Handbook of biosurveillance, Burlington, MA: Elsevier Academic Press;2006:3.
- W3c: Extensible Markup Language, June 16, 2013: http://www.w3.org/XML. (Accessed August 1, 2013).
- Whitman, M. E., Mattord, H. Principles of information security (3rd ed.). Boston; MA:Course Technology: 2009.
- Wikipedia.org. (2008, February 10). Firewall. Retrieved November 1, 2010, from http://en.wikipedia.org/wiki/Firewall_(computing)
- Wikipedia.org. (2009a, January 4). Privacy. Retrieved November 1, 2010, from http://en.wikipedia.org/wiki/Privacy
- Wikipedia.org. (2009b, November). Privacy. Retrieved November 1, 2010, from http://en.wikipedia.org/wiki/Information_privacy
- Windslade, W. J. Confidentiality of medical records: An overview of concepts and legalpolicies. Journal of Legal Medicine 1982;3(4):497-33.
- Woodward J, Horn C, Gatune J, Thomas A. Biometrics: a look at facial recognition, 2003: 1: Santa Monica, CA, 2003, Rand(Accessed 11.10.13). http://www.rand.org/pubs/documented_briefings/DB396.html.
- Wulf, G. HIPAA information and consent form. 2007. Retrieved from http://www.wulfclinic.com/document/hipaaform.pdf

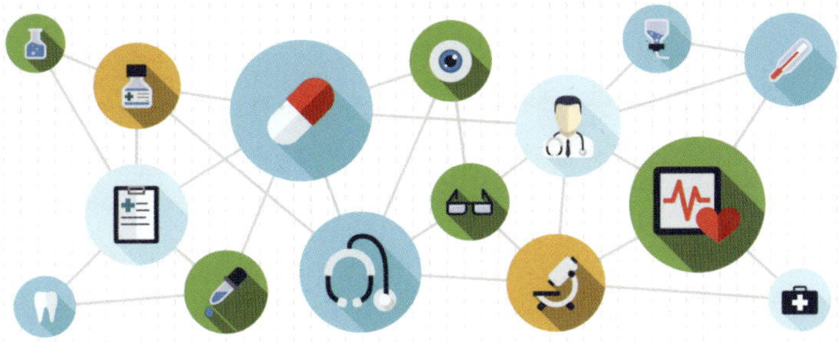

04

P·A·R·T

스마트사회의 디지털융복합 정보기술 최신동향

학|습|목|표

- 스마트사회의 디지털융복합 정보기술에 대해 설명한다.
- 스마트사회의 디지털융복합 정보기술 최신동향에 대해 설명한다.
- 스마트사회의 디지털융복합 정보기술을 간호학에 적용한다.

PART 4

스마트사회의 디지털융복합 정보기술 최신동향

I 스마트사회의 디지털융복합 정보기술

1. 스마트사회의 디지털융복합 정보기술

1) 스마트사회의 디지털융복합 정보기술의 필요성

제4차 산업혁명시대의 디지털융복합기술과 지능 정보기술은 기존의 기술·산업 중심의 정보화를 넘어 교육, 고용, 복지 등 사회정책까지 포괄한 사회 전반에 걸쳐 많은 영향을 미치는 것으로 확인되고 있다. 우리나라는 정보통신기술(Information & communication technology; ICT) 인프라 구축, 정부의 높은 R&D 투자 비중, 최신기술에 친근한 국민성, 제조업 산업 기반 등 미래 준비도의 강점을 보이고 있다.

4차 산업혁명 시대가 도래하여 '지능정보사회'로 불리는 현 시점에서 ICT 융합과 지능정보사회를 대비한 신기술을 교육 분야에 체계적으로 도입하는 방안과 지능화된 교육 서비스를 제공하기 위한 표준화 기반이 요구되는 상태이다. 현대인들에게 컴퓨터와 통신 네트워크는 생활수단에 있어 필수 불가결한 것으로 이를 이용한 다양한 디지털 융복합(digital convergence) 제품들의 출시와 급변하는 정보화에 맞추어 개별 소비자 맞춤형 융합 서비스 중심의 컨버전스화가 이루어지고 있다. 이와 같은 변화는 우리 사회가 다양한 매체를 이용하여 정보를 얻거나 정보의 전달을 통하여 새로운 정보 전달이 가능한 제품 생산, 서비스 보급 또는 확산에 매우 친밀감을 가지고 있는 사회로 변화되고 있음을 말해준다.

급변하는 정보화 사회에서는 다양한 정보의 습득을 위해 새로운 정보통신 제품 및 서비스가 요구되고 있으며, 언제 어디서나 새로운 제품 또는 서비스를 이용하여 신속하게 원하는 상대와 소통할 수 있도록 해주는 기술이 요구되고 있다. 이러한 시대적 요구에 맞추어 다양한 IT 융복합에 관련된 다양한 스마트 제품들이 출시되고 있다. 다양한 형태의 디지털 융복합화 된 스마트제품들은 편리함과 함께 복잡한 문화공간처럼 하나의 제품 안에 다양한 기능들이 구현 가능함으로써 단순 기능의 제품들을 각각 따로 들고 다닐 필요가 없어 생활의 편리성을 증대시키고 있다.

2) 스마트사회의 디지털융복합 개념

디지털 융복합은 Negroponte, Nicholas(1995)에 의해 디지털 기술과 컴퓨터 산업의 발달을 위하여 커뮤니케이션 산업이 일정 수준까지 함께 발전하여야 한다고 주장되면서 1970년대 후반부터 주목받았다. 디지털 융복합은 디지털과 융복합이 결합하는 ICT 분야의 단위 기술들의 융합 또는 수렴을 통하여 등장하는 새로운 제품이나 서비스를 일컫는 용어로, 사용자의 요구에 따라 소프트웨어, 디지털 기술, 네트워크 고도화 등 신기술의 융복합을 통해 새로운 가치 창출, 영역의 확대 및 기능통합이 이루어지는 현상이다.

3) 보건의료분야에서 디지털융복합의 활용

최근 보건의료산업은 빅데이터, 인공지능, 사물인터넷 등의 소위 4차 산업혁명 기술과의 융합을 통해 의료서비스의 변화를 나타내고 있다. 4차 산업혁명은 기계와 사람, 인터넷 서비스가 상호 연결되어 효율적이고 유연한 생산체계를 구현하고 필요한 제품과 서비스를 필요한 사람에게 필요할 때에 필요한 만큼 제공하는 지능형 생산 패러다임으로의 진화를 의미한다. 4차 산업혁명의 핵심은 빅데이터, 클라우드, 인공지능, 사물인터넷, 3D프린팅, 자율주행 등의 ICT를 기반으로 제조업을 포함한 기존 산업들과의 융합을 통해 산업을 혁신한다는 것이다.

4차 산업혁명이라는 혁신의 물결 속에서 가장 커다란 진전이 기대되는 분야 중 하나가 보건의료산업이다. 보건의료산업은 건강 및 의료와 관련된 모든 산업을 의미한다. 즉, 의약품이나 의료기기에서부터 넓게는 보험사, IT 서비스까지 그 범위가 매우 넓으며, 4차 산업혁명 시대의 헬스케어 산업에서 모바일, 빅데이터, IoT, 인공지능 등 ICT 기술은 새로운 제품이나 의료서비스 개발 등 다양한 분야로 활용되어 시너지를 창출할 것으로 기대된다. 그로 인해 의료서비스 개선과 비용 절감에 크게 기여할 것으로 예상된다.

우리 사회는 이미 고령화사회에서 초고령사회로 급속하게 변화하고 있다. 특히 2000년에는 노인 인구 비율이 7.2%로 고령화 사회로 진입했고, 2025년에는 노인 인구 비율이 20.3%에 달해 초고령사회가 될 것으로 보고 있다. 그 후 2030년에는 노인 인구 비율이 24.3%, 2050년에는 39.8%에 이르며, 85세 이상 노인 인구의 비율도 13.0%로 예상된다. 또한, 2060년이 되면 전체 인구의 43.9%가 65세 이상이 될 것이며, 65세 이상 고령자 가운데 독거노인 비율은 72.4%를 차지하게 될 것으로 보고 있다. 고령화에 따른 의료비용 증가, 독거노인 증가에 따른 원격 모니터링 및 개인 맞춤형 의료서비스 또한 4차 산업혁명 기술에 기반한 보건의료 산업이 해결해야 하는 과제이다.

4차 산업혁명의 다양한 기술 융합으로 인해 수명 연장 및 환자 케어 시스템 강화 등의 장점을 얻을 수 있을 뿐만 아니라 병원 행정 및 의료 프로세스 전반을 개선시킬 수 있는 가능성이 크기 때문에 헬스케어와 ICT 기술 융합은 더욱 더 활발이 이루어지고 있다. 그동안 헬스케어 산업은 방대하고 복잡한 임상 데이터 간의 연관성을 찾고 적용 가능한 부분들을 구성시키는 데 어려움을 겪어왔지만, 건강 관련 웨어러블 장치, EMR 및 EHR 등의 정보를 포함한 빅데이터, 클라우드, 인공지능의 효율적인 분석과 활용을 통해 향후 산업 기능에 근본적인 변화를 가져올 것으로 전망되고 있다.

2. 스마트사회의 디지털융복합 정보기술의 종류

스마트사회의 디지털융복합 정보기술의 발달과 더불어 대상자 중심 의료와 의료정보학 발전이 밀접히 관련되어 있는 보건의료정보기술의 종류에 대해 살펴보자.

1) 사물인터넷

사물인터넷(Internet of things; IOT)이란, 세상에 존재하는 유형 혹은 무형의 객체가 다양한 방식으로 서로 연결되어 개별 객체가 제공하지 못했던 새로운 서비스를 제공하는 것을 말한다. 사물인터넷의 단어적 의미는 사물들이 서로 연결된 인터넷 환경을 말한다.

사물인터넷의 표면적인 정의는 사물, 사람, 장소, 프로세스 등 유·무형의 사물들이 연결된 것을 의미하지만, 본질에서는 이러한 사물들이 연결되어 진일보한 새로운 서비스를 제공하는 것을 의미한다. 즉, 두 가지 이상의 사물이 서로 연결됨으로써 개별적인 사물들이 제공하지 못했던 새로운 기능을 제공하는 것이다.

사물인터넷은 무선통신과 관련된 기술의 발달로 통신이 가능한 범위가 확대되고 나아가 사람의 개입이 필요가 없거나 최소한의 개입만을 요구하는 사물 간의 자율적 통신도 가능한 사물 지능통신이라고도 불린다. 사물인터넷의 핵심은 PC와 PC, 인간과 인간, 인간과 사물, 사물과 사물을 연결에 있어 발생하는 다양한 원인으로 발생하는 제약을 해결하는 것에 있다. 현재도 다양한 모바일 기기에 내장된 중요한 GPS 등 내장 센서, 이미지 센서, NFC 기능 등을 활용하여 U-city, U-health, U-교통, U-환경 사업 등에서 사물인터넷 제품과 서비스인 융합비즈니스가 제공되고 있다. 특히 최근에는 스마트폰 등 지능화된 디지털 기기가 확대 보급됨에 따라 모바일 기반의 사물인터넷 단말 시장이 지속적으로 증가하고 있으며 이는 스마트 융합 서비스 확산의 기반이 되고 있다.

사물인터넷 기술을 통해 사물들의 향상된 컴퓨터 능력과 상황 인식 능력, 그리고 전원공급 안전성 등을 확보하고 새로운 정보에 접근할 수 있게 되면, 세상 모든 만물이 상호 밀접하게 연결되어 프로세스를 중심으로 많은 사물과 사물, 데이터가 연결될 수 있다. 이것이 다시 프로세스 간 연계를 통해 수십억 또는 수조 개가 연결되는 네트워크들의 네트워크 만물 인터넷으로 발전할 것이다. 궁극적으로 인간을 중심으로 사물, 데이터, 프로세스, 시간과 공간 지식 등 지구와 인류 문명의 모든 요소가 상호 연결되는 만물지능 인터넷(Internet of everything; IOE)으로 발전하며 이는 소위 초연결사회의 핵심 근간이 될 것이라는 전망이 나오고 있다.

관련 시장 조사에 따르면 현재 약 100~150억 개의 사물이 인터넷에 연결되어 있고 2020년까지 200억에서 700억 개로 그 수가 증가할 것으로 전망된다. 그리고 만물 인터넷에 의해 향후 10년간 7.2조에서 14.4조 달러의 경제적 효과가 창출될 것으로 기대된다. 시장 조사 업체인 맥킨지는 2025년까지 인류의 삶을 가장 급진적으로 변화시킬 기술 중 하나로 사물인터넷 기술을 선정하고 향후 거의 모든 산업 분야에 사물인터넷 기술이 적용될 것으로 전망하였다. 사물인터넷은 현시점에서 가장 큰 기대를 받고 있는 기술로 세계 주요국 기업들은 사물인터넷 시장 선도를 위한 핵심 원천 기술 개발 및 서비스 활성화를 위해 적극 노력하고 있다. 그 중 스마트 헬스케어는 보건의료산업에 사물인터넷 기술을 이용하여 개인 건강 및 질환을 관리하는 산업영역이다. 전문 의료지식과 기술의 결합을 통해 다양한 신기술들이 개발되어 활용 폭이 증가되고 있고, 의료서비스의 개선으로 높은 비용 절감 효과가 있을 것으로 예상된다.

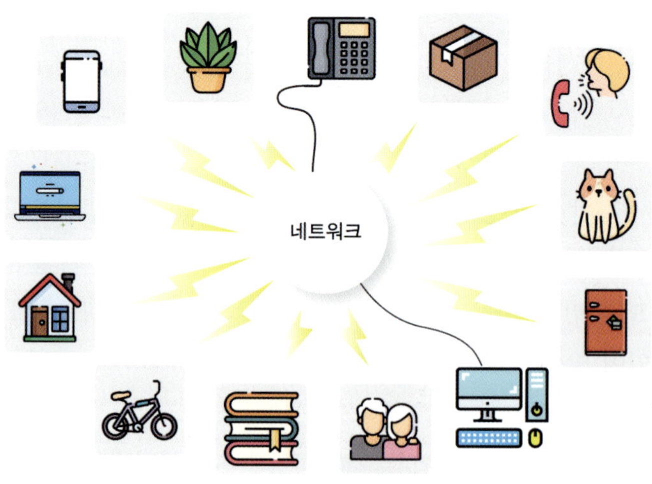

출처 : 민경식, "사물인터넷(Internet of Things)", NET Term, 한국인터넷진흥원. 2012. 6

(그림 1-4-1) 사물인터넷의 기본 개념

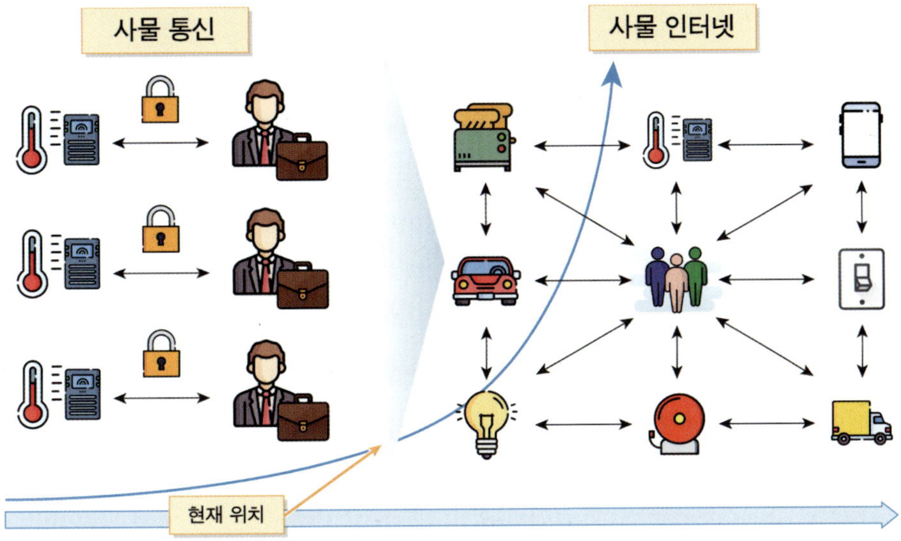

출처 : 사물인터넷(Internet of Things) 산업의 주요동향, 해외 ICT R & D 정책동향, 정보통신산업진흥원, 2013.6/재구성

(그림 1-4-2) 사물인터넷의 개념 변화 과정

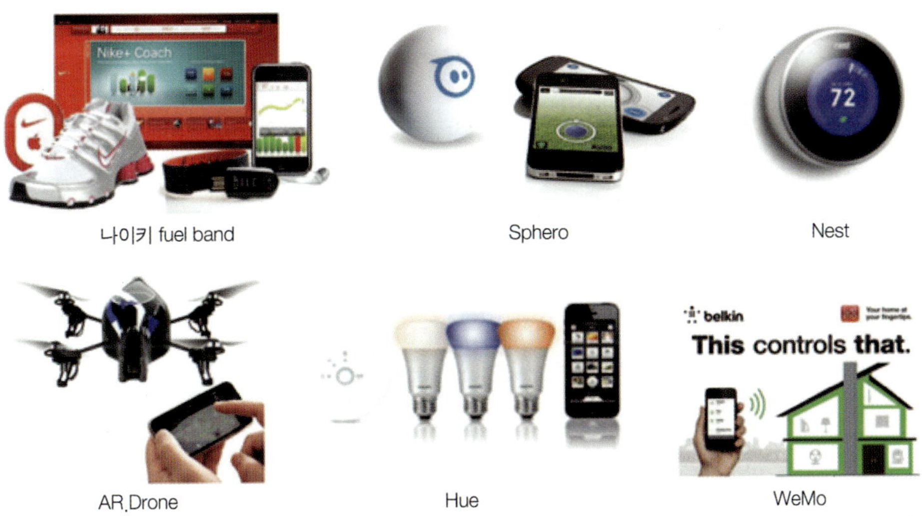

출처 : https://dataonair.or.kr/db-tech-reference/d-lounge/technical-data/?mod=document&uid=236088

(그림 1-4-3) 사물인터넷 제품들

2) 빅 데이터

빅 데이터의 기초단위인 데이터는 의미 있는 수치나 문자, 기호를 뜻한다. 기존의 빅 데이터에 관한 사전적 정의는 단순히 데이터의 양이 많은 것을 의미하였다. 하지만 최근 빅 데이터 정의의 범주가 확장되어, 기존의 대용량의 정형화된 데이터를 뜻하는 정의뿐만 아니라 비정형화된 일상의 정보들까지 포함하는 거대한 데이터의 집합을 의미한다. 비정형화된 데이터는 가공되지 않고 표준화되지 않은 일상 언어나 대화와 같은 정보를 의미하며, 그 예로, 카카오톡을 통해 사진을 주고받는 사례와 페이스북 담벼락에 글을 업로드 하는 등 자신의 일상생활 기록들을 들 수 있다. 이러한 비정형화된 일상적인 데이터들은 가공되지는 않았지만, 빅 데이터 시대에서는 충분히 활용 가능한 가치를 지닌다. 소비자 요구 분석, 마케팅 기법을 위한 반응 추이 등의 분석에 일상 정보를 이용한다면, 이전에 활용성이 없어 보였던 비정형화된 일상의 정보들도 충분한 가치를 갖게 된다.

빅 데이터라는 개념은 1997년 ACM의 VIS(proceeding of the 8th conference on visualization) 학회에서 Cox와 Ellsworth에 의해 처음 발표되었다. Cox는 그의 논문「Application-controlled demand paging for out-of-core visualization」에서 '더 이상 데이터 저장소에 담을 수 없는 사태를 맞이할 것이다'라고 문제를 제기하면서 빅 데이터 개념의 출발을 알렸다. 이후 메타그룹의 Doug Laney는 학문적인 관점에서 3V라고 하는 빅 데이터의 세 가지 특징을 속도(velocity), 대용량 데이터(volume), 다양성(variety)으로 정의하였다. 빅 데이터의 첫 번째 특징인 속도(velocity)는 데이터들이 거의 실시간에 가깝게 생산된다는 것을 의미한다. 두 번째 특징은 대용량의 데이터(volume)이다. 이는 데이터의 크기와 기록의 양 등이 현저하게 증가함을 의미한다. 마지막은 다양성(variety)이다. 과거에는 정형화된 데이터가 중심이 되어 각 정보들이 물건, 사건, 인물에 대한 정보 위주로 가공되었으나, 빅 데이터 시대에서는 비정형화된 데이터가 중심이 되어 오락, 일상생활 등 우리가 생활하는 거의 모든 분야에 관한 데이터를 이용한다. 추가적으로 2012년 Gartner(2012) 데이터 관리의 복잡성(complexity) 속성을 더하여 빅 데이터의 특징을 3VC로 새롭게 정의하였다.

빅 데이터의 생성원은 전통적인 판매관리, 거래명세서 등 각종 업무 관련 데이터 외에 각종 센서로 수집되는 센서 데이터, 인터넷 웹사이트 등에서 자동적으로 생성되는 접속 및 에러 데이터 그리고 사무실에서 생성되는 오피스 데이터 소비자 관련 데이터, 인터넷 웹사이트에서 생성되는 데이터, 멀티미디어 데이터, 소셜미디어 데이터까지 여러 가지 형식으로 축적된다. 빅 데이터 활용을 위한 기술 분야는 다음과 같다.

- 빅 데이터 수집 기술이라 할 수 있으며

- 빅 데이터 저장·관리 기술이고,
- 빅 데이터 전처리기술이라 할 수 있다.
- 빅 데이터 분석기술을 언급할 수 있으며,
- 지식 시각화 기술,
- 빅 데이터 공유기술이다.

최근 보건의료 분야에서도 텍스트나 이미지, 영상 등의 비구조화된 데이터가 원격 모니터링 디바이스를 통해 폭발적으로 증가하고 있으며, 이러한 빅 데이터의 활용 용이성을 높여 정밀치료 및 의료서비스 개선 등 막대한 관련 비용을 감할 것으로 전망되고 있다. 특히, 다양한 분석 도구를 이용한 모델의 개발을 통해, 고위험 및 저위험 환자군을 사전식별하고, 위험 환자에게 알림 서비스 등을 통해 재입원율을 획기적으로 개선할 수 있어, 그 효과는 의료서비스 전반에 영향을 미칠 수 있다.

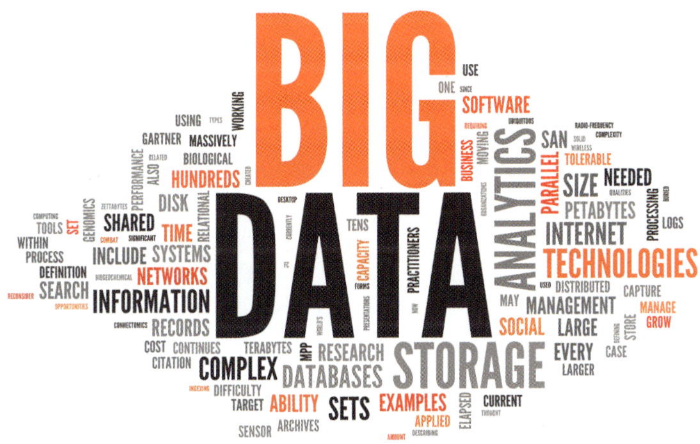

(그림 1-4-4) 빅 데이터의 기본 개념

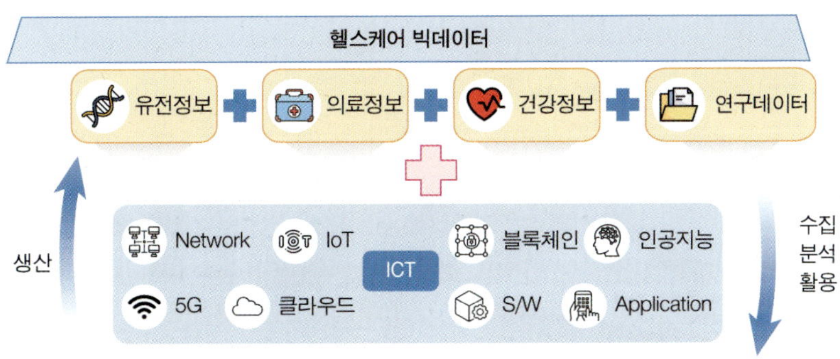

출처 : http://sciencemd.com/news/view.asp?idx=65726

(그림 1-4-5) 빅 데이터 기반 헬스케어

3) 3D프린팅

3D프린팅은 적층 가공 방식(additive manufacturing)으로 물체의 모양을 0.016mm~0.1mm의 아주 얇은 두께로 한 층씩 쌓아 올려 형태를 만들어 내는 가공 방식이다. 재료는 액체·파우더 형태의 수지, 금속 등이 있으며 최근에는 소재 기술의 발달로 그 종류가 점차 다양해지고 있다. 기존의 제조 방법인 절삭가공 방식(subtractive manufacturing)은 재료를 레이저나 기계 가공을 이용해 자르거나 깎아서 제품을 만들었다면 적층 가공 방식은 3차원 영상을 토대로 재료에 레이저나 열을 가해 굳혀가며 신속히 조형하는 방식이다. 기존의 절삭가공 방식은 제조과정이 복잡하고 재료의 낭비가 많다는 단점이 있으나 적층 가공 방식은 중간과정 없이 모형을 한 번에 만들 수 있으며 재료의 소실 없이 필요한 만큼만 제품을 제작할 수 있다. 또한, 3D모델링 또는 CAD(computer-aided design)를 이용한 3차원 데이터를 통해 제품을 생산하기 때문에 제품의 형태가 다양하며 다품종·소량 생산이 가능하다.

의료 3D프린팅은 4가지 핵심 분야로 나눌 수 있다. 3D디자인 변환, 3D스캐닝, 3D디자인 SW 등을 포함한 모델링 분야와 모델링 작업에서 얻어진 3D 이미지를 3D프린터를 통해 실제 제품으로 만드는 프린팅 분야, 프린팅된 제품을 착색, 연마, 표면재료 증착기술 등을 통해 매

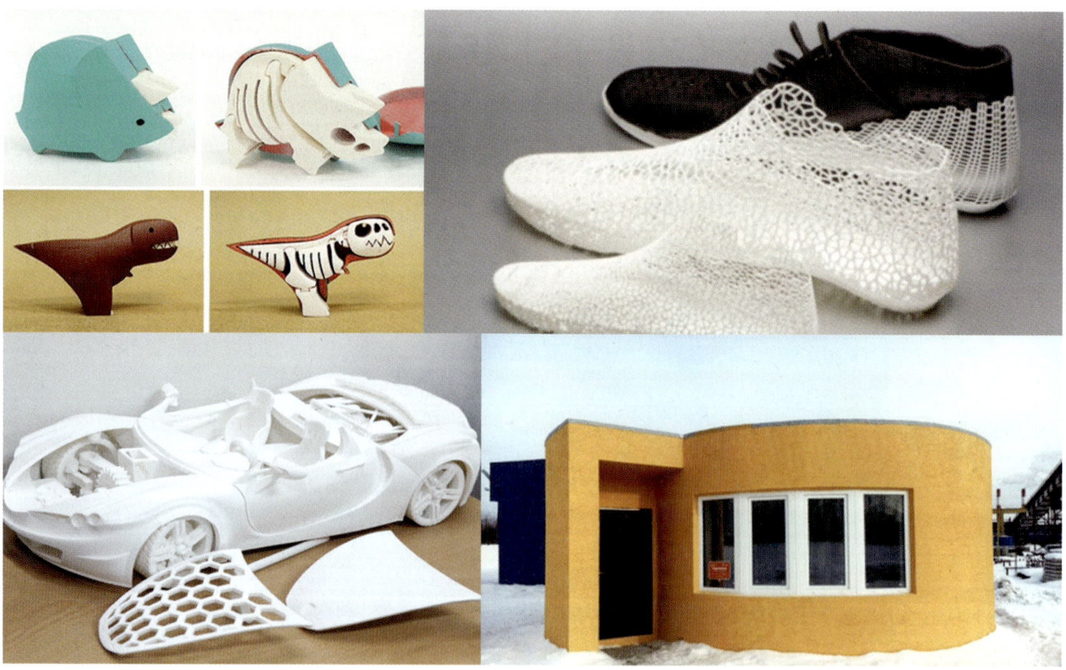

출처 : https://double-whisky.tistory.com/13

(그림 1-4-6) 3D프린팅 제품

끄럽게 다듬는 후처리 분야, 마지막으로 3D 프린터의 특성에 맞는 적정 융점 및 경화 제어기술 등을 포함한 소재 분야로 나뉜다. 소재의 경우 3D 프린터의 레이저 및 열의 강도에 따라 다양한 특성을 가진다.

3D프린팅의 의료계 응용 분야로는 정밀의료기기, 재활 의료 및 의료교육, 생체 삽입형 의료기기, 기능성 장기 및 재생의료 분야로 나눌 수 있다. 해외에서는 인공 두개골, 인공뼈 등의 생체 삽입형 의료기기 제작에 대한 내용이 보고되고 있으며 의수·의족 등의 재활 의료 및 수술용 가이드 및 신체 모형 등의 정밀의료기기 분야에 활용성이 증대되고 있다. 향후, 줄기세포 기술과의 융합을 통한 기능성 장기(인공혈관, 인공장기 등)에 대한 기대감이 커지면서 관련분야의 연구가 활발히 진행 중이다.

4) 가상현실

가상현실(Virtual reality; VR)이라는 단어에는 '실제가 아닌 결과로 존재하는것(vietual)', '거짓으로 생각되는 것'이라는 의미가 있다. 그러나 대부분의 가상현실은 컴퓨터로 구현하는 3차원, 혹은 그래픽이나 영상을 통한 가상공간을 의미한다. 가상의 공간에서는 걸어 다닌다거나 사물을 들어서 회전시켜 보는 등의 상호작용이 있어야 하며, 이러한 경험은 실제 그곳에 있는 것과 같은 체험을 제공한다. 그러나 우리가 실제로 있는 곳은 컴퓨터 내부의 가상공간이 아니라 바로 컴퓨터 앞에 있는 것이다.

가상현실은 컴퓨터를 통하여 인공적인 가상세계를 구현하여 사용자가 느끼기에 실제와 같은 경험을 제공하는 것이다(예: 가상도시, 가상 달여행 등). 실제감이란 인간의 오감과 관련된 신경으로의 자극 자체의 충실도(fidelity)를 의미하는데, 가상현실은 컴퓨터 그래픽스, 각종 디스플레이 장치, 실제 이미지 등을 활용한 실제에 가까운 시각화, 3차원 음향 등의 기술을 이용한 청각 자극, 피부의 접촉이나 물체의 역학을 느끼게 하는 햅틱 기술, 인공향기를 이용한 후각의 자극, 사용자로 하여금 가상환경과 자연스럽게 교류를 가능하게 하는 상호작용 기술 등을 이용하여 모의실험을 하는 것이다. 가상현실은 기존에는 수술 실습이나 탱크, 항공기의 조종법 훈련으로 사용되었으나, 가상현실 실감 콘텐츠를 편리하게 즐길 수 있는 머리 장착용 HMD(head mounted device) 타입의 모바일 디바이스가 등장해 다양한 분야에서 적용되고 있다.

최근 들어 가상현실의 응용 분야로 의료 및 헬스케어가 각광을 받고 있다. 고령화 시대의 도래와 경쟁 심화로 인한 심리 질환 등 의료서비스 수요 증가에 대응하기 위한 의료전문가 육성 및 심리치료 대안으로 가상현실 기술이 부상하고 있다. 미국과 유럽에서는 사회불안, 비행공포증, 대화 공포증 등을 가진 환자의 인지행동요법에 가상현실을 이용한 치료법이 적용되고 있다. 또한 가상현실은 수술, 치료, 재활 등 의료 전 영역으로 적용 범위가 확대되고 있다. 가상현실을 이용하면 가상 환자나 장기를 구현하여 수련 교육이 가능하며, 의료진이 수술 전 적합한 계획을 세우고 사전에 테스트할 수 있고, 한 명의 의료진이 다수의 의료서비스 수요에 대한 대응이 가능하기 때문에 일대일 대면 치료 방식의 심리치료 및 재활치료에 가상현실 기술을 활용하기도 한다.

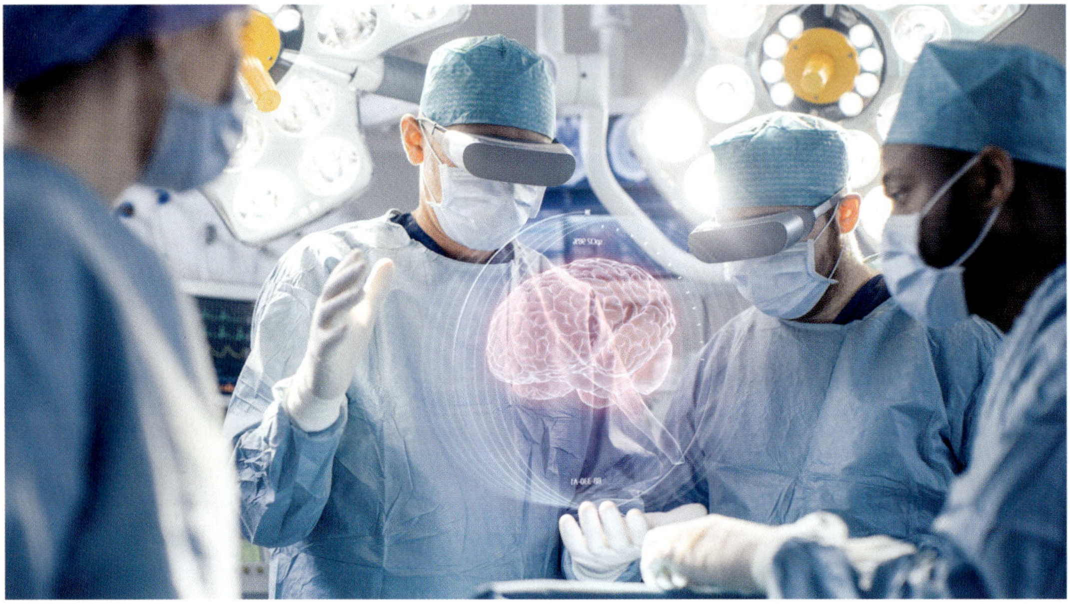

(그림 1-4-7) VR, 의료계서 환자 수술 시뮬레이션

5) 증강현실

증강현실(Augmented reality; AR)은 가상현실에서 파생한 것으로 현실 세계에 이미지, 모션 애니메이션, 오디오 등의 다양한 정보를 포함하는 가상의 객체를 겹쳐 보여줌으로써 증강현실 사용자로 하여금 가상의 객체가 현실에 존재하는 것처럼 보이도록 하는 실제와 가상의 영상 혼합을 뜻한다. 사용자가 눈으로 보는 현실 세계에 부가적인 정보를 갖는 가상세계를 합쳐 하나의 영상으로 제공함으로써 사용자에게 보다 향상된 몰입감과 현실감을 제공하는 기술이다.

증강현실은 크게 세 가지 기술로 구현된다. 첫째, 추적(tracking) 기술로, 현실 세계에 있는 객체의 위치, 방향, 움직임 등을 알아내는 기술이다. 둘째, 컴퓨터그래픽 기술로, 추적기술로부터 제공받은 현실 세계 객체에 가상의 객체를 정확한 위치에 표현하게 하는 기술이다. 마지막은 사용자 인터페이스(User interface; UI) 기술로, 현실 세계에 컴퓨터 그래픽으로 구현한 가상의 객체를 겹쳐 표현한 결과를 사용자에게 보여주는 디스플레이 디바이스를 포함한다. 증강현실은 사용자가 입력한 현실 세계와 그래픽 기술이 제공하는 가상세계의 영상을 디바이스에 디스플레이 해주는 상호작용(interaction)을 통해 구현된다. 현실 세계 영상이 입력(input)되면 현실 세계 영상의 특징을 감지 및 검출(detection)하고 센서 기반이나, 영상 기반으로 목표 현실 세계 영상을 추적(tracking)하게 된다. 추적된 목표 영상에 사용자가 원하는 가상세계의 영상을 중첩한 후 렌더링(rendering)하여 완성된 증강현실 영상을 사용자의 디바이스에 시각적으로 표현한다.

증강현실 기술의 요소기술은 디스플레이, 마커 인식, 영상합성 인터페이스로서 구성할 수 있다. 디스플레이 기술은 가장 일반적으로 사용되는 디스플레이인 머리에 착용하는 HMD 및 이동성이 편리한 Non HMD(non head mounted device)인 Hand-Held 등의 하드웨어로 구성된 모니터링 기술로서 구현되고 있다. 또한, 카메라로 얻어진 영상으로부터 현실 세계의 지점 또는 물체에 대한 3차원 좌표를 확보하여 화면 위에 가상공간의 물체를 나타내기 위한 마커 인식 기술, 그리고 실제와 가상을 합쳐서 시각적인 불일치를 줄이기 위해 가상 물체와 좌표를 정확히 일치시켜 이질감 없이 부드럽게 정합 되는 것이 중요한 영상합성을 통한 사용자 인터페이스 기술이 증강현실 기술의 요소기술이라고 할 수 있을 것이다. 최근 이러한 증강현실 기술은 특히 의료분야에서 다양한 방식으로 응용되고 있으며, 이미지 가이드 수술(image-guide operation), 수술 교육 훈련, 영상 진단학, 재활의학, 신경과학 영역에서 많은 연구가 진행되고 있다.

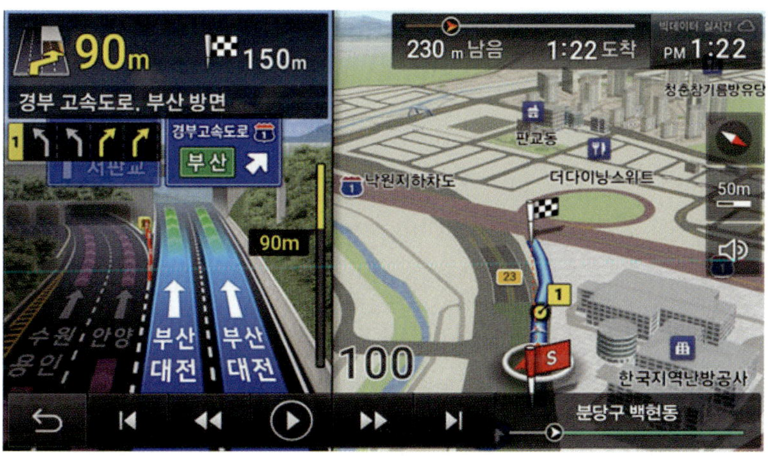

출처 : https://www.bodnara.co.kr/bbs/article.html?num=161995

(그림 1-4-8) AR 제품

6) 메타버스

메타버스(metaverse)는 '가상', '초월' 등을 뜻하는 영어 단어 '메타(meta)'와 우주를 뜻하는 '유니버스(universe)'의 합성어로, 현실 세계와 같은 사회·경제·문화 활동이 이루어지는 3차원의 가상세계를 가리킨다. 메타버스는 가상현실보다 한 단계 더 진화한 개념으로 아바타를 활용해 단지 게임이나 가상현실을 즐기는 데 그치지 않고 실제 현실과 같은 사회·문화적 활동을 할 수 있다는 특징이 있다.

메타버스 플랫폼은 개인이 사용할 수 없는 구현 요소들을 제공함과 동시에 사용자가 메타버스를 구현할 수 있는 형태와 오프라인 세계의 활동을 온라인에서도 할 수 있도록 프레임을 제공하는 형태로 크게 나뉜다. 언택트 시대를 맞아 실제 세계의 활동을 온라인으로 대체하는 서비스의 제공이 필수적이며 학습자 중심의 교육과정 및 새로운 학습 공간의 구현 측면에서 사용자 제작형 메타버스 플랫폼 또한 큰 의미를 가지게 된다.

대표적인 메타버스 플랫폼으로 제페토(Zepeto), 로블록스(Roblox), 이프랜드(Ifland), 스페이셜(Spatial), 게더타운(Gather Town) 등이 있다. 제페토(Zepeto)는 다양한 언어를 지원하지만 국내 기업에서 제작하여 한글 적용이 잘 되어있다는 점에서 강점이 있다.

로블록스(Roblox)는 제페토와 마찬가지로 제작 자유도가 높은 메타버스 구현 플랫폼이다. 한글 지원을 어느 정도 제공하지만 디벨로퍼(Developer)에 게시되는 기사, 레퍼런스 등 구현되지 않은 부분도 많다. 'Roblox Studio'라는 자체 제작 메타버스 구현 툴을 제공하여 '누구나 만들 수 있는 메타버스'의 캐치프레이즈를 이어나가고 있다. 제페토와 달리 스튜디오에 이미 사용자 참여, 채팅, 음성 채팅, 리더보드 등의 기능을 넣어두어 따로 코딩을 하지 않아도 된다는 것이 강점이다. 자체적으로 지원하는 교육 프로그램이 있어 메타버스 개발협력 학습활동 구성이 가능하며, 학생들이 따라 할 수 있는 기본 코딩 사용지침서가 많다.

이프랜드는 SKT에서 개발한 메타버스 플랫폼이다. 국내 기업에서 제작되어 한글 지원이 용이하며, 이미 만들어진 템플릿 월드를 많이 제공하여 '방'의 개설이 쉽다. 음성지원과 이미지 파일 공유 등의 기능을 제공하여 회의 및 세미나 진행에 특화되어 있다. 스크립트 코딩 등 제작기능을 제공하고 있지는 않기 때문에 메타버스 자체를 활용한 콘텐츠가 아닌, 다양한 인재를 초청하여 강연을 제공하는 세미나 형태의 콘텐츠를 주로 찾아볼 수 있다. 한 월드의 최대 수용 인원이 130명이라는 점에서 다수가 참여하는 회의 및 토론, 수업 진행에 강점을 보인다.

스페이셜(Spatial)은 가상현실 기반의 협업 플랫폼이다. 거의 모든 형식의 파일과 스크린 공유가 가능하며, 공유한 스크린 위에 메모 등을 할 수 있는 보드 기능을 제공한다. 회의룸 안에서 브라우저 사용이 가능하여 검색을 할 수 있고 2D 파일은 물론 3D 모델 파일의 업로드 및 일부 편집이 가능하다. 웨어러블 VR 기기, 모바일 및 웹 환경에서 모두 사용할 수 있다. 따로 코딩이 가능하지 않지만, 가상 회의 공간에서 진행할 수 있는 협업 플랫폼으로서는 잘 알려져 있다. 교육, 놀이뿐 아니라 이미지 및 모델 구현이 자유로운 특징으로 인해 다양한 미술 작품이 올라오고 판매되는 등의 현상이 일어나고 있다.

게더타운(Gather Town)은 다른 예시 플랫폼과 달리 2D 플랫폼을 제공한다. 프로그램 내 라이브러리에 다양한 오브젝트들을 제공하여 사용자가 자유롭게 공간을 커스터마이징(customizing)할 수 있다. 다른 플랫폼과는 달리 다운로드가 필요 없으며, 바로 웹에서 동작한다. 현실처럼 아바타 간 거리가 가까워졌을 때 화상 채팅 기능이 켜지도록 하여 기존 원격 화상 회의 플랫폼의 단점을 보완했다.

메타버스 제작·구현 플랫폼의 활용 영역이 게임을 넘어 전 산업에 확대 중이며, 진화된 플랫폼도 지속적으로 등장하고 있다. 의료분야에서의 메타버스 도입에 발맞춰 딥노이드는 의료인들의 교육 및 연구, 향후 비대면 의료 사업이 가능한 메타버스 플랫폼을 구축할 계획이다.

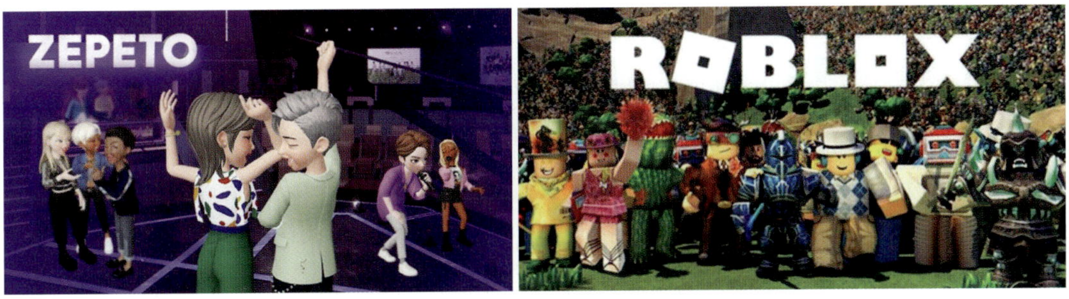

출처 : https://m.blog.naver.com/mechoi0210/222582162106

(그림 1-4-9) 메타버스(제페토와 로블록스) 제품

7) 클라우드 컴퓨팅

클라우드 컴퓨팅은 사용자가 사용하려는 서버, 네트워크, 스토리지 등의 컴퓨팅 자원을 자신이 직접 인프라를 구축하지 않고서도 제3의 인프라를 이용하여 구름(cloud)을 형성한 듯 마치 자신의 컴퓨터처럼 자유롭게 사용하는 형태의 개념이고 사용량에 따라 비용을 지불하는 서비스 형태의 분산 컴퓨팅 환경이라고 할 수 있다.

클라우드 기반 건강관리 플랫폼은 대규모의 신뢰성 있는 서비스 및 운영과 확정 가능한 인프라 지원을 기반으로 한다. 개발에 필요한 공동서비스를 제공할 수 있는 플랫폼을 기반으로 개발 언어 및 프레임워크(framework)를 제공하고 기타 서비스에 대한 개방성을 제공하는 검증된 클라우드 개발 플랫폼을 지원한다. 클라우드 인프라와 플랫폼 기반으로 건강관리 특화된 커뮤니티 클라우드를 구축하며 헬스케어와 ICT의 융합 서비스를 제공한다.

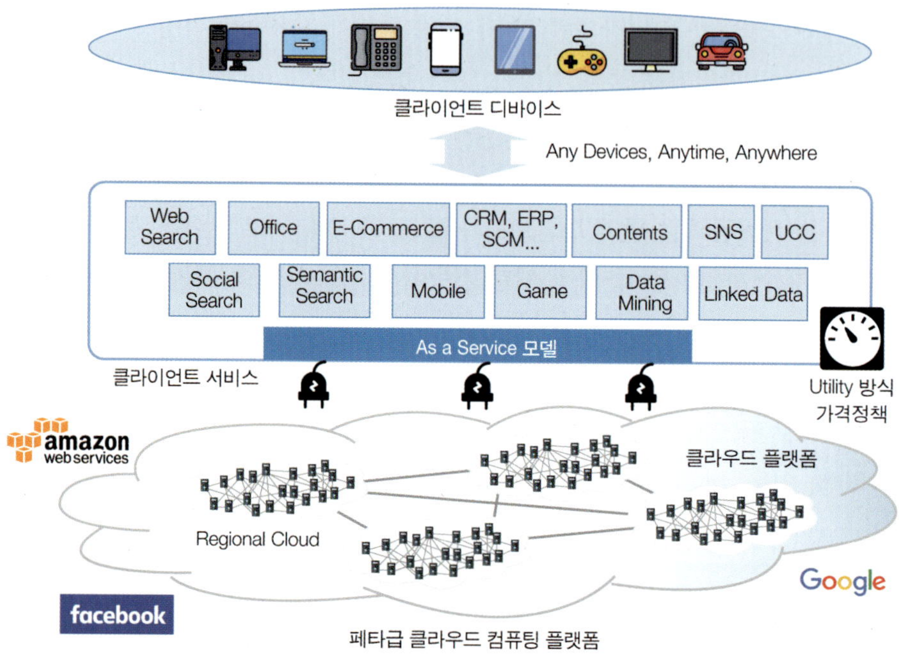

〈클라우드 컴퓨팅 개념도〉

3가지 Service Models	4가지 Deployment Models	5가지 특징
· IaaS(Infrastructure as a Service) · PaaS(Platform as a Service) · SaaS(Software as a Service)	· Public Cloud · Hybrid Cloud · Community Cloud · Private Cloud	· 사용자 중심 서비스 · 네트워크 접근 · 신속한 서비스 제공 · 계량 가능한 서비스 · 컴퓨팅 자원 공유

출처 : https://blog.lgcns.com/804

(그림 1-4-10) 클라우드 컴퓨팅 개념도

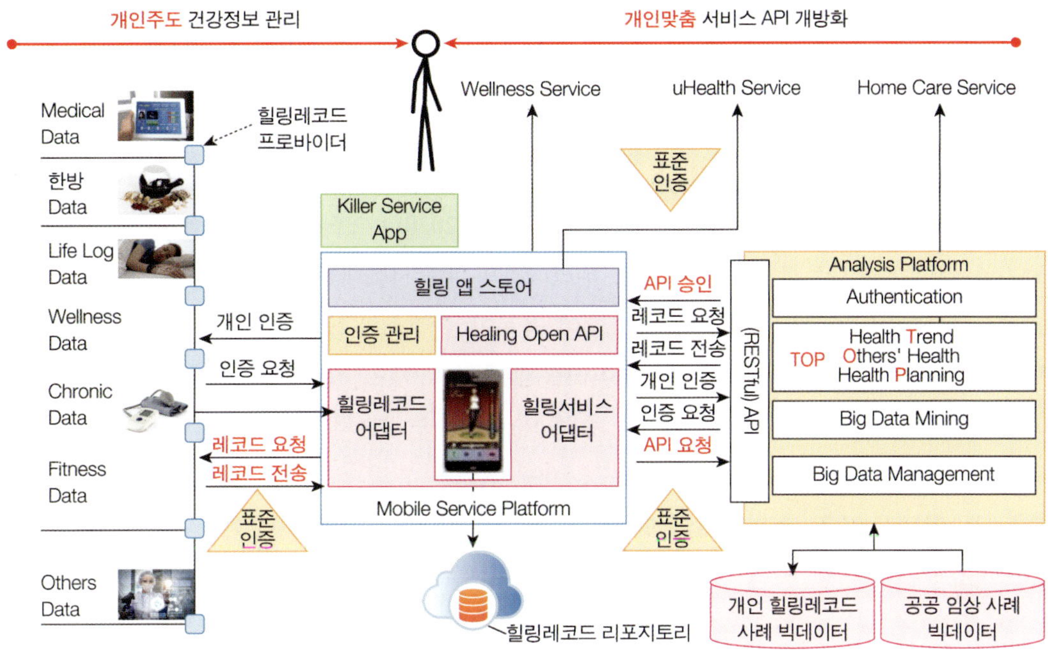

출처 : https://ettrends.etri.re.kr/ettrends/155/0905002080/0905002080.html#!po=85.0000

(그림 1-4-11) 클라우드 건강관리 플랫폼

8) 인공지능과 딥러닝

인공지능(Artificial intelligence; AI)은 인간의 학습능력, 추론능력, 지각능력이 필요한 작업을 할 수 있도록 컴퓨터 시스템을 구현하려는 컴퓨터 과학의 세부 분야 중 하나이다. 인공지능은 지능을 갖고 있는 기능을 갖춘 컴퓨터 시스템이며, 인간의 지능을 기계 등에 인공적으로 시연한 것이다. 인공지능은 크게 제조업용과 서비스용으로 분류되고, 서비스용은 다시 의료, 건설, 구조, 보안 등 분야에 이용되는 전문서비스용과 가사, 장애인 보조, 교육, 정보 제공 등 분야에 이용되는 개인 서비스용으로 구분된다.

딥러닝(deep learning)은 사람의 뇌 구조를 모방해 만든 심층신경망(Deep neural network; DNN)을 활용한 기계학습 분야의 기술을 말하며, 유사한 데이터를 군집화하거나 분류하는데 사용된다. 이는 오픈 플랫폼 구축으로 많은 양의 데이터를 확보할 수 있게 되고 이와 함께 컴퓨터 기술이 발전했기 때문이다. 요즘 의료현장에서는 방사선 사진, 초음파, CT, MRI, PET 등 다양한 의료 진단기기를 이용하면서 질병의 조기 진단과 치료가 가능해졌다. 하지만 이 같은 진단기기를 이용하는 환자 수가 증가한 것에 비해 의료진 수는 부족하고, 인간의 부정확한 판독 또는 의료진 판독 편차가 생기면서 오진이 발생할 수 있다. 질병 진단을 위해 인공지능을 도입함으로써 이런 문제점을 보완하기 위한 시도가 나타나고 있다. 인간보다 빠르고 정확한 인공지능을 활용하면 치명적인 간과를 줄일 수 있다. 이런 이유로 미국과 일본, 일부 EU 국가에서는 의료기관에서 이미 인공지능 기술을 활용하고 있거나 자체적으로 기술을 개발하기 위해 적극적으로 투자하고 있다.

최근 조사 결과에 따르면 국내 인공지능 시장은 2020년 2조 2,000억원에서 2030년 27조 5,000억원으로 성장할 것으로 예측된다. 우리나라의 분당서울대병원은 의료 연구 산업의 혁신을 선도하겠다는 의지를 표명하고 '헬스케어 융복합 클러스터'를 조성하기로 했다. 융복합 의료기기, 헬스케어 ICT, 재생의학, 빅 데이터를 활용한 바이오신약 연구 등에 나서겠다는 것이다. 헬스케어 클러스터의 구축과 확장을 통해 의료복합 연구단지의 경쟁력을 확보할 계획이다. 또한, 세브란스병원은「스타트업 세브란스 100」선언을 통해 급변하는 의료서비스의 100년을 내다보는 인프라 구축, 정밀의료와 인공지능 시대를 준비하는 R&D, 세계적인 헬스케어 클러스터 마스터플랜 구현 등의 추진을 밝혔다. 서울성모병원도 미래 의료시장을 주도할 '인공지능 암 치료기술' 등 연구의 사업화를 중점 추진하기로 했다. 이는 그동안 유효성이 입증된 암 치료기술에 '구글 알파고'처럼 무수한 치료 데이터를 가진 인공지능을 접목하는 방식이다. 가천대 길병원이 유일하게 암 진단 및 치료를 돕는 인공지능 소프트웨어로 IBM의 왓슨 포 온

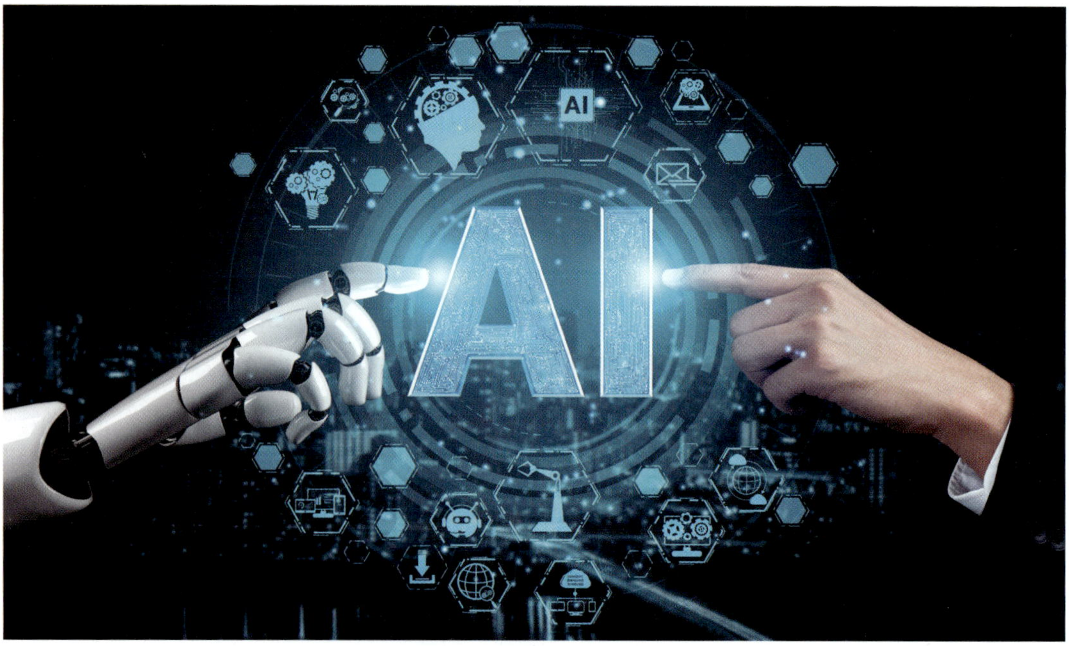

(그림 1-4-12) 인공지능

콜로지(watson for oncology)를 국내 처음으로 도입하여 2016년 12월 인공지능을 이용한 암 환자 진료를 본격 시작했다. 왓슨은 환자의 영상 기록과 검사 결과 등을 대입하면 30초 이내에 최적의 치료 방법 몇 가지를 제안하여 의사가 암 환자들에게 데이터에 근거한 맞춤형 치료 방법을 제공할 수 있도록 지원하는 역할을 한다. 2019년 왓슨 포 지노믹스(watson for genomics)를 추가로 도입하여 정밀의학 연구에 적용하고 있다.

우리나라는 최근 들어 컴퓨터를 활용한 영상진단 시장에 진입했다. 의료분야에서 인공지능을 활용한 국내 대표적인 스타트업 기업으로 뷰노와 루닛을 꼽을 수 있다. 뷰노는 CT와 MRI 등 의료 영상과 진단 자료를 분석해 환자의 폐 질환 여부를 스스로 판단한다. 이 기술을 바탕으로 서울아산병원, 삼성서울병원, 서울성모병원 등과 함께 진단 보조 소프트웨어를 개발하고 있다. 루닛은 인공지능 영상인식 기술을 이용해 가슴과 유방 엑스레이 사진에서 폐질환과 유방암을 진단하는 기술을 개발하고 있으며 90% 이상의 정확도를 보이고 있다. 루닛은 병원의 엑스레이 사진을 판독한 후 딥러닝을 통해 정확도를 높혔다.

9) 의료로봇

의료로봇(medical robot)이란 의료 현장의 다양한 분야에 로봇 기술을 융합하여 보다 안전하고 편리한 의료서비스를 제공하는 시스템으로, 식품의약품안전처에서는 '로봇 기술을 사용하는 의료용 기기 또는 시스템', 지능형 로봇 표준포럼 의료로봇분과위원회는 '의료기기로 사용하기 위한 로봇 또는 로봇 장치(robot or a robotic device intended to be used as a medical device)'로 정의하고 있다.

의료용 로봇은 '전문서비스용 로봇', 의료로봇'으로 분류되고 목적 및 용도에 따라 다양하게 세분화된다. 기능적으로는 크게 수술 로봇, 수술시뮬레이터, 재활 로봇, 마이크로 의료로봇, 기타 의료로봇으로 분류되고 있다.

수술 로봇(surgery robot)은 수술/시술(surgery/surgical invention)의 전 과정 또는 일부를 의사 대신 또는 함께 작업하는 로봇으로 의사의 통제하에 수술 부위의 위치 파악·절개·절골·제거·삽입 및 고정 등을 수행하는 의료기기를 의미한다. 의학적 응용 분야는 복강경 수술, 미세수술, 중재 시술, 소화기내과, 카테터(catheter) 등을 포함하는 모든 분야를 대상으로 정밀도가 요구되는 특수 시술 영역에서 사용이 점차 확대되고 있다.

수술 보조 로봇(surgery assistant robot)은 의사의 명령에 따라 수술을 보조하거나 영상 가이드를 제공하는 로봇으로 미세 조작 기능이 가능하고 시술자의 동작 보조, 영상정보 등 수술 부위의 기하학적 정보 기반으로 수술의 정밀도, 정확도 및 편의를 향상시켜 시술의 각종 기능적, 정보적 보조 기능을 수행하는 로봇 시스템을 통칭한다.

수술시뮬레이터(surgery simulator)는 자기공명영상(MRI)이나 컴퓨터단층촬영(CT)영상 등을 이용해 모델링 된 가상의 환자 영상과 수술 도구의 영상으로 구성된 수술 연습용 로봇으로 수술에 대한 숙련도를 높이고 수술계획을 세우거나 사전 검증을 하기 위한 용도로 사용된다.

재활로봇(rehabilitation robot)은 장애자나 노년층의 재활치료와 일상생활을 도와주는 로봇 시스템으로 단순히 신체를 지지해주는 역할을 넘어 중증 환자나 노인의 신체 움직임을 향상시켜 빠른 시일 내에 회복하여 주요 기능을 수행하고 장애자의 장애를 극복하여 독립적인 생활을 가능하게 할 수 있는 특정 기능의 로봇을 의미한다.

의료로봇으로는 진단 로봇, 간호 로봇이나 안내 로봇, 원격진료 로봇 등이 있다. 진단 로봇은 나노 센서(nano sensor) 및 로봇 시스템을 활용하여 기존의 복잡한 검사 절차 없이 피검자의 검체 및 간단한 생체정보만으로 건강진단 결과를 제공할 수 있다. 간호·간병 로봇은 현재의 간호·간병인력을 도와 수술이나 치료를 받는 환자를 보살피는 로봇으로 정확한 투약을 돕고 간병하는 등 수술 후 효율적인 관리가 가능하도록 환자를 도움으로써 편의를 제공하는 여러 가지 기능을 포함하는 로봇을 의미한다. 원격진료 로봇은 원거리에서 임상 헬스케어를 제공하기 위해 원거리 통신 및 정보 분석 기술을 이용해 진료 서비스를 제공할 수 있는 시스템을 갖춘 로봇을 의미한다.

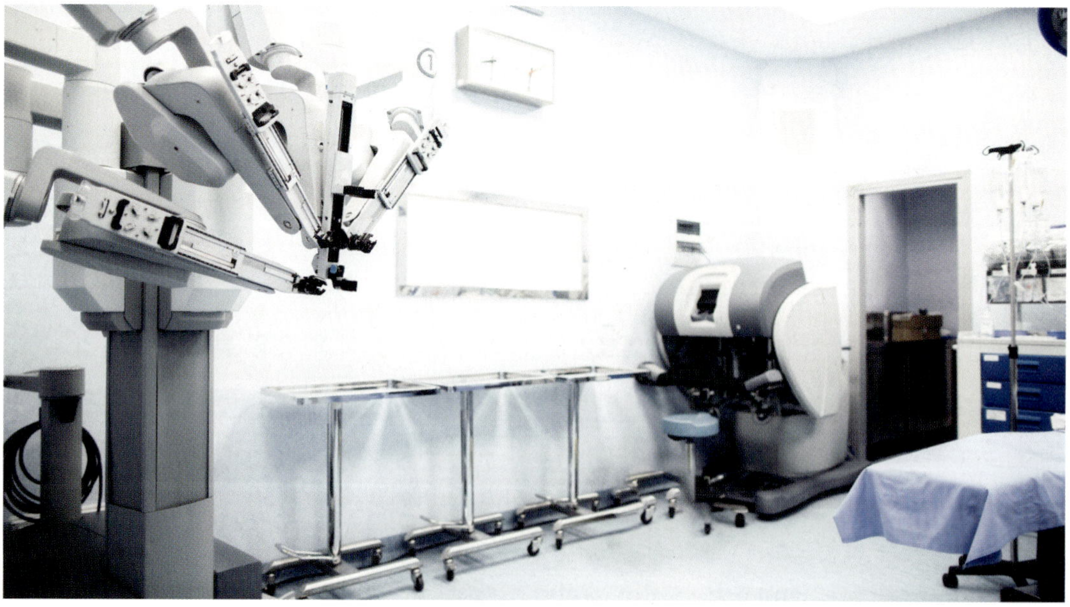

(그림 1-4-13) 의료로봇

의료용 로봇은 환자에게 수술 및 치료의 효과를 높여주고 수술시간 및 치료 기간을 단축시켜 육체적, 정신적 부담을 덜어줄 수 있다. 또한, 로봇 의료기기를 이용하여 시술·수술하는 경우, 흉터를 최소화하여 미용상 만족도를 높일 수 있다. 의료진의 측면에서는 수술 시 떨림 현상 및 피로감을 줄여주어 보다 정확한 시술을 가능하게 한다. 병원 차원에서도 의료용 로봇의 활용으로 치료 효과를 극대화하여 입원 및 치료 기간을 감축시키고 환자의 만족도를 향상시킴으로써 경제적 이익은 물론 홍보 효과를 얻을 수 있는 이점이 존재한다.

R.E.F.E.R.E.N.C.E

- 김미정 외. 보건의료정보기술. 경기도: 수문사; 2021.
- 김민구. 4차 산업혁명, 비즈니스 트렌드. 정보문화사; 2017.
- 김상균. 메타버스 디지털 지구, 뜨는 것들의 세상. 플랜비디자인; 2020.
- 기술동향브리프 [빅데이터]. 한국과학기술평가관리원; 2018.
- 고응남. New 정보통신개론. 서울: 한빛아카데미; 2015.
- 네이버. www.naver.com
- 박현애 외. 최신 간호정보학. 2판. 현문사; 2017.
- 서문경애·김지현 등. 간호관리학. 현문사; 2021.
- 이혜자·김연하·남경동·양옥렬·이혜진·최순옥. 알기 쉬운 간호정보학. 계축문화사; 2018.
- 이은미, 서정숙, 이혜원. 보건의료정보관리학. 서울: 에듀팩토리; 2022.
- 이경미 외. 보건의료정보관리학. 경기도: 메디시언; 2021.
- 유튜브. www.youtube.com
- 윤강재, 송태민, 최성은, 정연, 이기호. 정보통신기술(ICT)과 보건의료서비스 융합 활성화를 위한 정책과제. 한국보건사회연구원; 2016.
- 최신간호정보학. 박현애, 조인숙, 김영아, 김은영, 김정아, 김정은 등. 현문사; 2012.
- 채영문·박주희·이혜자·조경원. 보건의료분야의 시스템분석과 설계. 수문사; 2010.
- 한국의료정보교육협회. 보건의료정보학. 서울: 에듀팩토리; 2015.
- 홍준현, 부유경. 보건의료정보관리학 제11판. 서울: 고문사; 2022.
- 4차 산업혁명과 보건산업 패러다임의 변화. 보건산업진흥원; 2016.
- Britt, P. Protecting private information. Information Today 2005;22(5):1-8.
- Campbell, J., Kleeman, D., Ma, W. The good and not so good of enforcing password composition rules. Information Systems Security 2007;16(1):2-8.
- Kathleen J. T., Jone T., Barbara A. H. Welcome to the virtual classroom: How technology is transforming nursing education in the 21st century. Nursing informatics, Nursing Administration Quaterly 2003;2791:83-86.
- Stephanie N,. Sharon F. Fostering learning through interprofessional virtual reality simulation development. Nursing Education Perspectives 2015;36(5):335-33.

05

P·A·R·T

보건의료용어와 분류체계

학습목표

- 보건의료용어 표준화의 필요성을 이해한다.
- 보건의료용어분류체계를 이해하고 각 분류체계의 특징을 설명한다.
- 간호용어분류체계를 이해하고 각 분류체계의 특징을 설명한다.

P·A·R·T 5

보건의료용어와 분류체계

I 보건의료용어 정의 및 표준화

1. 표준화된 용어의 필요성

보건의료분야에서 다양한 전문가들이 환자나 대상자들의 건강문제를 다루는 과정에서 사용하는 동일한 용어도 직종 간 의미가 서로 다르게 사용될 수 있다. 보건의료용어가 의사소통 시 의미가 다르게 전달될 가능성을 줄이기 위해서는 용어 표준화가 선행되어야 한다. 또한 컴퓨터화된 정보시스템의 도입과 사용 증가로 환자간호를 표현하기 위해 사용할 구조화되고 관리되는 용어가 필요하다. 의료기관마다 사용하는 용어나 서식 등을 자체적으로 개발하여 적용하게 되면 막대한 시간과 비용이 소요되고, 생산된 데이터를 다른 의료기관과 공유할 수 없으므로 근거 중심 임상연구 활성화가 제한되고 국제적인 통계 비교가 어렵게 될 뿐 아니라, 빅데이터를 활용한 신의료기술의 개발 및 발전을 저해할 수도 있기 때문에 보건의료용어의 표준화가 마련되어야 한다.

우리나라는 의료기관의 전자의무기록(Electronic medical record; EMR) 구축 비율이 매우 높은 수준으로 정보화는 향상되었으나 각 의료기관별 표준화가 되어 있지 않아 의료기관별 정보의 호환이 어려운 실정이다. 따라서 보건의료정보시스템에서 효과적으로 정보를 교환하고 공유하기 위한 가장 기본적인 요건은 주고받는 정보를 애매모호하지 않게 정확하게 표현하여 전달하는 것이다. 이를 위해서는 서로 분명하게 이해되는 의미와 함께 구조화된 정보의 표준화된 코딩이 필요하다. 표준화된 코딩을 위해서는 표준용어가 필요하다.

Ⅱ 표준용어체계

1. 표준용어 개념

표준용어(standard terminology)는 특정 분야에 있는 사람들이 사용하는 용어를 같은 의미로 이해할 수 있도록 합의된 정의를 가지며, 용어개발 지침에 따라 개발 및 권위 있는 기관에 의해 승인된 구조화된 용어이다. 표준용어체계는 보건의료정보시스템에서 임상의사결정과 진료과정 및 결과를 평가하는 다양한 응용프로그램에서 사용할 수 있는 타당하고 비교 가능한 데이터에 대한 요구에 의해 사용한다. 또한 임상연구, 중재연구, 효과 비교연구, 실무기반 지식탐색, 보건의료정책개발 등의 목적에 필요한 자료의 이차활용을 위해 사용한다. 표준용어체계의 중요성에도 불구하고 보건의료용어 표준화의 문제가 해결되지 않고 있는 이유는 첫째, 여러 전문분야 별 용어체계 개발로 이미 중복되는 대량의 코드와 용어가 존재하기 때문이다. 둘째, 기존 용어체계 대부분이 컴퓨터보다 인간이 이해할 수 있는 용어와 정의를 우선 제공하도록 개발되었다는 점이다. 그러나 인간이 이해하는 지식이 간혹 컴퓨터가 이해할 수 있을 정도로 분명하거나 명료하지 않아서 개발된 용어체계가 오늘날 의료정보시스템이 필요로 하는 자료요구와 맞지 않는 경우가 있다.

2. 용어체계

의료분야에서는 용어체계와 분류체계를 구분하지 않고 사용하지만, 용어체계는 실무에서 사용하는 용어세트로 개념과 개념의 정의, 동의어로 구성된 체계를 말한다. 분류체계는 개발 목적에 맞게 정해진 규칙에 따라 명명한 범주체계를 말한다. 분류체계는 계층적 코딩체계로 구성되어 있고 주로 통계 수집 목적으로 개발되었다. 의료용어체계는 환자상태와 의료인의 활동을 서술하는 데 필요한 용어체계로 크게 어휘(vocabulary)라고도 하는 인터페이스(interface) 용어, 참조(reference)용어, 집합(aggregate)용어로 구분한다. 이들 용어체계를 자세히 살펴보면 다음과 같다.

1) 인터페이스 용어

인터페이스 용어(interface terminology)는 특정 영역 용어 사용자 관점에서 기술하기 위해 사용하고 있는 모든 단어, 구, 문장의 목록으로, 보건의료에서는 의료서비스 제공자들이 환자를 진료하는 과정에 환자의 건강 문제, 제공한 서비스와 환자 결과를 기록하는 데 사용하는 단어, 구, 문장 모음을 말한다. 애플리케이션 용어 집합(application terminologies)이라고도 하며 전자건강기록시스템 인터페이스에 효율적이며 구조화된 임상 기록을 포함시키기 위해 설계되었다. 또한, 전자건강기록에 내용을 기입할 때 사전에 설정된 하부 집합 또는 선택 목록을 제시해서 자료 입력과 표준화를 가능하게 하는 데에 사용된다. 선택 목록의 용어들은 대개 참고용어 집합에서 선정한다.

임상 인터페이스 용어 집합은 의료인이 컴퓨터 프로그램에 환자 관련 정보를 입력하는 작업을 돕는 의료 관련 어구의 체계적 집합이다. 또 컴퓨터에 저장된 환자 정보를 사람이 읽을 수 있는 간단한 문장으로 바꾸어 의료인에게 보여 준다. 그러므로 환자의 기록에 대한 의료인의 개념화, 그리고 임상 컴퓨터 프로그램이 사용하는 구조화되고 부호화된 내부 자료요소 사이에 '인터페이스'를 제공한다고 할 수 있다. 사용자들이 흔한 구어체 용어와 동의어를 통해서 개념을 쉽게 주고받도록 한다.

의도된 사용 또는 과업에 따라서 인터페이스 용어집합에는 세 가지 분류가 있다.

- 인테페이스는 사용자 친화적이며 구조화된 자료 입력 인터페이스를 뒷받침한다.
- 처리는 자연어처리(Natural language processing; NLP)를 최적화한다.
- 참고는 임상 자료의 저장, 불러오기, 분석을 가능하게 한다.

정보시스템에서 인터페이스 용어는 시스템에 정보를 입력하고 저장된 환자정보 조회를 도와준다. 또한 의료진이 환자에 대한 정보를 자연스러운 구어체로 표현하는 것과 정보시스템에서 구조화되고 코드화된 자료요소를 연계하는 것을 도와준다. 즉 인터페이스 용어는 일상적인 구어체 용어와 유사어, 동의어를 이용하여 사용자가 쉽게 개념과 상호작용할 수 있게 해준다. 인터페이스 용어는 미리 정의한 자연어와 같은 형태의 사용자 친화적인 어구를 포함하고 있으며, 간호분야 인터페이스 용어의 예로 북미간호진단협회 간호진단(North american nursing diagnosis association; NANDA)을 들 수 있다.

2) 참조용어

참조용어(reference terminology)는 인증된 기관에서 정한 개념과 개념 간의 관계만 포함한 용어 혹은 용어체계로, 각 용어는 데이터 수집과 검색을 지원하는 컴퓨터에서 이용할 수 있는 형식적 정의(formal definition)를 가지고 있다. 참조용어 체계에서는 인터페이스 용어에 열거된 유사어, 동의어를 하나의 선호 용어로 표현한 후 관계를 기술하고 용어를 의미에 따라 정렬하고 있다. 참조용어 체계에서는 같은 개념을 나타내는 다양한 표현을 해당 개념에 연계할 수 있게 해준다. 예를 들어, '상부 호흡기 감염(Upper respiratory infection; URI)'과 '감기'의 선호 용어로 '상부호흡기계 감염'을 선정한 후 이들 용어를 '호흡기계 감염'에 연결할 수 있다. 참조용어로 인터페이스 표현과 통계분류체계를 연계할 수 있으며, 다양한 용어체계 표현과 매핑할 수 있다. 또한 참조용어 체계의 원자단위 개념으로 인터페이스 표현을 합성할 수 있으며, 참조용어 체계를 이용하여 다양한 용어체계를 비교하고 일치시킬 수 있다. 보건의료 분야에서 참조용어의 예로 SNOMED CT(Systematized NOmenclature of MEDicine Clinical Terms)와 국제간호실무분류체계(International classification for nursing practice; ICNP)를 들 수 있다.

3) 집합용어

분류체계(classification)와 동일한 개념으로 특정 목적에 맞게 미리 구분된 수준에서 자료를 취합하기 위한 상호배타적인 범주의 세트를 말한다. 개체가 공통으로 가진 특성, 예를 들면 구조, 기능 등에 따라 그룹에 배정할 수 있다. 인플루엔자는 일종의 감염질환이다. 이 경우 감염질환은 인플루엔자보다 더 넓은 개념이고 인플루엔자는 감염질환보다 좁은 개념이다. 인플루엔자는 더 좁은 범주로 세분화될 수 있다.

어떤 개체를 그룹으로 분류할 때 주어진 개체가 어떤 수준에서 어떤 범주에 속할지 결정하는 원칙을 미리 설정해야 한다. 보건의료분야에서 집합용어의 사례로는 국제질병사인분류체계가 대표적이다.

3. 국내 의료정보 표준화 현황

우리나라의 의료정보 표준화는 매우 미흡한 수준이다. 구체적으로 마련된 표준화 안은 없으며 현재 표준화를 위한 시도가 이루어지고 있다.

- 보건복지부에서 보건복지부 전산망 표준원으로 의료관리연구원을 지정하여 1996년부터 의료정보 표준화를 위해 노력하고 있다.
- 의료정보학회 등에서 표준화를 추진하고 있다.

4. 국외 의료정보 표준화 현황

과거의 전산 환경에서는 모든 정보가 한 곳에 저장되고 이용, 관리됨으로 정보교환이 필요하지 않았으나 하드웨어 기술의 발달과 분산처리 기술이 도입되자 사용자 위주의 전산 환경

구축이 용이하게 되었다. 그러나 점차 정보교환의 문제점이 발생하면서 전 세계는 국제표준화기구와 개방형 시스템 주도의 표준안 정립을 추구하고 있다.

의료정보 표준화 사업에서 가장 필수적 요소는 통합적이고 효율적으로 조직된 기구이다. 의료정보 표준화는 미국과 유럽에서 시작되어 세계 각국은 통신 표준화 활동을 통하여 국제협력을 강화하고 있다. 국제표준화 활동을 위해 미국 표준화기구 ANSI HISPP(American national standards institute healthcare informatics standards planning panel)는 아래의 여섯 가지 영역의 의료정보 표준화를 제안하였다.

- 전자의무기록
- 멀티미디어(음성, 영상) 정보교환
- 의학용어와 코드 통일안
- 검사장비 간의 정보교환
- 진료규약, 임상 지식 및 통계자료 데이터베이스의 표현과 교환
- 기타 진료 관련 의료정보 보완 사항

1) 의료정보 표준화 기구

(1) HL7(Health level 7)

(2) ASTM(American society for testing and materials)

(3) ACR/NEMA(American college of radiology and national electronic manufactures)

2) 기타 의료정보 표준화 기구

(1) AENOR(Association espanola de normalization)

(2) ANS(American nurses association)

(3) ANSI HISPP(American national standards institute healthcare informatics standards planning panel)

(4) ASC X3(Accredited standards committee X3)

(5) CEN/TC 251/WG(Healthcare terminology, semantics and knowledge bases, healthcare security)

(6) CPRI(Computer based patient record institute)

(7) DISA(Data interchange standards institute)

(8) MRI(Medical record institute)

Ⅲ 보건의료정보 용어 분류체계

1. 분류체계 정의

분류체계(classification terminology)는 특정 목적에 맞게 미리 구분된 수준에서 자료를 취합하기 위한 상호배타적인 범주의 세트를 말한다. 즉, 공통된 특징을 바탕으로 유사한 대상들을 논리적으로 분류하는 방법이다. 용어분류체계는 정해진 규칙에 따라 용어를 배정하여 구성한 계층적 코딩체계를 말한다. 의료에서 분류체계는 서로 비슷한 질병과 시술을 묶고, 서로 관련된 독립체들을 정리해서 쉽게 찾아낼 수 있도록 하는 데 있다.

2. 분류체계 활용

분류체계는 외부 보고를 목적으로, 상호소통을 위해 형식이 정형화되어 있으며 관리가 가능한 범주로 임상 상태와 시술을 묶는 데에 사용된다. 외부 보고는 의료서비스의 보험 급여, 통계자료 분석 등을 위한 것이다. 분류의 주된 목적은 통계분석과 보고이므로, 분류체계에서 상호배타적인 범주는 비교적 적은 수로 의도적으로 제한되어 있다. 통계적 보고에 도움이 되도록 분류체계에는 복잡한 관례, 지시, 보고 규칙이 있다. 그러나 용어집합만큼 종합적이지는 않은데, 분류체계는 건당 기록의 임상적 내용을 완전히 반영하기 위해 만들어진 것이 아니기 때문이다. 진료 시점의 임상 기록은 분류체계를 설계하는 주된 목적이 아니다. 분류체계를 이용하면 행정 목적으로 참고용어 집합의 용어를 종합할 수 있다. 분류체계는 임상용어를 종합하거나 분류하므로 임상용어 집합의 일종으로 간주 될 수 있다.

1) 국제질병사인 분류체계

국제질병사인 분류체계(International statistical classification of diseases and related health problems; ICD)는 여러 국가에서 다른 시기에 수집된 사망과 질병, 손상, 건강 상태에 관한 자료를 체계적으로 기록하고 보고 및 분석, 해석, 비교하기 위한 국제표준이다.

- 질병의 특별한 징후보다는 병인에 근거한 질병 분류
- 환자기록을 추출하기 위한 전형적인 코딩체계
- 진단용어의 코드화를 목적으로 WHO에서 관리

- (3자리 기본 코드) + (4자리 상세 코드)로 구성
- ICD-CM(임상개정판), ICD-A(미국판) 등의 변형 코드
- ICD-10 : 1989년 제네바에서 결정된 10번째 개정안
- ICD-11 : 2019년 5월 세계보건 총회에서 제11차 개정안 승인

국제질병사인 분류체계는 역학, 보건의료관리, 임상 활용을 위한 국제표준진단 분류체계로 WHO에서 관리하고 있다. 여기에는 인구집단의 건강상태 분석과 질병에 따른 개인의 특성, 개인이 처한 상황, 진료비 상환, 자원 배분, 질 관리 가이드라인과 같은 다른 변수와의 관계에서 질병 혹은 건강문제의 발생률과 유병률 모니터링을 포함한다. 1893년 국제통화기구에서 사인분류로 첫 번째 버전이 채택되었고, 1949년 제6차 국제질병분류(ICD-6)부터 WHO가 관여하면서 병적상태가 함께 보고되기 시작하였다. 1990년 개정된 이후 30년 이상 사용된 제10차 국제질병분류(ICD-10)는 발전된 의학정보와 보건환경을 반영하기에 한계가 노출되면서 각 국가 간 데이터의 호환이 제한되었고, 2019년 5월 세계보건 총회에서 제11차 개정안이 승인되어 2022년부터 사용하도록 권고되었다.

제11차 국제질병분류(ICD-11)는 다양한 활용 분야 간 일관성과 상호호환성을 보장하기 위해 관련된 용어체계 및 다른 분류체계와 연동이 가능하게 개발되어 데이터 취합을 원활하게 할 수 있으며 온라인 브라우저를 통해 여러 국가의 언어로 제공이 가능하고 디지털 환경에 적합하도록 전산 기반으로 작성되어 접근과 활용이 쉽게되어 있다. 또한, 26개 장(Chapter)과 보조적 사용을 위한 2개 장으로 구성되었고, 이 중 전통의학 병태가 26번째 장으로 신설되어 의학과 전통의학의 듀얼 코딩(dual coding)도 지원한다.

코드 구조는 ICD-10의 경우 알파벳과 숫자의 순서로 결합된 형태로 'A00.0-Z99.9' 범위의 14,400여 개 코드를 포함하고 있는 반면, ICD-11의 코드는 '1A00.00-ZZ9Z.ZZ'의 범위에서, 55,000개 이상의 고유 코드를 포함하고 있다(알파벳 'O'와 'I'는 숫자 '0'과 '1'과의 혼동을 방지하기 위해 코드에 사용되지 않음). 코드 간 조합은 ICD-10에서 최대 11자리까지 가능한 반면, ICD-11은 클러스터링 코딩 및 선조합(precoordination)과 후조합(postcoordination)의 코딩 적용 지침에 따라 달라진다. ICD-11에 신설된 장은 '26. 전통의학병태' 외에 '07. 수면 장애', '17. 성 건강(sexual health)과 관련된 병태'로, ICD-10 대비 대분류 장의 규모가 커졌으며, ICD-10의 'Ⅲ. 혈액 및 조혈기관의 질환과 면역메커니즘을 침범한 특정 장애'는 '03. 혈액 또는 조혈기관의 질환'과 '04. 면역체계의 질환'의 2개 장으로 나누어졌다. ICD-11 수록 내용은 WHO 홈페이지에서 검색할 수 있다(그림 1-5-1).

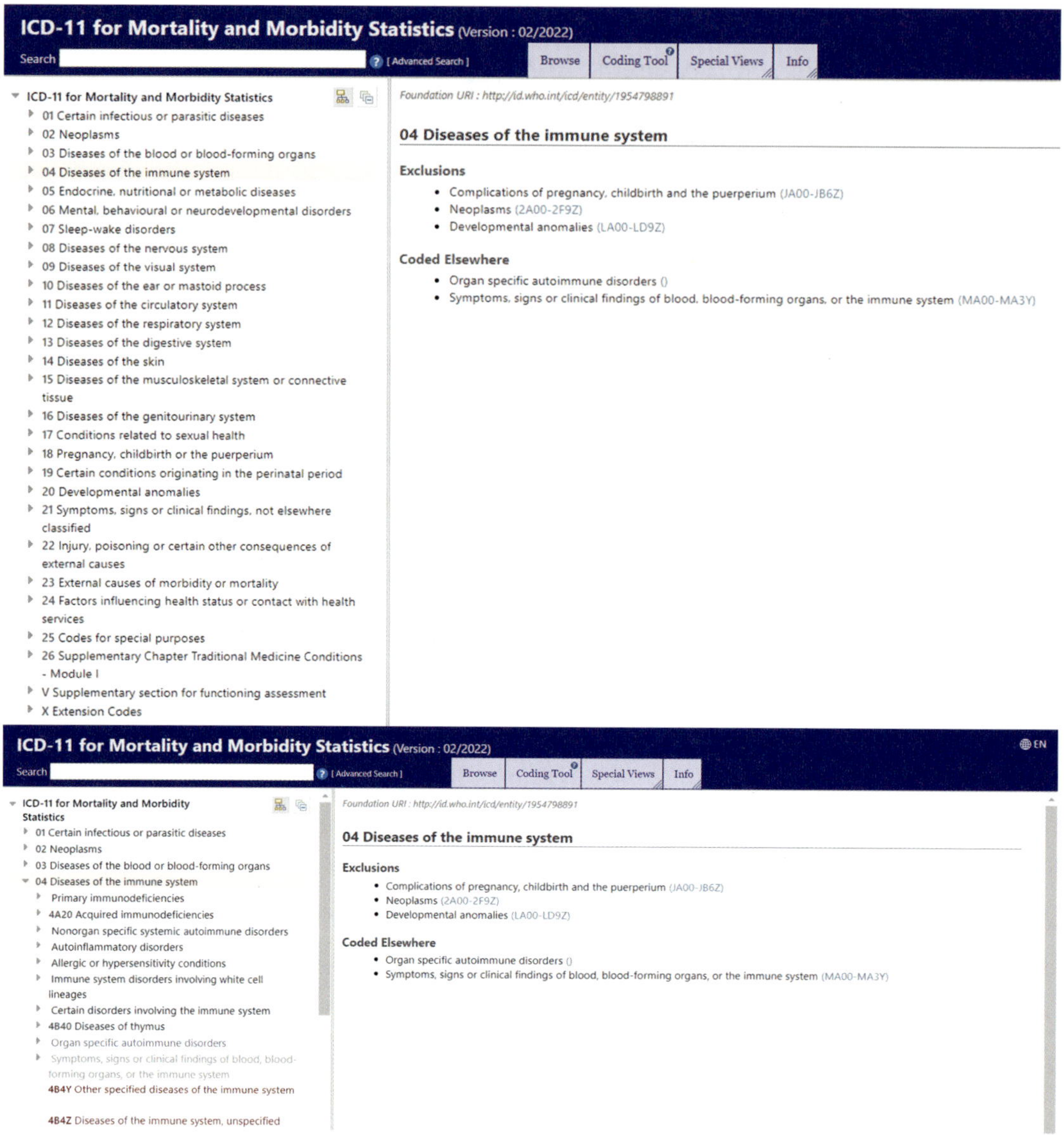

출처 : https://icd.who.int/browse11/1-m/en

(그림 1-5-1) ICD-11 구조 체계 및 사망원인통계와 질병통계 열람용

2) 포괄적 임상용어체계

포괄적 임상용어체계(Systematized nomenclature of medicine clinical terms; SNOMED CT)는 전 세계 임상의의 다양한 요구와 기대를 충족시키기 위해 개발되었으며, 전 세계 80여개국에서 활용하는 포괄적인 조합형 임상 참조용어이며 국제표준용어체계이다. SNOMED CT는 의료정보 기록에서 임상 컨텐츠를 일관성 있게 표현할 수 있도록 도와주며, 의료전문가의

향상된 의료 기록, 임상 결정 및 분석을 통해 환자에게 안정성 높고 일관된 의료서비스를 제공할 수 있다.

SNOMED CT는 2002년 미국병리학회의 SNOMED RT(Reference terminology; RT) 용어와 영국의 국내 임상표준용어인 CTV 3(clinical terms version 3) 용어가 결합되어 만들어진 용어체계이다. 개념을 구조화하여 전산적으로 처리할 수 있도록 설계되었고 임상현장에서 사용되는 모든 영역의 용어를 포괄하고 있다. 또한, 의학적 개념을 표현할 수 있는 포괄적인 조합형 임상 참조용어이며 국제표준용어이다. 사용자가 필요에 따라 2개 이상의 개념을 조합하여 하나의 개념을 생성할 수도 있어 진단, 처치, 소견 등 임상 영역의 개념을 폭넓게 포괄할 수 있고 전자의무기록으로도 표현될 수 있다. 그러므로 진료 과정에 발생하는 임상자료를 일관된 방법으로 색인, 저장, 검색, 통합하는 것을 가능하게 하고 진료와 연구 목적의 자료수집과 코딩, 활용을 위해 의무기록 내용을 정리하는 데도 사용할 수 있다.

SNOMED CT는 전자의무기록에서 개인의 임상자료를 기록하고 정보를 이용한 임상의사결정, 임상진료지침, 지식자원과의 연계, 협업이 필요한 진료계획과 장기적인 환자 진료 등을 지원하는 데 활용될 수 있다(표 1-5-1). SNOMED CT는 전 세계 보건의료분야에서 가장 포괄적으로 사용되는 임상 용어로써 340,000개 이상의 개념을 포함하고 있으며 내부에 19개의 상위 영역과 각 하위의 개념들이 계층구조를 이루고 있다. 이 용어체계의 가장 큰 특징은 이미 SNOMED CT는 조합되어 있는 선조합 개념을 사용할 수도 있고, 원하는 개념이 없는 경우 두 개 이상의 개념들을 조합하여 하나의 개념으로 표현하는 후조합 개념을 사용할 수 있다는 점이다(그림 1-5-2).

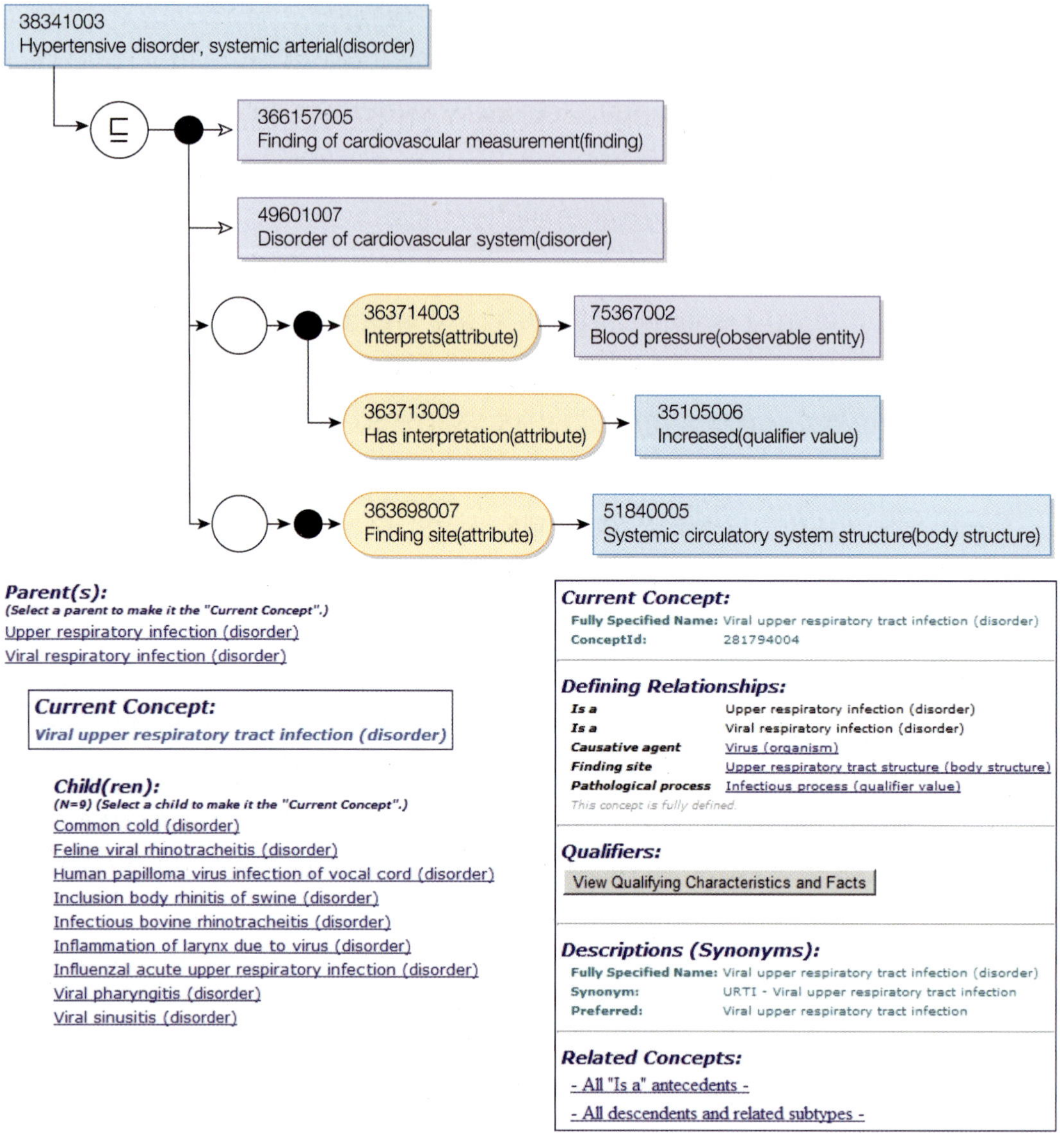

출처 : https://www.hins.or.kr>menu

(그림 1-5-2) SNOMED CT 용어체계

〈표 1-5-1〉 SNOMED CT 활용 이점

전자의무기록 가용성 향상	효율적 국민건강관리
• 전자의무기록(EMR)을 사용하면 의사소통이 향상되고 관련 임상 정보의 가용성 향상 • 의미기반 검색 방식으로 임상정보를 저장하면 이점 증가 • 실시간 의사결정지원 기회 증가 • 연구, 데이터 분석, 정밀 의학 및 관리를 위한 보다 정확한 회고 보고에 이르기까지의 다양성 추구	• SNOMED CT 기반 빅데이터 활용 시 효율적이고 안정적인 국가 건강증진 사업 가능 • 새로운 건강문제의 조기 식별, 인구 건강 모니터링 및 변화하는 임상 관행에 대한 민첩한 대응 및 촉진 가능 • 관련 정보에 대한 정확한 엑세스와 중복 및 오류 감소를 지원 • 관련 데이터를 제공하여, 임상연구를 지원하고 향후 치료 개선을 위한 정보를 제공
향상된 개인 건강관리	**근거 중심기반 의료서비스**
• 분산되어 있는 개인 의료정보를 안전하게 통합하여 관리 가능 – 일관성 있는 임상정보기록 가능 – 기록 확인 및 실시간 피드백 제공 – 치료 제공에 관여하는 사람들과 적절한 정보를 공유할 수 있도록 하고 모든 제공자가 이러한 정보를 공통적으로 이해할 수 있도록 지원 – 후속 조치 또는 치료방식의 변경이 필요한 환자를 식별할 수 있는 정확하고 포괄적인 분석 – SNOMED CT를 통한 언어 장벽 제거로 다국어 사용 가능	• SNOMED CT는 데이터 기반의 체계적 분석과 진료가 가능 – 임상 기록과 임상 지침 간의 연결 활성화 – 치료의 질 향상 – 중복 검사 및 치료 비용 절감 – 불합리한 의료에 대한 빈도 및 영향 억제 – 비용적인 효율 및 치료 품질 향상

한 개념과 다른 개념과의 관계는 SNOMED CT를 이루는 핵심으로, 각각은 관계 코드를 가지며 관계 코드는 개념 코드를 중심으로 연계되어 있다. SNOMED CT에서 개념 간의 관계기술은 '첫 번째 개념–관계–두 번째 개념'과 같은 형태를 갖는 삼원소의 집합이다. 여기서 두 개념 사이에 있는 관계는 Attribute concept이라고 하는 미리 정의된 관계 종류 중 하나로 표현한다. 이러한 삼원소의 순서집합에 대한 해석은 단순 기술 논리(description logic)에 달려 있다. SNOMED CT에서는 개념 간의 관계로 개념의 형식적 정의(formal definition)를 제공하고 있으며, 이 형식적 정의는 컴퓨터가 이해할 수 있어서 SNOMED CT 기반으로 개발된 시스템에서 수집한 자료의 공유 및 교환뿐 아니라 재활용이 가능하다.

SNOMED CT는 2007년부터 비영리 국제표준개발기구인 SNOMED International에서 유지보수와 배포를 담당하고 있다. 우리나라는 39번째 회원으로 2020년 가입했으며 한국보건의료정보원이 국가배포센터(National release center; NRC)(https://www.hins.or.kr/)로서 국가 단위의 라이선스 보급은 물론 기관별 라이선스 관리, 용어교육, 그리고 활용 분야를 발굴하고 있다. 또한, SNOMED International 본부와 국내 사용자, 다른 국가 내 NRC 간 가교역할을 수행하고 있다.

3) 국제검사용어체계

국제검사용어체계(Logical observation identifiers names and codes; LOINC)는 1994년 미국의 비영리 연구기관인 리젠스트리프 연구소(regenstrief institute)에서 처음 개발하였고 검사실 결과와 임상관찰 결과를 보고하기 위해 개발된 범용 분류체계이다. 임상현장에서 수행하고 있는 각종 검사, 시험, 관찰 결과를 데이터베이스에 저장하고 메시지로 전달할 때 사용될 수 있다. LOINC는 임상관찰 부분에는 활력징후, 혈류역학, 섭취량/배설량, 심전도, 산과 초음파, 심장 초음파, 비뇨기과 영상, 위장관계 내시경 절차, 산소호흡기 관리, 조사도구(예: Glasgow coma scale, PHQ-9 우울 척도 등)와 기타 임상관찰 등이 포함된다. 검사 부분에는 일반화학검사, 혈액검사, 혈청검사, 미생물학검사, 독성검사, 항생제 민감도검사 등이 포함된다. LOINC는 측정요소/분석물(예: Glucose, Propranolol), 관찰속성(예: 물질, 농축, 질량, 부피), 측정시기(예: 오랜 기간, 일시), 검체종류(예: 소변, 혈청), 측정척도(예: 정량, 정성), 측정방법(예: 방사면역분석방법) 등의 6가지 내용을 담고 있다. LOINC는 기본적인 임상정보인 혈액검사, 요검사와 같은 다양한 임상병리검사, 신체사정, 혈압, 심박동수 등을 표현하는 데 사용된다.

LOINC 목적은 환자 진료, 성과관리, 임상연구를 위해 검사 및 임상관찰 결과를 교환하고 수집하는 데 있다. 국내 임상정보시스템은 대부분 검사실검사시스템(Laboratory information system; LIS)을 하위 시스템으로 포함하고 있으므로 데이터 전송의 문제가 없다. 그러나 국외 기관처럼 검사실 검사를 외부 기관에 의뢰하는 경우 기관 간 정보 교류 시 전자적 전송이 필요하며 HL7 메시지를 이용한다. 그러나 이러한 메시지에서 검사는 내부적으로 개발한 고유 코드값을 이용하여 확인한다. 따라서 송수신 시스템에서 상호 표준을 사용하지 않으면 수신한 결과를 완전히 이해할 수도 없고 적절한 파일에 보관할 수도 없다. LOINC 코드는 이러한 문제를 해결하는 임상검사와 임상관찰의 보편적 식별자이다.

LOINC는 총 5만 3,000개의 코드와 약 27만 5,000개의 관계정보를 포함하고 있으며 미국, 캐나다, 호주 등에서 활용되고 있다. 이 용어체계는 크게 Laboratory LOINC와 Clinical LOINC로 구성되어 있어 환자 진료, 성과관리, 임상연구를 위해 검사 및 임상관찰 결과를 교환하고 수집할 수 있다.

4) 건강보험 EDI 코드

건강보험 전자청구방식(Electronic data interchange; EDI)은 컴퓨터가 인식할 수 있는 표준화된 자료(전자문서)를 데이터 통신망을 통해 컴퓨터와 컴퓨터 간에 교환하여 재입력 과정 없이 직접 업무에 활용할 수 있도록 하는 정보 전달 방식이다. 즉, 기업이나 조직 간에 표준화된 거래서식이나 공공서식을 서로 합의한 통신표준으로, 컴퓨터 간에 교환하는 정보전달 방식을 말한다.

의료기관에서 국민건강보험공단에 환자의 비용 청구를 위해 사용하는 건강보험 요양급여비용 코드를 '건강보험 EDI 코드'라고 한다. 의료기관이 진료비용을 국민건강보험공단으로부터 지급 받기 위해서는 반드시 심사청구서의 요건에 맞도록 작성해야 하는데 이때 진단, 약제, 처치행위 등과 관련된 건강보험 EDI 코드를 사용해야 한다. 우리나라에서는 1990년 중반부터 보험청구를 위해 EDI 코드를 본격적으로 사용하기 시작하였으며 전체 의료기관의 EDI 전산청구율이 지속적으로 상승하여 2005년 이후 의료기관의 99%에서 EDI 코드를 이용해 전산청구를 하고 있다. 건강보험심사평가원은 영문자와 숫자를 조합한 EDI 코드를 개발하여 사용하고 있다.

5) 한국표준질병사인분류

한국표준질병사인분류(Korean standard classification of disease; KCD)는 의무기록자료, 사망원인통계조사 등 질병이환 및 사망자료를 그 성질의 유사성에 따라 체계적으로 분류한 것으로 통계청에서 관리하고 있다. 모든 형태의 보건 및 인구동태 기록에 기재되어 있는 질병 및 기타 보건문제 분류를 위하여 설정한 것이다.

우리나라에서 질병·사인분류가 사용되기 시작한 것은 제4차 개정 국제사인표(1929)를 채택하여 인구동태조사를 시작한 1938년부터이며, 제7차 개정에서는 WHO에서 권고한 국제질병분류 업데이트 내용을 반영하고 우리나라 다빈도 질병들을 세분화, 정련화 하였으며, 한의학 분류를 재정비하고 분류가능한 희귀질환을 반영하였으며 의학계의 의견을 반영하여 질병 용어를 정비하였다. 이를 2015년 9월 24일 개정 고시(통계청 고시 제2015-309호)하고 2016년 1월 1일부터 시행하였다.

질병사인분류는 다양한 보건의료 현상을 파악하는 통계를 작성할 때 표준화된 기준을 적용함으로써 일관성이 있는 자료를 기반으로 한다. 1952년 제정된 이후 5년 주기로 개정하되, 끝자리 0년과 5년에 개정한다. 분류구조 및 부호체계에서 본분류는 대·중·소·세·세세분류의 단계적 분류체계로 구성되어 있다.

- 대분류는 22개, 중분류 267개, 소분류 2,093개로 세분되어 있다.
- 세분류 12,603개, 세세분류 6,335개로 세분되어 있다.
- 기타분류는 신생물의 형태 분류, 본분류 중 「Ⅱ. 신생물」에 대한 분류를 세포조직학적으로 분류하고 있다.

우리나라의 질병 및 사인관리 목적으로 통계청의 각종 조사, 건강보험공단과 심사평가원의 건강보험통계 및 건강보험심사 등 다양한 목적으로 활용되고 있다(그림 1-5-3). 그러므로 정확한 질병코드를 기재하는 것은 중요하다. 그 이유는 질병, 사인, 손상을 통계적으로 분류하고 보건의료정보의 데이터 베이스화 작업에 사용하여 보건복지 행정에 관한 계획을 수립하고, 의학연구, 교육 및 의료의 질 평가 등에 사용되기 때문이다. WHO는 각 회원국으로 하여금 국제질병사인분류(ICD)에 의거하여 보건관련 통계를 작성 공표하도록 권고하여 보건, 복지 행정 및 의학연구에 중요한 자료로 활용하는 각국의 질병 및 사망에 관한 통계를 국제적으로 표준화하여 활용하도록 하였다.

분류목적은 질병·사인분류는 의무기록자료, 사망원인통계조사 등 질병이환 및 사망자료를 그 성질의 유사성에 따라 체계적으로 유형화하는 것이다. 모든 형태의 보건 및 인구동태 기록에 기재되어 있는 질병 및 기타 보건문제를 분류하는데 이용하고 있다.

우리나라의 경우 질병분류체계는 인구집단의 전반적 건강상태 분석, 개인들의 특성이나 환경 등과 관련된 역학과 질병, 기타 건강문제의 발생률과 유병률 모니터링 등 보건관리를 위한 진단에 사용된다. 2020년 7월 1일 고시하고 2021년 1월 1일부터 시행했으며, 표준분류는 5년 주기로 개정, 표준질병·사인분류는 끝자리 0년과 5년에 개정한다. 한국표준질병·사인분류의 분류원칙은 다음과 같다.

- 이환 병태의 전 영역을 포함할 수 있는 상호 독립적인 제한된 수의 항목으로 구성되어야 한다.
- 분류 항목은 질병 현상에 대한 통계적 연구가 용이하도록 선정되어야 한다.
- 어떤 질병이 공중보건에 특히 중요하거나 자주 발생한다면 독립 항목을 가져야 한다.
- 세 번째 이외의 항목들은 서로 관련을 갖는 병태들로 이루어진 별도의 묶음으로 구성되어야 한다.
- 모든 질병 또는 이환 병태는 적합한 항목에 분류되어야 한다.

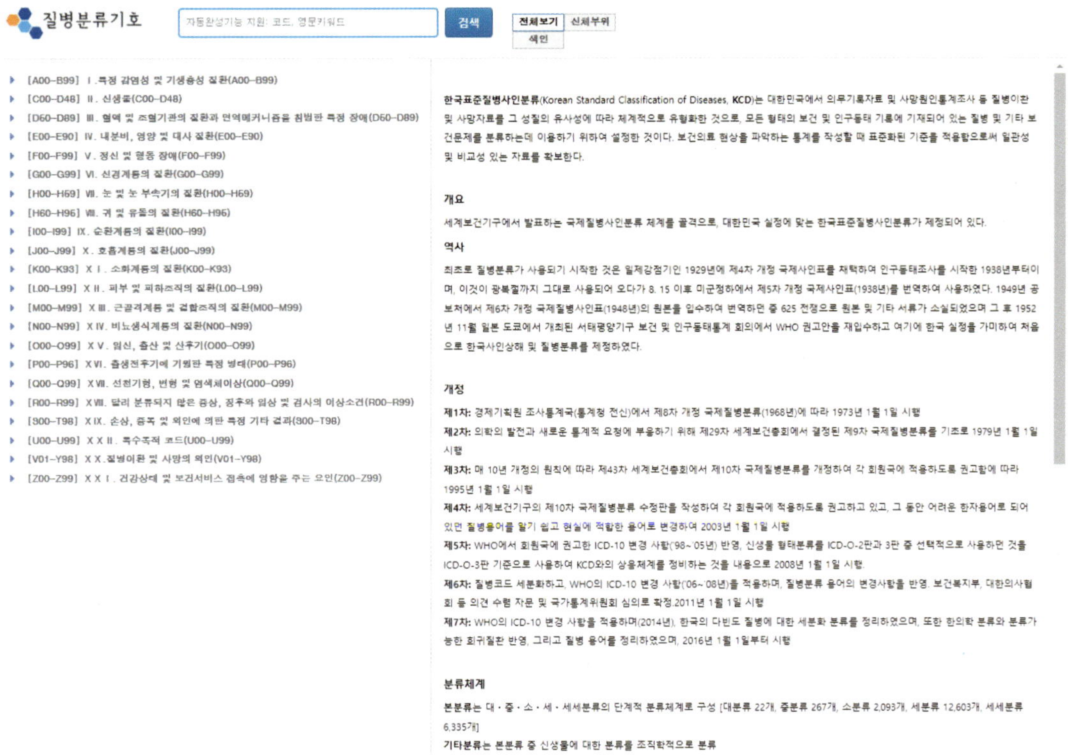

출처 : 통계청, 한국표준질병사인분류 https://www.kcdcode.kr/browse/contents/0

(그림 1-5-3) 한국표준질병사인분류 예시

제8차 한국표준질병·사인분류 개정 주요 내용은 다음과 같다.

- 세계보건기구(WHO)가 권고한 국제질병분류(ICD-10)와 종양학국제질병분류(ICD-O-3)의 최신 변경 내용을 반영
- 사전 현장적용시험을 통해 우리나라 세분화 분류를 사전 검토
- 활용도가 낮은 분류는 정비
- 신규 희귀질환을 반영
- 의학용어는 전문분야의 특성을 반영하면서 일반인이 이해하기 쉬운 한글 용어로 개정 (그림 1-5-4)

6) 건강레벨 7 표준기구, 패스트 헬스케어 상호운용성 자원

건강 레벨 7 표준기구(Health level 7; HL7)는 보건의료시스템 환경에서 사용할 수 있는 프로토콜의 표준/데이터를 교환하기 위한 데이터 형식의 표준을 말한다. 미국에서 개발된 HL7은 1990년 미국표준협회(American national standards institute; ANSI)에서 공식표준으로 인정되어 1994년부터 보건의료 현장에서 폭넓게 사용되기 시작하였다. HL7은 보건의료분야의 서로 다른 의료정보시스템 간 의료정보를 전자적으로 교환할 수 있도록 개발된 하나의 표준을 의미하고 이 표준을 제정하기 위해 1987년 조직된 표준화 기구를 지칭하기도 한다. 병원정보시스템 내 HL7 도입의 효과는 첫째, 다른 시스템 간 환자 정보 전송 및 교류가 가능하여 서로 다른 병원정보관리시스템과 통합할 수 있다. 둘째, 정보의 전산화로 병원 경영, 연구 등에 의료정보를 활용할 수 있다, 셋째, 체계적인 시스템을 구성할 수 있어 시스템의 유지와 보수가 용이하다. 마지막으로, 표준화된 코드 사용을 통해 환자 상태 측정결과를 인터페이스(interface)할 수 있다.

패스트 헬스케어 상호운용성 자원(Fast healthcare interoperability resource; FHIR)은 최근 4차 산업혁명의 핵심기술(인공지능, 사물인터텟, 웨어러블 디바이스 등)을 의료에 접목하면서 의료데이터의 범위 확장으로 헬스케어 분야의 웹 표준 언어(Hypertext markup language;

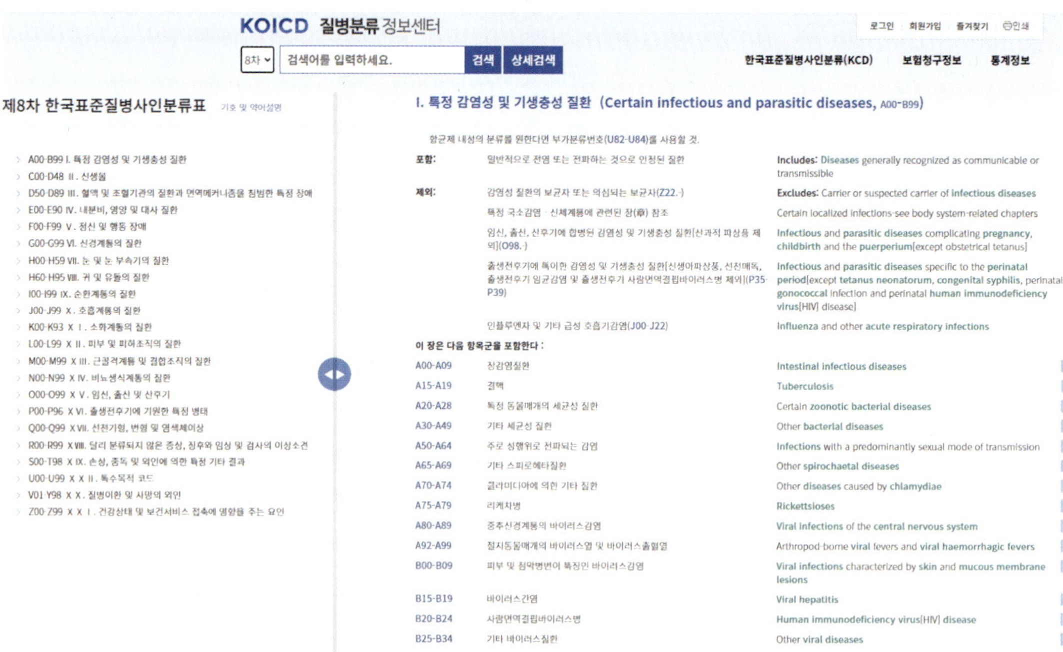
KOICD 질병분류 정보센터
로그인
회원가입
즐겨찾기
인쇄
8차
검색어를 입력하세요.
검색
상세검색
한국표준질병사인분류(KCD)
보험청구정보
통계정보
제8차 한국표준질병사인분류표
기호 및 약어설명
A00-B99 I. 특정 감염성 및 기생충성 질환
C00-D48 II. 신생물
D50-D89 III. 혈액 및 조혈기관의 질환과 면역메커니즘을 침범한 특정 장애
E00-E90 IV. 내분비, 영양 및 대사 질환
F00-F99 V. 정신 및 행동 장애
G00-G99 VI. 신경계통의 질환
H00-H59 VII. 눈 및 눈 부속기의 질환
H60-H95 VIII. 귀 및 유돌의 질환
I00-I99 IX. 순환계통의 질환
J00-J99 X. 호흡계통의 질환
K00-K93 XI. 소화계통의 질환
L00-L99 XII. 피부 및 피하조직의 질환
M00-M99 XIII. 근골격계통 및 결합조직의 질환
N00-N99 XIV. 비뇨생식계통의 질환
O00-O99 XV. 임신, 출산 및 산후기
P00-P96 XVI. 출생전후기에 기원한 특정 병태
Q00-Q99 XVII. 선천기형, 변형 및 염색체이상
R00-R99 XVIII. 달리 분류되지 않은 증상, 징후와 임상 및 검사의 이상소견
S00-T98 XIX. 손상, 중독 및 외인에 의한 특정 기타 결과
U00-U99 XXII. 특수목적 코드
V01-Y98 XX. 질병이환 및 사망의 외인
Z00-Z99 XXI. 건강상태 및 보건서비스 접촉에 영향을 주는 요인
I. 특정 감염성 및 기생충성 질환 (Certain infectious and parasitic diseases, A00-B99)
항균제 내성의 분류를 원한다면 부가분류번호(U82-U84)를 사용할 것.
포함: 일반적으로 전염 또는 전파하는 것으로 인정된 질환
Includes: Diseases generally recognized as communicable or transmissible
제외: 감염성 질환의 보균자 또는 의심되는 보균자(Z22.-)
Excludes: Carrier or suspected carrier of infectious diseases
특정 국소감염 - 신체계통에 관련된 장(章) 참조
Certain localized infections-see body system-related chapters
임신, 출산, 산후기에 합병된 감염성 및 기생충성 질환[산과적 파상풍 제외](O98.-)
Infectious and parasitic diseases complicating pregnancy, childbirth and the puerperium[except obstetrical tetanus]
출생전후기에 특이한 감염성 및 기생충성 질환[신생아파상풍, 선천매독, 출생전후기 임균감염 및 출생전후기 사람면역결핍바이러스병 제외](P35-P39)
Infectious and parasitic diseases specific to the perinatal period[except tetanus neonatorum, congenital syphilis, perinatal gonococcal infection and perinatal human immunodeficiency virus[HIV] disease]
인플루엔자 및 기타 급성 호흡기감염(J00-J22)
Influenza and other acute respiratory infections
이 장은 다음 항목군을 포함한다 :
A00-A09 장감염질환 Intestinal infectious diseases
A15-A19 결핵 Tuberculosis
A20-A28 특정 동물매개의 세균성 질환 Certain zoonotic bacterial diseases
A30-A49 기타 세균성 질환 Other bacterial diseases
A50-A64 주로 성행위로 전파되는 감염 Infections with a predominantly sexual mode of transmission
A65-A69 기타 스피로헤타질환 Other spirochaetal diseases
A70-A74 클라미디아에 의한 기타 질환 Other diseases caused by chlamydiae
A75-A79 리케차병 Rickettsioses
A80-A89 중추신경계통의 바이러스감염 Viral infections of the central nervous system
A92-A99 절지동물매개의 바이러스열 및 바이러스출혈열 Arthropod-borne viral fevers and viral haemorrhagic fevers
B00-B09 피부 및 점막병변이 특징인 바이러스감염 Viral infections characterized by skin and mucous membrane lesions
B15-B19 바이러스간염 Viral hepatitis
B20-B24 사람면역결핍바이러스병 Human immunodeficiency virus[HIV] disease
B25-B34 기타 바이러스질환 Other viral diseases

출처 : 통계청. https://kssc.kostat.go.kr:8443/ksscNew_web/kssc/ccc/forwardPage.do?gubun=004_kcdtnr

(그림 1-5-4) 제8차 한국표준질병·사인분류(KCD-8) 개정

HTML)라 할 수 있으며, 의료기기 간의 상호운용성을 보장하기 위해 HL7에서 개발한 차세대 의료정보 표준 프레임워크(framework)이다. FHIR를 사용하면 빠르고 쉬운 의료시스템을 구현할 수 있고 웹 기반 기술을 이용할 수 있으며 사용자가 읽을 수 있는 통신 형식을 사용하므로 개발자들이 활용하기 쉽고 비용 절감이 가능한 장점이 있다. 기존의 HL7은 의료인에 맞춰 개발되었기에 환자나 개발자의 요구사항을 반영하는 데 어려움이 있었으나 FHIR을 통해 의료정보 문서 교환기술과도 매핑(mapping)이 가능하며 폭넓은 상호운용성을 지원받을 수 있어 다양한 형태의 건강정보 데이터를 구현할 수 있다.

Ⅳ 간호용어 분류체계

1. 간호분류체계의 목적

간호전문직에서 표준화된 분류체계를 사용하는 목적은 간호지식체를 일관되게 소통하고 구축하기 위함이다. 이에 다양한 간호용어체계가 개발되어 임상, 교육, 연구 분야에서 활용되고 있다. 용어의 표준화가 전제되어야 보건의료전달체계에서 완전하고 정확한 데이터 접근과 활용을 보장한다. 간호사는 병원에서 가장 많은 비율을 차지하며, 환자간호 및 진료 프로세스 과정에서 막대한 양의 데이터를 생성한다. 따라서 간호사가 사용하는 용어를 누구든지 동일한 의미로 이해할 수 있도록 표준화하고 구조화하기 위한 노력이 필요하다.

간호분야에서도 간호과정을 기술하는 데 필요한 표준화된 간호진단, 간호중재, 간호결과 용어체계가 개발되어 왔다. SNOMED CT, LOINC, ABC codes는 간호용어체계는 아니지만 간호실무를 기술하는 데 활용되고 있는 보건의료용어체계이다. 이들 용어체계를 요약 정리하면 아래와 같다(표 1-5-2).

(표 1-5-2) 간호실무 관련 표준용어체계 개요

테이터 세트/용어체계	적용 환경	내용
데이터 세트		
최소간호자료세트(NMDS)	임상간호	임상자료 요소
최소간호관리자료세트(NMMDS)	간호관리	간호행정자료 요소
간호분야에서 개발된 용어체계	간호분야에서 개발된 용어체계	간호분야에서 개발된 용어체계
임상간호분류체계(CCC)	임상간호 및 가정간호	진단, 중재, 결과
국제간호실무분류체계(ICNP)	임상간호	진단, 중재, 결과
북미간호협회간호진단체계(NANDA-I)	임상간호	진단
간호중재분류체계(NIC)	임상간호	중재
간호결과분류체계(NOC)	임상간호	결과
오마하방문간호분류체계(Omaha system)	가정간호, 공중보건, 지역사회	진단, 중재, 결과
수술간호자료세트(PNDS)	수술 전·후	진단, 중재, 결과
다학제 개발 용어체계		
ABC Codes	간호 및 의료	중재
LOINC	간호 및 의료	사정과 결과
SNOMED CT	간호 및 의료	사정, 진단, 중재, 결과

2. 간호분류체계의 중요성

의료 환경 및 병원에서 간호정보시스템은 병원 내에서 다른 직종이 사용하는 시스템과 분리되어 존재할 수 없다. 보건의료정보 표준에 근거하지 않은 보건의료정보화는 고립, 분산된 다수의 의료정보시스템을 양산하게 되고, 이로 인해 정보의 공유가 사실상 불가능하게 된다. 보건의료정보 표준이 없을 경우 산업이나 의료기관들이 별도의 표준을 유지해야 한다. 따라서 의사, 의료기사, 영양사 등이 사용하는 시스템과 연동하여 치료 상황, 투약 정보, 검사결과, 식이 등이 복합적이며 유기적으로 잘 돌아가야 환자의 치료 및 간호의 질 향상에도 도움을 줄 수 있을 것이다. 결과적으로 환자를 치료하고 관리하는데 관여하는 모든 의료종사자들이 서로 표준화된 언어 및 용어를 사용하고 공유한다면 환자관리에 있어 실수를 줄이고 정보공유뿐 아니라 소통을 하는데도 불편함을 덜 수 있는 효과적인 방법이 될 수 있을 것이기 때문에 분류체계의 표준화 및 통일화가 중요하다.

표준화된 분류체계는 간호사들이 관련 업무를 처리할 때 효과적으로 통계화하고 정보공유를 가능하게 한다. 모든 보건의료인 간에 업무를 서로 협업하기 때문에 어느 정도 중복되기도 하고 상호 보완적 관계에서 환자를 돌보고 있으므로 표준화된 분류체계를 이용하여 업무를 정확히 공유할 수 있도록 하는 용어의 개발이 중요하다.

간호분류체계의 목적은 첫째, 간호진단, 중재, 결과에 관한 지식의 연결이다. 둘째, 간호정보체계와 의료정보체계의 개발을 하기 위함이다. 셋째, 간호학생들의 의사결정 교육을 추진한다. 넷째, 간호사에 의해 제공된 서비스의 비용 계산 및 수가화, 마지막으로 다른 보건의료분야의 분류체계와 연계를 하기 위함이다.

1) 국제간호실무분류체계

국제간호실무분류체계(International classification for nursing practice; ICNP)는 국제적으로

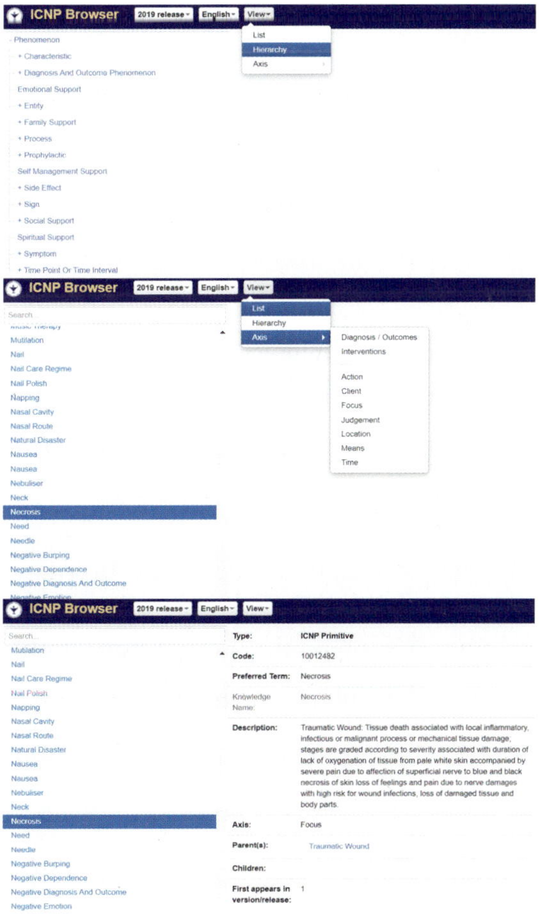

출처 : https://www.icn.ch/what-we-do/projects/ehealth/icnp-browser

(그림 1-5-5) 국제간호실무분류체계 브라우저

공통된 간호용어로 간호실무를 기술하고 전 세계의 간호관련 자료를 비교할 목적으로 국제간호협의회(International council of nurses; ICN)에 의해 개발되었다. 국제간호실무분류체계는 행위(action), 대상자(client), 초점(focus), 판단(judgement), 위치(location), 방법(means), 시간(time)의 7개 축으로 구성되어 있다. 각 축은 하위에 다양한 개념을 포함하고 있는데, 각 개념들을 조합하여 간호진단, 간호결과, 간호중재, 간호진술문을 만들 수 있다(그림 1-5-5).

국제간호실무분류체계는 국제간호협의회(International council of nurses; ICN)가 국제적으로 공통된 간호용어를 사용하여 간호실무를 기술하고 전 세계에서 생산되는 간호자료를 비교할 목적으로 개발한 다축, 다계층의 통합용어체계이다. ICNP는 간호대상자의 문제 혹은 요구(간호진단)가 있을 때 그 대상자가 특정 결과(간호결과)에 도달할 수 있도록 제공된 간호중재를 기록하는 간호실무 요소를 포함하고 있다.

1989년 ICN 서울 총회에서 ICNP 개발을 결정한 이후 단순히 간호 관련 개념을 수집하는 단계에서 2005년 간호진단, 간호중재, 간호결과를 표현하는 데 사용할 수 있는 약 2,800여 개의 개념을 단일 모델로 정리한 7개 축(Axis) 모델로 변경되었다. 그래서 ICNP는 온톨로지(Ontology) 개발환경에서 관리되는 논리기반 간호용어체계이다. ICNP는 국제표준기구에서 발표한 간호진단 참조모델과 간호활동 참조모델을 따르고 있어 ICNP 7개 축에 포함된 개념을 조합하여 간호진단, 간호중재, 간호결과 진술문을 생성하는 것이 가능하다. ICN에서는 매 2년마다 개최되는 ICN 학술대회에 맞추어 새로운 버전을 발표하고 있으며, ICNP 브라우저(https://www.icn.ch/what-we-do/projects/ehealth-icnptm/icnp-browser)에서 열람할 수 있다. ICN에서는 ICNP의 크기와 구조의 복잡성을 고려하여 간호실무에서 ICNP를 쉽게 활용할 수 있도록 특정 간호실무영역 혹은 전문분야에 사용되는 간호진단, 중재, 결과의 세트를 카탈로그(catalog)로 개발하여 발표하고 있다. 문제 중심의 ICNP 카탈로그의 예로 통증 간호, 요실금 간호, 이행 간호(adherence) 카탈로그가 있으며, 예로 질병중심의 카탈로그를 살펴보면, Tb, HIV/AIDS, 울혈성 심부전 간호, 주산기산모 간호 카탈로그가 있다. 전문분야별 카탈로그의 예는 정신건강, 여성건강 카탈로그가 있다. 국내에서는 ICNP 기반의 낙상예방간호 카탈로그를 개발하여 발표하였다. ICNP는 글로벌 의료용어체계인 SNOMED CT의 레퍼런스 세트 중 하나로 표함되어 있다. ICNP는 국제간호협회에서 간호사들이 공통된 언어를 사용하여 간호실무를 기술하고, 생성된 자료를 서로 비교할 목적으로 개발한 용어이다.

2) 간호진단분류체계

간호진단분류체계(North american nursing diagnosis association-international; NANDA-I)는 1973년 간호문제를 분류하고 정의하기 위한 목적으로 북미간호진단협회(North american nursing diagnosis association; NANDA)의 전신인 미국 협의회 그룹에 의해 개발되었다. NANDA는 용어의 국제적 사용을 위해 2002년 NANDA-I로 변경되었으며, 3년마다 개정판이 발표되고 있다. 최근 개정된(12판) NANDA-I(2021~2023) 간호진단 분류체계는 13개의 영역(domain), 47개의 과(class) 안에 267개의 간호진단이 있다(그림 1-5-6). 또한, 각 진단 별로 정의, 정의적 특성, 관련 요인, 위험요인, 연관 조건 등이 상세하게 제시되어 있다. NANDA-I은 약 20개 언어로 번역되고 있으며, 추상적인 영어 용어를 번역하기 위해 다양한 국가 간의 임상적 차이와 다양성을 반영하였다. NANDA-I은 보통 간호결과분류체계(NOC), 간호중재분류체계(NIC)와 함께 사용되며 표준화된 근거중심의 간호진단, 중재, 결과를 제공할 수 있다.

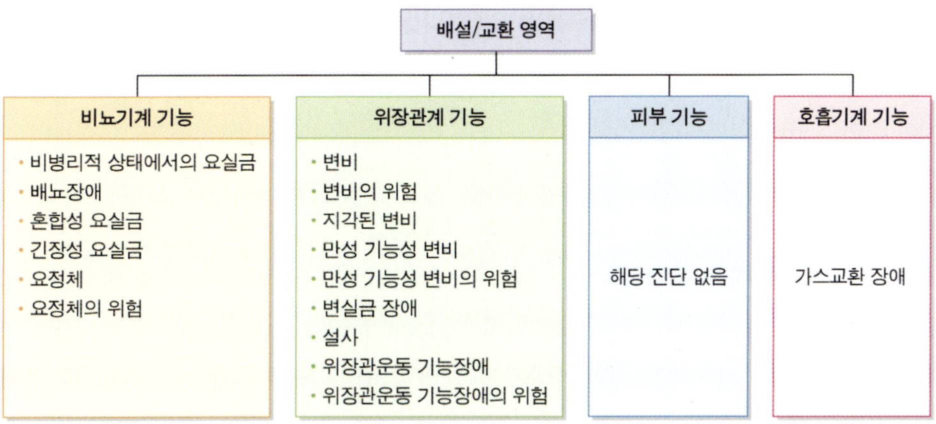

출처 : http://nanda.org.

(그림 1-5-6) NANDA-I(2021~2023) 간호진단분류체계 예시 : 배설/교환 영역

3) 간호중재분류체계

간호중재분류체계(Nursing intervention classification; NIC)는 질병예방중재, 질병치료중재, 건강증진을 위한 중재 등 간호중재와 관련된 분류체계이다. NIC 중재들은 생리적 및 정신사회적인 것 모두를 포함하고 있고 또한 개인이나 가족을 위한 중재, 간접적인 치료중재 및 지역사회를 위한 중재 등도 포함되어 있다. 1987년 IOWA대학 연구팀에 의해 개발되었으며 5년마다 개정되고 있다. 2018년 출판된 7번째 개정판에서는 7개 영역(domain), 30개의 범주(class), 565개의 간호중재명과 13,000여 개의 간호활동(activities)을 포함하고 있다.

4) 간호결과분류체계

간호결과분류체계(Nursing outcomes classification; NOC)는 1997년 간호중재에 대한 표준화된 환자 결과를 제공하기 위해 미국 아이오와 대학교 연구팀에 의해 개발되었으며, 5년마다 개정되고 있다. 간호결과를 포함하고 있으며, 간호중재에 반응을 보일 것으로 기대되는 지표들을 가지고 개념적인 수준에서 환자의 상태를 서술하고 있다. NOC 결과는 간호서비스가 제공되는 동안, 그리고 다른 치료환경으로 옮기더라도 간호결과의 향상 정도나 악화 정도를 지속적으로 모니터 할 수 있게 해준다. 2018년 출판된 6번째 개정판에서는 7개의 영역(domain), 34개의 범주(class), 540개의 간호결과, 8,000여 개 이상의 지표(indicator)를 포함하고 있다. 지표를 측정하는 척도는 5점 Likert 측정 도구를 사용한다. 5점은 동일한 연령의 건강한 사람을 기준으로 가장 좋은 상태를 의미하며, 1점은 가장 나쁜 상태를 의미한다. 개별 환자 결과를 코딩하는 데 4자리 숫자로 구성된 고유코드를 사용하고, 결과와 관련된 개별지표는 6자리 숫자로 구성된 고유번호를 사용한다. 아이오와 대학에서는 NIC과 NOC 그리고 NANDA 개념 간의 관계를 처음 발표한 2006년 이후 전자건강기록에서 활용할 수 있도록 세 용어체계 간 관계를 지속적으로 갱신하여 발표하고 있다.

5) 임상간호분류체계

임상간호분류체계(Clinical care classification; CCC)는 가정간호와 외래간호 업무를 사정하고 기록하고 분류하는데 사용될 수 있도록 수정·보완되었다. 1991년 자원을 예측하고 간호결과를 평가하기 위해 초기에는 가정간호분류체계(Home health care classification; HHCC)로 개발되었다. 이후 2003년 임상간호 및 외래에서 사용할 수 있도록 수정·보완되면서 명칭도 임상간호분류체계로 변경되었다.

임상간호분류체계는 간호과정을 기록하는 데 필요한 간호진단과 간호중재를 21개 간호요소로 연계하고 있다. 21개 간호요소는 투약, 안전, 건강행위, 활동, 수액량, 영양, 자가간호, 감각, 심장, 호흡, 대사, 생리적 조절, 피부통합성, 조직관류, 배변, 배뇨, 생의 주기, 인지적, 대응, 역할관계, 그리고 자가개념으로 기능적 요소, 건강행위 요소, 생리적 요소, 그리고 심리적 요소 등 4개로 묶어져 있다. 임상간호분류체계 v.2.5는 60개의 대분류와 116개의 하부분류로 이루어진 176개의 간호진단으로 구성되어 있다. 이들 176개의 간호진단에 환자 상태가 개선(improved)되었는지, 안정화(stabilized)되었는지, 악화(deteriorated) 되었는지를 추가하여 528개의 간호결과를 유추할 수 있다. 또한, 77개의 대분류와 124개의 하위분류로 이루어진 201개의 간호중재로 구성되어 있다. 이들 중재를 네 종류의 활동 종류인 모니터－사정－평가－

관찰, 수행-직접간호-제공-보조, 교육-감독, 관리-의뢰-연락-보고 중에서 하나와 결합하면 최대 804개의 간호활동으로 확장된다. 이와 같은 임상간호분류체계의 조합 가능성으로 인해 단순한 분류구조를 유지하면서 다양한 환경에서 간호실무를 표현하는 데 사용할 수 있다.

6) 최소간호자료세트

최소간호자료세트(Nursing minimum data set; NMDS)는 간호계에서 질 높은 간호를 제공하기 위해서 정보 활용의 필요성이 어느 전문직보다 강조되어왔으며, 간호가 제공되는 현장이나 영역을 넘어서 일관된 정의와 표준화된 데이터 요소들이 필요함에 따라 개발되었다. 간호분야에서 개발된 분류체계와 데이터 세트는 나름대로 개별적인 특수 목적을 가지고 개발이 이루어진 것이 많다. 그 중 1985년 미국에서 개발된 NMDS는 간호사가 수행하는 간호업무의 서술에 필요한 기본적이고 핵심적인 간호데이터 수집을 표준화하기 위해 이루어진 간호분야 최초의 시도이며, 임상의사결정을 지원하는데 필요한 기본적인 데이터 수집과 간호를 제공받는 대상자 관련 자료수집의 틀을 제공한다.

NMDS를 사용하면 제공된 간호서비스와 건강문제, 간호진단에 따라 대상자에게 배정된 간호자원에 대한 추이를 설명, 예측할 수 있고 정보체계 내의 세부자료와 연계를 통해 간호연구를 촉진할 수 있으며, 임상, 행정, 보건의료정책 결정을 도와 관련 기관에 영향력을 행사하기 위한 간호관련 자료를 제공할 수 있다. 또한, NMDS는 대상, 환경, 지리적 특성, 시간을 초월하여 지역, 국가, 국제수준에서 간호를 비교할 수 있으므로 NMDS를 활용하여 간호의 결과, 비용, 간호의 질 지표, 자원의 분배 등을 평가할 수 있다.

NMDS의 구성은 크게 간호, 환자 혹은 대상자 특성 요소, 서비스 요소의 3개 영역(category)과 16개 하위요소(sub-elements)로 이루어진다(표 1-5-3).

〈표 1-5-3〉 최소간호자료세트의 구성요소

간호 요소	서비스 요소
1. 간호진단	10. 시설이나 서비스기관번호
2. 간호중재	11. 환자나 대상자의 병록번호
3. 간호결과	12. 주된 간호제공자의 고유번호
4. 간호강도	13. 입원이나 내원일
환자/대상자 특성 요소	14. 퇴원이나 종료일
5. 개인 고유번호	15. 환자 혹은 대상자의 추후관리 형태
6. 생년월일	16. 비용 지불자
7. 성별	
8. 종족 및 인종	
9. 거주지	

출처 : Werley, H. H., Lang, N. M.(eds.). Identification of the nursing minimum data set. 1988.

7) 최소간호관리자료세트

최소간호관리자료세트(Nursing minimum management data set; NMMDS)는 간호서비스가 제공되는 모든 환경에서 관리 및 행정을 지원하는 데 사용되는 필수 자료를 일관성 있게 정리한 최소자료세트이다. 간호관리자의 의사결정을 위해서 정확한 데이터를 수집할 수 있는 간호관리 데이터세트가 필요하다는 간호행정가들의 요구에 의해 만들어졌다. NMMDS는 간호서비스가 전달되는 병동, 기관, 네트워크, 혹은 시스템 단위에 초점을 두고 취합된 자료를 수집한다. NMMDS를 이용하여 수집한 환자 수준의 자료와 통합하여 활용하면 임상의사결정, 인력과 관련된 경영 의사결정, 의료비, 임상성과, 내부 혹은 외부기관과의 벤치마킹 등에 활용될 수 있다.

NMMDS의 구조는 크게 환경, 간호자원, 재정적 자원의 3개 영역(Category)과 18개의 요소들로 이루어져 있다. 환경 영역은 간호관리자가 사정하고 조정하며 이끌고 관리하는 간호를 제공하는 환경 측면을 의미하며 간호단위/서비스의 특성, 간호제공 유형, 환자/대상자 특성, 제공되는 간호서비스 양, 간호 제공 구조와 결과, 환자/대상자 접근성, 임상의사결정의 복잡성, 환경적 복잡성, 자율성, 간호서비스 제공에 대한 인가 등으로 구성되어 있다. 간호자원의 영역은 간호를 제공하는 인적자원 측면을 설명한다. 즉, 관리자의 인구통계학적 특성, 직원의 인구통계학적 특성, 인적구성, 직무만족도가 포함된다. 재정적 자원 영역은 4가지 요소로서 지불 유형, 상환, 간호 제공 단위 또는 서비스별 예산, 지출 등이 있다.

8) 수술간호자료세트

1999년 국제수술간호사협회에 의해 만들어진 수술간호자료세트(Perioperative nursing data set; PNDS)는 수술 전·후 간호실무를 정의하고 기술하는 데이터베이스를 개발하는 것이며, 수술환자 또는 가족이 경험하게 될 간호진단, 중재, 결과로 구성되어있는 표준분류체계이다. PNDS는 입원 전부터 퇴원까지 수술환자에게 제공된 간호를 기술하기 위해 수술간호와 관련된 용어를 체계적으로 정리하고 코드화하여 컴퓨터에 쉽게 적용될 수 있도록 하였으며, 수술실 간호사들의 전문적인 지식과 기술, 환자 결과에 미치는 영향을 인정받을 수 있도록 하였다. 현재 PNDS에는 74개의 간호진단, 153개의 간호중재, 38개의 간호에 민감한 환자결과가 포함되어 있다.

PNDS의 진단은 NANDA 진단 목록에서 추출하고, 모든 간호중재는 사정, 수행, 평가의 세 종류 동사로 구성된다. 이들 진술문은 4개의 영역(안전, 생리적 반응, 가족 혹은 개인의 행동반응, 보건의료시스템)중 하나로 나누어진다. 안전, 생리적 반응, 그리고 가족 혹은 개인의 행동반응 영역은 수술 또는 침습적 절차를 경험한 또는 경험하게 될 환자의 수술 전·후 간호 특성을 잘 나타내고 있으며, 보건의료시스템 영역과 지속적으로 상호작용한다. 보건의료시스템 영역은 환자 간호활동에 필요한 구조적 요소(직원, 장비, 물품 등)로 이루어져 있다.

9) 국내의 간호용어 표준화

우리나라는 2014년 9월 보건복지부가 처음으로 '보건의료용어표준'을 제정하여 발표하였으나, 실제 임상에서 표준간호용어의 사용은 미미한 실정이다. 2012년 전자간호기록 시스템을 적용 중인 국내 111개 병원을 대상으로 한 조사 결과, 임상간호분류체계를 사용하는 병원은 없으며 간호진단분류체계, 간호결과분류체계, 간호중재분류체계를 참조한 간호용어를 사용하고 있는 병원이 16개, 국제간호실무분류체계를 사용하고 있는 병원이 18개였다. 나머지 77개 병원은 표준의학용어를 기초로 자체적으로 보완해서 사용하거나 타 병원이나 개발업체에서 제공한 콘텐츠를 그대로 도입하여 사용하고 있었다. 미국은 이미 미국간호협회(American nurses association; ANA)에서 전자간호기록으로 사용할 수 있는 표준간호용어를 지정하고 임상실무에서 사용할 수 있도록 다양한 지원을 하고 있다. 이제 국내에서도 간호용어 표준화를 위한 간호계 내부의 노력이 필요한 시점이다.

4차 산업혁명의 기술들이 병원정보시스템에 빠르게 흡수되고 있고 이를 뒷받침하기 위한 용어 표준화와 공용 데이터화는 필수불가결한 요소가 되었다. 의사기록의 경우, 이미 많은 병원이 SNOMED CT라는 표준용어와 매핑을 하고 있으며, 일부에서는 정밀의료를 목적으로 병원과 병원 간, 병원과 개발업체 간 연구 활동을 통해 용어 표준화 작업이 진행되고 있다.

보건의료용어표준은 시스템 간 상호운용성 보장을 위하여 다양하게 표현되는 용어들에 대해 동일한 의미를 지원할 수 있도록 개념화(대표어·동의어)한 용어체계이다. 보건의료용어표준의 간호 분류는 간호용어와 간호진술문으로 구성되어 있다. 현재 의학 등 다른 보건의료용어체계와 연계될 수 있도록 임상간호분류체계, 국제간호실무분류체계 코드 외 미국 통합의학언어시스템(Unified medical language system; UMLS)코드가 함께 제시되고 있다(그림 1-5-7).

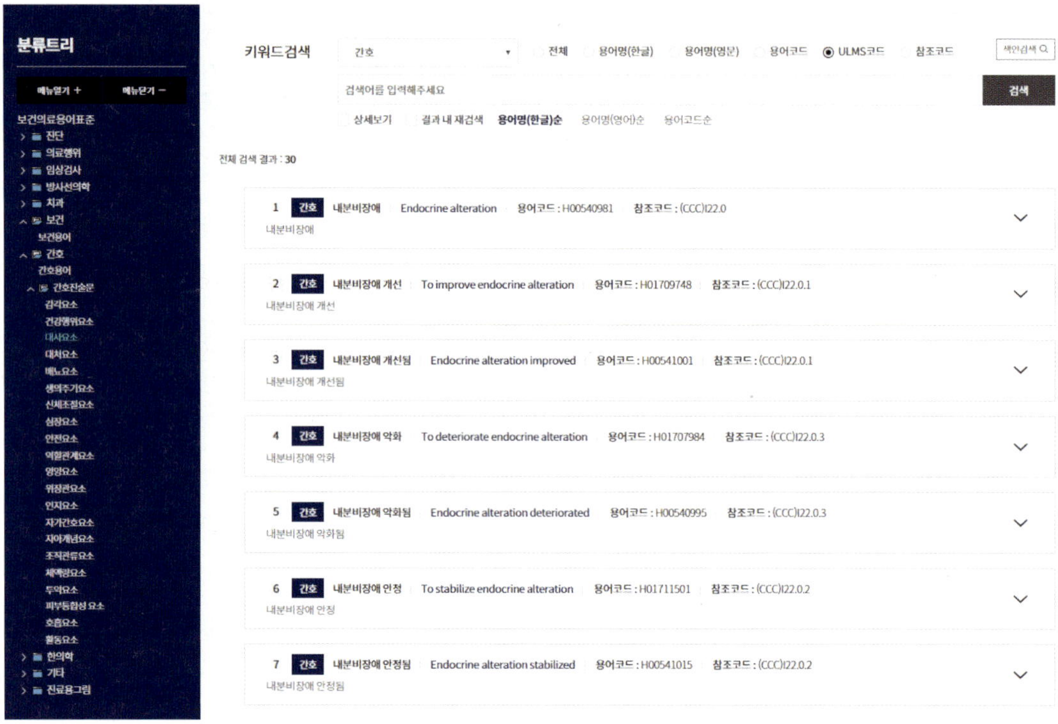

출처 : 보건의료정보표준시스템
https://www.hins.or.kr/standardSearch/standardSearchList.es?mid=a10302000000&searchTree=search

(그림 1-5-7) 통합의학언어시스템(UMLS) 코드

- 건강보험심사평가원 사이트 http://www.hira.or.kr/main.do
- 고일선, 송라윤, 오의금 역. 간호진단 정의와 분류. 서울: 학지사메디컬; 2018.
- 김지현 외. 4차 산업혁명과 간호정보. 서울: 학지사메디컬; 2022.
- 박현애 외. 최신 간호정보학. 2판. 서울: 현문사; 2017.
- 박현애, 윤계숙, 이현정, 남경동, 정혜선, 장부영, 주미자. 수술간호자료세트. 서울: 현문사; 2005.
- 보건의료정보표준시스템 https://www.hins.or.kr
  https://www.hins.or.kr/standardSearch/standa-rdSearchList.es?mid=a10302000000&searchTree=search
- 우성제. 보건의료정보분야 국가국제표준 적용 가이드라인-국가·국제표준 적용현황 조사 및 분석(최종보고서). 한국전자정보통신산업진흥회. 2014.
- 전영준, 임석진, 황희정. 개인화된 건강 자원 조회를 위한 TOS와 HL7 FHIR 서비스간의 데이터 그리드 모델 설계. 한국인터넷방송통신학회논문지. 2016;16(4);139-45.
  http://10.7236/ JIIBC. 2016.16.4.139
- 전진옥. 우리나라 전자의무기록 도입 현황 및 발전 과제. HIRA 정책동향, 2018;12(3):7-16.
- 정면숙, 박정인. Nursing Management Minimum Data Sets (NMMDS) 연구의 최신 동향. 간호행정학회지, 2014;20(4):405-13. http://10.11111/jkana.2014.20.4.405
- 제8차 한국표준질병·사인분류(KCD-8) 개정·고시. 통계청. 2020.07.01.
  http://kostat.go.kr/portal/korea/kor_nw/1/1/index.board?bmode=read&aSeq=383272
- 조인숙, 최원자, 최완희, 김민경. 국내 전자간호기록 개발 및 실무적용 현황 조사. 임상간호연구, 2013;19(3):345-56.
- 통계청. http://kostat.go.kr/portal/korea/kor_nw/2/1/index.board?bmode=read&aSeq=346904
- 한국의료정보교육협회. 보건의료정보학. 서울: 에듀팩토리; 2015.
- American Nurses Association. Nursing Informatics: Scope and Standards of Practice, 2nd Edition, ANA. 2014.
- CCC site https://www.sabacare.com
- Gloria, M. B., Howard, K. B., Joanne, M. Jonnae, M. D., Cheryl, M. W. Nursing Interventions Classification(NIC), 7th Edition, Elsevier. 2018.
- http://www.koicd.kr/2016/guide/v7.do
- https://icd.who.int/browse11/1-m/en
- Huber, D. L., Schumacher, L., Delaney, C. Nursing management minimum data set(NMMDS). Journal of nursing Administration, 1997;27(4):42-8. http://10.1097/00005110-199704 000-00011
- International Health Terminology Standard Organization. SNOMED CT.
  http://www.snomed.org/snomed-ct/five-step-briefing. 2016.

- ICNP. https://www.icn.ch/what-we-do/projects/ehealth-icnp/about-icnp
- LOINC. https://loinc.org/get-started/
- Moorhead, S., swanson, E., Johnson, M., Maas, M. L. Nursing outcames classification(NOC). 6th ed. Missouri: Elsevier. 2018.
- NANDA Internation Inc(2021). Nursing diagnoses. 2021-2023. 12th ed. NY: Thieme.
- The Office of the National Coordinator for Health Information Technology. Standard nursing terminologies: a landscape analysis. https://www.healthit.gov/sites/default/files/snt_final_05302017.pdf
- Verginia, K. S. Clinical care classification(CCC) system. Version 2.5. 2nd Edition, NY: Springer. 2012.
- Werley, H. H., Lang, N. M.(eds.). Identification of the nursing minimum data set. New York: Springer publishing company. 1988.

06

P·A·R·T

의료소비자 건강정보와 환자교육

학|습|목|표

- 의료소비자 건강정보에 대해 이해한다.
- 건강정보이해능력에 대해 설명한다.
- 다양한 건강교육매체를 환자교육에 활용할 수 있다.

PART 6

의료소비자 건강정보와 환자교육

I 의료소비자 건강정보

1. 의료소비자 건강정보의 필요성

오늘날 최근 인구의 고령화와 만성질환의 증가, 생활수준의 향상과 의학의 발달로 건강한 삶에 대한 관심이 높아지고 있다. 많은 사람들은 건강한 삶을 위해 특정 질병에 대한 치료의 목적이 아닌 질병의 예방 및 조기 발견, 건강한 생활 습관의 개선을 위하여 정보를 탐색하고 있다. 사람들의 건강에 대한 기대감과 요구가 증가하면서 환자와 환자 가족뿐만 아니라 일반인들의 의학지식을 포함한 포괄적인 건강정보(health information)에 대한 요구가 높아지고 있다. 인터넷과 관련 기술의 발전은 의료소비자의 접근성을 높이고, 상호 정보교류를 증대시켜 모든 의료소비자들의 건강에 대한 관심과 보건의료비용에 대한 관심을 높이고 있다. 특히, 정보기술과 소비자주의는 상승작용을 일으켜 정보화시대의 보건의료제도를 만드는 힘으로 작용할 것이며 소비자는 정보기술을 이용하여 자신의 건강문제에 대한 정보접근과 통제를 할 수 있고 보건의료자원은 보다 효율적으로 사용될 수 있다.

2. 의료 소비자 건강정보의 개념

의료 소비자건강정보(Consumer health information; CHI)의 개념에는 의료정보, 의학정보, 건강정보, 보건정보의 개념이 포함된다. 의료 정보(medical information)는 의료제공을 행하기 위하여 진료 등을 통해서 얻는 환자의 건강상태 등에 관한 정보로 의사(전문의)를 포함한 의료 종사자에 의해 이루어지는 진료기록, 간호기록, 처방전, 방사선 사진 등이 포함된다. 의료정보는 주로 의료종사자들의 적절한 의료제공과 정확한 의료업무 관리에 그 목적이 있으며, 의료 현장에서 작성되고 보유 주체가 의료기관인 경우가 일반적이다. 의료정보는 의료를 제공받은 환자의 개인적인 정보를 담고 있기 때문에 법적으로 특별하게 보호받으며 공유성이 매우 낮은 정보에 해당한다. 의학정보는 기초의학, 임상의학, 건강정보, 보건정보, 간호정보, 의약정보 등 인체 과학과 관련된 모든 분야를 총망라하는 용어이다. 따라서 의료 종사자뿐만 아니라, 해당 학문 분야의 연구자나 의료업계 종사자 등의 전문성에 기초하여 작성된 정보들을 일컫는다. 건강 및 의학에 관련한 전문정보들을 포함하며 환자뿐만 아니라 그 가족이나 지인, 나아가 일반인들도 의학정보의 이용자가 될 수 있다. 건강정보(health information)란 의료의 전문 지식에서부터 일반인의 건강증진을 위한 건강행위 및 질병예방정보, 관련인 및 관련 기관 등을 소개하는 정보 등 의료이용 및 의료서비스 전반에 관한 정보를 포함하는 개념으로 공급자를 위한 전문 의학정보부터 소비자를 위한 건강정보까지 그 범위가 다양하고 광범위하다. 건강정보는 건강관리와 보건정보, 질병의 예방을 위한 정보라고 정의할 수 있다. 보건정보는 인간의 건강유지 및 관리는 물론 질병을 관리하는 의학과 생명과학분야의 정보를 모두 포함하는 개념이다. 국민의 건강을 보전, 증진시키는 활동을 보건이라고 하는데, 이는 의학기술의 발달에 따른 사회의 전반적인 변화, 즉, 질병이나 상해 등의 건강 장애를 치료하고 회복시키는 것에서 그치지 않고, 더 나아가 건강한 생활을 확립하고 유지하는 것이 인류의 주 관심사가 되면서 자연스럽게 발생한 용어이다.

20세기 초 의료분야에는 소비자건강정보(consumer health information)라는 개념이 도입되었다. 미국 의학도서관협회의 소비자 및 환자 건강정보 부서(consumer and patient health-information section of the medical library association)는 소비자건강정보를 환자나 그의 가족을 포함하여 일반인들로부터 요청되는 건강 및 의학주제에 관련된 정보로 정의하였다. 이는 사람들로 하여금 자신의 건강상태를 이해하고, 자신이나 다른 사람들을 위한 건강 관련 의사결정을 하는 데 도움이 되는 정보들이다. 따라서 질병의 증상, 진단, 치료에 관한 정보 및 건강증진, 예방의학, 건강 결정요인, 건강정보시스템에 대한 접근 등을 모두 포괄한다. 소비자건강정보는 약국이나 식료품점, 건강식품점, 서점, 개인병원, 도서관, 웹 등 어디서든 찾아볼 수 있는 대중을 위한 공공정보라고 할 수 있다. 소비자건강정보의 가장 큰 특징은 의료전문가가 아닌 일반인을 대상으로 한 건강 및 의학정보라는 점이며 또한 대중이 의료와 건강정보의 소비자로서 정보의 제공 절차에 적극적으로 참여하여 긍정적인 결과를 도출하기도 한다. 소비자건강정보 중 주요한 의료정보는 주로 의료 현장에서 작성되는 환자의 건강상태와 관련한 정보를 일컫는다. 따라서 주로 의료 현장에서 작성되는 개인정보의 특성을 갖고 있기 때문에 법적인 보호를 받는다. 의학정보는 인체과학과 관련된 모든 분야의 전문정보로 진료기록뿐만 아니라 의학 분야에서 생산되는 전문정보들을 모두 포함한다. 건강정보는 전문정보뿐만 아니라 생활정보를 포함함으로서 의학정보와 구별된다. 즉, 건강한 생활을 유지하기 위해 필요한 모든 정보들을 가리킨다. 보건정보는 건강정보와 그 개념의 범위가 유사한 용어이다. 다만 보건정보는 국가적차원에서 국민의 건강한 생활을 보장하고자하는 차원에서 사용되기 시작하여 건강정보와 혼용되고 있다. 의료정보, 의학정보, 건강정보 및 보건정보를 모두 포함하면서 소비자의 알 권리와 환자의 보호받을 권리와 같은 소비자중심주의가 반영된 새로운 개념이 바로 소비자건강정보이다. 소비자건강정보는 소비자의 알 권리 및 환자의 보호받을 권리가 건강정보의제공과 이용에 있어 중요한 의미를 가지는데, 건강정보의 이용자로서 소비자는 이러한 권리 수호를 위하여 자신의 건강에 대한 책임 의식과 충분한 의지를 가지고 주체적으로 정보를 탐색하는 것이다.

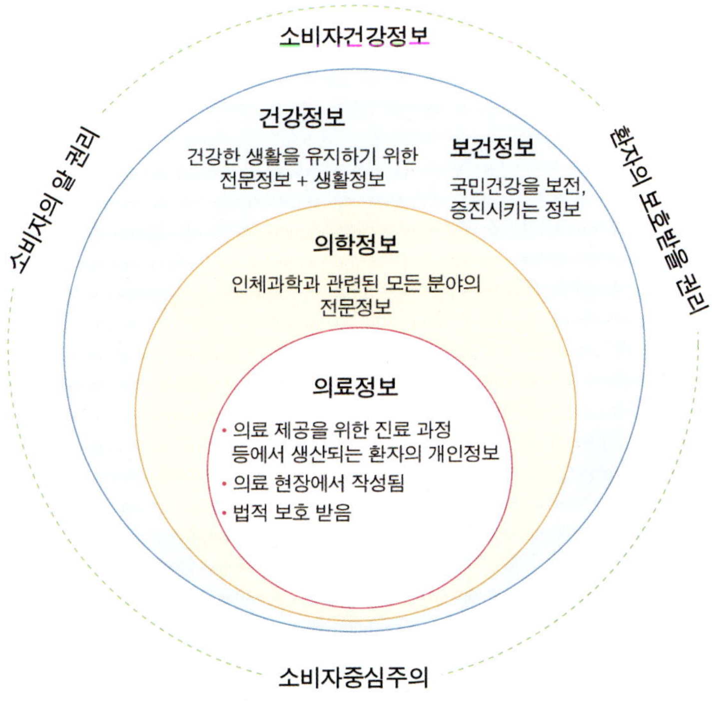

출처 : Medical Library Association. https://www.mlanet.org/professional-development/education [cited 2014. 05.09]

(그림 1-6-1) 소비자건강정보 관련 개념

3. 의료건강정보의 생성 및 유형

의료소비자들의 건강정보 검색의 주요 방법은 네이버, 다음, 구글 등의 포털사이트에서 검색어를 입력하는 것이다. 그 외 텔레비전, 라디오, 신문, 서적 및 잡지, 지인, 의사상담을 통해 건강정보를 습득하고 이용한다.

1) 국내 건강정보제공

(1) 서울대학교 의과대학 국민건강지식센터

서울대학교 의과대학 국민건강지식센터는 2014년부터 운영 시작으로 약 200여개의 다양한 컨텐츠를 제공하고 있다. 주요내용으로 건강정보 소개, 건강문제 및 건강관리, 인포그래픽스 내용으로 구성, 건강정보를 생애주기별, 계절별, 건강증진, 생활건강, 식생활건강, 신체활동 건강 내용으로 구성하여 제공하고 있다.

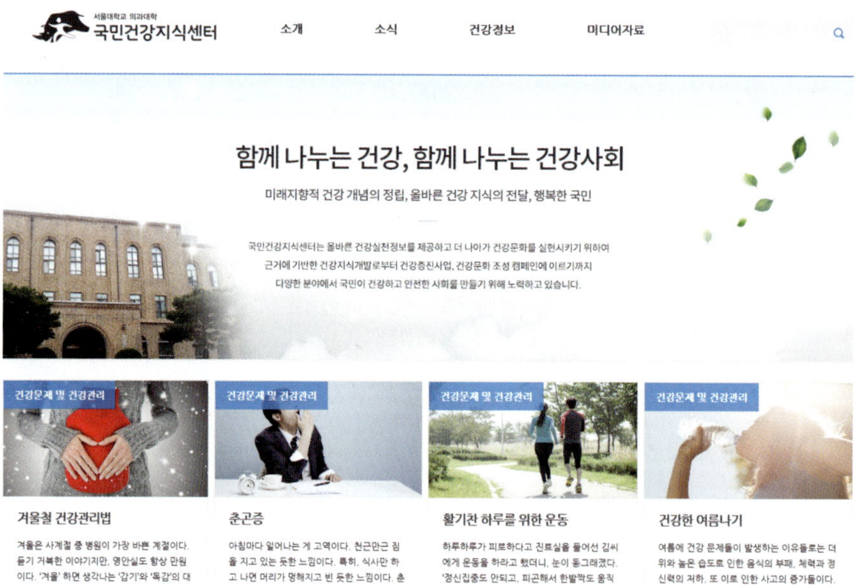
서울대학교 의과대학
국민건강지식센터
소개
소식
건강정보
미디어자료
함께 나누는 건강, 함께 나누는 건강사회
미래지향적 건강 개념의 정립, 올바른 건강 지식의 전달, 행복한 국민
국민건강지식센터는 올바른 건강실천정보를 제공하고 더 나아가 건강문화를 실현시키기 위하여
근거에 기반한 건강지식개발로부터 건강증진사업, 건강문화 조성 캠페인에 이르기까지
다양한 분야에서 국민이 건강하고 안전한 사회를 만들기 위해 노력하고 있습니다.
건강문제 및 건강관리
겨울철 건강관리법
겨울은 사계절 중 병원이 가장 바쁜 계절이다. 듣기 거북한 이야기지만, 영안실도 항상 만원이다. '겨울' 하면 생각나는 '감기'와 '독감'의 대
건강문제 및 건강관리
춘곤증
아침마다 일어나는 게 고역이다. 천근만근 짐을 지고 있는 듯한 느낌이다. 특히, 식사만 하고 나면 머리가 멍해지고 빈 듯한 느낌이다. 춘
건강문제 및 건강관리
활기찬 하루를 위한 운동
하루하루가 피로하다고 진료실을 들어선 김씨에게 운동을 하라고 했더니, 눈이 동그래졌다. '정신집중도 안되고, 피곤해서 한발짝도 움직
건강문제 및 건강관리
건강한 여름나기
여름에 건강 문제들이 발생하는 이유들로는 더위와 높은 습도로 인한 음식의 부패, 체력과 정신력의 저하, 또 이로 인한 사고의 증가들이다.

출처 : http://hqcenter.snu.ac.kr/

(그림 1-6-2) 서울대학교 의과대학 국민건강지식센터

(2) 국민건강보험공단 건강정보 서비스 '건강iN'

국민건강보험공단은 건강정보 서비스를 제공하기 위해 다양하고 신뢰성 있는 건강정보 제공을 위해 2015년 이후 개인별 맞춤형 건강관리프로그램 도입하고 개인의 건강검진결과 및 생활습관, 건강정보 등을 입력하고 관리하여 건강기록 조회와 건강진단 및 위험 예측을 제공하고 있다. 주요내용으로는 건강기록 조회하여 건강검진 및 문진정보, 진료 및 투약 내역 등을 제공하고 건강진단과 위험예측을 확인하기 위해 건강나이, 뇌졸중위험예측, 대사증후군 맞춤정보, 비만개선 프로그램 등을 제공하고 있다.

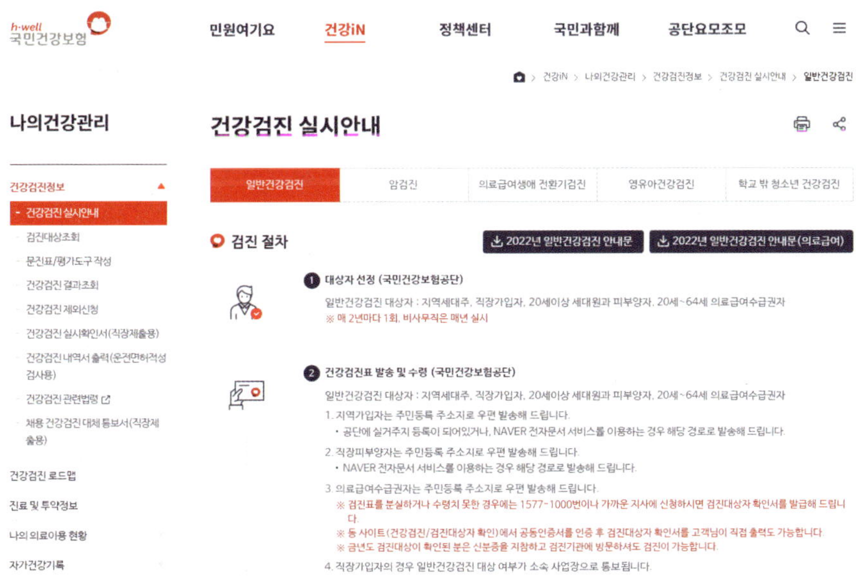

출처 : http://hi.nhis.or.kr/main.do

(그림 1-6-3) 국민건강보험공단 건강정보 서비스

(3) 네이버 지식백과 및 건강백과

네이버 지식백과 및 건강백과는 소비자들이 검색포털 사이트 중 '네이버'를 통한 검색으로 건강정보 이용 경로 중 쉽게 이용할 수 있는 방법이다.

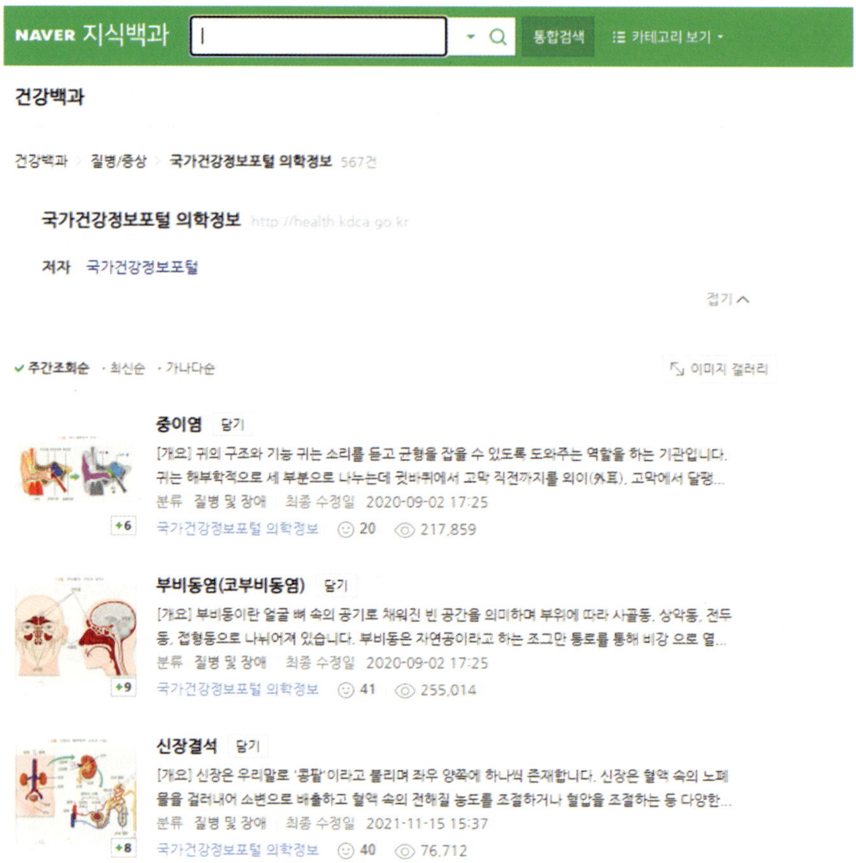
NAVER 지식백과
통합검색
카테고리 보기
건강백과
건강백과 > 질병/증상 > 국가건강정보포털 의학정보 567건
국가건강정보포털 의학정보 http://health.kdca.go.kr
저자 국가건강정보포털
접기
주간조회순 · 최신순 · 가나다순
이미지 갤러리
중이염 담기
[개요] 귀의 구조와 기능 귀는 소리를 듣고 균형을 잡을 수 있도록 도와주는 역할을 하는 기관입니다. 귀는 해부학적으로 세 부분으로 나누는데 귓바퀴에서 고막 직전까지를 외이(外耳), 고막에서 달팽...
분류 질병 및 장애 최종 수정일 2020-09-02 17:25
국가건강정보포털 의학정보 20 217,859
부비동염(코부비동염) 담기
[개요] 부비동이란 얼굴 뼈 속의 공기로 채워진 빈 공간을 의미하며 부위에 따라 사골동, 상악동, 전두동, 접형동으로 나뉘어져 있습니다. 부비동은 자연공이라고 하는 조그만 통로를 통해 비강 으로 열...
분류 질병 및 장애 최종 수정일 2020-09-02 17:25
국가건강정보포털 의학정보 41 255,014
신장결석 담기
[개요] 신장은 우리말로 '콩팥'이라고 불리며 좌우 양쪽에 하나씩 존재합니다. 신장은 혈액 속의 노폐물을 걸러내어 소변으로 배출하고 혈액 속의 전해질 농도를 조절하거나 혈압을 조절하는 등 다양한...
분류 질병 및 장애 최종 수정일 2021-11-15 15:37
국가건강정보포털 의학정보 40 76,712

출처 : https://terms.naver.com/

(그림 1-6-4) 네이버 지식백과 및 건강백과

(4) 국가건강정보포털

국가건강정보포털은 국민들에게 검증된 양질의 건강의료정보를 제공하기 위해 보건복지부가 국민의 수요에 기반하여 검증된 양질의 건강의료관련 정보를 통합적·체계적으로 제공하기 위하여 개발된 공공포털이다. 다양한 컨텐츠를 포함하고 있는 모바일 앱은 보건복지부 산하 9개, 질병관리본부 산하 5개, 기타 산하기관 13개 등을 제공하고 있으며, 무료로 사용이 가능하다.

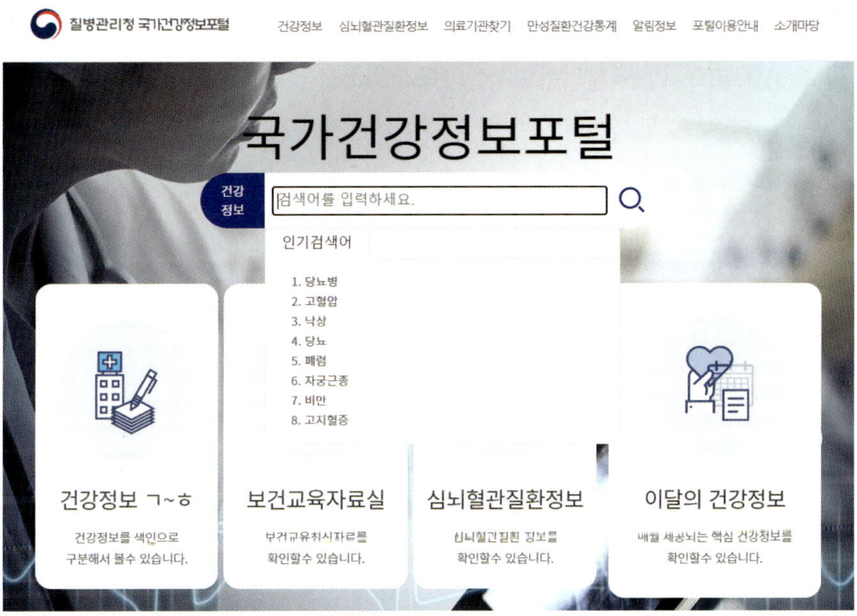

출처 : https://health.kdca.go.kr/

(그림 1-6-5) 국가건강정보포털

2) 국외 건강정보제공

국외 건강정보는 거버넌스 형태로 제공되는 형태와 국내와 같이 검색엔진을 통해 제공되는 형태로 구분할 수 있다. 대표적인 거버넌스 형태는 미국 Office of disease prevention and helath promotion(ODPHP)의 간강정보사업이다.

(1) 미국 Office of disease prevention and helath promotion(ODPHP)의 건강정보사업

ODPHP의 건강정보사업은 미국 보건부에서 건강정보 정책을 주관하는 부서로 예방정책(prevention policy), 임상예방서비스(clinical preventive services), 영양정책(nutrition policy), 건강의사소통(health communication), 원격의료(telemedicine) 등을 주요 활동으로 하는 조직이다. 미국질병통제예방센터(CDC) 산하 국립보건통계센터(National center for health statistics; NCHC)는 관련 데이터를 수집, 보건부와 활동그룹에 통계자문 제공하고 ODPHP는 또한 ONC(Office of the national coodinator for health information technology)와 협력하여 Health people 2030을 추진하고 있다.

(2) MEDLINEPLUS(미국)

미국 국립보건원(NIH), 미 국립의학도서관(The national library of medicine)에서 운영하는 환자·가족을 위한 건강정보 웹사이트이며 975종류의 질병관련 정보하고 있다. 다양한 기관에서 제공하는 건강정보와 건강정보 링크를 제공하고 있으며 관련정보를 매일 업데이트하고 있다.

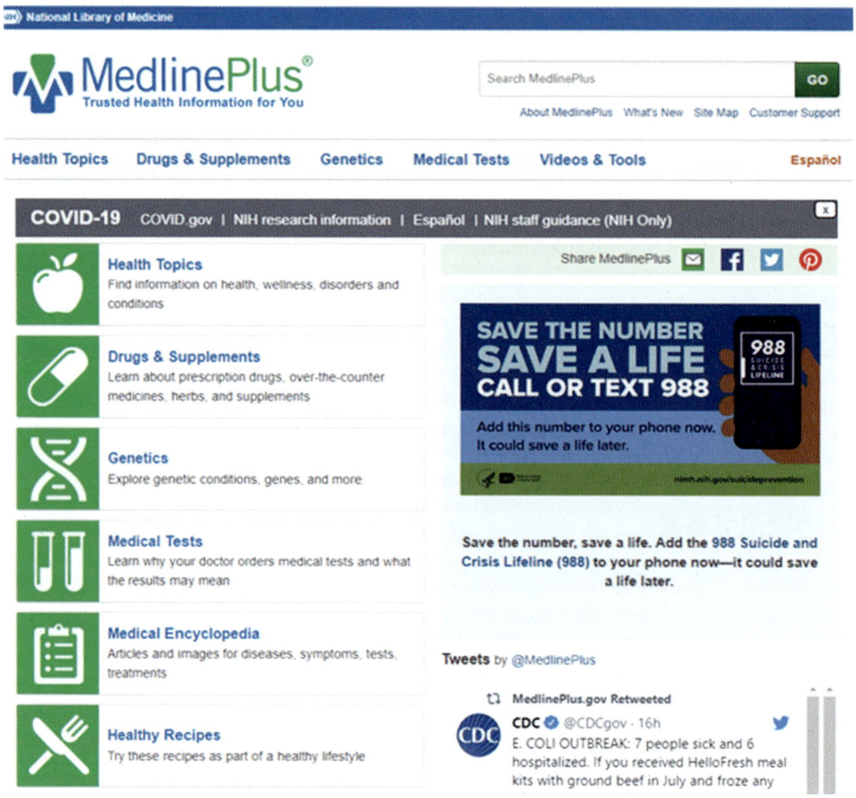

출처 : www.nlm.nih.gov/medlineplus

(그림 1-6-6) MEDLINEPLUS

(3) NHS Choice(영국)

영국 NHS(National health services)의 공식 웹사이트로 2007년부터 공개하여 운영하고 있다. 매달 4800만 이용자 방문하는영국 최대 규모의 건강 정보 웹사이트로 영국 건강 정보 관련 웹 트래픽의 1/4이 이 사이트를 이용하고 600여개의 파트너 웹사이트에서 정보를 제공한다.

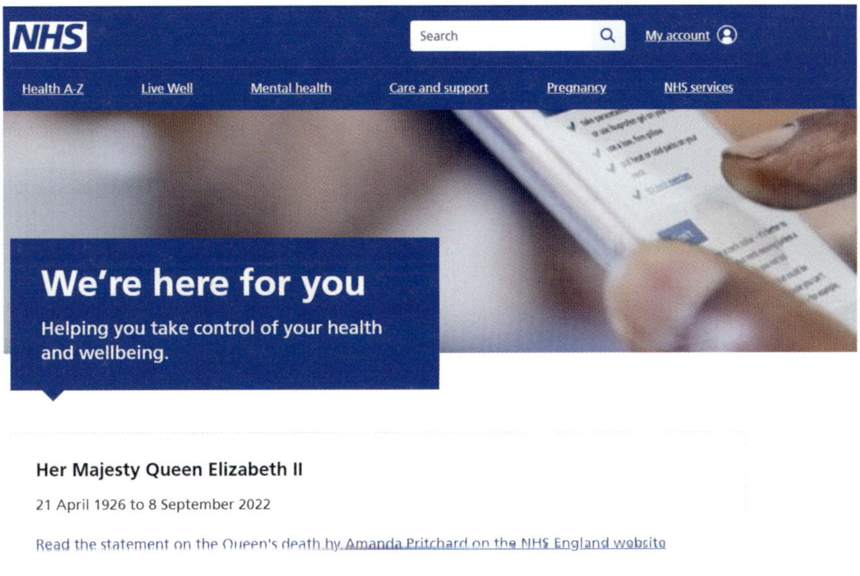

출처 : www.nhs.uk

(그림 1-6-7) NHS Choice

(4) Healrhdirect(호주)

Healrhdirect는 호주 연방, 주, 자치 정부의 지원으로 운영되는, 건강 서비스를 안전하고 효과적으로 제공하는 웹사이트이다. 호주 53개 기관으로부터 정보－서비스 제공자와 계약을 체결하여 운영하고 있으며, 콘텐츠의 많은 부분은 파트너 웹사이트를 통해 제공하고 있다. 또한 전화서비스 등 기타 오프라인 프로그램과 연계하여 운영하고 있다.

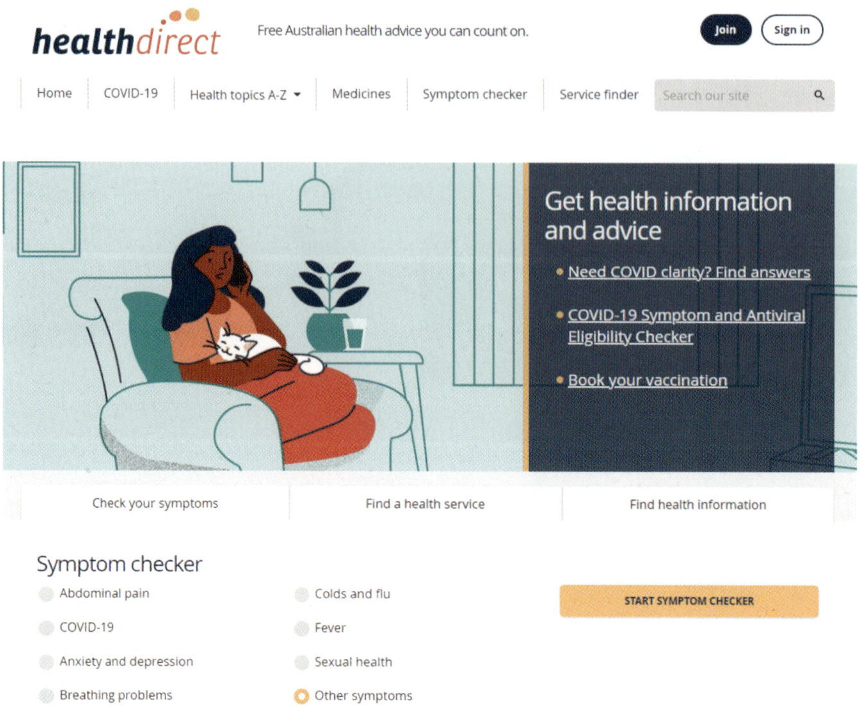

출처 : www.healthdirect.gov.au

(그림 1-6-8) Healrhdirect

(5) Health On the Net(HON) 스위스

Health On the Net(HON)는 1996년 스위스 제네바에 위치한 의료정보 비정부비영리 기관으로 건강정보를 제공하고 있다. HON은 올바른 온라인 건강 정보 제공자(웹사이트)를 평가·인증하고 있으며 이러한 점이 다른 정보 사이트와 차별운영되는 점이다. HONcode 인증은 양질의 건강 정보를 제공하는 윤리 기준을 적용하고 있고 인증받은 사이트로부터 검색 결과가 도출된다.

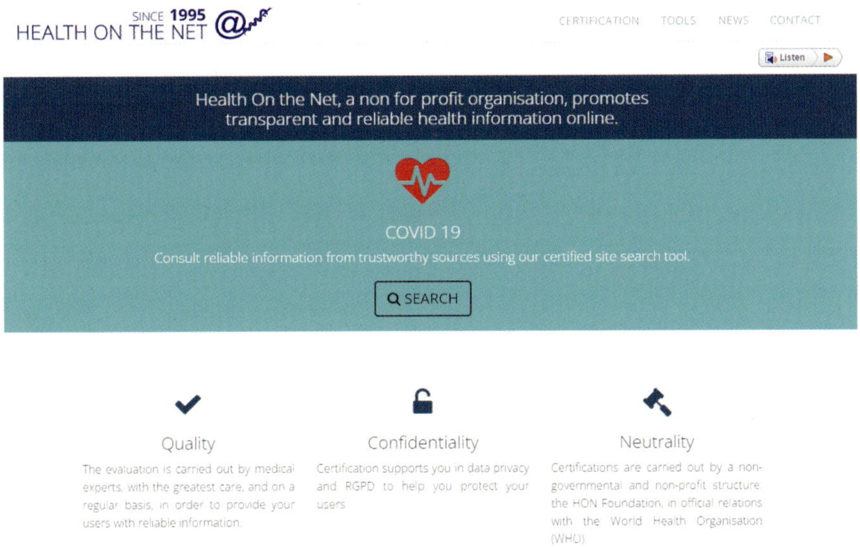

출처 : www.hon.ch

(그림 1-6-9) Health On the Net

Ⅱ 건강이해능력

1. 건강정보 이해능력의 정의

인터넷의 발달과 건강에 대한 관심 증가로 건강정보의 생성과 유통이 많아지고 의료 정보에 대한 일반 대중들의 접근도 용이해져서 전문가와 대중 간의 정보의 격차 및 정보의 불균형은 많이 완화되었다. 그러나 다양한 정보 중에서 전문용어를 이해하고, 자신에게 적합하고 신뢰성 있는 건강정보를 선별하고 본인의 생활양식 교정이나 치료에 활용하기는 쉽지 않다. 이처럼 의료환경에서 제시되는 글을 읽고 이해하는 능력이 헬스리터러시(health literacy), 즉 건강정보이해능력이다.

세계보건기구(World health organization; WHO)는 2016년 상하이 선언(2016 WHO shanghai declaration)을 통해 좋은 거버넌스 체계, 건강 도시, 건강정보 이해능력 세 가지를 건강증진을 위한 주요 전략으로 소개하였다. 이에 따라 건강정보 이해능력은 세계 여러 국가에서 보건정책의 주요 수단으로 인식되고 있으며, 이를 높이기 위한 각종 계획과 국가차원의 지원이 지속되고 있다. 이러한 건강정보이해능력은 다양하게 정의되고 있는데 세계보건기구(WHO, 1997)는 개인이 좋은 건강상태를 유지하고 증진하기 위하여 정보를 얻고, 이해하고, 사용할 수 있는 개인의 동기와 능력을 결정하는 인지적, 사회적 기술이라고 정의하였다. 미국의학협회(1999)는 보건의료 환경에서 기능하는 데 필요한 기초적인 읽기, 수리 능력, 미국 의학연구소(Institute of medicine; IOM)(2004)는 개인이 의료와 관련된 적절한 결정을 스스로 내리는 데 필요한 기본적인 건강정보와 건강 서비스를 제대로 얻고, 처리하고, 이해하는 능력이라고 정의하였다. 다양한 정의를 통해 건강정보 이해능력이란 개인이 획득한 건강정보에 대해 올바르게 처리하고 이해하는 능력이라고 이해할 수 있다.

그러나 최근에는 복잡한 형태의 의료 서비스를 이해하고 적절하게 활용하여 궁극적으로 건강을 증진하기 위해 필요한 개인의 능력으로 정의되고 있다(Sørensen et al., 2012). Sørensen 등은 건강관리, 질병 예방, 건강 증진의 세 가지 영역과 관련된 개인의 건강 정보에 대한 접근(access), 이해(understand), 평가(appraise), 적용(apply)을 바탕으로 통합적 건강정보 이해능력의 개념적 모형을 제안하였다. '접근'은 건강정보를 찾고 획득할 수 있는 능력이며, '이해'는 접근한 건강정보를 이해할 수 있는 능력, '판별'은 접근한 건강정보를 해석하고, 선별하고, 판단하고 평가하는 능력, '활용'은 건강 유지·증진을 위한 의사결정을 위해 소통하고 정보를 이용하는 능력이다. 이러한 4가지 역량은 건강관리, 질병 예방, 건강 증진에서의 기술과 지식을 얻게 해준다(표 1-6-1).

(표 1-6-1) 통합적 건강정보 이해능력 모델의 건강과 건강정보이해능력 영역

	접근/획득	이해	처리/판별	활용/이용
건강관리	건강관리나 임상적 주제에 대한 정보에 접근하는 능력	의료 정보와 의미를 이해하는 능력	의료 정보를 해석하고 평가하는 능력	의료 관련 문제에 대해 정보에 근거한 의사결정을 하는 능력
질병 예방	건강위험요인 관련 정보에 접근하는 능력	건강위험요인 관련 정보와 의미를 이해하는 능력	건강위험요인 관련 정보를 해석하고 평가하는 능력	건강위험요인과 관련하여 정보에 근거한 의사결정을 하는 능력
건강 증진	사회적, 물리적 환경의 건강 결정요인과 관련된 최신 정보를 스스로 찾는 능력	사회적, 물리적 환경의 건강 결정요인과 관련된 정보를 이해하고 의미를 이해하는 능력	사회적, 물리적 환경의 건강 결정요인과 관련된 정보를 해석하고 평가하는 능력	사회적, 물리적 환경의 건강 결정요인과 관련하여 정보에 근거한 의사결정을 하는 능력

출처 : Sørensen et al., (2012). Health literacy and public health: A systematic review and integration of definitions and models. BMC Public Health, 12, 80.(최슬기 등 재인용, 2020)

최근에는 디지털 기술의 발달로 대중들이 인터넷이나 모바일을 통해 건강정보 탐색이 증가하고 있으며 이에 따라 건강문제 해결을 위해 건강정보를 추구하고 온라인 건강정보 및 건강관리 관련 디지털 어플리케이션을 탐색하고 이해하여 이를 평가하고 활용하는 능력을 디지털 헬스 리터러시(Dunn & Hazzard, 2019) 또는 인터넷 건강정보 이해능력(eHealth literacy)이라고 정의한다(Neter & Brainin, 2012; Norman & Skinner, 2006).

2. 건강정보 이해능력의 영향

적절한 건강정보 이해능력을 갖춘 대상자들은 처방전, 처방약품의 라벨이나 경고문구, 각종 동의서 등을 통해 적절한 의사결정을 할 수 있는데 필요한 건강 관련 자료들을 읽고 이해하지만, 건강정보 이해능력이 낮은 대상자들은 의료 정보를 해석하고 적절한 대안을 선택하는데 어려움이 있다. 이로 인해 건강정보 이해능력은 대상자 스스로 건강관리를 주체적으로 수행할 수 있는 능력을 간접적으로 예측할 수 있으며 낮은 건강정보 이해능력은 높은 입원율과 응급 의료서비스 이용, 건강검진 서비스의 미이용, 낮은 복약 순응도, 부정적인 주관적 건강상태, 만성질환 이환, 비건강 행동, 높은 사망률 등과 관련이 있다(Berkman et al., 2011; Zhang, Terry,& McHorney, 2014). 한국보건사회연구원이 2020년 진행한 건강정보이해능력 조사에서 참여자의 43.3%는 건강정보 이해능력이 부족한 것으로 나타났고, 적정 수준을 보인 사람은 29.1%였다. 건강정보 이해능력이 부족하다고 응답한 대상자 중 67.8%는 인터넷을 통해 필요한 정보를 찾는데 많은 노력이 들고, 정보는 찾는 과정에서 불편함을 느꼈다고 응답했다. 우리나라는 국민건강증진종합계획 2030에 '건강정보 이해력 제고'를 대표 과제로 포함하여 정책을 운영하고 있다.

정책과 더불어 보건의료 전문가들도 건강정보 이해능력에 대한 관심을 기울이고 있으며, 건강정보 이해능력에는 연령, 교육정도, 직업, 경제적 수준, 혼인상태, 현재건강상태, 사회적지지 등 다양한 요인이 영향을 미치는 것으로 알려져있다(그림 1-6-10). 이를 위해 보건의료종사자들은 건강 정보를 제공함에 있어 대상자들이 내용을 정확하게 이해할 수 있도록 주의를 기울일 필요가 있으며, 대상자들에게 이해할 수 없는 정보들은 무시되거나 오해를 일으켜 의도하지 않은 잘못된 결과를 야기할 수 있다는 점을 인식하고 있어야 한다. 이를 위해 Berkman 등(2011)은 건강 정보 교육을 위한 몇 가지 시사점을 제안하였다. 첫째, 정보는 최대한 직관적이고 일관된 형태로 제공하는 것이 효과적이다. 치료의 혜택이나 질병 발병률을 확률(%)로 제공하거나 단순한 수치로 제공하는 것이 습득력을 향상시킬 수 있다. 또한, 건강 자료나 콘텐츠를 만들 경우에는 일반인도 함께 참여해 사용하는 용어가 일상적으로 많이 활용되며 이해하기 편안한 수준인지 여부를 파악하는 것도 필요하다. 둘째, 구두로 적용하는 것보다는 그림이나 모형 등의 시각적 자료를 적절하게 활용하는 것이 좋다. 셋째, 의료진의 개입이 적극적으로 필요한 것으로 대상자와 면담이나 교육 전 대상자의 건강정보 이해능력 등을 파악하고 소통을 위해 고민하는 것을 통해 건강 정보 이해력을 향상시킬 수 있다.

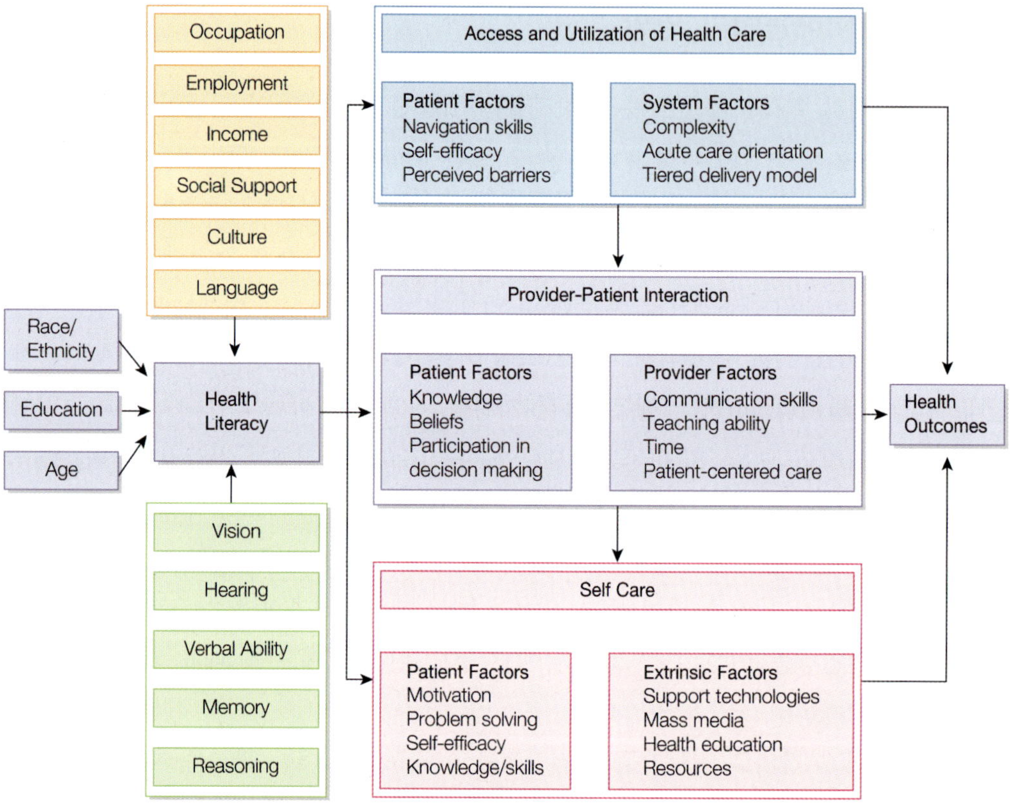

출처 : Paasche-Orlow & Wolf. (2007). The causal pathways linking health literacy to health outcomes. American Journal of Health Behavior. p.S21.

(그림 1-6-10) 건강정보 이해능력의 원인과 결과

Ⅲ 환자교육

1. 환자 교육의 중요성

환자교육은 건강을 유지하기 위해 필요한 지식 및 기술을 제공하고 생활 태도의 변화를 통해 행동변화를 유도하는 과정이다. 환자교육은 환자가 적절한 건강관리 계획 및 자기관리기술 개발, 건강한 생활습관형성 및 지속적 관리를 증진시키는 효과가 있다. 환자에 대한 적절한 교육은 질병의 경과를 개선하고 사망률 및 합병증 감소, 불필요한 검사 감소 등으로 인한 의료비용의 절감에도 도움이 된다.

오늘날, 질병 유형의 변화로 만성질환의 증가와 코로나와 같은 대규모 감염성 질환 증가로 인해 대상자의 자가 관리 역할이 더욱 중요해 지고 있다. 뿐만 아니라 비용효과적인 의료행위 강조, 환자와 의료진 간의 관계 강화, 인터넷의 발달로 인한 의료 정보의 접근성 증진, 의료 정보 매체의 다양화, 환자의 알 권리 부각 등으로 인해 환자 교육의 중요성은 더욱 강조되고 있다. 최근 인터넷의 발달로 많은 건강 정보들이 TV, 신문, 인터넷 등 대중매체를 통해 공유되고 있다. 하지만 무분별한 정보 전달은 잘못된 의료서비스 이용, 잘못된 약품 섭취, 약물 오남용, 불필요한 건강염려, 과다한 의료지출 등이 부작용이 발생할 수 있으므로 정보의 질 관리를 위해 공공기관 및 병원에서 개발된 교육자료, 약품설명 및 검사 지침 등과 같은 정보를 제공하고 있다.

2. 환자 교육의 원칙

환자 교육의 원칙은 간단명료해야 하며, 지속적이어야 하며 교육 대상의 평가와 전략 수립이 가능해야 한다는 것이다. 환자 교육에 대한 이해도 차이는 본인의 의료 상태에 대한 지식, 지시사항 및 복약 준수, 의료서비스 이용 행태, 의료비용, 건강수준 등에 영향을 미친다. 그러므로 환자 교육을 시행하기 전에 성별, 연령, 교육수준 등을 고려하여 적절한 교육 방법을 선정해야 한다.

3. 환자 교육의 방법 및 시기

환자에게 교육이 시행되는 시기는 새로운 질병을 진단 받은 경우, 환자의 질병에 대한 순응도가 치료에 매우 중요한 경우, 치료의 행동 변화 혹은 특별한 지식이 요구될 때 등 이다. 환자 교육 방법에는 여러 가지가 있는데 가장 대표적인 것들로는 면담을 통한 개별 혹은 집단 교육, 특정 주제에 대한 집단 교육, 인쇄물 제작 배포를 통한 자가 교육, 모형이나 동영상을 이용한 병원 자체에서 제작한 교육용 자료 등이 있다. 예전에는 대면을 통한 서면 교육 및 인쇄물 제작 배포 등의 방식으로 교육이 이루어졌다면 최근 최신 정보기술 발달로 동영상 및 어플 교육프로그램 개발이 활발해 지고 있다. 특히 2020년 COVID-19의 영향으로 공간적·시간적 제약이 없는 온라인 영상 콘텐츠의 개발과 비대면 교육 프로그램이 더욱 활발하게 개발, 운영되고 있다.

(표 1-6-2) 환자 교육 시기

• 새로운 질병을 진단 받은 경우 • 환자의 질병에 대한 순응도가 치료에 매우 중요한 경우 • 치료의 행동 변화 혹은 특별한 지식이 요구될 때 등

(표 1-6-3) 환자 교육 방법

• 면담을 통한 개별 교육 • 특정 주제에 대한 집단 교육 • 인쇄물 제작 배포를 통한 자가 교육 • 모형, 동영상 등을 이용하여 병원 자체에서 제작한 교육용 자료

4. 환자 교육의 사례

1) 개별 교육

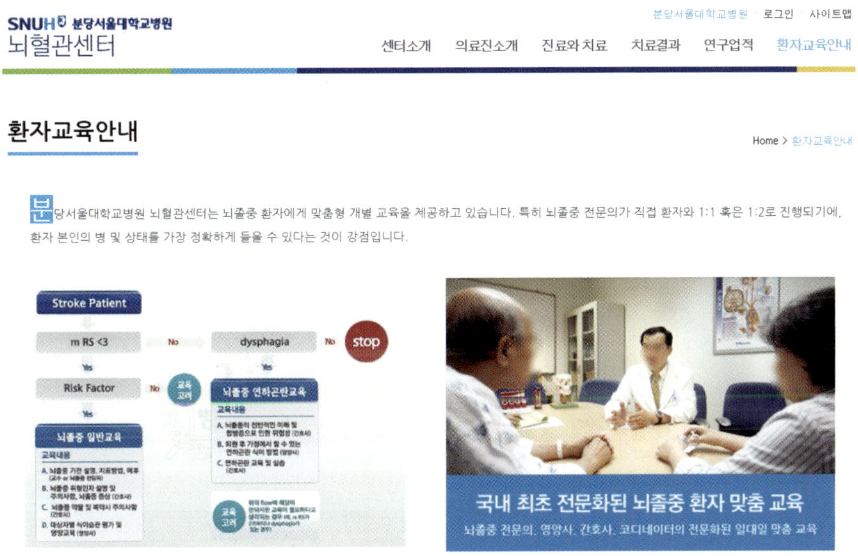
SNUH 분당서울대학교병원
뇌혈관센터
분당서울대학교병원 · 로그인 · 사이트맵
센터소개
의료진소개
진료와 치료
치료결과
연구업적
환자교육안내
환자교육안내
Home > 환자교육안내
분당서울대학교병원 뇌혈관센터는 뇌졸중 환자에게 맞춤형 개별 교육을 제공하고 있습니다. 특히 뇌졸중 전문의가 직접 환자와 1:1 혹은 1:2로 진행되기에, 환자 본인의 병 및 상태를 가장 정확하게 들을 수 있다는 것이 강점입니다.
Stroke Patient
m RS <3
No
dysphagia
No
stop
Yes
Risk Factor
No
교육 고려
Yes
뇌졸중 연하곤란교육
뇌졸중 일반교육
교육내용
교육 고려
국내 최초 전문화된 뇌졸중 환자 맞춤 교육
뇌졸중 전문의, 영양사, 간호사, 코디네이터의 전문화된 일대일 맞춤 교육

출처 : https://www.snubh.org/dh/main/index.do?DP_CD=BCD5&MENU_ID=005

(그림 1-6-11) 분당서울대학교 병원 뇌혈관센터 환자교육 사례

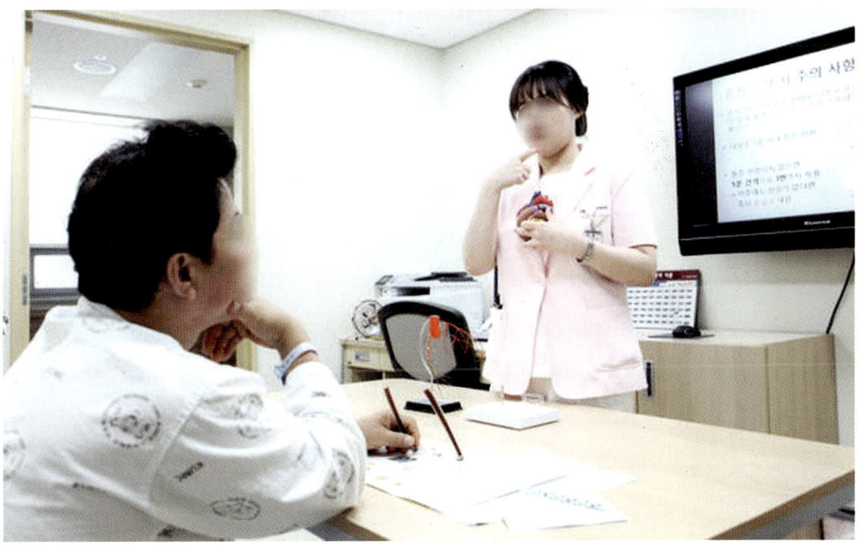

출처 : http://www.mdon.co.kr/news/article.html?no=9534

(그림 1-6-12) 고대 구로병원 개별 환자 교육

2) 집단 면담 교육

세브란스병원

교육명	시간	장소
당뇨 집단 교육	목요일 11:00~12:00	본관 6층 제1세미나실
두경부암 환자 집단교육 (수술 후 관리, 삼키기 운동 및 영양 교육)	수요일 11:30-12:30	본관 13층 회의실
장기이식교육(신장, 간)	월,수,금 11:00~12:00	본관 14층 회의실
전립선암 수술 후 교육	수,금 16:00~17:00	본관 16층 162병동 휴게실
간암 수술 후 집단교육	월요일 11:00	본관 17층 회의실

출처 : https://yuhs.severance.healthcare/cancer/news/seminar/lecture.do?mode=view&articleNo=70246&article.offset=0&articleLimit=12

(그림 1-6-13) 세브란스 집단 교육 예시

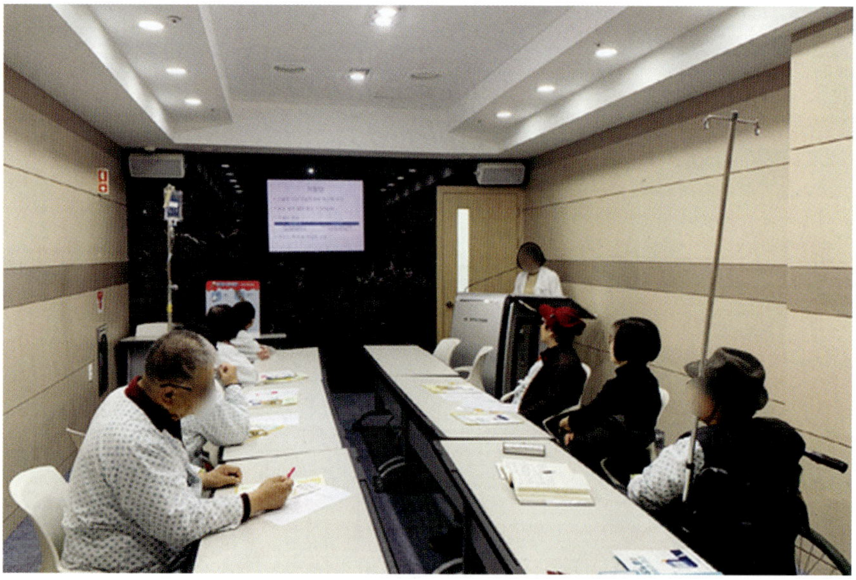

출처 : https://www.metroseoul.co.kr/article/20220531500167

(그림 1-6-14) 부산의료원 당뇨 교육 모습

3. 인쇄물 제작을 통한 자가 교육

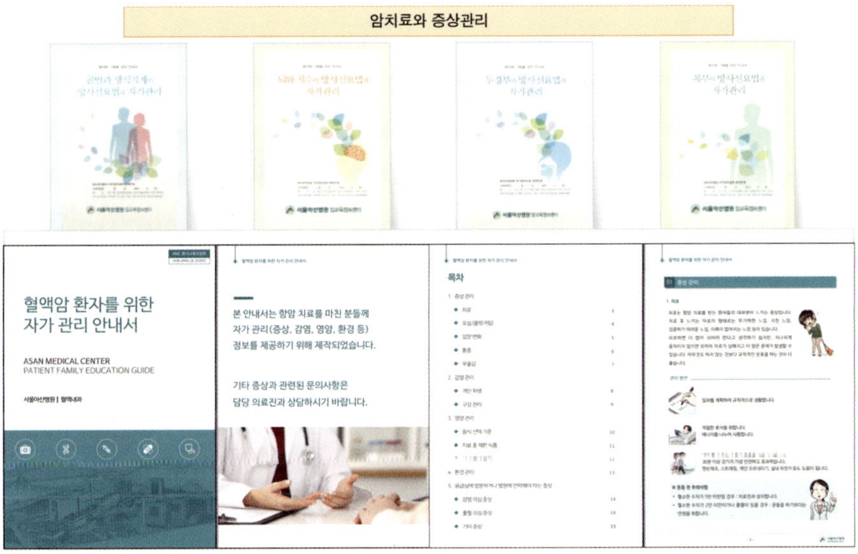
암치료와 증상관리
혈액암 환자를 위한
자가 관리 안내서
ASAN MEDICAL CENTER
PATIENT FAMILY EDUCATION GUIDE
본 안내서는 항암 치료를 마친 분들께
자가 관리(증상, 감염, 영양, 환경 등)
정보를 제공하기 위해 제작되었습니다.
기타 증상과 관련된 문의사항은
담당 의료진과 상담하시기 바랍니다.
목차

출처 : https://amc.seoul.kr/asan/depts/cancer/K/content.do?menuId=3687

(그림 1-6-15) 서울아산병원 암교육자료

4. 동영상 교육

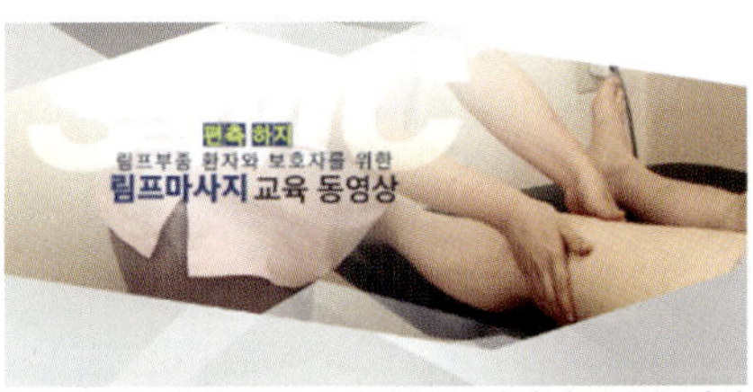

[동영상] 림프부종 편측 하지-림프마사지 교육동영상

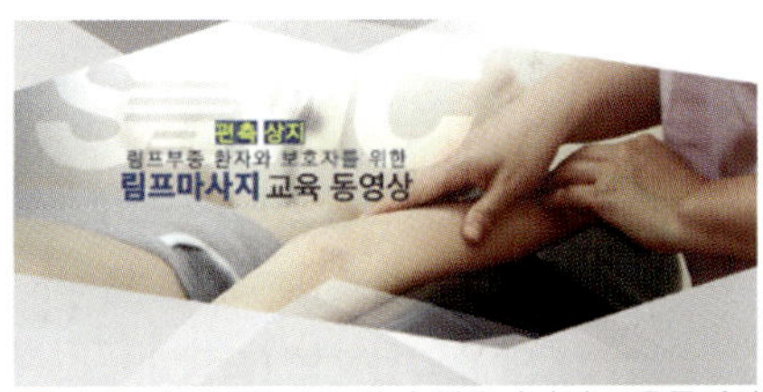

[동영상] 림프부종 편측 상지-림프마사지 교육동영상

출처 : http://samsunghospital.com/home/healthInfo/refer/healthList.do?HEALTH_TYPE=020001&ORDER=RCENT

(그림 1-6-16) 삼성서울병원 림프부종 상,하지 림프 마사지 교육 동영상

5. 온라인 비대면 교육

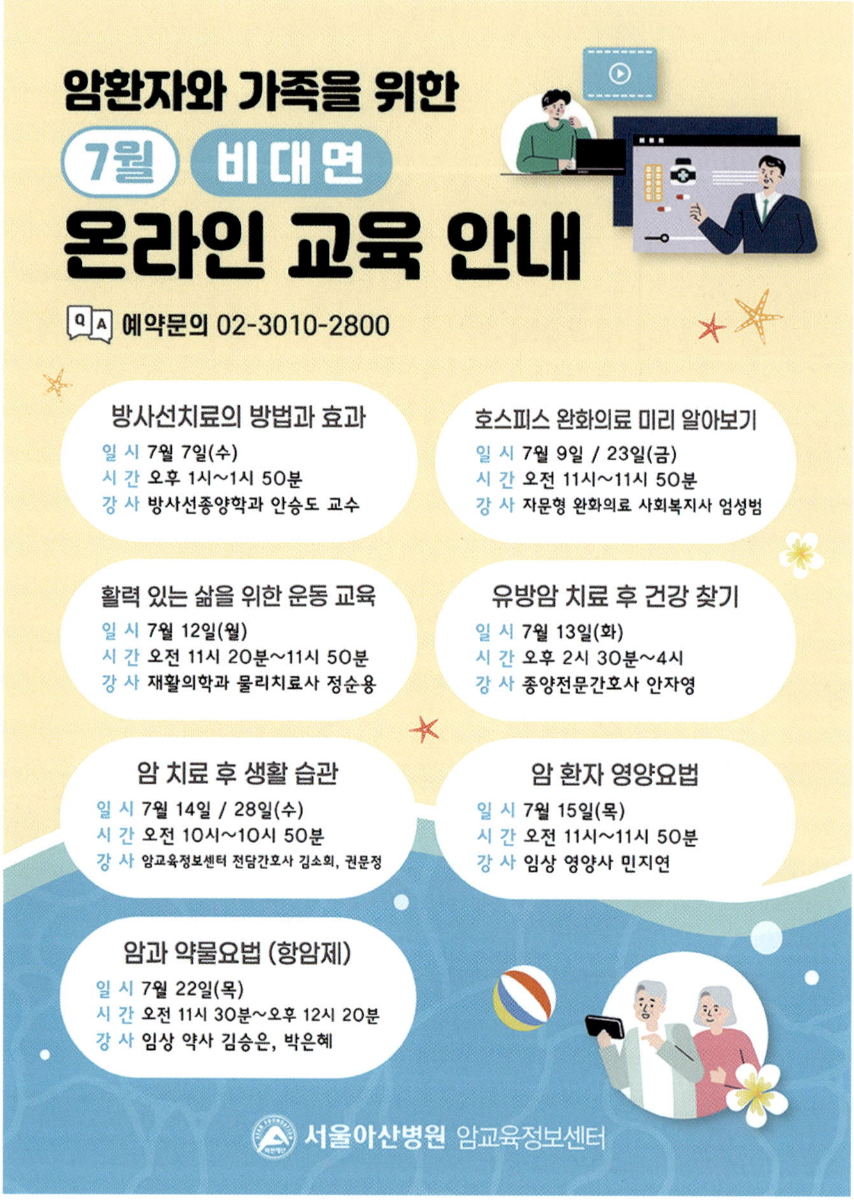

암환자와 가족을 위한
7월 비대면
온라인 교육 안내
예약문의 02-3010-2800
방사선치료의 방법과 효과
일 시 7월 7일(수)
시 간 오후 1시~1시 50분
강 사 방사선종양학과 안승도 교수
호스피스 완화의료 미리 알아보기
일 시 7월 9일 / 23일(금)
시 간 오전 11시~11시 50분
강 사 자문형 완화의료 사회복지사 엄성범
활력 있는 삶을 위한 운동 교육
일 시 7월 12일(월)
시 간 오전 11시 20분~11시 50분
강 사 재활의학과 물리치료사 정순용
유방암 치료 후 건강 찾기
일 시 7월 13일(화)
시 간 오후 2시 30분~4시
강 사 종양전문간호사 안자영
암 치료 후 생활 습관
일 시 7월 14일 / 28일(수)
시 간 오전 10시~10시 50분
강 사 암교육정보센터 전담간호사 김소희, 권문정
암 환자 영양요법
일 시 7월 15일(목)
시 간 오전 11시~11시 50분
강 사 임상 영양사 민지연
암과 약물요법 (항암제)
일 시 7월 22일(목)
시 간 오전 11시 30분~오후 12시 20분
강 사 임상 약사 김승은, 박은혜
서울아산병원 암교육정보센터

출처 : https://amc.seoul.kr/asan/depts/cancer/K/bbsDetail.do?pageIndex=1&menuId=3697&contentId=270335&searchCondition=&searchKeyword=

(그림 1-6-17) 온라인 비대면

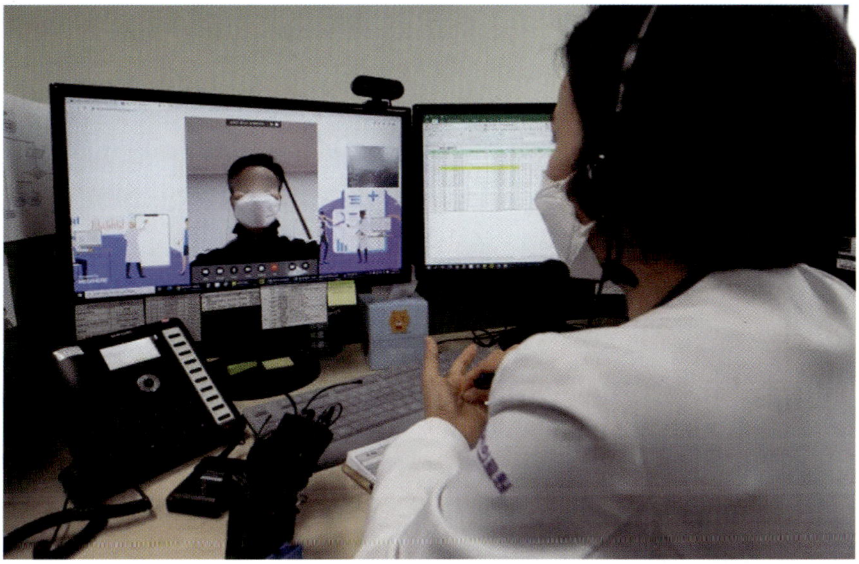

출처 : https://m.khan.co.kr/national/national-general/article/202203200819001#c2b

(그림 1-6-18) 성남시의료원

- 고응남. New 정보통신개론. 서울; 한빛아카데미: 2015.
- 김미정 외. 보건의료정보기술. 서울; 수문사: 2021.
- 김민구. 4차 산업혁명, 비즈니스 트렌드. 서울; 정보문화사: 2017.
- 김상균. 메타버스 디지털 지구, 뜨는 것들의 세상. 서울; 플랜비디자인: 2020.
- 남문희 외. 간호정보와 빅데이터. 서울; 고문사: 2022.
- 대한의학회. 소비자 건강정보 제공을 위한 전략 수립에 관한 연구. 보건복지부 : 2016.
- 박현애 외. 최신 간호정보학 2판. 서울; 현문사: 2017.
- 서문경애 외. 간호관리학. 서울; 현문사: 2021.
- 윤강재, 송태민, 최성은, 정연, 이기호. 정보통신기술(ICT)과 보건의료서비스 융합 활성화를 위한 정책과제. 한국보건사회연구원 : 2016.
- 이경미 외. 보건의료정보관리학. 서울; 메디시언: 2021.
- 이미준 외. 4차산업과 간호정보학. 서울; 수문사: 2020.
- 이선아, 이신영. 건강정보학. 서울; 수문사: 2020.
- 이은미, 서정숙, 이혜원. 보건의료정보관리학. 서울; 에듀팩토리: 2022.
- 이혜자, 김연하, 남경동, 양옥렬, 이혜진, 최순옥. 알기 쉬운 간호정보학. 서울; 계축문화사: 2018.
- 최슬기, 김혜윤, 황종남, 채수미, 한겨례, 유지수, 천희란. 건강정보문해력(헬스리터러시) 제고 방안 연구. 한국보건사회연구원 : 2020.
- 한국과학기술평가관리원. 기술동향브리프 [빅데이터] : 2018.
- Berkman, N.D., Sheridan, S.L., Donahue, K.E., Halpern, D.J., & Crotty, K. Low health literacy and health outcomes: an updated systematic review. Annals of Internal Medicine 2011;155(2):97-107.
- Dunn, P., & Hazzard, E. Technology approaches to digital health literacy. International Journal of Cardiology 2019;293:294-296.
- Institute of Medicine. . Health literacy: A prescription to end confusion. Washington D.C; The National Academic Press: 2004.
- Neter, E., & Brainin, E. eHealth literacy: Extending the digital divide to the realm of health information. Journal of Medical Internet Research 2012;14(1):e19.
- Norman, C. eHealth literacy 2.0: Problems and opportunities with an evolving concept. Journal of Medical Internet Research 2022;13(4):e125.
- Paasche-Orlow, M.K., & Wolf, M.S. The causal pathways linking health literacy to health outcomes. American Journal of Health Behavior 2007;31(1) S19-S26.

- Sørensen, K., Pelikan, J. M., Röthlin, F., Ganahl, K., Slonska, Z.,Doyle, G., ... & Falcon, M. Health literacy in Europe : comparative results of the European health literacy survey (HLS-EU). European Journal of Public Health 2015;25(6):1053-1058.
- WHO Expert Committee on Comprehensive School Health Education and Promotion. (1997). Promoting health through schools: Report of a WHO expert committee on comprehensive school health education and promotion, WHO technical report series. Geneva; WHO: 1997.
- Zhang, N.J., Terry, A., & McHorney, C.A. Impact of health literacy on medication adherence: a systematic review and meta-analysis. Annals of Pharmacotherapy. 2014;48(6):741-751.

07

P·A·R·T

인터넷 건강정보의 질 평가

학습목표

- 인터넷 건강정보의 정의와 개념을 이해한다.
- 인터넷 건강정보의 순기능과 역기능을 이해한다.
- 인터넷 건강정보의 질평가 도구를 이해한다.
- 모바일 어플리케이션 건강정보의 질평가 도구를 이해한다.

PART 7 인터넷 건강정보의 질 평가

I 인터넷 건강정보

1. 인터넷 건강정보의 개요

건강정보는 건강보건의료 등 인간의 건강에 관련된 모든 정보를 의미하며 일반인, 보건의료 전문가, 학생, 환자 및 환자 가족 등을 대상으로 제공되는 보건의료분야의 모든 정보를 지칭하는 것으로서, 보통 '보건정보', '의료정보', '보건의료정보' 등으로 다양하게 표현되어 쓰이고 있다. 과거 의료소비자들은 건강 관련 지식은 매우 전문적으로 취급되고 있어 건강 관련 분야의 전문가나 권위자로부터 정보를 획득하였고, 수동적인 방법으로 정보를 취득하였다. 그러나, 건강정보에 관한 관심 증가와 정보통신 기술의 발달로 인터넷을 통한 건강정보 탐색 및 취득이 보편화 되고 있다.

인터넷 건강정보는 보건의료업체, 의료기관, 관련 공공기관, 관련 연구기관 및 개인 등이 인터넷 상에서 제공하는 정보로써 의료의 전문적인 지식, 일반 대중들의 건강증진을 위한 건강 행위와 질병 예방 정보, 환자 및 가족을 위한 질병 관리, 질병 관련 전문가 및 관련 기관 등을 소개하는 것과 같이 인간의 건강에 영향을 주는 포괄적인 정보를 의미한다. 2020년 인터넷 이용 실태조사에 따르면 국내 18세 이상 인구의 63%가 인터넷을 통한 건강 및 의료정보의 탐색 및 이용 경험이 있었으며, 해마다 이용실태는 전 세계적으로 증가하고 있는 추세이다. 2020년에 16~74세의 유럽인을 대상으로 조사 결과, 대상자의 55%가 인터넷에서 건강 관련 정보를 탐색했는데 핀란드, 네덜란드, 독일 등은 이 비율이 70% 이상이었으며, 미국은 2008년 61.2%에서 2017년 74.4%로 나타나 인터넷을 통한 정보탐색을 활용하는 인구의 비율이 점점 증가하고 있음이 확인되었다. 이에 따라 인터넷을 활용하여 건강 관련 정보를 탐색하는 의료소비자의 태도도 적극적이고 능동적으로 변화하고 있으며, 인터넷을 통해 건강정보를 탐색하는 행위도 정보의 가용성, 적용 범위, 검색의 편의성, 접근성, 익명성 등에 따라 다양해지고 있다.

의료비용에 대한 부담 증가와 건강 전문가와 면담의 어려움, 의료진을 통한 제한된 정보 획득 등으로 인해 많은 대상자들은 인터넷을 통해 건강 전문가와 상호작용을 하고, 병의 증상, 원인, 치료 방법, 돌봄, 진료방법에 대한 선택, 의료결정(medical decision)에 필요한 자료에 이르기까지 다양한 정보를 습득하고 활용한다. 인터넷을 통한 건강정보는 보건의료기관에서 환자 및 가족을 위해 의학지식 및 정보 전달의 목적으로 많이 활용되었으나 최근에는 정보의 범위와 대상, 정보제공의 주체가 점차 확대되고 있다. 최근에는 의료소비자들이 다양한 인터넷 커뮤니티 활동을 통해 자신과 동일한 증상이나 상황을 경험한 사람들이 공유한 정보를 주고받으며 건강 정보 습득뿐 아니라 정보 생성에도 적극적으로 참여하고 있다. 인터넷을 통한 건강 관련 정보 제공 웹사이트는 하루에 수백에서 수천개 씩 새롭게 생성되고 있으며, 이를 통한 건강정보는 대부분 무료로 제공되고 있다. 인터넷을 통해 획득되는 건강정보는 소비자의 새로운 건강정보원으로써의 역할을 하고 있으며, 전통적인 건강정보 획득 수단이었던 전문가의 조언을 받기 위해 병원을 방문하는 것과 비슷하게 건강정보 획득의 주요 수단이 되고 있다.

그러나, 의료전문가에게서 생성된 정보는 신뢰성과 권위를 보장할 수 있지만, 인터넷을 통해 유통되는 건강정보는 생성 주체가 의료전문가로 국한되고 있지 않아 일반인도 누구나 건강정보를 생성할 수 있어 검증되지 않거나 정제되지 않은 건강정보가 무분별하게 생성되고 유통될 가능성이 크다. 이러한 이유로 인터넷에서 탐색한 건강정보가 얼마나 정확하고, 신뢰할만한 것인가에 대한 우려와 함께 정보의 질이 일관성 있게 유지되고 있다고 확신하기도 어렵다. 국내에서 2019년 강아지 구충제가 암 치료에 효과적이라는 내용이 동영상 공유 사이트인 유튜브(Youtube)와 SNS(Social networking service)를 통해 빠르게 확산되었고, 한 개그맨이 실제 강아지 구충제를 활용한 항암치료를 시작하고 지속하는 모습도 공유되었다. 이에 식품의약품안전처는 우려를 표하며 복용을 금지해 달라고 당부하였고, 해당 개그맨은 강아지 구충제를 활용한 치료 중 다른 곳으로 암이 전이되어 추가 수술을 받았다고 밝히며 구충제를 활용한 항암치료는 효과가 없으니 전문의사의 상담을 우선하라고 언론을 통해 호소했다. 그러나, 많은 소비자들이 이러한 정보에 노출되었고 정보의 질적인 측면에 대한 검증 없이 받아들여 이 시기의 강아지 구충제 판매가 급증하는 결과가 나타났다. 이는 건강정보의 질을 분별하기에 어려움이 있는 건강소비자들은 부정확한 건강정보로 인해 건강상의 피해를 가져올 수도 있음을 보여준 단적인 사례라고 할 수 있다. 또한, 인터넷 건강정보의 신뢰도와 정보의 질은 다양하고 특히, 상업적 목적으로 웹사이트나 어플리케션이 운영될 경우 편중된 건강정보를 많이 포함하고 있다. Park 등(2016)의 연구에서는 소셜네트워크 서비스인 트위터(Twitter)에서 개인이 공유한 정보의 36.9%는 의학적으로 부적절한 내용을 포함하고 있는 것이 확인되었다.

인터넷 건강정보를 통한 적절한 건강정보의 습득으로 건강상태 및 생활습관 개선 등의 긍정적인 효과를 볼 수도 있으나, 인터넷 건강정보의 신뢰성 부족, 책임소재 불명확, 불충분 정보, 정보의 공급 과다로 인한 적절한 정보탐색의 어려움 등 다양한 문제점이 제기되고 있다. 일부 사람이 사용한 대체요법 등에서 우연히 나타난 치료 효과와 같은 근거가 명확하지 않은 건강정보는 일부 소비자에게 맹목적인 믿음을 갖게 하여 보건의료 전문가와의 의사소통에 장애 요인으로 작용하며, 나아가 의료소비자들이 회복 불가능한 건강상의 피해를 얻을 수 있으므로 이에 대해 보건의료전문가로서 경각심을 가질 필요가 있다.

인터넷 건강정보를 평가하고 평가 결과를 환자와 소비자들이 편안하게 사용하는 것을 돕기 위한 목적으로 유럽에서 구축된 MedCERTAIN(MedPIC Certification and Rating of Trust worthy Health Information on the Net)의 DAERI(Database of Adverse Events Relates to the Internet)에서는 인터넷 건강정보로 인한 피해사례를 데이터베이스화하고 있으며 이는 크게 7가지로 분류된다.

첫째, 인터넷의 잘못된 정보로 인해 신체적, 정신적 피해를 입은 경험이 있는 사례
둘째, 인터넷 건강정보를 잘못 이해한 사례
셋째, 인터넷 건강정보를 기반으로 한 진단으로 인해 실제 진찰이 늦어진 사례
넷째, 인터넷에서 잘못된 진단을 받았거나 스스로 오진을 내린 사례
다섯째, 인터넷 검색을 통해 얻은 정보를 맹신하여 건강문제가 없는 경우에도 보건 전문가에게 불필요한 상담을 여러 번 받는 사례
여섯째, 건강에 유해한 약물이나 상품을 주문한 사례
일곱째, 자살에 대한 내용을 담고 있는 웹사이트의 방문으로 실제 자살을 시도하거나 실행한 사례 등이다.

위와 같이 인터넷 건강정보로 인해 발생한 다수의 피해사례가 제시되고 있어 의료소비자들은 신뢰할 수 있는 의료정보를 획득할 수 있는 방법에 대해 고민하고 있다. Collins(2005)는 인터넷 건강정보를 겸손하게 사용해야 하고 전문성과 혼동해서는 안 된다고 강조하고 있다. 의료소비자들이 보다 정확한 건강정보를 분별하고 사용할 수 있도록 건강 관련 웹사이트 등의 질 관리가 필요하며, 보건의료전문가는 의료소비자들에게 건강 관련 교육과 지원 뿐만 아니라 건강 관련 정보를 얻을 수 있는 신뢰할 수 있는 웹사이트를 추천하고, 개별 소비자들이 질

높은 건강정보를 획득할 수 있도록 도와야 한다. 의료소비자가 정말 필요로 한 정보를 얻고 긍정적인 건강 결과를 획득할 수 있도록 정보를 감별해주는 전문가의 역할이 필요하다.

2. 인터넷 건강정보의 사회적 쟁점

1) 인터넷 건강정보의 사회적 순기능

(1) 건강정보의 접근 용이성

온라인 정보의 접근성은 '물리적 접근'의 한계와 '인지적 접근' 한계로 구분할 수 있으며 '물리적 접근'은 신체적 능력, 사용하는 장치, 검색능력을 의미한다. TV, 신문, 의학저널 등의 전통적인 건강정보 매체를 통한 건강정보 습득은 의료소비자들의 건강 관련 행태나 결과에 긍정적인 영향을 미쳤지만, 시간과 장소에 구애 없이 정보를 습득할 수는 없었다. 또한, 보건 전문가와의 상담은 시간적인 제한이 있었고, 특별히 시간을 내거나 질병이 발생한 경우에만 접근이 가능하였으며, 실제 만남이 이루어져도 충분한 시간 확보가 어려워 설명 및 면담을 통해 소비자들이 갖고 있는 질병에 대한 의문을 해결하기에는 많은 어려움이 있었다. 이로 인해 보건 전문가들의 일방적인 지시에 의존하는 경우가 많았다. 그러나, 인터넷과 스마트폰 보급이 늘어나면서 의료소비자들은 온라인을 기반으로 언제 어디서나 건강정보 탐색 및 습득이 가능해져 기존 매체가 갖고 있지 못했던 편리성과 경제성을 추가로 얻을 수 있게 되었다. 저소득층, 산간, 오지 등 경제 수준이나 거주지역에 따른 건강 불평등 문제를 해소하는데 인터넷 건강정보가 해결방안으로 활용되고 있다. 또한, 스마트폰과 스마트 워치 등의 웨어러블(wearable) 기기들은 건강 관련 어플리케이션과 연동되어 24시간 내내 개개인의 건강정보를 습득하고 저장 및 관리를 해줌으로써 의료기관 방문이 쉽지 않았던 근로자, 거동 문제가 있는 대상자들의 건강을 관리해주는 역할을 인터넷 건강정보가 대체하고 있다. 마지막으로, 과거에는 보건전문가가 건강정보를 생성하고 소비자에게 정보를 제공해주어 정보제공자로써 우위를 차지했지만 정보통신 기술의 발달로 인해 정보수용자인 소비자도 언제나 건강 관련 정보를 취득할 수 있는 환경으로 변화되어 보건전문가와 의료소비자 간의 관계가 대등해졌다. 인터넷을 통한 건강정보 획득과 활용은 의료현장에서 환자가 보건전문가에게 대응할 수 있게 하는 힘과 역량을 부여하며, 전문가로부터 획득된 정보가 부족하거나 이해가 되지 않을 경우 개개인의 정보 획득을 통해 이해력을 높일 수 있어 교육의 효과도 얻을 수 있다. 당뇨 등의 만성질환자인 경우 인터넷 건강정보를 기반으로 관리한다면 진단 후 보건전문가와의 추가적인 상담 없이 자가관리에도 많은 도움이 될 것이고, 궁극적으로 대면으로 진료를 받아야 할 경우에도 진료 시간 단축 및 보건전문가와 소비자들의 원활한 의사소통을 증진 시킬 수 있다. 그러나, 건강정보에 대한 검색과 습득이 쉬워졌다고 해서 모든 소비자들이 개별적으로 원하는 최적화된 정보를 필요한 순간에 찾는다는 것을 의미하지는 않는다. 그러므로 개별 소비자들의 인터넷 건강정보 검색능력을 고려하여 그 효과를 예측해볼 필요가 있다. 불충분하고 불완전한 정보를 집중적으로 탐색한 개별 소비자는 신뢰할 수 없는 정보들을 맹신하여 의사–환자와의 갈등을 유발하는 요인으로도 작용하고 있으므로 인터넷 건강정보의 질을 평가하기 위해 개발된 객관적인 도구를 검증하고, 이를 소비자들에게 교육할 수 있는 보건의료 전문가들의 노력이 필요하다.

(2) 건강 관련 공동체 형성

건강공동체란 질병 경험자가 가족과 주변인, 전문가와 함께 믿을 수 있는 정보를 나누고 서로의 건강을 돌보는 공동체로써, 특정 질환을 앓는 사람이나 그 가족들이 서로 문제를 해결하거나 도움을 받는데 있어 중요한 역할을 수행한다. 온라인에서 이루어지는 건강공동체는 익명의 사람들과 관계를 맺고, 그 관계를 확장시켜 나가는 과정에서 관심 주제가 비슷한 타인과의 소통 기능이 강화되며 자신의 상황을 표출할 기회가 제공되므로 참여 대상자들의 만족도가 높다. 국내에서는 온라인 사이트 네이버(Naver)나 다음(Daum)에서 카페형식으로 운영되고 있는 신장병 환우 모임, 산샘둥지(유방암 환자 자조 모임), 아랫목(부인암 환자 자조 모임), 참사랑회(소아 혈액종양부모 모임) 등 다양한 질병 해결을 위해 노력하는 공동체가 존재한다 (그림 1–7–1). 또한, 건강공동체는 관심 있는 질병에 대해 신체적인 정보뿐만 아니라 정서적인 정보도 공유하여 의료소비자들의 심리적인 안정을 도모하기도 한다.

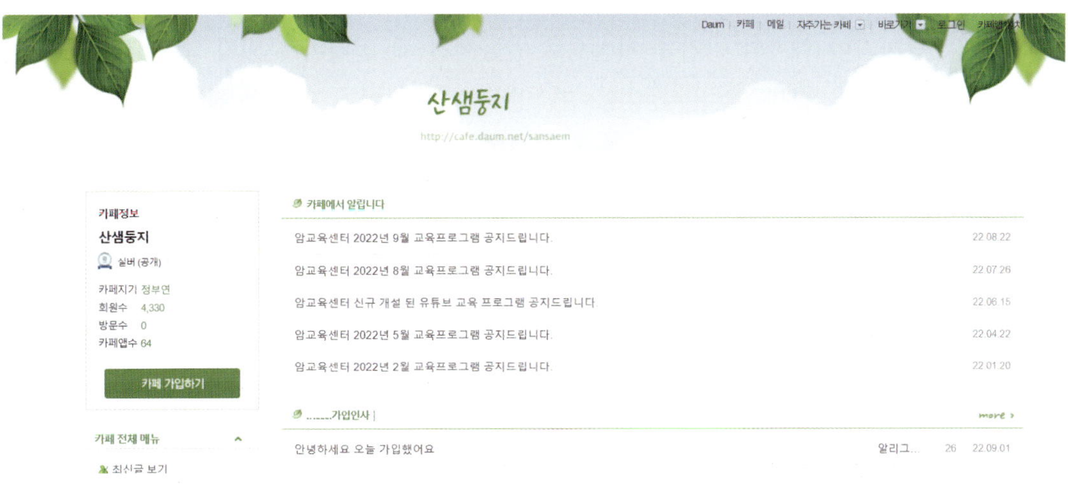

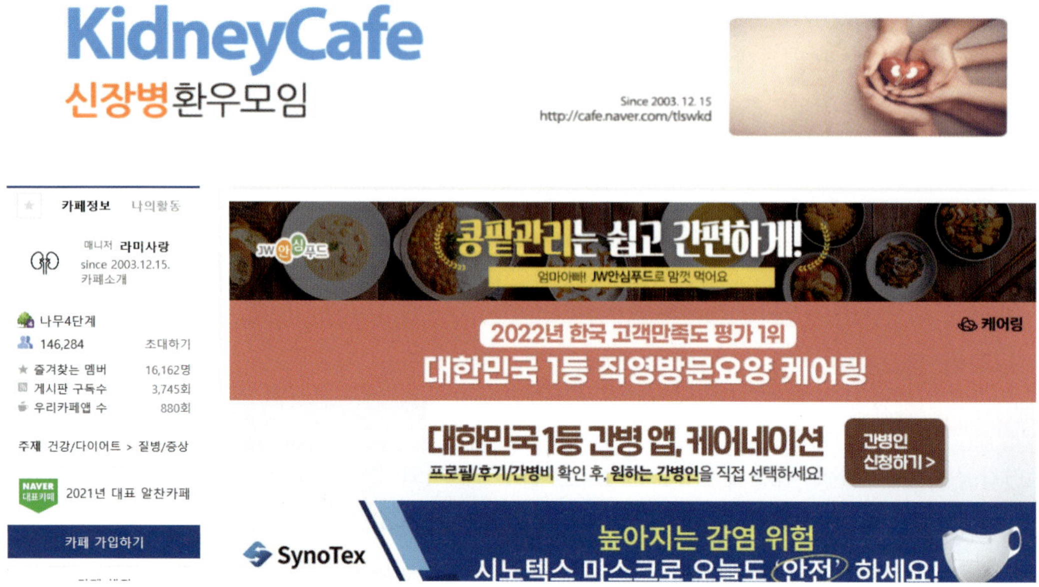

출처 : 산샘둥지(https://cafe.daum.net/sansaem) 홈페이지, 신장병환우모임(https://cafe.naver.com/tlswkd) 홈페이지

(그림 1-7-1) 건강공동체 사이트

2) 인터넷 건강정보의 역기능

(1) 인터넷 건강정보의 신뢰성 문제

인터넷을 통해 제공되는 건강정보의 양이 많아지고, 접근이 용이해짐에 따라 소비자들에게 제공되는 건강정보 과잉에 따른 정보 채택의 어려움과 인터넷을 통해 얻을 수 있는 건강정보가 믿을만하고 최신의 근거를 바탕으로 생성되었는지에 대한 문제가 대두되고 있다. 정보 생성의 주체가 한정되지 않고 누구나 정보를 생성하고 유통할 수 있는 환경이 조성되어 있어 출처가 불분명하거나 과거의 근거를 기반으로 만들어진 채 업데이트 되지 않은 정보들이 방치된 경우도 많아 올바르지 않은 건강정보가 의료소비자들에게 영향을 미칠 수 있다.

인터넷 이용실태 조사(2020)에서 국민의 63%가 인터넷을 활용하여 건강정보를 찾아본 경험이 있다고 하였으나, 인터넷 건강정보에 대한 신뢰도는 높지 않다. 2018년 6월 개최된 [온라인 암정보의 생산과 유통 : 현황과 개선방안] 포럼에서 우리나라 국민의 대부분은 건강정보 탐색 시 Q&A 페이지, 뉴스사이트, 온라인 카페, 블로그 순으로 선호하는 것으로 나타났고, 주로 '건강상 문제가 있는지 알아보기 위해', '건강 관련 해결책을 알아보기 위해', '일반적인 지식을 얻기 위해'라는 목적으로 인터넷 건강정보를 이용하고 있었다. 건강정보 채널로 공공기관 웹사이트나 종합병원 제공 정보 웹사이트, 뉴스사이트 등은 신뢰한 반면, 메신저나 SNS, 블로그 등은 신뢰도가 20% 안팎으로 높지 않았다.

인터넷 건강정보에 대한 탐색이 점차 증가하고 있는 상황에서 올바르고 근거 있는 건강정보를 제공하는 인터넷 웹사이트가 잘 유지될 수 있도록 이용 정도와 정보의 신뢰도 사이의 불균형을 해소하려는 노력이 필요하다. 이를 위해 지속적인 모니터링을 할 수 있는 시스템 구축 등의 노력이 국가적 차원에서 논의될 필요가 있고, 건강 관련 웹사이트의 정보를 쉽게 판단할 수 있도록 구체적이고 명확한 인터넷 건강정보 가이드라인을 개발할 필요가 있다. 특히 인터넷 웹사이트 평가 기준 마련 시 정보의 최신성, 정보 출처, 내용의 객관성, 운영 주체, 접근성 등 다양한 측면이 고려되어야 한다.

(2) 잘못된 정보의 확산

부모를 대상으로 영유아 예방접종에 대한 정보 탐색 경로를 조사한 결과 대부분이 부모들은 의료진을 통한 정보 탐색을 주로 원한다. 그러나, 병·의원의 많은 대기 환자로 인해 의료진과의 원활한 상담이 이루어지지 못해 70% 정도의 부모들은 인터넷 육아카페에서 많은 정보를 탐색하고 있다고 하였다. 그러나, 육아카페에서 '전염병으로 죽은 사람보다 백신 부작용으로 죽는 사람이 더 많다', '백신으로 항체를 만드는 것보다 병에 걸려서 항체가 생기는 것이 더 좋다'는 등의 잘못된 주장이 확산되어 예방접종을 거부하는 부모들이 증가하는 부작용도 관찰되었다.

특히, 코로나19로 인한 팬데믹과 함께 인포데믹(infodemic)의 확산이 많은 문제를 발생시켰다. 인포데믹이란 정보(information)와 전염병(epidemic)의 합성어로, 실제 질병과 같이 정보 바이러스가 유행하는 사회심리적 감염증상인 정보전염병을 의미한다. 인포데믹스는 엄청난 위험정보가 일시에 쏟아지면서 발생하는 하나의 심리사회적 현상이다. 코로나19와 관련된 치료 및 백신 관련 뉴스들이 TV, 신문과 같은 전통적인 미디어와 함께 트위터(Twitter), 페이스북(Facebook), 인스타그램(Instagram), 유투브(Youtube) 등의 소셜네트워크에서 반복적으로 정보를 다루고 전달되면서 사람들의 심리적 불안과 공포감을 증폭시켰다. 질병 자체는 의학적, 물리적 통제가 가능하지만 다양한 미디어와 매체를 통한 정보는 순식간에 퍼져나가기 때문에 인위적 통제가 불가능하고, 이로 인해 사회 시스템 자체를 붕괴시킬 수 있기 때문에 이 자체가 치명적인 영향을 미칠 수 있다. 온라인에서는 모든 정보에 대한 익명성이 보장되고, 동시다발적으로 확산되므로 많은 사람들이 정보를 쉽게 받아들이고 죄책감 없이 정보를 쉽게 전달하지만 이로 인해 발생하는 피해나 위험은 예측이 불가능하다.

2015년 메르스 유행 당시에는 '바이러스가 코를 통해 침투하므로 바셀린을 코 안에 두텁게 바르면 전파를 차단할 수 있다'는 잘못된 정보가 유통되었고, 코로나19 유행초기인 2020년 3월~5월에 유방암 진단 환자 수가 2019년 같은 기간 대비 15% 정도 감소된 것으로 조사되었는데, 이는 코로나19 감염 경로 관련 인포데믹스의 영향으로 많은 대상자들이 필요한 경우에도 병·의원 방문을 줄이고 유방암 검사를 연기해서 나타난 현상으로 확인되었다. 병·의원 건강 관련 인포데믹스 외에 2004년 발생한 조류독감 유행 시에 조류독감에 걸린 닭이나 계란을 먹으면 사람도 조류독감에 걸린다는 소문이 퍼지면서 관련 업계의 경제적 손실을 발생시키기도 했다. 제도적으로 정부 차원에서 잘못된 정보의 확산 예방 및 대응 방안에 대한 고민도 필요하지만 개인 스스로 온라인 정보를 무분별하게 받아들이기보다는 진위여부를 검증해보는 노력이 필요하다.

(3) 프라이버시 침해 및 정보보안 문제

정보통신기술의 발달에 따라 종이 문서로 관리되던 의무기록이 전자의무기록으로 전환되었고, 전산화를 바탕으로 병원과 의료기관에서 정보를 공유하면서 중복 검사를 피하고, 동일한 환자를 담당하는 의료진들이 환자의 건강정보를 공동으로 사용하여 업무 효율성을 개선시키고 의사소통을 향상시켜 환자 치료를 더 용이하게 할 수 있게 되었다. 그러나 전산화된 많은 건강 관련 정보는 의료기관 내부뿐만 아니라 외부에서도 보관 및 관리할 수 있게 되었고 클라우드 기반 시스템의 개발로 프라이버시 관련 문제가 발생하고 있다. 프라이버시 침해와 관련된 건강정보 유출 문제는 다음과 같이 자주 언론을 통해 보도되고 있다.

해킹된 '상위 1% 소개팅 앱' 14만명 정보 유출, 개인정보위 "사생활 침해 심각"

- 대한약사회 산하 약학정보원이 개발한 조제 관리 및 심사청구 프로그램인 PM2000를 통해 이 프로그램에 등록된 환자 이름, 주민등록번호, 의사 면허번호 등 민감한 정보 수십억 건이 2011년부터 2015년까지 글로벌 의료데이터 업체 한국 IMS헬스로 수수억원을 받는 조건으로 정보가 유출되었다.
- 2021년 9월 의사, 변호사 등 전문직 종사자, 연매출 50억 이상 사업가 등을 회원으로 두고 만남을 주선하고 있는 [골드스푼]에서 14만명 이상의 이용자의 이름과 나이, 휴대전화번호, 지인의 휴대전화번호를 포함해 이메일, 직업, 종교, 사진, 회사, 학교 정보, 신분증 및 가족관계증명서 등 방대한 양의 정보가 유출되었다.

출처 : 의협신문(2015.12.10.) 약국 청구프로그램 PM 2000, 인증 취소 확정, 디지털데일리(2022.02.23). 해킹된 '상위 1% 소개팅 앱' 14만명 정보 유출, 개인정보위 "사생활 침해 심각".

정보 프라이버시는 개인정보의 취득 및 사용을 개인이 제어할 수 있는 능력으로, 헬스케어 분야에서는 정보 프라이버시가 정보 사용 및 공개, 허가받지 않은 부적절한 접근, 정보의 2차적 이용, 오류에 관한 이슈를 중심으로 논의되어 오고 있다. 보건의료분야의 개인의 정보는 기본적인 개인정보를 포함하여 개인의 병력이 드러날 수 있기 때문에 적극적으로 보호할 필요가 있다. 이러한 정보를 기반으로 개개인의 신체적 약점을 찾아내고 이를 차별의 원인으로 작동시킬 수 있고, 이로 인해 자신과 가족에게 심리적 피해를 입힐 수 있으므로 인터넷 건강정보는 높은 수준의 관리가 적용되어야 한다.

Ⅱ 인터넷 건강정보의 질 평가

인터넷 건강 관련 웹사이트와 애플리케이션 등에서 많은 양의 정보가 소통되고 있다. 그러나 다른 정보와 달리 건강 관련 정보는 비교적 전문성이 높고, 정보를 받아들이는 소비자의 건강과 직결됨으로 이에 대한 주의가 필요하다. 최근에는 모든 정보가 소셜미디어인 SNS(Social networking service)를 통해 빠르게 확산되고 재생성되고 있어 건강 관련 정보에 대해 정확하게 평가하고, 질적으로 보장할 수 있는지를 선별해서 받아들일 수 있는 노력을 기울여야 한다. 이에 보건의료 전문가들은 근거기반의 의료정보를 선별하기 위해 객관적인 질 평가 도구를 활용하여 인터넷 웹사이트, 어플리케이션 등의 질을 평가할 수 있어야 한다.

인터넷 건강정보의 질 관리 방안들은 인터넷이 확산되기 시작한 1990년대 중반부터 논의되기 시작하였다. 인터넷 건강정보 질 관리 및 평가에 있어 가장 발전된 방법은 제3자 인증(third-party certification or rating)으로, 제3의 기관이 건강 관련 인터넷 웹사이트를 평가하여 질 관리 기준에 적합하다는 인정을 하고 로고나 상징물을 웹사이트에 부착하여 해당 사이트가 표준을 잘 적용하고 있음을 의료소비자에게 알려주는 방법이다. 그러나, 평가를 위해 제3의 기관에 평가비용을 지불해야 하여 추가 비용이 필요하다. 도구 관련 평가는 구체적이며 상세한 일련의 질문으로 구성된 도구를 활용하여 인터넷 건강 관련 웹사이트를 평가하는 방법이다. 이는 정보제공자에 비용이 발생하지 않으며, 체크리스트 형태로 되어 있어 소비자가 쉽게 이용 가능한 장점이 있다.

1. 인터넷 건강정보 평가

1) HON code

1995년 창립된 국제기구인 HON(Health on the Net Foundation)은 환자와 전문가, 일반 대중들을 대상으로 건강 관련 정보의 원활한 보급과 최신 의료관련 정보에 원활한 접근을 용이하게 할 목적으로 설립되었다, 이 기구는 건강 관련 인터넷 웹사이트에서 획득 가능한 의료 및 건강정보의 신뢰성을 통일시키고 표준화하여 일반인과 의료인들에게 유용하고 신뢰성 있는 건강정보를 제공하기 위하여 건강 관련 웹사이트를 검토하여 HON(Health on the Net) 인증마크를 부여한다(그림 1-7-2).

HON code란 대중의 요구에 만족하기 위하여 정보의 질, 목적, 투명한 의료정보의 하한선을 설정할 수 있도록 가이드 해주며, 인터넷 건강정보의 질을 규제하려는 목적이 아닌 건강정보 제공자가 기본적인 윤리원칙을 지키도록 하여 의료소비자가 자료의 출처를 확인할 수 있

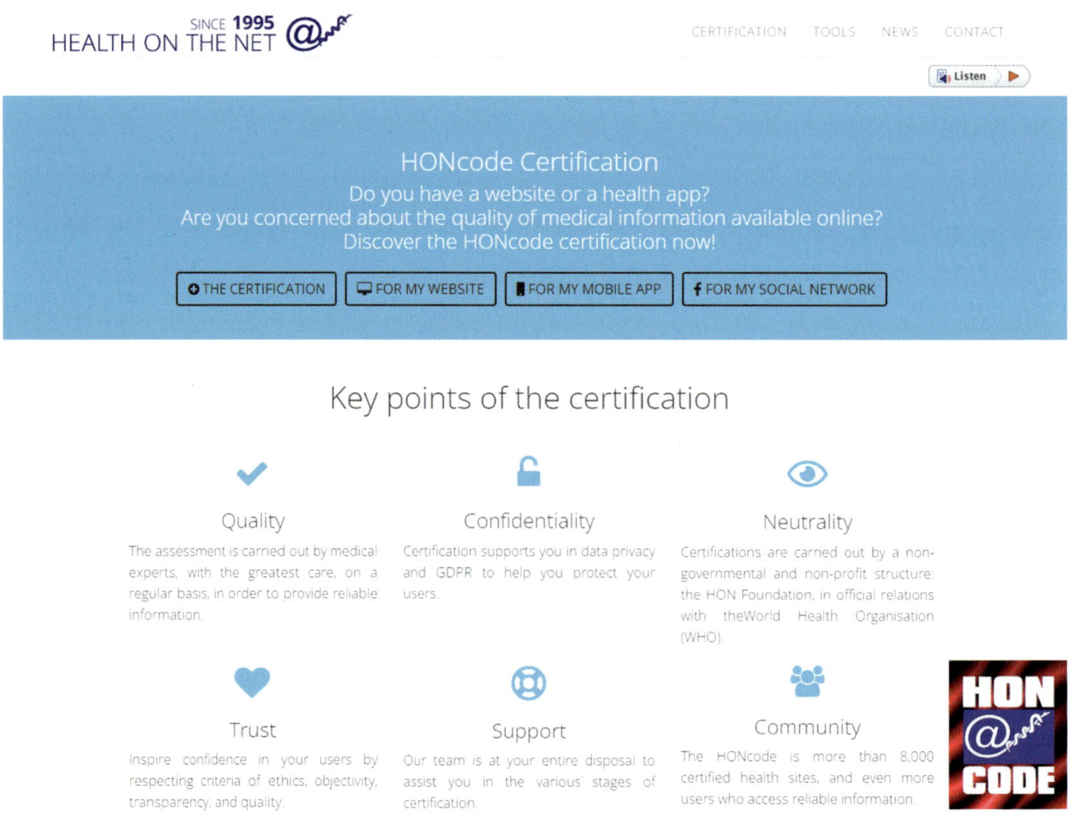

(그림 1-7-2) HON 웹사이트(https://myhon.ch/en/)와 HON code 인증마크

는 것을 목표로 하고 있다. HON code는 인터넷상의 의료 및 건강 관련 정보에 있어 가장 권위 있는 코드 중 하나로, 건강정보를 제공하는 인터넷 사이트 자체가 갖춰야 할 자체 준수규약인 권위성(authority), 보완성(complementarity), 기밀성(confidentiality), 출처(attribution), 정당성(justifiability), 저자의 투명성(transparency of authorship), 후원자의 투명성(transparency of sponsorship), 광고와 편집방법의 정직성(honesty in advertising & editorial policy)의 8항목에 대하여 자율적으로 준수할 때 그 사이트가 전달하는 정보가 우수하고 신뢰성을 지니며, 의료정보의 질을 유지하기 위해 노력하고 있음을 인정하는 것이다. HON code 현재 26개 언어

(표 1-7-1) HON code 평가기준

항목	HON code 평가기준
권위성(authority)	의료인 및 관련전문인들만이 해당 사이트의 모든 보건의료정보를 제공하여야 하며, 그 외 비의료인이나 비의료기관이 정보를 제공할 때는 반드시 이를 밝혀야 한다.
보완성(complementarity)	해당 사이트가 제공하는 정보는 기존의 환자(혹은 사이트 방문자)와 의사 간의 진료 관계를 보완하기 위한 것이며, 대체하기 위한 것이 아니다.
기밀성(confidentiality)	해당 웹사이트를 방문한 환자 및 방문자의 인적사항을 포함한 개인의 진료 정보의 기밀을 최대한 보호한다. 웹사이트 관리자는 보건의료정보와 관련된 사생활 보호에 관하여 국내는 물론 미러사이트가 적용되는 나라의 법적 요구사항을 엄격히 준수한다.
출처(attribution)	해당 사이트가 제공하는 정보에 대한 출처를 명백히 제시하고, 가능한 자료에 관한 정확한 하이퍼링크를 제시한다. 임상 정보의 웹페이지를 수정 및 보완할 경우, 가장 최근의 수정/보완 일자를 분명하게 제시한다(예 : 웹페이지의 마지막 부분에 게시).
정당성(justifiability)	특정 치료법, 건강식품, 서비스 등에 관한 이점 및 성능에 관련된 모든 주장은 위의 조항 4에 기술된 방식에 따라 적절하고 균형 잡힌 근거에 의하여 제공한다.
저자의 투명성 (transparency of authorship)	웹사이트의 개발자는 가능한 한 정확하게 정보를 전달하도록 노력하며, 추가한 정보나 서비스를 원하는 방문자를 위하여 연락처를 제공한다. 웹 마스터는 웹사이트 전반에 자신의 전자우편주소를 명시한다.
후원자의 투명성 (transparency of sponsorship)	해당 사이트에 재정지원, 서비스 및 재료를 제공하는 영리적 혹은 비영리기관에 관한 정보를 포함하여 지원의 출처를 분명하게 밝힌다.
광고와 편집방법의 정직성 (honesty in advertising & editorial policy)	해당 광고가 재원의 출처일 때는 이를 명백히 기술한다. 웹사이트 소유자는 광고에 관한 규정을 간략하게 기술하여 해당 사이트에 명시한다. 광고 및 기타 선전자를 제시하되, 방문자가 "광고/선전내용"과 사이트 운영자에 의해 작성된 "원자료"를 쉽게 구분할 수 있도록 제시하여야 한다.

출처 : HON 웹사이트(https://myhon.ch/en/)

로 번역되어 사용되고 있다(표 1-7-1).

HON code로부터 정식으로 인증을 부여받은 웹사이트는 인증 이후에도 주기적으로 모니터링 되어지기 때문에 HON code 원칙을 지켜야 하며, 인증마크를 남용하거나 원칙을 지키지 않은 경우 정보제공자에게 개선에 대한 요구를 하거나 HON 사이트로의 링크를 제거하는 방법을 통해 인증사이트를 관리하고 있다.

2) MedCERTAIN

MedCERTAIN은 유럽연합에서의 'Action Plan for Safer Use of the Internet(안전한 인터넷 사용을 위한 실행 계획)'에서 지원한 국제적인 e-Health 프로젝트로서, 일반 소비자 및 전문가들이 위해한 건강정보를 걸러내고 양질의 정보를 명확하게 구별, 선택하기 위하여 정보제공자의 자율표식제(self-labelling)인 자기 등급 및 제3자 등급시스템의 모델을 수립하는 것이다. 즉, MedCERTAIN은 정보제공자 및 제3자가 정보에 대해 설명하는 것에 기반하여 사용자가 효과적으로 지식에 입각한 선택을 할 수 있도록 하는 기술적이고도 조직적인 기반을 제공한다. 궁극적으로는 네트워크화된 건강정보에서 신뢰를 찾기 위한 것이라고 할 수 있다.

MedCERTAIN의 의료서비스 평가는 3단계로 이루어진다. 첫 번째 단계는 건강정보 제공자들이 MedCERTAIN의 평가 기준을 지속적으로 준수하고 사용하는 것에 동의하고, 웹사이트에 대한 정보를 공개하는 것이다. 두 번째 단계는 MedCERTAIN의 평가위원이 웹사이트를 방문하고 웹사이트가 평가기준에 적합한지를 평가하고, 세 번째 단계는 의료전문가가 사이트를 방문하여 건강정보의 명백한 오류와 유해한 정보가 있는지 점검하고, 정보가 근거를 기반으로 균형적이며 편견이 없는지를 평가한다.

MedCERTAIN의 평가 항목은 '정보제공자'와 '사이트 명세'로 구분하며, '정보제공자'에서는 신분 확인, 피드백, 운영 등의 항목을, '사이트 명세'는 사이트 확인, 콘텐츠, 공개, 정책, 서비스, 접근성, 질 등의 항목을 포함한다.

3) 건강정보 심의 인증

국내에서는 대한의학회가 주관하고 있는 건강정보 심의인증을 통해 검증되지 않은 인터넷 건강정보와 잘못된 건강정보로부터 국민들의 건강을 지키려 노력하고 있다. 건강 및 질병 관리, 의약품 복용, 의료기구의 사용 등에 관한 정보를 제공하는 웹사이트를 대상으로 하여 각각의 정보와 콘텐츠 단위로 평가한다. 평가 항목으로는 (표 1-7-2)와 같이 신뢰성(5문항), 유익성(3문항), 이해용이성(3문항), 완전성(1문항), 공공성(2문항)의 총 14문항으로 구성되어 있다.

심의를 원하는 기관이 건강정보 인증 신청서를 제출하면 대한의학회 건강정보심의위원회에서 평가하며 인증이 통과되면 건강정보 심의필증 제공과 함께 심의 항목에 대한 종합적인 결과를 제공하고 있다.

(표 1-7-2) 건강정보 평가 항목 및 문항

평가 항목	평가 문항
신뢰성 (reliability)	• 건강정보의 내용이 믿을만한가? (5문항) – 학계[1]에서 인정하는 내용으로 구성하였다. – 과학적인 근거에 기반하였다. – 정확하다. – 편견이 없다. – 최신의 것이다.
유익성 (usefulness)	• 건강정보의 내용이 독자에게 도움이 되는가? (3문항) – 내용은 의사결정에 도움을 줄 수 있다. – 유용하게 활용하도록 구성되어 있다. – 오용 가능성이 없다.
이해용이성 (understandability)	• 건강정보의 내용을 독자가 이해할 수 있는가? (3문항) – 쉬운 용어를 사용하였다. – 이해하기 쉬운 형식으로 표현하였다. – 내용이 전반적으로 이해하기 쉽다.
완전성(completeness)	• 건강정보가 빠짐없이 제공되었는가? (1문항) – 부작용 등 의사결정[2]에 필요한 충분한 정보를 포함하였다.
상업성/공공성 (publicity)	• 건강정보가 공익을 목적으로 구성되었는가? (2문항) – 상업적 광고가 포함되어 있지 않다. – 특정 상품을 보증(보증 암시)하지 않았다.

주1) 학계 : 건강정보와 관련하여 국내외 의학 관련 학회에서 인정하는 교과서나 공식적으로 출간된 학회지
주2) 의사결정 : 제공하는 건강정보를 활용하여 건강 및 질병관리, 의약품 복용, 의료기구의 사용 등을 위한 행위를 선택하는 것

출처 : 대한의학회 홈페이지(https://www.kams.or.kr/business/judge/sub2/)

4) DISCERN

DISCERN은 1999년 영국 옥스퍼드 대학의 보건과학연구소(Institute of Health Science)의 DISCERN 연구팀에 의해 시작되었고, 특정 질환의 치료 방법에 대한 건강정보를 찾는 일반인과 치료 정보제공자를 대상으로 하며, 의료소비자가 인터넷 건강정보의 질을 판단하도록 하는 것이 목적이다. 초기 단계에서는 서면 정보가 대상이었으나 현재는 인터넷 상의 건강정보에까지 확대되어 적용된다. DISCERN은 의료인이 아니더라도 의료소비자가 질병 치료에 대한 건강정보를 쉽게 평가할 수 있도록 명확한 평가 기준을 제시하고 있고 비용이 거의 발생하지 않으

며 타당도와 평가자 간의 일치도가 평가된 도구로써 국내·외에서 활발하게 활용되고 있다.

DISCERN 도구는 DISCERN 홈페이지(www.discern.org.uk)에 게시되어 있으며, 15개의 핵심 질문(건강정보의 신뢰도 평가 8문항, 건강정보의 질 평가 7문항)과 전반적인 품질을 평가하는 1개 문항의 총 16개의 문항으로 이루어져 있다(그림 1-7-3). 1~15번 문항은 5점 Likert 척도로 이루어져 있으며, 평가 기준을 전혀 충족하지 못했을 경우 1점, 부분적으로 충족했을 경우 3점, 완전히 충족했을 경우 5점을 준다. 점수가 높을수록 건강정보의 신뢰도와 질이 높음을 의미한다. 1~8번 문항은 건강정보의 신뢰성을 다루는 것으로 건강정보 웹사이트가 목적, 목적 달성 여부, 독자에게 적절한 내용인지, 내용의 출처, 정보 생성 시기, 내용의 편향성, 추가적인 정보 습득 방법, 치료 효과의 불확실성 등에 대해 평가하도록 되어 있다. 이후 9~15번 문항은 건강정보의 질 평가를 다루는 것으로, 치료 방법의 작용 과정, 치료를 통한 이득과 위험, 치료를 하지 않았을 때 생기는 결과, 치료가 삶의 질에 미치는 영향, 대안적인 치료 방법, 조언을 얻을 수 있는 방법 등에 대해 평가한다. 16번 문항은 1~15번 항목의 평가 점수에 근거하여 최종 건강정보의 질을 평가하는 문항으로, 1~15번 문항인 신뢰도와 질 평가 문항에서 4~5점을 받은 문항과 2~3점을 받은 문항의 수가 비슷하면 '건강정보로서 괜찮은 정

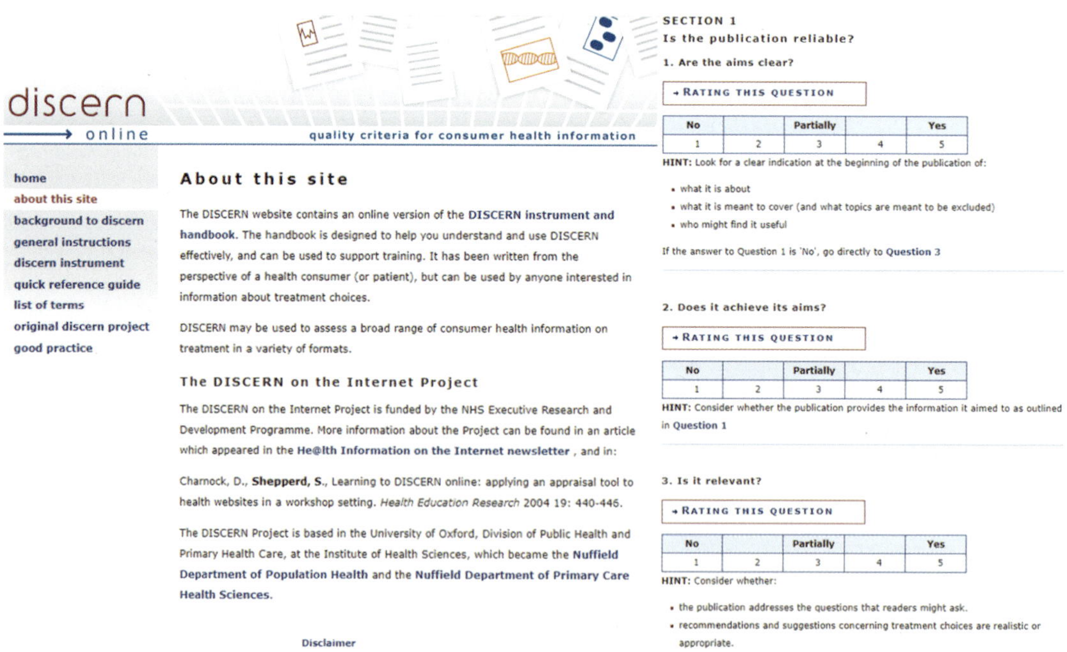

출처 : http://www.discern.org.uk/discern_instrument.php

(그림 1-7-3) DISCERN 홈페이지

보이나 한계가 있으므로 추가 정보가 더 필요'한 것으로 판단되어 3점을 측정하게 되고, 대부분의 문항이 2점 이하를 받으면 평가 대상이 '제공하는 건강정보가 심각한 결점이 있으며 건강정보로 유효하거나 적절치 않다'고 평가되어 1점으로 측정하게 된다.

5) JAMA criteria

JAMA(The journal of the americal medical association; 미국의사협회 저널) 평가도구는 온라인 웹사이트를 평가하기 위해 1997년에 개발되었다. JAMA criteria는 권위성(authoship), 정보출처(attribution), 공개(disclosure), 통화(currency)의 총 4가지 항목에 대한 평가를 진행하며 각 항목에 대해서 0점 혹은 1점을 부여하여 4점 만점으로 평가한다. 웹사이트를 평가하기 위해 개발되었으나 최근 유튜브(Youtube) 등의 건강정보 관련 동영상의 질 평가에도 활용되고 있다(표 1-7-3).

(표 1-7-3) JAMA 평가 항목 및 문항

평가 항목	평가 문항
권위성(authorship)	저자 및 저자 자격 증명 및 저자 소속이 명시되어야 한다.
정보출처(attribution)	모든 저작권 정보에 대해 공개되어야 하며, 내용에 대한 참조와 출처가 명시되어야 한다.
공개(disclosure)	이해 상충, 자금 지원, 후원, 광고, 지원 및 비디오 저작권이 완전히 공개되어야 한다.
통화(currency)	게시된 내용의 최초 개시 날짜 및 후속 콘텐츠 업데이트 날짜가 공개되어야 한다.

6) GQS 평가 방법

GQS(Global quality scale)는 인터넷 웹사이트의 전반적 질 평가를 위해 개발된 도구로, 총 5개 단계(poor, general poor, moderate, good, excellent), 1점~5점으로 구분하여 평가한다. 정보의 흐름과 중요한 정보의 포함 유무 및 환자에게 유용한지를 복합적으로 고려하여 평가한다 (표 1-7-4).

(표 1-7-4) GQS 평가기준

단계	전반적 질에 대한 기술
poor quality	정보 누락, 기술 오해의 소지가 있음, 환자 교육에 유용하지 않음
general poor quality	일부 정보는 제공되지만 대부분 부족하며, 기술도 부족, 환자에 대한 제한적 사용
moderate quality	중요한 정보를 제공하지만 일부 부족함. 환자에게 다소 유용함
good quality	대부분의 정보는 제공되며, 기술도 적절하나 일부 정보는 부족. 대부분의 중요한 주제가 다루어지기 때문에 환자에게 유용함
excellent quality	제공된 모든 정보와 기술이 적절함. 환자에게 매우 유용함

2. 모바일 어플리케이션 평가

스마트폰 보급률 증가에 따라 소비자들은 인터넷 뿐만 아니라 모바일 어플리케이션을 활용하여 적극적으로 건강정보를 획득하고 있다. 모바일 헬스(mobile health)는 언제, 어디서나, 어떤 기구와 어떤 기술을 활용하여 건강관리에 적용하는 것으로, 비용, 시간, 장소 등의 큰 제약이 없으므로 편이성이 높은 모바일 어플리케이션을 활용하여 건강 관련 정보를 이용하거나 관련 서비스를 이용하는 사용자가 계속해서 늘어나는 추세이다. 스마트폰을 활용하여 개인의 운동량, 심전도 심장 상태, 혈당을 확인하고 관리하며, 여성건강과 임신에 관련된 것과 같이 medical care와 관련한 건강관리 어플리케이션도 있고, 스트레스 관리나 영양 관리와 같이 건강증진을 위해 활용되는 health care 어플리케이션도 사용되고 있다.

건강관련 모바일 어플리케이션의 수는 무궁무진하지만 모든 어플리케이션이 질적으로 우수하다고는 평가하기 어렵기 때문에 소비자들은 좋은 어플리케이션이 무엇인지 평가하고 선별하여 사용할 필요가 있다.

1) MARS

MARS(Mobile application rating scale)는 건강 관련 어플리케이션 질 평가도구로서 호주에서 개발되었으며 총 29문항으로 구성된 평가도구이다. 문항별 Likert 5점 척도로 구성되어 있으며 카테고리 별 점수가 산정된다. MARS 이전에 개발된 도구들은 앱의 단편적인 부분만 평가할 수 있었지만 MARS는 최초로 기존의 문헌들을 검토하여 다차원적으로 평가하도록 고안된 도구이다.

MARS는 어플리케이션에 대한 기본적 특성을 조사하는 앱 분류 영역과 질 평가 영역으로 구분되어 있다. 기본적 특성에 관한 조사는 iTunes에 있는 각 어플리케이션의 설명서 내용을 바탕으로 이루어져 있으며, 기본적 특성에는 대상, 연령, 초점, 이론적 배경, 기술적 요소를 포함하고 있다. 질 평가 영역은 참여(engagement), 기능성(funtionality), 심미성(aesthetics), 정보(information)의 객관적 질 평가 19문항과 어플리케이션에 대한 만족도 평가인 주관적 평가 4문항, 총 23개 문항으로 구성되어 있다. 객관적 질 평가 4개 영역별 점수의 평균 점수로 어플리케이션의 종합적인 질 평가 점수를 산출하며, 주관적 질 평가는 총 4개 문항의 평균 점수로 점수를 산출한다. 마지막으로, App-specific scale에서는 어플리케이션의 종류별로 사용자가 어플리케이션이 건강 행동 등에 미치는 영향을 어떻게 인식하는지 총 6개 문항으로 평가하며, 6개 문항의 평균 점수를 산출하여 계산한다.

MARS는 평가를 하기 전에 평가 대상 어플리케이션을 10분 이상 사용해 본 후에 설문지를 활용하여 어플리케이션을 평가해야 한다. 국내에서는 MARS를 활용한 연구가 활발히 진행되고 있으며 '한국판 Mobile Application Rating Scale(MARS)의 혈압관리 앱의 질 평가에 대한 실행가능성 연구', 'MARS를 이용한 피부건강관리 모바일 어플리케이션의 콘텐츠 분석 및 질 평가', '라이프 스타일 관리 앱의 질적 평가 : 한국판 Mobile Application Rating Scale(MARS)'를 활용하여의 연구들이 이루어지고 있다.

(표 1-7-5) MARS 평가기준

평가기준	하위 기준
객관적 어플리케이션의 질	• 참여(engagement) 5문항 – 오락성, 흥미, 맞춤화 기능, 상호작용, 콘텐츠 적절성 • 기능성(funtionality) 4문항 – 정확성, 신속성, 이용 편의성, 내비게이션의 원활함, 제스처 디자인의 용이성 • 심미성(aesthetics) 3문항 – 화면배치의 적절성, 그래픽의 품질, 시각적 매력 • 정보(information) 7문항 – 앱 설명서의 정확성, 앱 목표의 명시, 정보의 질, 정보의 양, 정보의 시각화, 신뢰도, 근거
주관적 어플리케이션의 질	• 추천 의사, 지속사용, 유료화 등의 4문항 – would you recommend this app? – how many times do you think you would use this app? – would you pay for this app? – what is your overall star rating of the app?
App-specific scale	• 어플리케이션이 사용자의 건강 행동에 미치는 영향 6문항

출처 : Stoyanov, S. R., Hides, L., Kavanagh, D. J., Zelenko, O., Tjondronegoro, D., & Mani, M. (2015). Mobile app rating scale: a new tool for assessing the quality of health mobile apps. JMIR mHealth and uHealth, 3(1), e27. https://doi.org/10.2196/mhealth.3422

2) 건강관리용 스마트폰 앱 평가도구

건강관리용 스마트폰 앱 평가도구는 2013년 건강관리용 스마트폰 앱을 평가하기 위한 목적으로 국내에서 개발된 도구로, 총 23개 문항으로 구성되어 있다. 컨텐츠, 인터페이스 디자인, 기술의 3개 평가 기준으로 구분되어 있으며, 각 기준 별 하위문항을 4점 Likert 척도로 평가하여 각 문항의 점수를 합쳐서 평가한다. 평가결과 0점~23점은 불량, 24점~46점은 보통, 47점~69점은 양호하다고 판단하며, 점수가 높을수록 품질이 양호한 건강관리용 스마트폰 앱으로 평가한다.

(표 1-7-6) 건강관리용 스마트폰 앱 평가도구

평가기준	하위 기준
컨텐츠	• 정확성 - 건강관리 정보의 신뢰성 - 건강관리 정보의 명료성 • 이해성 - 건강관리 정보의 이해가 용이 - 건강관련 용어의 친숙성 정도 - 건강관리 정보의 수준이 일반인들도 이해하기 쉬운 수준인지 정도 • 객관성 - 건강관리 정보의 전문성 - 건강관리 정보의 체계성과 구체성 - 건강관리 정보의 출처 표기 - 의료 관련 전문인들로부터 제공된 건강정보 여부
인터페이스 디자인	• 일관성 - 색상, 배치, 표현 방법의 일관성 - 앱 내 아이콘들의 배열 구성이 전체 앱 디자인과의 통일성 - 앱 내 아이콘들의 일관성 있게 그룹화 • 디자인의 적합성 - 순차적으로 접근 가능하도록 컨텐츠 배치 - 아이콘이 의미하는 바를 명확히 표현 - 앱에 사용된 글자가 읽기 쉬운 크기와 글꼴로 표현 - 시각적 요소가 편안하게 작용 - 앱의 구조 한눈에 파악 • 어휘의 정확성 - 앱에 사용된 문구의 간결성 - 앱에 사용된 문구의 정확성 - 앱에 사용된 문구 어법의 정확성
기술	• 보안 - 개인정보보호에 대한 정보 제시 - 건강관련 개인정보에 대한 보안정책 제시 - 안전한 앱 사용 환경 마련을 위한 보안시스템 관련 설명 존재

출처 : 김미령. (2014). 건강관리용 스마트폰 앱 평가도구 개발 및 평가. 서울대학교 석사학위논문

- 공감 NECA. 인포데믹스 : 보건의료 분야의 정보 왜곡. 공감 NECA; 2021년 제 6호.
- 김미령. 건강관리용 스마트폰 앱 평가도구 개발 및 평가. 서울대학교 석사학위논문; 2014.
- 김봉기. 웹사이트 건강정보 인증에 대한 수용 관련 요인. 강원대학교 박사학위논문; 2017.
- 김수영 외. NECA 체계적 문헌고찰 매뉴얼. 한국보건의료연구원; 2008.
  https://www.neca.re.kr/SKIN_DIR/doc.html?fn=6517520130215160555.pdf&rs=/upload/synap/202210/
- 김순영, 김명류. 감마나이프수술 환자를 위한 표준진료지침(critical pathway) 개발. 한국웰니스학회지. 2019;14(3):157-170.
- 김영원. MARS를 이용한 피부건강관리 모바일 어플리케이션의 콘텐츠 분석 및 질 평가. 공주대학교 석사학위논문; 2021.
- 김은경, 장현숙. Critical Pathway –이해와 실무적용–. 한국보건산업진흥원. 2004.
- 김지현, 황성우, 김복남, 이수정, 최순옥. 4차 산업혁명과 간호정보 2판. 서울: 학지사메디컬; 2022.
- 데일리메디팜. 국민 대부분 '인터넷' 건강정보 적극 활용 vs '신뢰도' 낮아 '대조적'. 데일리메디팜 기사; 2018.06.14.
  http://www.dailymedipharm.com/news/articleView.html?idxno=40760
- 디지털데일리. 해킹된 '상위 1% 소개팅 앱' 14만명 정보 유출, 개인정보위 "사생활 침해 심각". 디지털데일리 ; 2022년 2월 23일.
- 박재현, 조비룡, 김용익, 신영수, 김윤. DISCERN을 이용한 우리나라 인터넷 건강정보 질 평가. Healthcare Informatics Research. 2005;11(3):235-246.
- 박진혁, 박혜연, 박지혁. 라이프 스타일 관리 앱의 질적 평가: 한국판 Mobile Application Rating Scale (MARS)를 활용하여. 재활복지공학회논문지, 2020;14(2):134-141.
- 송태민, 진달래, 이중순, 안지영, 박대순. 인터넷 건강정보 게이트웨이시스템 구축 및 운영–빅데이터 활용방안을 중심으로. 한국보건사회연구원; 2013.
- 식품의약품 안전처. 강아지 구충제로 말기암 완치? (SNS 및 일부 언론사 기사에 대한 설명). 식품의약품 안전처 설명자료; 2019
- 엄도영, 이희진, 주한나. 의료정보 프라이버시 염려에 대한 근거이론적 연구: 전자건강기록(EHR) 시스템을 중심으로. 디지털융복합연구. 2018;16(1):217-229.
- 오영삼, 조영은. 온라인 건강정보 활용의 한계와 발전방향 모색: 무지의 틀을 이용한 전문가 지식 분석을 중심으로. 보건사회연구. 2019;39(2):358-393.
- 유결. 중,장년층의 인터넷 건강정보 이용에 관한 연구 : 이용과 충족 이론을 중심으로. 중앙대학교 석사학위논문; 2010.

- 의협신문. 약국 청구프로그램 PM 2000, 인증 취소 확정. 의협신문; 2015년 12월 10일.
- 이재신. HON 코드 및 IEIS 가이드라인 평가도구를 이용한 국내 제약회사 홈페이지 분석연구. 성균관대학교 석사학위 논문; 2015.
- 장해조, 길태수, 강은정. 한국판 Mobile Application Rating Scale (MARS)의 혈압관리 앱의 질 평가에 대한 실행가능성 연구. 보건교육건강증진학회지. 2018;35(3):41-51.
- 정영철. 인터넷 상의 건강정보 질 향상을 위한 방안: MedCERTAIN 프로젝트에 대한 소개. 보건복지포럼, 2001;10:84-94.
- 조희숙. 소비자 건강정보 제공을 위한 중장기 전략 수립에 관한 연구. 보건복지부; 2016
- Coffey R. J, Richards J. S, Remmert CS, et al. : An introduction to critical paths. Quality management in health care. 1992;1:45-54.
- Collins, T. Health policy analysis: a simple tool for policy makers. Public health. 2005; 119(3): 192-196.
- Eurostat, One in Two EU Citizens Look for Health Information Online. 2021. [(accessed on 18 September 2022)]. Available online: https://ec.europa.eu/eurostat/web/products-eurostat-news/-/edn-20210406-1
- Finney Rutten, L. J., Blake, K. D., Greenberg-Worisek, A. J., Allen, S. V., Moser, R. P., & Hesse, B. W. Online health information seeking among US adults: measuring progress toward a healthy people 2020 objective. Public Health Reports. 2019;134(6):617-625.
- Fox S., Duggan M. Health online 2013. Washington, DC: Pew Internet & American Life Project; 2013.
- Ireson, C. L. Critical pathways: effectiveness in achieving patient outcomes. Journal of Nursing Administration. 1997;27(6):16-23.
- Ma T. J., Atkin D. User generated content and credibility evaluation of online health information: a meta analytic study. Telematics and Informatics. 2017;34(5):472-486, Article Id (doi). http://dx.doi.org/10.1016/j.tele.2016.09.009.
- Mein Goh J., Gao G., Agarwal R. The creation of social value: Can an online health community reduce rural-urban health disparities? Mis Quarterly. 2016;40(1):247-263.
- Osei Asibey, B., Agyemang, S., & Boakye Dankwah, A. The Internet use for health information seeking among Ghanaian university students: A cross-sectional study. International journal of telemedicine and applications, 2017; 1756473. https://doi.org/10.1155/2017/1756473
- Park, S., Oh, H. K., Park, G., Suh, B., Bae, W. K., Kim, J. W., Yoon, H., Kim, D. W., & Kang, S. B. The Source and Credibility of Colorectal Cancer Information on Twitter. Medicine. 2016; 95(7): e2775. https://doi.org/10.1097/MD.0000000000002775

- Pulido, C. M., Villarejo-Carballido, B., Redondo-Sama, G., & Gómez, A. COVID-19 infodemic: More retweets for science-based information on coronavirus than for false information. International sociology. 2020;35(4):377-392.
- Silberg, W. M., Lundberg, G. D., & Musacchio, R. A. Assessing, controlling, and assuring the quality of medical information on the Internet: Caveant lector et viewor—Let the reader and viewer beware. Jama. 1997;277(15):1244-1245.
- Stoyanov, S. R., Hides, L., Kavanagh, D. J., Zelenko, O., Tjondronegoro, D., & Mani, M. Mobile app rating scale: a new tool for assessing the quality of health mobile apps. JMIR mHealth and uHealth. 2015;3(1):e27. https://doi.org/10.2196/mhealth.3422
- Syed-Abdul S., Fernandez-Luque L., Jian W.-S., Li Y.-C., Crain S., Hsu M.-H., Nguyen P. A. (2013). Misleading health-related information promoted through video-based social media: anorexia on YouTube. Journal of medical Internet research. 2013;15(2):e2237.

제 2 장

간호정보

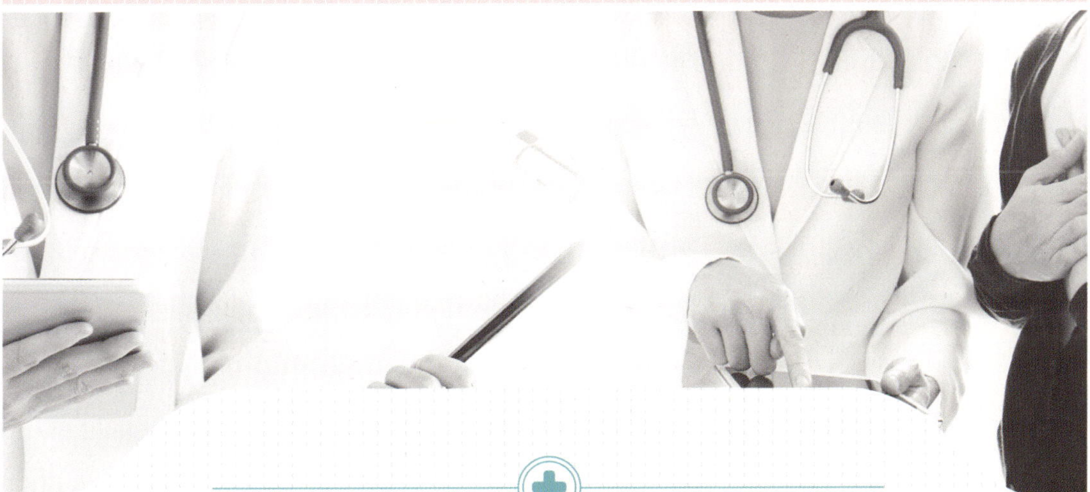

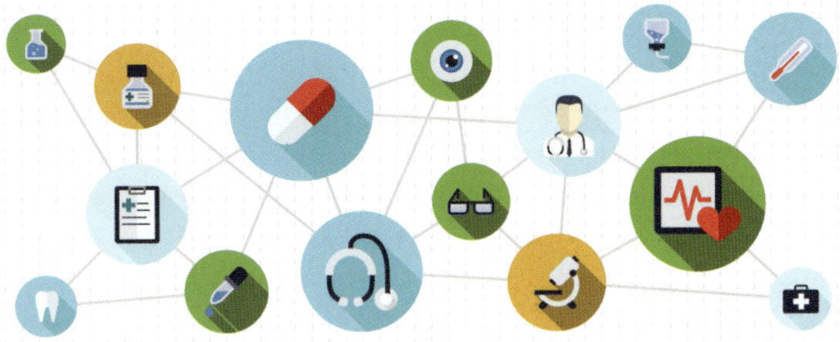

08

P·A·R·T

의료정보시스템과 병원정보시스템

학|습|목|표

- 의료정보시스템의 정의를 이해하고 설명 할 수 있다.
- 병원정보시스템의 구성과 기능을 설명한다.
- 병원정보시스템의 활용방안을 제시한다.

8
P·A·R·T

의료정보시스템과 병원정보시스템

I 의료정보시스템

1. 정의

의료정보시스템은 의료기관 내·외를 구분 하지 않고 의료정보 관련 기술, 공유, 원격진료, 온라인 정보 서비스 등을 포함한 모든 종류의 시스템을 의미한다.

의료기관, 행정기관, 개인에 대한 신속한 정보의 제공과 처리로 보건 의료 업무의 효율화를 꾀하기 위한 원무 관리, 일반관리, 처방 전달, 검사 및 진료 지원 관리, 경영정보 관리, 영상의 저장과 전달, 전자의무기록 등 병원관리 전반에 걸친 의료정보시스템을 말한다. 또한 합리적인 병원 경영을 지원하여 경영 효율을 극대화함으로써 병원 경쟁력을 높이는 병원 종합경영관리 시스템이다.

즉, 의료정보시스템은 종이 차트 대신 진료기록을 모두 컴퓨터에 정리해 업로드 하는 것으로 금전적 이득, 프라이버시 강화, 의사입장에서 높은 접근성, 오류를 제거하고 더 나은 치료 제공이 가능하며, 과거 처방을 바탕으로 한 치료에서 연속성 있는 치료로 환자의 진료뿐만 아니라 의학교육이나 의학연구 및 의료 경영에 이르기까지 의료 관련 다양한 정보를 말한다.

의료정보는 국가차원에서의 보건의료정책을 위한 자료에서부터 각종 보건의료사업 분야의 종사자가 필요로 하는 정보제공의 역할까지 포함하는 광범위한 개념으로 의료정보학(health informatics, health information systems, health care informatics, healthcare informatics, medical informatics, nursing informatics, clinical informatics, biomedical informatics) 또는 정보의학으로 불리운다.

2. 현황

의료정보학은 매우 빠른 속도로 의과대학의 교육과 연구에 도입 통합되고 있으며, 미국 내에서는 스탠퍼드의대(1960년대부터), 컬럼비아의대, 하버드/MIT, 유타, 미네소타, 듀크 등과 미국 국립 보건원(National institutes of health; NIH) 및 미국 국립 의학 도서관(National library of medicine; NLM), 미국 질병통제예방센터(Centers for disease control and prevention; CDC)에서 다양한 의료정보학 연구 및 교육프로그램을 주도하고 있다.

의료정보학의 교과과정 확립과 통합의 역사는 연구중심으로 진화한 미국의 경우보다 유럽에서 더 앞서 있는 경향이 있다. 프랑스의 경우 80년대 초부터 의료정보학 교과 강좌가 열려왔고, 독일과 함께 의사 국가고시 필수과목으로 운영되고 있다. 그러나, 유럽은 국가에 따른 편차가 심하며, 네덜란드는 거의 전 의과대학에 의료정보학과가 운영되고 있는 반면, 오스트리아의 경우는 독립된 교과가 거의 없다.

우리나라의 경우 1987년에 대한의료정보학회가 설립되었고, 1998년에 세계의료정보학회(World congress on medical informatics : MedInfo'98)를 개최하면서 널리 알려지게 되었다.

현재 사용되고 있는 의료정보시스템으로는 병원정보시스템(Hospital information system; HIS)으로서, 이 시스템은 임상정보시스템(Clinic information system; CIS), 재무정보시스템(Financial information system; FIS), 연구실정보시스템(Laboratory information system; LIS), 간호정보시스템(Nurse information system; NIS), 약국정보시스템(Pharmacy information system; PIS), 의료영상저장전송시스템(Picture archiving and communication system; PACS), 방사선정보시스템(Radiology information systems; RIS), 처방전달시스템(Order communication system; OCS), 전자의료기록(Electronic medical record; EMR), 광역의료정보시스템(Wide area medical information system; WAMIS) 등으로 구성된다.

Ⅱ 병원정보시스템

1. 정의

병원정보시스템(Hospital information system; HIS)은 병원에서 행정적인 필요에 주로 초점을 맞춘 의료정보학(health informatics)의 한 요소로 의료, 행정, 재정적, 법적 문제 및 서비스의 해당 처리와 같은 병원의 운영의 모든 측면, 즉, 진료, 간호, 행정, 재정, 물류, 법제 및 인사와 같은 처리를 전산화한 포괄적인 통합정보시스템을 말한다.

가장 중요한 부분은 의료 서비스로 정보통신기술을 병원의 업무에 적용하여 의료진들이 환자 치료를 효과적이고 효율적으로 수행하도록 구축하여 의료서비스의 질을 높이고 경영수지의 개선, 정보축적에 따른 기반 개선 등 병원의 질 향상에 도움을 준다.

디지털화된 의료데이터의 기하급수적인 축적으로 병원의 데이터를 이용한 인공지능(Artificial intelligence; AI)과 임상의사결정지원시스템(Clinical decision support system; CDSS)이 개발되고 있다. 또한, 의료진의 모바일 환경에 대한 요구가 증가함에 따라, 병원정보시스템의 데이터를 스마트폰과 연동하여 모바일 병원정보시스템이 구현되고 있다.

2. 현황

병원정보시스템은 병원 내 의료 및 행정 업무를 관리하기 위한 시스템으로 병원 내 진료현황부터 의약품 관리 및 재무 관리를 포함한다.

병원정보시스템은 1960대 중반 미국과 유럽의 몇몇 국가들이 의료정보학의 일부분과 병원 업무를 접목시키면서 등장하였고, 국내 의료정보화의 시작은 1990년대 중반 인터넷의 보급과 의료보험 청구방식이 종이에서 전자 데이터 교환(Electronic data interchange; EDI) 방식으로 변화되면서 시작되었다.

초기 의료정보시스템은 보험 청구를 효과적으로 하기 위한 시스템에서 시작했으나 점차 임상진료지원을 위한 처방전달시스템으로 변화하였다. 2003년 무렵 디지털화된 전자의무기록이 법적 효력을 가지게 되면서 전자의무기록이 빠르게 확산되었고, 2020년 보건의료정보화 실태조사 결과 국내 의료기관의 현황 조사에서 처방전달시스템은 상급병원은 100%, 300병상 이상 종합병원은 98.2%, 300병상 미만 95.6%, 병원급에서도 85.1%에서 적용하고 있다. 현재 국내의 대부분 의료기관은 하나 이상의 정보시스템을 사용하고 있다. 3차 병원 이상의 병원정보시스템 대부분은 상용화된 패키지 형태의 제품보다는 용역개발을 통해 맞춤형 주문 형태로 개발이 이루어졌으며, 1～2차 병원의 경우 대부분 완제품을 구입하여 사용하고 있다. 원활한 상호운용을 위해서는 병원정보시스템의 프로세스 표준화, 호환적 사용, 지속적인 유지보수 등 향후 해결해야 할 문제점이 있다. 최근 의료기관 간 의료정보교류에 관한 표준화 방안이 마련되어 일부 병원 간 데이터 이동이 쉬워지고 있다.

병원의 규모와 정보화 수준에 따라 병원정보시스템의 구성은 조금씩 다르며, 우리나라 병원정보시스템은 처방전달시스템 중심으로 개발되기 시작하여 영상정보와 경영관리를 위한 하위시스템들이 추가적으로 개발되었다. 최근 의료진이 진료기록을 컴퓨터에 직접 입력하고 데이터베이스로 관리하는 전자의무기록시스템이 본격적으로 활용되고 있다.

병원정보시스템은 디지털병원시스템 구축을 위해 필수적으로 운영되어야 할 시스템으로 병원내의 슬립, 필름, 종이, 차트를 없애는 '4 Less(slipless, filmless, paperless, chartless)' 구현을 목표로 시스템을 구축하고 있다.

병원정보화의 3대 핵심 시스템으로는 처방전달시스템(Order communication system; OCS), 전자의무기록(Electronic medical record; EMR), 의료영상저장전송시스템(Picture archiving and communication system; PACS)이 있다. 병원정보시스템의 발전은 (표 2-8-1)과 같다.

(표 2-8-1) 병원정보시스템의 발전

구분	1980년대	1990년대		2000년대 전반	2011년
		전반	후반		
개발 업무 측면	• 보험청구 • PM/PA • OES	• OCS 도입	• OCS 확산 • PACS 태동 • EDI 보험청구 확산 • 부분 MIS, LIS, RIS 등	• PACS 확산 • EMR 태동 • ERP 태동	• 통합의료정보시스템 • W/CDW 등 데이터 활용 중점
		• No Slip	• No Film	• No Chart • No Paper	
기술적 측면	• Single System (Closed System) • Point to point • DAS	• Dual System (Open System) • Ethernet • DAS	• 분산 시스템 • Fast Ethernet • FDDI • DSAN	• 분산 시스템 • Gigabit Ehternet • SAN, NAS	• NEF, 자바의 웹기반 환경 • RFID, WIFI 등 무선 데이터 전송 기술 • 터치인터페이스 • SOA 적용
병원 조직 측면	• 원무/보험부문	• 병원 전 부문 연동	• 병원 전 부문 연동	• 병원 전 부문 연동	• 병원 전 부문 연동

출처 : 민경필, 한태화(2011). IT기반의 디지털병원 현황 및 방향, 정보과학회지, 29권 4호, pp.54~60

3. 구성

1) 업무처리시스템

업무처리시스템(Transaction processing system; TPS)은 단순한 업무를 기계적으로 처리하는 시스템으로 의료보험청구, 재고관리, 재무회계, 인사관리, 진료통계, 검사통계 등 종래에 수작업으로 하던 업무를 전산으로 처리하는 시스템을 말한다.

2) 의사결정지원시스템

의사결정지원시스템(Decision support system; DSS)은 의료기관의 기획활동, 사업계획 선정, 재무계획 및 통제와 같은 관리적 의사결정과 임상적 의사결정에 필요한 정보를 제공하는 시스템이다.

병원정보시스템은 내부적으로 임상정보시스템(Clinical information system; CIS), 재무정보시스템(Financial information system; FIS), 검사실정보시스템(Laboratory information system; LIS), 간호정보시스템(Nursing information system; NIS), 약국정보시스템(Pharmacy information system; PIS), 의료영상저장전송시스템(PACS), 방사선정보시스템(RIS), 처방전달시스템(OCS), 전자의무기록(EMR), 광역의료정보시스템(Wide area medical information system; WAMIS)으로 구성된다. 또는 대상 업무의 성격상 병원내의 진료지원시스템, 업무지원시스템, 관리지원시스템으로 구분하기도 한다.

최근 의료기관은 다양한 의료정보를 전자의무기록(EMR)과 연동해 진료 효율성과 기록 정확성을 높이고, 기존의 처방전달시스템(OCS)·의학영상정보시스템(PACS) 등과 통합 연계해 환자 기록과 자료를 표준 데이터베이스화하고 있다. 이를 통해 의료서비스 질 향상과 함께 진료 빅데이터 활용을 확대 해 진료·간호·원무·심사 분야 간의 정보를 상호 공유하는 처방전달시스템과 전자의무기록시스템, 인사·급여 등의 일반행정시스템, 전자문서시스템 등을 통합해 관리하는 통합의료정보시스템을 구축해나가고 있다.

병원정보시스템의 구성은 (그림 2-8-1)과 같다.

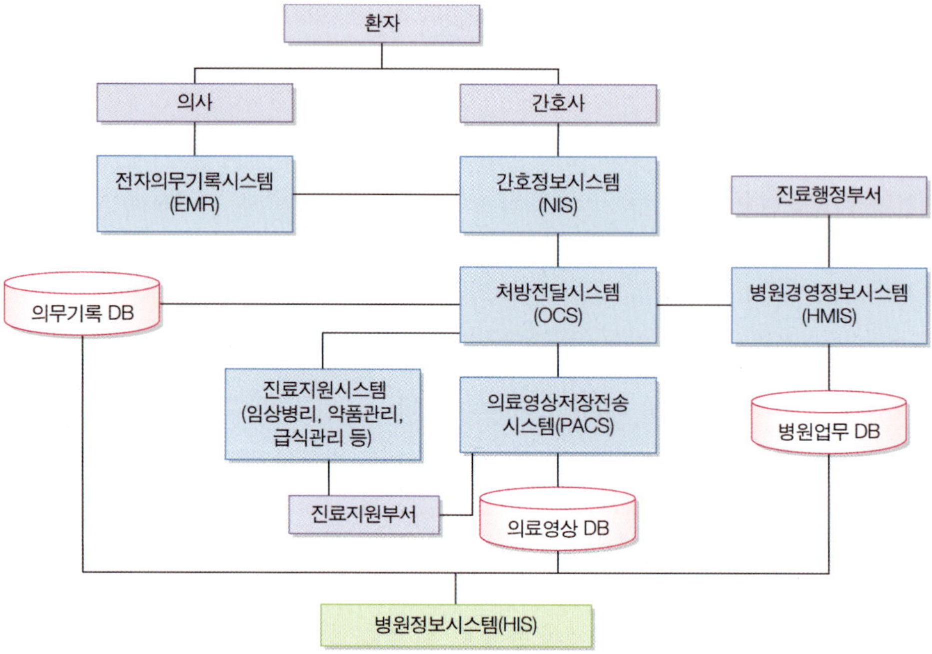

출처 : 정면숙 외(2020). 간호관리학 제4판. 현문사

(그림 2-8-1) 병원정보시스템의 구성

(1) 경영자정보시스템

경영자정보시스템(Executive information system; EIS)은 최고경영자에게 조직전반에 걸친 경영의사 결정과 관련된 종합적인 정보를 제공하는 시스템으로 의사결정지원시스템과 연계적으로 사용된다.

(2) 환자 및 보호자정보시스템

환자 및 보호자정보시스템(Client information system; CIS)은 의료진 중심의 병원 구조체제는 내외 상황변화에 따라 고객중심으로서의 전환이 필수적으로 요구되고 있다. 고객의 요구사항은 자신이 원할 때 자신에게 알맞은 의료서비스를 바로 그 자리에서 받는 것으로 이를 구체화하기 위해서 야간진료의 확대, 선불카드제, 원무, 약국의 분산, 의무기록지 및 검사기기의 자동화, 원격진료시스템의 구현이 요구된다.

(3) 의료정보시스템

현재 국내에서는 단순 처방전 전달시스템인 경우가 대부분이나 그 다음 단계의 정보화과정은 1년에 수십만장씩 발생하고 있는 의무기록지 및 검사자료를 효율적으로 관리하는 전산화

과정이다. OCS, PACS, 하이퍼미디어(hypermedia), 의무기록전산화, 의료전문가시스템 구현으로 구성된다.

(4) 원무정보시스템

원무정보시스템(Medical office information system; MOIS)은 전자 데이터 교환(Electric data interchange; EDI), 의료보험, 진료통계, 급여계산, 원가분석, 재무회계 등으로 구성되며 각 부서의 발주시스템에서 EDI를 사용할 경우 병원의 구매주문준비, 우편발송, 공급업체의 접수처리, 주문처리 및 확인이 모두 단시간에 수행될 수 있다. 이 시스템을 구축하기 위해서는 병원 업무의 폭넓은 이해와 의학정보 및 상호정보의 흐름을 분석해야 한다.

국내 H병원의 병원정보시스템의 화면은 (그림 2-8-2)와 같다.

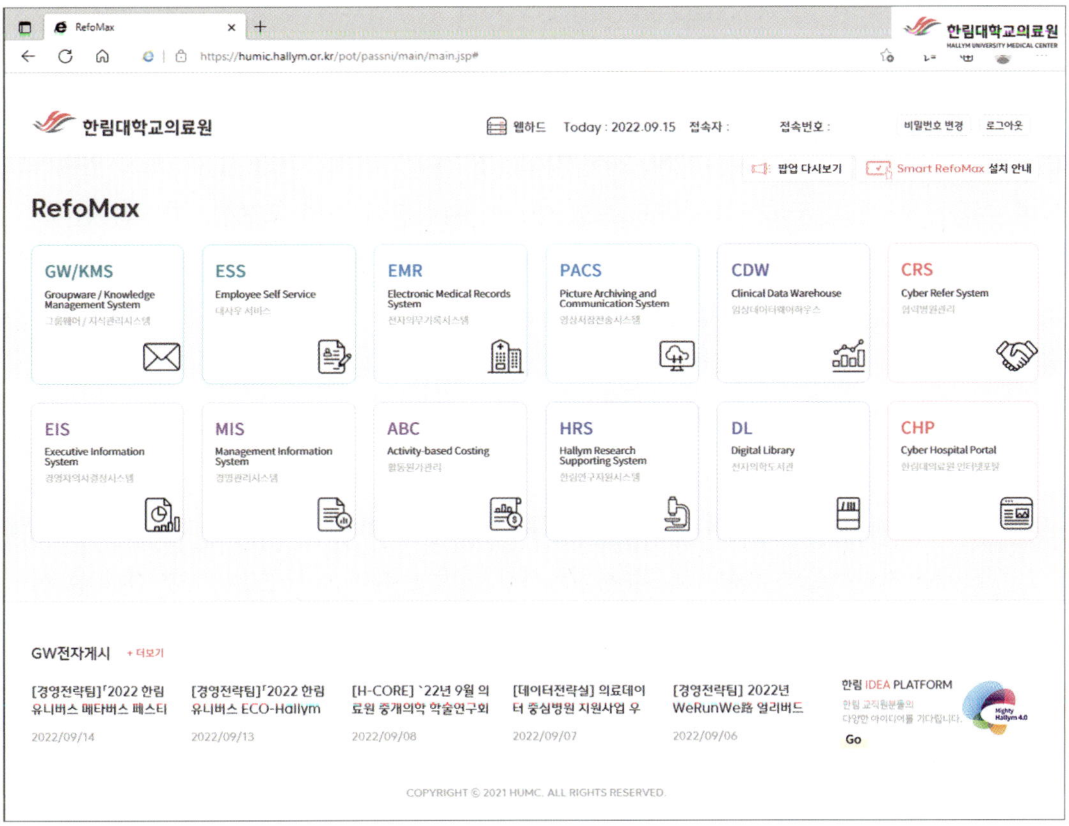

출처 : 한림대학교의료원 의료정보시스템

(그림 2-8-2) 국내 병원 병원정보시스템

4. 병원정보시스템의 종류

1) 처방전달시스템

(1) 정의

처방전달시스템(Order communication system; OCS)은 1990년대 초반부터 도입되었으며, 병원정보시스템의 가장 핵심이 되는 부분이다. 각종 의학정보 및 환자들의 진료자료를 보관한 데이터베이스와 환자를 진단한 처방내역을 통신망을 통해 각 해당 진료부서로 전달해주는 시스템으로 의사, 간호사, 진료지원부서 간의 정확하고 신속한 의사전달이 기본기능이다.

각종 의학정보 및 환자들의 진찰자료를 보관한 DB와 의사가 환자를 진단한 후 처방전을 통신망을 통해 각 해당 진료부서로 전달해주는 시스템이다. 즉, 의사에 의해 처방이 수행되며, 간호사는 출력된 워크리스트(work list)에 의해서 간호업무를 수행한다. 검사부서에서는 전달된 지시에 따라 검사를 시행하고 자동으로 검사결과를 의사에게 회신되며, 약사는 전달된 처방전에 따라 약을 조제하여 각 병동으로 약이 전달되고 각 병동의 간호사는 처방된 약을 실제 투약하는 역할을 한다. 이에 따라 진료비가 자동으로 계산되고 물류정보도 업데이트되며, 자동으로 재고 관리가 가능하고 보험 청구에 관련된 일련의 프로세스가 적용된다.

처방전달시스템은 병원을 내원한 환자를 중심으로 일어나는 일련의 업무흐름을 정보화한 것이라 할 수 있다. 환자가 진료 받는 장소에 따라 외래처방전달시스템과 병동처방전달시스템으로 구분할 수 있으며, 업무에 따라 진료정보시스템(전자의무기록시스템), 진료지원정보시스템, 원무행정시스템으로 구분할 수 있다.

(2) 특징

① 의사가 환자진료에 관련된 정보 및 처방을 전산에 입력하고 그 내용이 네트워크를 통해 각 진료 지원부서로 전송하고 각 지원부서가 처방에 따라 방사선 및 각종 검사 등 시행한다.

② 의사는 방사선 및 각종검사 결과를 전산으로 확인하여 외래 및 입원진료를 지시하고 차후 처방에 이를 참고하여 진료의 질을 높일 수 있다.

③ 사용부서에 따라 외래 처방전달시스템, 병동 처방전달시스템, 진료지원정보시스템, 원무행정시스템으로 분류된다.

④ 진료지원정보시스템은 수술실정보시스템, 약품정보시스템, 임상병리시스템, 의료영상저장전송시스템, 의무기록관리시스템, 급식정보시스템, 의료소모품관리시스템으로 분류된다.

(3) 장점

① 처방을 컴퓨터 네트워크로 전달시킴으로 수작업으로 했던 처리시간과 인력을 줄일 수 있다.

② 처방의 누락을 최소화하여 수가 누락을 방지할 수 있다.

③ 의료진 간 신속하고 정확한 의사소통 기능으로 업무의 질 향상, 안전사고 예방에 기여하며 근거 추적 자료로서의 기능을 한다.

④ 기록 업무 감소로 환자의 직접간호 시간 증가 효과가 있다.

⑤ 정보 활용 및 정확한 전달체계로 의료 질 향상에 기여한다.

⑥ 전자처방 시 임상의사결정시스템(Clinical decision support system; CDSS) 정보를 사용할 수 있어 약물 알레르기, 용량, 투여경로, 투약빈도, 약물의 상호 작용 등을 확인하고 처방하므로 투약 오류를 최소화 할 수 있다.

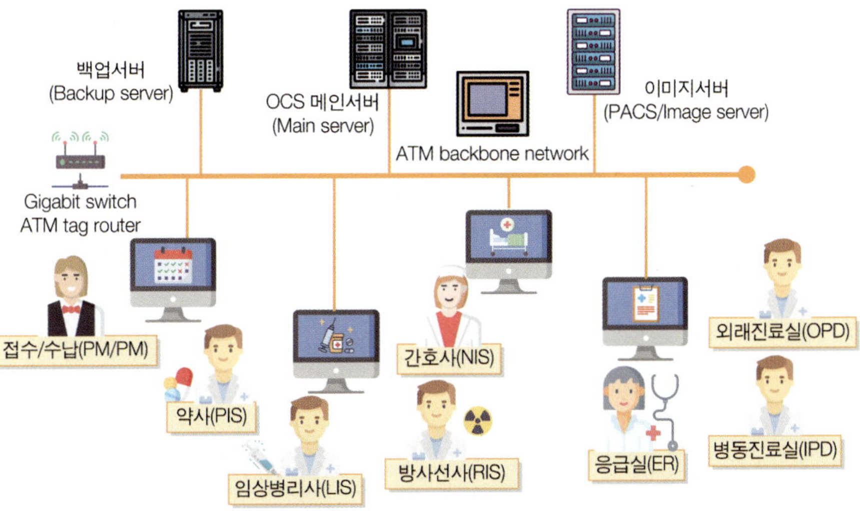

출처 : 양옥렬(2019). 전자차트 '비트U차트'를 활용한 병원정보시스템 실무. 에듀팩토리.

(그림 2-8-3) OCS 시스템 일반 구성도(OCS system general configuration diagram)

2) 전자의무기록 시스템

(1) 정의

전자의무기록 시스템(Electronic medical record; EMR)은 기존의 종이차트로 관리되던 의무기록 관리 방식에 IT 기술을 접목하여 병원에서 발생하는 의료정보를 일체의 수정 없이 모두 전산화하는 의료정보시스템을 의미한다.

환자의 진료행위를 중심으로 발생한 업무상의 자료나 진료 및 수술·검사 기록을 디지털화하여 입력·정리·보관하는 시스템을 통칭하는 것으로 환자의 인구학적 특징, 환자의 상태, 검사결과, 처방, 수술, 간호 등에 관한 진료와 직결된 상황뿐만 아니라, 진료의뢰, 진단서, 동의서 등 진료로 인해 파생된 부대행위, 진료비, 보험청구 등과 파생된 다양한 문서를 포함한다.

미래의 시스템은 전자의무기록시스템에서 전자건강기록(Electronic health records; EHRs)까지 광범위하게 포함하는 개념으로 환자의 의료적인 것뿐만 아니라 민간의료, 국민의 건강문제를 포함하고 있어야 한다.

궁극적으로는 여러 의료기관에서 저장 관리되고 있는 개개인의 진료 기록뿐만 아니라 일상생활에서 관리되는 개인의 건강관련 정보 즉, 흡연, 운동, 식이습관 등 개인의 건강기록을 포함한 모든 데이터들을 관리 대상으로 하는 개인건강기록(Personal health record; PHR) 단계로 발전하게 된다(그림 2-8-3).

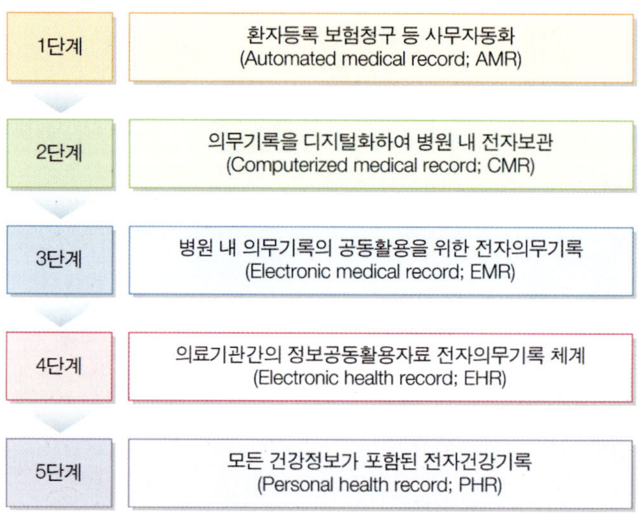

출처 : 전진옥(2018). 우리나라 전자의무기록 도입현황 및 발전과제. HIRA 정책동향, 12권 3호 p.10

(그림 2-8-4) 전자의무기록의 발전

현재 우리나라 전자의무기록은 의료기관 내에서만 의료정보를 공유하여 사용하고 있기 때문에 의료정보의 교류를 위해 구제적인 데이터의 표준화가 요구된다. 이에 따라서 의료기관 정보시스템에서 가장 많은 의료데이터를 발생시키는 전자의무기록시스템 기능에 대한 국가적 표준과 적합성 검증을 통해 진료정보 상호운용성 확보 및 품질향상을 위해 2020년 6월 전자의무기록시스템 인증제를 시행하였다. 인증기준(안)은 3대 부문(기능성, 상호운용성, 보안성),

6개 분야(환자정보관리, 처방정보관리, 의무기록관리, 진료정보제공 및 연계, 상호운용성, 보안성), 86개 항목이다.

EMR 인증제는 환자 안전과 진료연속성 지원을 목적으로 국내 전자의무기록시스템에 대한 국가적 표준과 적합성 검증을 통해 업체의 표준제품 개발을 유도하여 시스템의 상호호환성 확보 등 품질 향상으로 의료소비자에게 양질의 의료서비스를 제공될 수 있도록 하기 위한 제도이다. 즉, 안전하고 체계적인 정보관리를 통한 환자진료의 연속성 확보와 투약 경고 등 임상의사결정지원 강화, 의료정보의 이력 관리 등으로 안전하고 질 높은 의료서비스를 제공하기 위함이다. 또한 각 의료기관의 다양한 요구사항에 대한 중복 개발 및 인력 투입 방지를 통한 비용절감과 품질 향상과 전자의무기록시스템의 품질기준에 국가가 인정함에 따라, 시장의 품질 요구에 대응할 수 있다. 인증주기는 3년으로 1주기 인증사업종료 직후인 2023년부터 전자건강기록(EHR)을 포함해 2주기가 진행될 방침으로 개인건강기록(PHR) 개념까지 적용한 3주기는 2027년으로 예정되었다. EMR 인증제도의 법적 근거는 (표 2-8-2)와 같다.

(표 2-8-2) EMR 인증제도

구 분	내 용
[행정규칙] 전자의무기록시스템인증제도 운영에 관한 고시 제1조(목적)	①「의료법」 제23조2에 따라 전자의무기록시스템 인증기준, 인증방법, 인증절차 등 인증제도 운영 업무 전반에 필요한 사항을 규정하여 고시 함
제2조(용어정의) (시행 2021.1.5.)	② "전자의무기록시스템"이라 함은 의료법 제23조 2에 따라 전자의무기록이 효율적이고 통일적으로 관리·활용될 수 있도록 기록의 작성, 관리 및 보존에 필요한 전산정보처리시스템을 말함
[의료법] 제23조의2 (전자의무기록의 표준화 등)	① 보건복지부장관은 전자의무기록이 효율적이고 통일적으로 관리·활용될 수 있도록 전자의무기록시스템, 시설, 장비 및 기록 서식 등에 관한 표준을 정하고 그 준수를 권고할 수 있음 ② 보건복지부장관은 전자의무기록시스템이 제 1항에 따른 표준, 전자의무기록시스템 간 호환성, 정보 보안 등 대통령령으로 정하는 인증기준에 적합한 경우에는 인증이 가능 함 ③ 제 2항에 따라 인증을 받은 자는 대통령령으로 정하는 바에 따라 인증 내용 표시 가능. 인증을 받지 아니한 자는 인증의 표시 또는 이와 유사한 표시를 하여서는 안됨

(계속)

구 분	내 용
[의료법 시행령] 제10조의7 (전자의무기록시스템의 인증)	① 전자의무기록시스템 간 전자적 전송에 필요한 호환성과 전자의무기록시스템에 대한 관리적·기술적·물리적 정보 보안이 확보 필요 1. 보건복지부장관이 정하여 고시하는 표준에 적합할 것 2. 전자의무기록시스템 간 전자적 전송에 필요한 호환성이 확보될 것 3. 전자의무기록시스템에 대한 관리적·기술적·물리적 정보 보안이 확보될 것 4. 그 밖에 전자의무기록시스템의 기능·구조 및 형태 등을 고려하여 보건복지부장관이 특히 필요하다고 인정하는 기준
[의료법 시행령] 제10조의8 (전자의무기록시스템의 인증 표시)	① 전자의무기록시스템의 인증을 받은 자가 인증의 내용을 표시하려는 경우에는 그 표시 내용, 표시 크기, 표시 색상 및 표시 도안 등에 관하여 보건복지부장관이 정하여 고시하는 기준에 따라 표시할 수 있음
[행정규칙] 전자의무기록시스템인증제도 운영에 관한 고시 제9조(인증종류 및 인증대상)	① 인증의 종류는 "제품인증"과 "사용인증"으로 구분함 – "제품인증"의 대상 : 제10조제1항의 인증기준을 만족하는 전자의무기록시스템 – "사용인증"의 대상 : 제10조제1항의 인증기준을 만족하는 의료기관
인증기준	① 인증기관의 장은 전자의무기록시스템 인증기준을 인증위원회의 심의 및 보건복지부장관의 승인을 거쳐 홈페이지 등에 공개하여야 함 ② 인증기관의 장은 인증 심사에 있어 일부 인증기준 항목에 대해서는 심사를 면제할 수 있음. 다만, 면제와 관련한 사항은 보건복지부장관의 승인을 받아 홈페이지 등에 공개하여야 함
인증주기	3년
인증마크	EMR

(2) 특징

① 환자의 임상정보를 DB화하여 사용자에게 정확한 정보를 실시간으로 제공한다.

② 환자기록에 대한 의료인의 접근성이 용이하다. 즉, 의료진의 기록물작성 및 검색에 소요되는 시간이 감소된다.

③ 표준진료지침(CP), 임상의사결정지원시스템(CDSS) 적용으로 진료/간호 가이드라인 및 의사결정을 지원한다.

④ 다양한 형태의 의료정보를 체계적으로 축적함으로써 사용자 필요에 의한 의무기록의 검색 및 분석을 지원한다.

⑤ 전자서명, 사용자인증 및 권한 관리로 데이터 위변조 및 보안 강화가 필요하다.

⑥ 의료정보량의 증가에 따라 상승하는 유지관리비용이 절감된다.

⑦ 검사장비 인터페이스에 의한 실시간 연동이 가능하다.

(3) 장점

① 환자들의 다양한 케이스에 대한 서비스제공자의 정보접근 용이성을 통해 다면적인 분석이 가능하다.

② 정보저장이 편리하다(문서관리 비용 절감).

③ 의료서비스의 질을 높인다.

④ 정부의 다양한 활용(빅데이터)이 가능하다.

⑤ 의료기관 경영 자료로 활용한다.

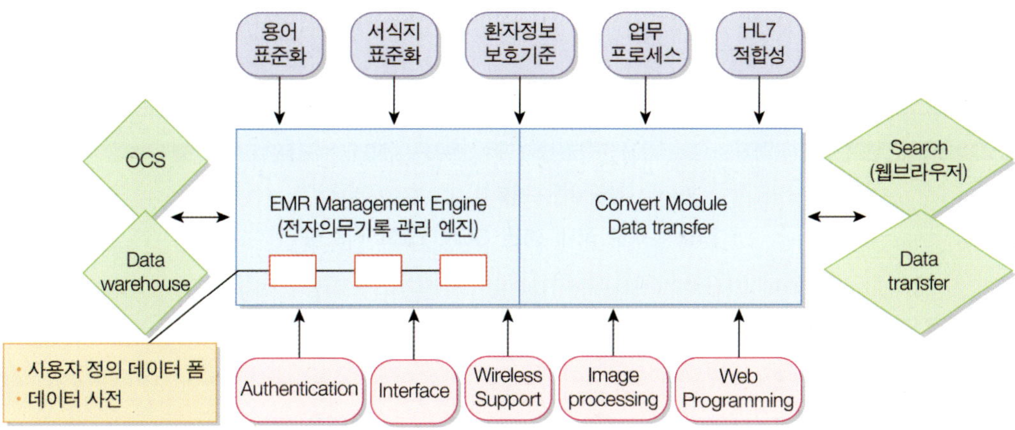

출처 : 이태규(2011). 의료정보시스템 현황 및 미래전략. 한국컴퓨터정보학회지. 19권 1회. pp.1~11

(그림 2-8-5) 국내 병원 전자의무기록

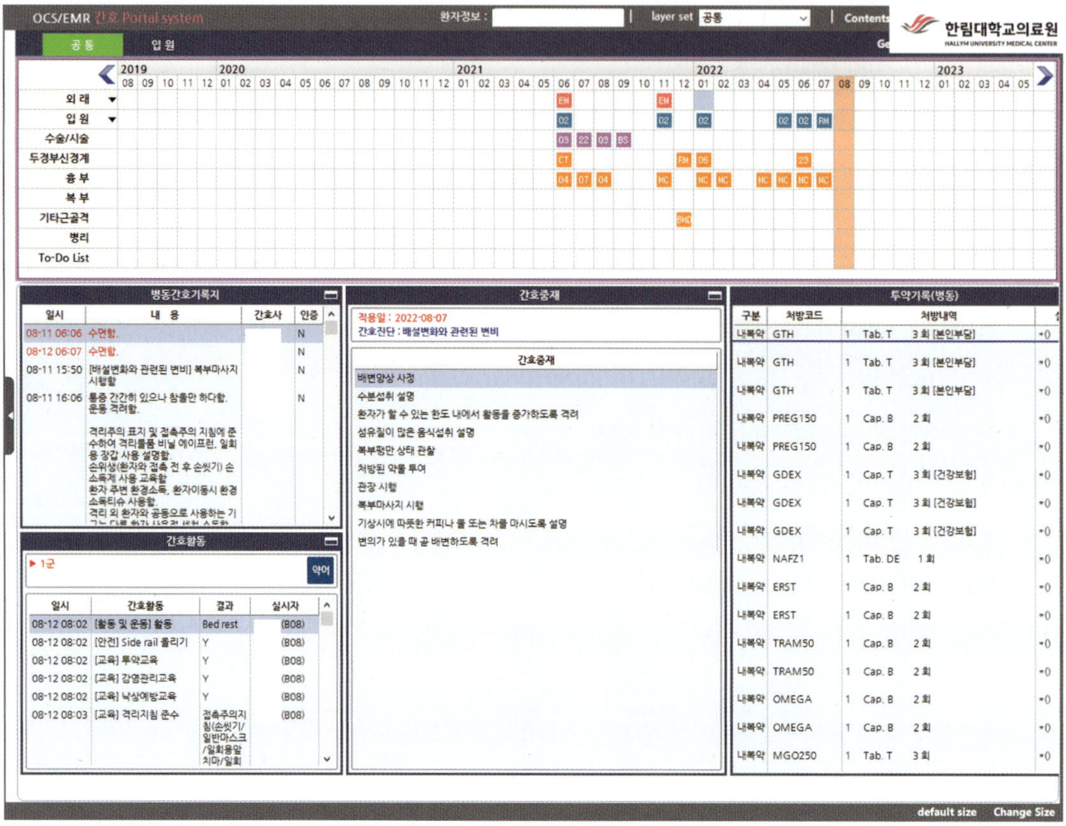

출처 : 한림대학교의료원 의료정보시스템

(그림 2-8-6) 국내 병원 OCS, EMR 시스템

3) 의료영상저장전송시스템

(1) 정의

의료영상저장전송시스템(Picture archiving and communication system; PACS)은 의료영상을 디지털 형태로 획득하여 고속 네트워크를 이용하여 전송하고 디지털 형태로 저장, 관리, 전송을 통해 환자를 진료하는 포괄적인 디지털 영상저장 전송시스템이다. 영상정보교환시스템은 1993년 이후 의료용 디지털 영상 및 통신 표준(Digital imaging and communications in medicine; DICOM)이란 국제규격으로 잘 정리되어 있으며, 한 병원에서 생산 된 영상정보를 다른 병원에서도 읽을 수 있다. 국내 H의료원의 PACS 시스템의 화면구성은 다음과 같다(그림 2-8-7).

(2) 특징

① X-ray, CT, MRI, PET, Ultra Sono 등 영상을 저장하고 열람한다.

② 임상의사는 이미지의 동시 활용, 임상정보의 증대, 즉각적인 이미지 확보, 불필요한 외래 및 수술환자의 진료 감소, 판독의사와 임상의사들 간의 원활한 의사교환이 가능하다.

(3) 장점

① 필름비용, 인건비, 필름 관리 비용이 절감된다.

② 미판독 이미지가 감소한다.

③ 특수검사 판독 지연이 감소한다.

④ 관리업무가 축소된다.

⑤ 반복검사가 감소한다.

(4) 단점

① 영상정보의 양의 증가에 따른 데이터 저장문제가 발생된다.

② 병원에서 파기가 가능한 영상데이터에 비해 새롭게 생성되는 데이터의 양이 많다.

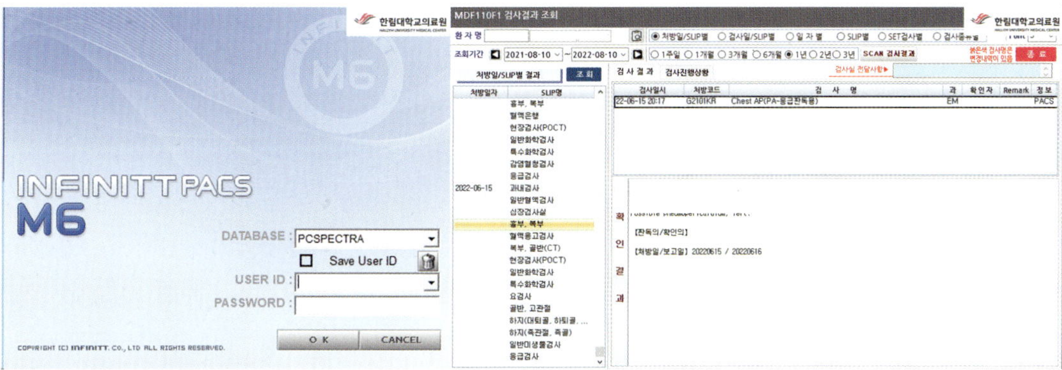

출처 : 한림대학교의료원 의료정보시스템

(그림 2-8-7) 국내 병원 PACS 시스템

(표 2-8-3) 병원정보시스템의 주요 업무 내용

구분	분야	주요업무내용
OCS	원무행정	• 외래와 입원의 등록 및 수납관리 • 병실관리 • 환자에 대한 각종 회계 관리(수가계산, 청구, 수납, 미수금 등) • 의료보험 청구
	처방전달	• 처방이나 검사의뢰의 입·출력 처리 • 결과의 조회
	급식관리	• 일반식, 치료식, 특수식 등 메뉴관리 및 개발 • 급식에 관련된 실수인원관리, 재고관리 및 물자관리

(계속)

구분	분야	주요업무내용
EMR	의무기록	• 환자진료에 관한 기본 인적사항 관리 • 진료내역을 요약하여 축적, 조회, 통계 • 임상연구를 위한 조건검사 시스템
	간호 인력 계획 관리	• 간호에 관련된 제반통제 • 간호 계획 관리 • 간호 인력의 사무행정업무를 경감시키기 위한 제반 행정 업무
	수술실 관리	• 수술 계획, 예약, 처리결과 관리 • 수술실에 대한 행정업무
PACS	임상병리 검사	• 검사의 의뢰 및 결과 입·출력 관리 • 작업계획서 작성, 검사데이터의 통계 • 이상치 관리, 정도 관리
	영상 촬영	• 방사선 검사 계획 관리 • 방사선 검사 및 진료 소모품 관리 • X-ray 영상 관리
기타	의료장비	• 진료업무에 소요되는 각종 물자관리 및 의료장비관리 • 중앙공급실에 대한 전반적인 물자 관리
	사무행정	• 정리회계 • 원가분석 • 인사관리 • 구매관리

출처 : 문병철, 김동수, 김희완(2012). 효율적인 병원 정보시스템 구축을 위한 감리 모형. 한국IT서비스학회지, 11권 2호, pp.197~211

4) 병원경영정보시스템

(1) 정의

병원경영정보시스템(Hospital management information system; HMIS)은 의료진의 진료업무를 지원하고 병원 경영진의 합리적인 의사결정을 지원하는 정보시스템으로 병원경영정보시스템을 이용하여 관리자는 필요한 인력의 숫자를 합리적으로 결정할 수 있고, 약품과 소모품의 재고량을 신속히 파악해서 부족분을 계획적으로 구매할 수 있으며, 진료비 산정 및 청구에 있어 오류나 누락을 줄일 수 있다.

대형 병원에서는 일반 기업체에서 생산성 향상 및 효율성 극대화를 위해 많이 활용하고 있는 전사적 자원관리시스템(Enterprise resource planning; ERP)을 도입하면서 병원의 경영 영역에서의 정보시스템 활용 범위는 더욱 확장되고 있다.

(2) 특징

병원경영정보시스템은 경영학에서 발전된 경영정보학(MIS)을 보건의료분야에 접목한 학문으로 병원분야에 관한 의사 결정을 지원하다. 병원경영정보시스템의 특징은 (표 2-8-4)과 같다.

(표 2-8-4) 병원경영정보시스템의 특징

구분	내용
인사정보시스템	• 의사와 간호사를 비롯한 인적 자원을 효과적으로 활용하기 위하여 모집, 선발, 교육과 개발, 배치, 평가, 복지와 건강 등 종합적인 인력관리를 지원
재무정보시스템	• 자금의 조달, 운용 및 평가에 관한 정보를 제공하며 이와 관련된 의사결정을 지원
마케팅정보시스템	• 마케팅의 기획, 관리와 거래 처리에 관한 자료를 처리하며 마케팅과 관련된 의사결정에 필요한 정보를 제공
물류(구매)정보 시스템	• 환자진료에 필요한 제품과 서비스의 생산과 제공에 필요한 재료, 부품, 장비, 기타 소모품 등의 조달, 구매 • 재고관리과정에서 발생하는 자료의 처리와 이와 관련된 의사결정을 지원

(3) 장점

① 최고경영진은 새로운 시설의 신축이나 증축, 장기발전계획의 수립과 같은 일에 최적의 의사결정을 할 수 있다.

② 필요한 인력의 숫자를 합리적으로 결정할 수 있다.

③ 약품과 소모품의 재고량을 신속히 파악하여 계획적으로 구매할 수 있다.

④ 진료비 산정 및 청구에 있어 오류나 누락을 줄일 수 있다.

(4) 단점

① 시스템의 주기적인 수명주기에 대한 체계적인 접근이 필요하다.

② 업무흐름의 재설계 시 다양한 분야 구성원 간의 협업이 필요하다.

5) 광역의료정보시스템

광역의료정보시스템(Wide area medical information system; WAMIS)은 서로 협력·협진을 맺고 있는 의료기관이 상호 연결된 네트워크를 통해 진료예약 및 검사의뢰, 진료결과 및 소견, 검사결과 등을 신속하게 검색·공유할 수 있는 시스템으로 환자들은 불필요한 이동·대기 시간을 줄이고 환자를 의뢰한 병원에서는 진료 및 검사결과를 빠르게 확인하여 의료서비스의 질을 높일 수 있다.

병원 정보 시스템 구조는 세 가지 주요 단계 즉, 중앙 정부 수준, 지역 수준 및 환자 운반 수준으로 나뉘어 있다. 일반적으로 모든 종류의 병원정보시스템(HIS)은 네트워킹 및 처리를 위해 클라이언트-서버 아키텍처에서 지원된다. HIS를 위한 대부분의 작업 위치는 현재 거주하는 형태이다. 모바일 컴퓨팅은 바퀴가 달린 PC 스탠드와 함께 시작했다. 이제는 태블릿 컴퓨터와 스마트폰 응용 프로그램이 사용된다.

인터넷 아키텍처를 가진 기업 HIS는 공공 의료 지역에서 성공적으로 전개되어 왔으며, 더 많은 광범위한 기관에서 채택되었다. HIS는 중앙 전자정보시스템을 통해 환자 정보에 대한 접근을 개선하기 위한 지방 차원의 사업으로 목표는 환자 정보의 흐름과 의사와 다른 의료 제공자에 대한 접근성을 간소화하는 것이다.

서비스의 이러한 변화는 시간이 지남에 따라 환자 진료의 질과 환자의 안전을 향상시킬 수 있다. 환자는 시스템 레코드 환자 정보, 환자에 대한 실험실 시험 결과 및 환자의 의사 정보를 필요로 하는 다른 기관에 이 정보를 전달한다. 그렇게 하면 의사는 쉽게 개인 정보, 검사 결과, 처방 및 이전에 액세스 할 수 있다. 이를 통해 환자에 대한 치료 및 모니터링의 일정을 세우고 조기경보시스템을 관련 시스템에서 제공할 수 있게 된다.

정보시스템 생명주기는 끊임없이 순환하는 과정이다. 정보기술은 더욱 널리 적용 될 것이며, 사용하기 쉬워지고, 추가적인 기능이 제공될 것이다. 오늘날의 기술을 주기적으로 시스템에 업데이트하고, 시스템 장애에 대비하여 잘 유지·관리하여야 한다. 또한 정보보호법률에 따른 대상자의 프라이버시에 관한 권리를 존중하고 정보를 안전하게 보호하는 것이 중요하다. 이러한 시스템의 확립은 건강관리의 질에 긍정적인 영향을 미칠 것이다.

- 김지현 외. 4차 산업혁명과 간호정보 2판. 학지사메디컬; 2022.
- 문병철, 김동수, 김희완. 효율적인 병원 정보시스템 구축을 위한 감리 모형, 한국IT서비스학회지, 2012;11(2):197-211.
- 민경필, 한태화. IT기반의 디지털병원 현황 및 방향. 정보과학회지. 2011;29(4):54-60.
- 박우성 외. 병원경영정보관리. 고려의학; 2014.
- 사단법인 전국지방의료원연합회 http://www.medios.or.kr/front/ba/b1/0100/getInitPage.do?MENUID=menu00201&TABID=menu0020101
- 양옥렬. 전자차트 '비트U차트'를 활용한 병원정보시스템 실무. 에듀팩토리; 2019.
- 의료정보학, 병원정보학. https://ko.wikipedia.org
- 이선아, 이선영 외. 건강정보학. 수문사; 2020.
- 이원희. "통합의료정보시스템의 효율적인 설계 및 구축에 대한 연구", 청주대학교 산업경영대학원, 석사학위논문; 2002.
- 이은주 외. 간호정보학. 정담미디어; 2016.
- 이태규. 의료정보시스템 현황 및 미래전략. 한국컴퓨터정보학회지. 2011;19(1):1-11.
- 장금성 외. 제5판 최신간호관리학. 현문사; 2022.
- 전진옥. 우리나라 전자의무기록 도입현황 및 발전과제. HIRA 정책동향, 2018;12(3):17-16.
- 정면숙 외. 제4판 간호관리학. 현문사; 2020.
- 정아균, 김근형. 블록체인 기반 의료정조시스템 도입을 위한 의사결정모형. 정보시스템연구. 2020;29(1);93-111.
- 최준영. EMR 인증제 교육을 위한 보건의료정보관리 실습 프로그램 모델 연구 -환자정보관리 중심-. 보건의료생명과학논문지. 2021;9(1):1-9. https://doi.org/10.22961/JHCLS.2021.9.1.01
- 한국의료정보교육협회. 제3판 보건의료정보학. 에듀팩토리; 2015.
- 한림대학교의료원 의료정보시스템; 2022.
- 한현욱. K-디지털헬스케어 이해하기. 한국보건산업진흥원. https://www.khidi.or.kr
- K. Amatayakul. 'Health IT and EHRs: Principles and Practice (6th ed.)'. AHIMA; 2017. https://emrcert.mohw.go.kr/menu.es?mid=a10101000000

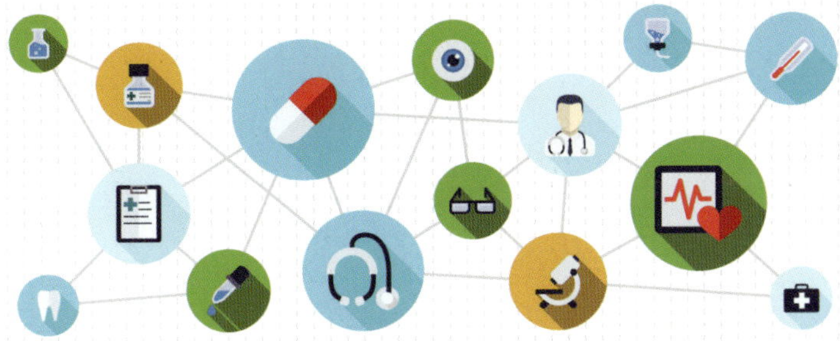

09

P·A·R·T

의료 빅데이터 분석과 정보기술 활용

학|습|목|표

- 빅데이터 정의에 대해 이해한다.
- 의료 빅데이터 종류에 대해 이해한다.
- 의료 빅데이터 분석 방법에 대해 이해한다.
- 의료 빅데이터 분석을 위한 정보기술의 중요성을 이해한다.
- 의료 빅데이터 활용과 고려사항에 대해 이해한다.
- 의료 빅데이터 활용의 권한과 책임에 대해 이해한다.
- 의료 빅데이터 분석을 통한 간호연구에 대해 이해한다.

9 P·A·R·T

의료 빅데이터 분석과 정보기술 활용

I 의료 빅데이터 분석

1. 빅데이터의 정의와 의료 빅데이터의 종류

1) 빅데이터의 정의

데이터 분석 기술의 발달에 따라 보건의료 분야에서 질병의 진단 및 치료, 예방을 위해 빅데이터 활용의 중요성이 확대되고 있다. 빅데이터(Big data)란 기존의 데이터 처리 응용 소프트웨어(data-processing application software)로는 수집, 저장, 관리, 분석하기 어려울 정도의 대량의 정형 또는 비정형 데이터의 집합을 의미한다.

정형 데이터는 숫자처럼 체계적으로 일률적 형식과 규칙을 가진 고정된 데이터이다. 과학적 수치 기반 데이터와 통계분석, 엑셀 상의 데이터들이 이에 해당한다. 비정형 데이터는 이미지, 동영상, 소리, 문서 등과 같은 데이터들이다. 이는 모바일 기기나 온라인 앱 서비스 등을 사용할 때 주로 생성되는 데이터들로 일정한 형식을 통해 고정하여 저장 및 활용할 수 없는 데이터 군들에 해당된다.

기술의 발전은 이러한 다양한 종류의 빅데이터를 통합하고 분석하여 활용함으로 다변화된 현대 사회를 더욱 정확하게 예측하여 맞춤형 정보를 제공하고 관리하는데 활용되고 있다. 결국 빅데이터는 대체로 기존의 데이터베이스로 처리하기 어려운 다양한 종류의 대규모 데이터로서 경제적인 가치를 추출해 낼 수 있는 것이라고 할 수 있다.

빅데이터는 용량(volume), 다양성(variety), 속도(velocity), 진실성(veracity), 가치(value) 등 5가지의 속성(5V)을 가지고 있다. 이는 보건의료 이외의 다른 분야의 빅데이터에도 해당되는 공통된 속성이다.

의료기관에서 발생하는 데이터는 그 용량(volume)이 방대하고 데이터의 형태도 구조화된 정형데이터부터 시작하여 CT, MRI, 초음파, 내시경 등의 각종 영상 기기로 촬영된 영상 데이터, 환자 모니터링 장비에서 얻어지는 스트림 데이터, 의무기록 같은 비정형 데이터 등 다양한(variety) 형태의 데이터가 생성되고 있다. 생성된 데이터는 과거의 주기적으로 데이터를 처리하는 일괄(batch) 방식이 아닌 실시간으로 데이터를 수신, 처리하는 방식으로 성장하면서 그 속도(velocity)가 매우 빨라지고 있다. 진실성(veracity), 가치(value)의 두 가지 속성은 의료데이터에 필수적인 부분으로, 진실성은 정확성과 신뢰성을 포함한 의미를 일컬으며, 데이터의 가치는 수집 목적과 과정, 분석이 활용 요구에 부합하는지를 의미한다. 데이터의 가치와 관련해서는 수집된 데이터로 우리가 찾고자 하는 것을 얻을 수 있을 것인지, 그 결과를 통해 문제해결이나 개선에 영향을 미칠 수 있는 것인지가 중요하다.

오늘날 빅데이터는 전 세계적으로 그 나라의 중요한 자본이 되었다. 빅데이터에서 가치를 찾는 것은 단순히 데이터를 분석하는 것이 아니다. 통찰력 있는 분석과 의미 있는 질문, 변화하는 패턴을 인식하며, 정보에 입각한 가정을 세우고 행동을 예측해야 하는 전체적인 과정이 필요하다.

2) 의료 빅데이터 종류

보건의료 분야에서 활용되는 빅데이터는 생성 주체에 따라 진료데이터, 연구데이터, 공공데이터, 기기 기반 데이터, 오믹스(omics) 데이터, 라이프로그(Life log) 데이터, 앱·소셜 미디어 데이터 등으로 분류해 볼 수 있다(표 2-9-1).

또한 수집 주체에 따라 공공영역과 민간영역으로 구분해 볼 수 있다. 공공영역의 데이터는 공공기관에서 수집, 보관, 관리하는 데이터로, 보건복지부와 기타 관계부처, 공공기관이 관할하고 있다. 건강보험심사평가원은 공공기관 최초로 대용량 보건의료 빅데이터 개방시스템을 구축, 운영하고 있으며, 다양한 의료 빅데이터를 연구자에게 제공하고 있다. 국민건강보험공단은 고유 업무를 통해 다양한 빅데이터를 확보하고 있으며, 이를 바탕으로 표본 코호트 데이터베이스를 구축하여 다양한 임상연구가 진행될 수 있도록 지원하고 있다. 이 외에 질병관리본부, 식품의약품안전처 등에서도 데이터를 수집, 관리, 지원하고 있다. 민간영역에서는 의료기관이 환자 진료과정에서 수집한 진료데이터와 개인의 선택에 의해서 소셜네트워크서비스(SNS) 또는 모바일 앱 등을 통해 수집되는 데이터 등으로 구분할 수 있다.

(표 2-9-1) 의료 빅데이터의 종류

종 류	정 의
진료데이터	진료과정에서 생성되는 처방 정보, 입·퇴원 기록 등의 전자의무기록 데이터나 영상자료
연구데이터	임상시험, 유전자, 인체유래물 등의 연구데이터, 조사관찰 및 개인정보를 직·간접적으로 활용한 연구데이터
공공데이터	보험 데이터, 진료내역, 건강검진 결과, 사망정보 등 공공기관에서 수집, 보관, 관리하는 데이터
기기 기반 데이터	의료기기 및 환자 모니터링 장치 기반 데이터
오믹스(Omics) 데이터	유전체(Genome), 전사체(Transcriptome), 단백체, 대사체, 지질체 등 다양한 분자 수준에서 생성된 생물학 데이터
라이프로그(Life log) 데이터	운동, 식이, 수면 습관 등 개인의 일상을 측정하는 데이터, 웨어러블 디바이스를 착용한 상태에서 얻어지는 식습관, 건강상태 등을 측정한 데이터
앱·소셜 미디어 데이터	건강포털, 의사포털 사이트 등에서 서로 소통하고 공유한 데이터

2. 의료 빅데이터 분석 방법

빅데이터 분석은 탐색적 자료 분석, 데이터 시각화, 통계분석, 데이터 마이닝 등으로 구분할 수 있다.

1) 탐색적 자료분석

탐색적 자료분석(Exporatory data analysis; EDA)은 다양한 차원과 값을 조합해 가며 특이점이나 의미 있는 사실을 도출하고 분석의 최종 목적을 달성해 가는 과정을 의미한다. 즉 데이터 분석을 통해 경향성이나 패턴을 분석하는 접근법으로 이렇게 파악된 정보와 지식은 환자의 진단과 치료에 있어 더 효과적인 관리와 의사결정을 지원한다.

2) 데이터 시각화

데이터의 시각화(data visualization)는 광범위하게 분산된 방대한 양의 데이터를 분석하여 한 눈에 볼 수 있도록 도표나 그래프 등으로 정리하는 것을 말한다. 빅데이터 분석에 시각화는 필수적인 요소로 데이터 분석 자료를 파악하는데 매우 효율적이다. 데이터 시각화로 사용자들의 흥미를 유발할 수 있고, 사용자의 상황 판단에 도움을 줄 수 있을 뿐 아니라 자료를 기억하는데 도움을 주어 사회연결망 분석에 자주 이용된다. 데이터 시각화는 목적에 따라 (표 2-9-2)와 같이 다양한 방법이 존재한다.

(표 2-9-2) 데이터 시각화 방법

방법	주요 도구
시간 시각화	막대그래프, 누적막대그래프, 묶은막대그래프, 점/선그래프
분포 시각화	히스토그램, 파이차트, 도넛차트, 트리맵, 누적연속그래프
관계 시각화	산점도, 버블차트, 히트맵
비교 시각화	체르노프 페이스, 스타차트, 평행좌표계, 다차원척도법
공간 시각화	지도 매핑, 단계구분도, 카토그램

출처 : 나홍석 외(2021). 공공빅데이터 수집과 처리, 고려사이버대학교, http://www.riss.kr/link?id=K1422371

(1) 시간 시각화

시간 시각화는 시간에 따른 데이터의 변화를 표현하는 것으로 일정기간에 걸쳐 진행되는 변화와 트렌드를 추적하는데 주로 사용된다. 따라서 데이터의 경향성을 파악하는데 도움이 된다. 시간 시각화는 특정 시점의 값을 표현하는 이산형(분절형)과 변화는 값을 표현하는 연속형으로 구분할 수 있다.

이산형(분절형)은 특정 시점 또는 특정 시간의 구간 값을 표현하는 것으로 도구로는 막대그래프, 누적막대그래프, 묶은막대그래프, 점그래프 등이 포함된다. 막대그래프는 데이터 값을 길이(높이)로 표현한 막대를 배치함으로써 상대적인 차이를 한눈에 알아보도록 표현하며, 시간 시각화의 주요 도구이다. 누적막대그래프는 두 개 이상의 변수를 동시에 다루는 경우에 사용한다(그림 2-9-1). 막대의 영역을 구분하여 색속성을 이용함으로 각 변수의 값을 표현하는 것으로 변수의 누적 합계나 추이를 파악하는데 도움이 된다. 묶은막대그래프는 누적막대그래프를 나누어 놓은 것이다(그림 2-9-2). 누적막대그래프와 같은 데이터를 사용하는 것이라도 그래프를 구성하는 방법에 변화를 줌으로서 각각 변수의 변화율을 파악하는데 도움을 주는 반면 전체합계 즉, 변수의 누적합계나 추이를 파악하기는 어렵다. 따라서 표현하고자 하는 목적에 따라 적절한 도구를 선택하여야 한다. 점그래프는 가로축에 대응하는 세로축의 값을 점으로 표시한 것으로 적은 공간에 표현할 수 있으며, 점의 집중 정도와 배치에 따라 흐름을 파악하기가 용이하다.

연속형은 어떤 구간에서 지속적으로 변화는 값을 표현하며, 꺾은선그래프, 계단그래프, 추세선 등의 도구를 사용한다. 꺾은선그래프는 점그래프에서 점과 점 사이를 선으로 연결한 그래프로 데이터의 연속된 특성을 표현함으로 데이터의 전체적인 흐름을 파악하는데 유용하다. 계단그래프는 변화가 생길 때까지 일정한 선을 유지하다가 다음 값으로 바뀌는 지점에서 급격하게 변화하는 것을 표현한 것이다. 추세선은 데이터가 어떠한 경향성을 보여주는지 직선 또는 곡선을 이용하여 표현한 것이다.

〈주요 암종의 진단 후 경과 기간별 암유병자수 : 2019〉

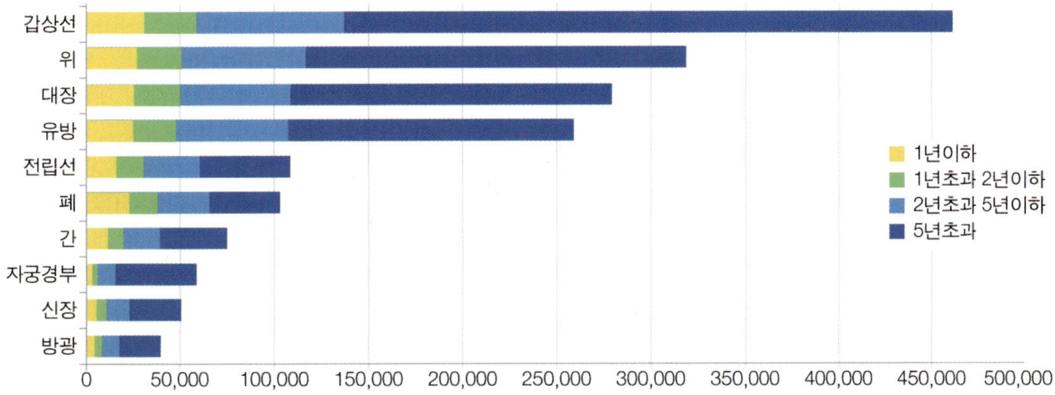

진단 후 경과 기간	갑상선	위	대장	유방	전립선	폐	간	자궁경부	신장	방광	모든 암
1년이하	30,508	26,787	26,483	24,677	16,459	22,827	11,605	3,116	5,693	4,501	226,440
1년초과~2년이하	28,645	23,933	22,920	23,045	14,016	15,429	8,605	3,131	4,832	3,823	100,633
2년초과~5년이하	77,420	66,181	59,810	59,841	29,872	27,678	18,859	8,654	12,292	9,052	462,265
5년초과	325,578	201,956	170,504	151,553	48,523	37,174	36,192	44,082	27,857	22,587	1,268,265
합계	462,151	318,948	279,717	259,116	108,870	103,108	75,261	58,983	50,674	39,963	2,147,503

출처 : 대한종양외과학회 https://www.koreansso.org/general/general01

(그림 2-9-1) 누적막대그래프의 활용

〈주요 암종 5년 상대생존율 추이 : 남녀전체〉

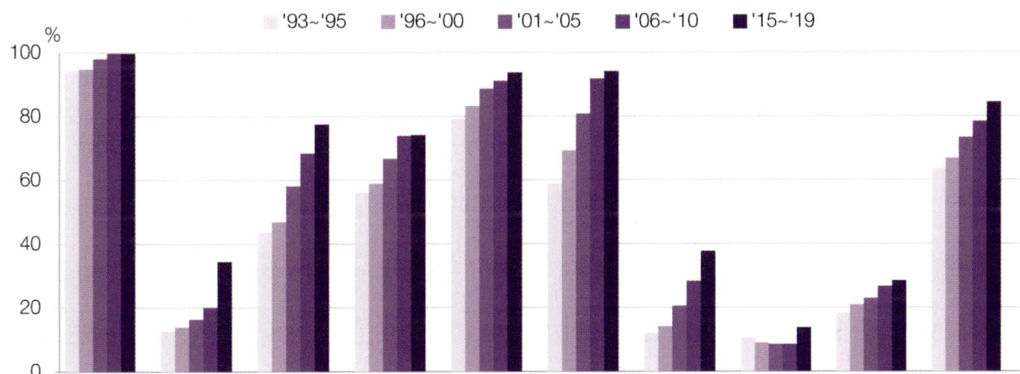

	갑상선	폐	위	대장	유방	전립선	간	췌장	담낭 및 기타담도	신장
'93~'95	94.5	12.5	43.9	56.2	79.2	59.1	11.8	10.6	18.7	64.2
'96~'00	95.0	13.6	47.3	58.9	83.6	69.4	14.1	8.7	20.7	67.0
'01~'05	98.4	16.6	58.0	66.9	88.7	81.0	20.5	8.4	23.1	73.7
'06~'10	100.0	20.3	68.4	73.9	91.2	92.0	28.3	8.6	26.9	78.6
'15~'19	100.0	34.7	77.5	74.3	93.6	94.4	37.7	13.9	28.5	84.7
증감*	5.5	22.2	33.6	18.1	14.4	35.3	25.9	3.3	9.8	20.5

출처 : 대한종양외과학회 https://www.koreansso.org/general/general01

(그림 2-9-2) 묶은막대그래프의 활용

(2) 분포 시각화

분포 시각화는 데이터의 분포를 시각적으로 표현하는 기법으로 특정 변수의 값들이 어떻게 분포되어 있는지를 파악하기 위해 사용된다. 분포 데이터의 시각화는 최대, 최소, 전체 분포를 나타내는 그래프로 표현되며, 전체의 관점에서 각 부분이 차지하는 정보를 히스토그램, 파이차트(원그래프), 도넛차트, 트리맵, 누적연속그래프(누적영역차트) 등으로 시각화한다.

히스토그램의 세로축은 데이터의 분포 정도를 표현하고, 가로축은 특정 변수의 구간 폭을 나타낸다. 파이차트(원그래프)는 하나의 원을 구성하는 데이터의 비율에 따라 조각으로 나누어 데이터 분포를 표현한 것이며, 도넛차트는 막대그래프를 누적하여 도넛 모양으로 만든 형태로 면적이 아닌 길이로 데이터 값의 정도를 표현한 것이다. 트리맵은 전체 데이터를 표현하는 하나의 사각형 영역에 세부 사각형들의 크기로 데이터의 분포를 시각화한 것이며, 누적연속그래프는 시각 변화에 따른 값의 변화를 선그래프의 영역으로 표현한 것이다.

(3) 관계 시각화

관계 시각화는 데이터 사이의 관계를 시각적으로 표현하는 기법으로 데이터셋에 변수가 2개 이상이 있을 때 이 변수들의 상관관계를 표현한 것이다. 대표적인 도구로 산점도, 버블차트, 히트맵 등이 포함된다.

산점도는 두 변수의 값을 2차원 또는 3차원 좌표계를 활용하여 점으로 표시해 주는 것(scatter plot)으로 점들의 분포에 따라 값의 경향성과 강도와 영향력 등의 집중도를 확인할 수 있다. 버블차트는 X, Y값의 위치를 표시하는 산점도에 점의 위치에 해당되는 제3의 변수값을 원의 크기로 표현한 것이다. 히트맵은 데이터의 분포와 관계에 대한 정보를 색의 온도(heat)로 표현한 것이다.

(4) 비교 시각화

비교 시각화는 하나 이상의 변수에 대해서 변수 사이의 차이와 유사성 등을 표현하는 방법이다. 하나의 변수가 아닌 둘 이상의 변수를 비교하는 경우 대상의 수와 비교하려는 변수의 수만큼 다양한 경우가 존재하므로 하나 또는 그 이상의 그래프를 통해 전체를 비교 분석할 수 있어야 한다. 예를 들어 TV를 구매할 때 제조사나 모델에 따라 가격, 화질, 음향, 기능 등 여러 가지 변수를 비교하는 경우가 해당된다. 대표적인 도구로 체르노프 페이스, 스타차트, 평행좌표계, 다차원척도법 등이 포함된다.

체르노프 페이스(Chernoff face)는 실생활에서 사람의 얼굴을 쉽게 구분한다는 점을 착안하여 만든 도구로 데이터 표현에 따라 달라지는 차이를 얼굴 모양으로 나타내는 방법이다(그림

2-9-3). 스타차트는 하나의 공간에 각각의 변수를 표현하는 몇 개의 축을 그리고 그 축에 표시된 해당 변수의 값들을 연결하여 별 모양 또는 거미줄 모양으로 표현하는 것이다. 평행좌표계(Parallel coordinates)는 스타차트의 여러 축을 평행으로 배치하고, 축의 윗부분을 최대값, 아래 부분을 최소값으로 하여 값들을 선으로 연결해서 표현한 도구이다(그림 2-9-4). 다차원척도법은 상대적인 거리를 측정하는 값으로 개체 간 근접을 시각화하는 통계기법으로 모든 변수를 비교해서 비슷한 대상을 그래프상에 가깝게 배치하는 방법이다. 다차원척도법을 활용한 (그림 2-9-5)는 육군사관학교(육사), 해군사관학교(해사), 공군사관학교(공사), 경찰대학교(경찰대), 국군간호사관학교(간호사) 등 특수한 목적으로 설립되어 운용되고 있는 대학들에 대한 이미지 포지셔닝 분석을 실시하여 대학간 유사한 정도를 설명하고 있다. 육사, 해사, 공사 간에는 다소 거리 차이는 있지만 다른 학교들과는 달리 하나의 그룹을 형성하고 있으며, 경찰대와 간호사는 이들 학교로부터 각각 멀리 떨어져 나타나고 있다. 즉 이미지가 비슷할수록 대상자들 간에는 서로 가깝게 위치하게 되며, 반대로 이미지가 다를수록 서로 멀리 떨어져 위치하게 된다.

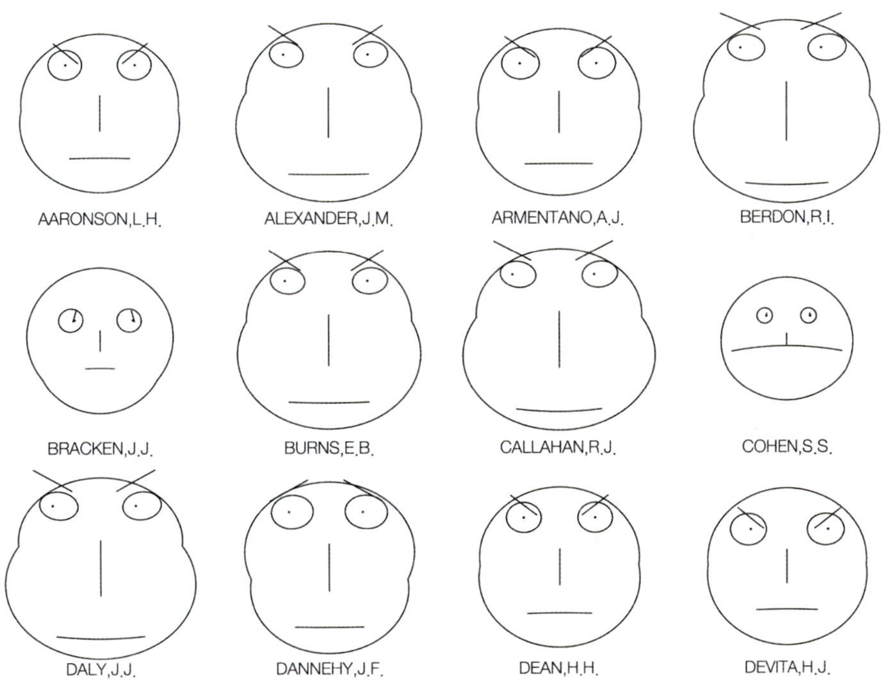

출처 : https://ko.m.wikipedia.org/wiki/%ED%8C%8C%EC%9D%BC:Chernoff_faces_for_evaluations_of_US_judges.svg

(그림 2-9-3) 체르노프 페이스

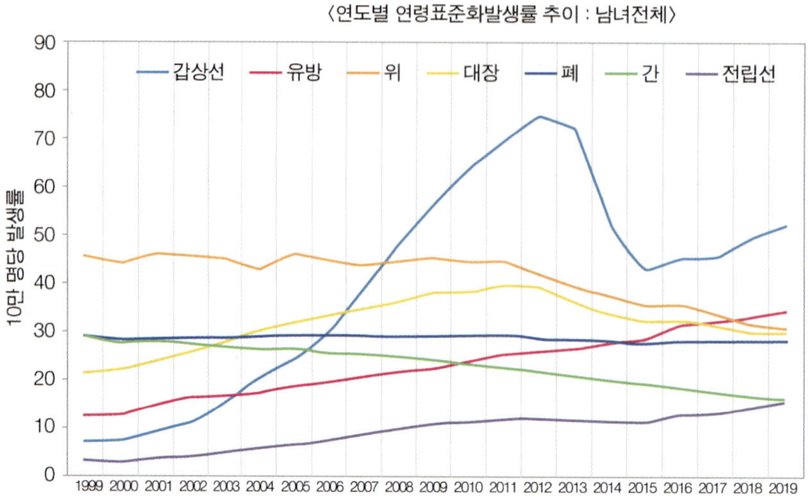

암종	최근 추이	
	발생 기간	연간% 변화율
갑상선	2015~2019	4.2*
유방	2007~2019	4.3*
위	2011~2019	-4.5*
대장	2015~2019	-2.0*
폐	2015~2019	0.6
간	2009~2019	-4.1*
전립선	2015~2019	7.3*

*$p < 0.05$

연령표준화발생률 : 우리나라 2000년 주민등록연앙인구를 표준인구로 사용

출처 : 대한종양외과학회 https://www.koreansso.org/general/general01

(그림 2-9-4) 평행좌표계의 활용

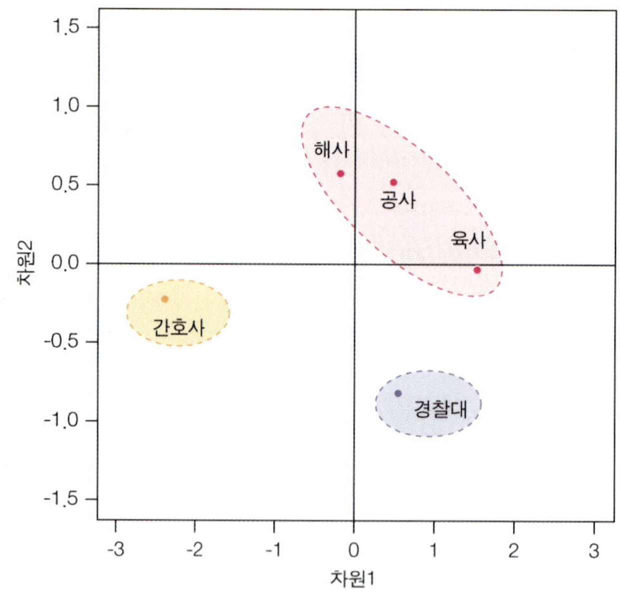

학교별 유사성에 대한 포지셔닝 결과

(그림 2-9-5) 다차원척도법의 활용

(5) 공간 시각화

공간 시각화는 장소나 지역에 따른 데이터의 분포를 표현하는 것으로 실제 지도나 지도 모양의 다이어그램을 배경으로 데이터의 위치를 시각화한 방법이다. 공간 시각화는 지형 코드화 과정과 매핑 과정을 거친다. 지형 코드화는 이미지를 실세계 지도에 투영시켜서 좌표계에 일치시키는 과정으로 위도와 경도를 활용하여 지도상의 위치를 표현하는 것이며, 매핑은 좌표값을 가진 데이터를 다양한 방법으로 지도에 표시하는 것이다. 주요 도구로 단계구분도, 카토그램이 포함된다.

단계구분도는 여러 지역에 걸친 정량정보를 나타낼 때 데이터가 분포된 지역별로 색을 다르게 칠한 지도이다. 단계구분도는 실제 지도의 면적을 반영하여 표현한 시각화 자료이므로 면적 크기의 영향에 따라 데이터값 해석에 오류가 발생될 수 있다. 이러한 단점을 보완하기 위해 카토그램은 데이터값의 변화에 따라 지도의 면적을 인위적으로 확대 또는 축소시켜 데이터값에 대한 직관적인 이해가 가능하도록 한 다이어그램이다. 예를 들어 전 세계의 인구분포를 나타날 때 인구수가 많은 나라의 면적을 인위적으로 더 넓게 표현하여 시각적 이해를 가능하도록 한 것이다(그림 2-9-6).

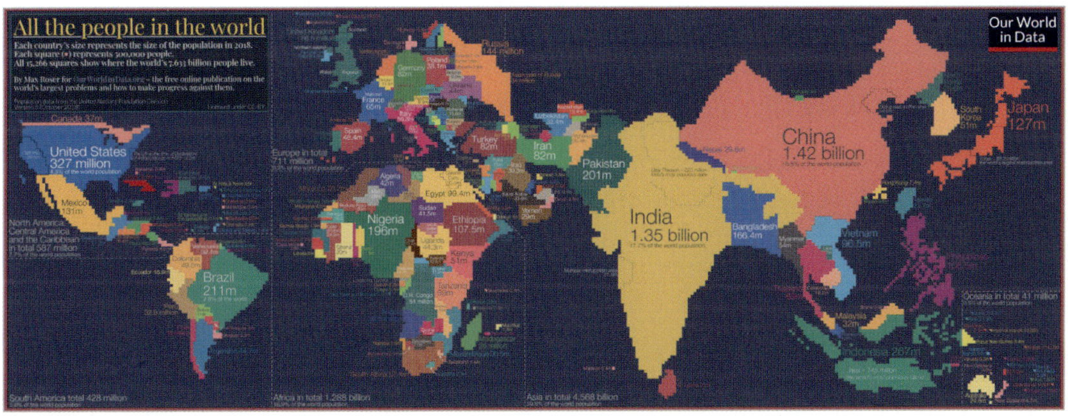
All the people in the world
Our World in Data
China
1.42 billion
India
1.35 billion
United States
327 million
Brazil
211m
Nigeria
196m
Pakistan
201m
Japan
127m
Bangladesh
166.4m
Ethiopia
107.5m
Mexico
131m
Iran
82m

출처 : https://steemit.com/kr/@pius pius/3nii4z

(그림 2-9-6) 카토그램의 활용

데이터 시각화는 파이썬(Python)을 이용한 데이터 시각화 이외에도 구글의 Data studio와 마이크로소프트의 Power BI가 있다. 구글 데이터 스튜디오(http://datastudio.google.com)는 구글 계정으로 로그인하여 보고서, 데이터소스, 탐색기 등의 메뉴를 사용해 이용할 수 있다. 보고서 버튼을 이용해 새로운 보고서를 생성해 주고 데이터소스를 이용해 데이터를 불러온 후 개인이 원하는 업무내용의 보고서를 구성할 수 있다. 또한 우측에 템플릿 갤러리를 이용하면 자료의 속성이나 보고서 내용에 맞게 적절한 템프릿을 사용하여 보고서를 작성할 수 있다.

마이크로소프트의 Power BI(http://powerbi.microsoft.com/en-us/)는 웹이나 데스크탑용 앱을 다운로드 받아 사용할 수 있다.

3) 통계분석

어떠한 현상을 종합적으로 알아보기 쉽게 일정한 체계에 따라 숫자와 표, 그림의 형태로 나타내는 것을 말한다. 기술통계(descriptive statistics)는 모집단으로부터 표본을 추출하고 표본이 가지고 있는 정보를 쉽게 파악할 수 있도록 데이터를 정리하거나 요약하기 위해 하나의 숫자 또는 그래프의 형태로 표현하는 절차이며, 추론통계는 모집단으로부터 추출된 표본의 통계량으로부터 모집단의 특성인 모수에 관해 통계적으로 추론하는 절차이다.

4) 데이터 마이닝

데이터 마이닝(data mining)은 대용량의 자료로부터 정보를 요약하고 미래에 대한 예측을 목표로 자료에 존재하는 관계, 패턴, 규칙 등을 탐색하고 이를 모형화 함으로써 이전에 알지 못한 유용한 지식을 추출하는 분석 방법이다. 데이터 추출, 표본생성, 데이터 클리닝, 데이터 전처리를 지원하는 특정 소프트웨어 활용이라는 의미로도 사용된다. 데이터 마이닝 기법으로는 의사결정나무(나무모형), 인공신경망, 서포트 벡터머신, 랜덤 포레스트 등이 있다(표 2-9-3).

의사결정나무 분석방법은 선행연구 결과 및 실무 지침 등에 근거한 주요 이론적 영향요인을 토대로 하여 몇 개의 소집단으로 분류하거나 예측을 위한 효과적인 방법이다. 예를 들어 말기 암 환자의 호스피스·완화의료 이용 특성을 의사결정나무 구조로 확인하여 호스피스·완화의료 이용에 미치는 영향력 있는 변수를 예측하고 해당 간호 서비스의 이용이 높은 그룹을 분류함으로 그 집단의 특성을 확인할 수 있다. 그 결과를 바탕으로 호스피스·완화의료 서비스를 가장 적절한 시기에 이용하도록 도와 말기 암환자의 삶의 질을 높이기 위한 근거자료로 활용할 수 있다.

(표 2-9-3) 데이터 마이닝 기법 사례

방법	기법 설명
의사결정나무 (decision tree)	• 데이터를 분석하여 이들 사이에 존재하는 패턴을 예측 가능한 규칙들의 조합으로 나타내는 방법. 즉, 의사결정 규칙을 나무 구조로 나타내어 전체 자료를 몇 개의 소집단으로 분류(Classification)하거나 예측(Prediction) 수행하는 분석 방법 • 시장조사, 광고조사, 의학연구, 품질관리 등의 다양한 분야에서 활용되고 있으며, 구체적인 활용 예는 고객 타겟팅, 고객들의 신용점수화, 캠페인 반응분석, 고객행동예측, 고객 세분화 등을 들 수 있음
인공신경망 (Artificial neural network; ANN)	소프트웨어적으로 인간의 뉴런 구조를 본떠 만든 기계학습 모델로 인공지능기술 중 한 형태임. 생물의 신경망, 특히 인간의 시각과 청각 피질을 본떠 만든 알고리즘으로 문제해결능력을 가지는 모델을 가리킴
서포트 벡터 머신 (Support vector machine; SVM)	두 데이터로부터 최대한 멀리 떨어져 있는 결정 경계를 찾고 분류하는 것을 목표로 하며, 결정 경계를 통해 어느 쪽에 속하는지 판단하는 것임. 복잡한 분류, 작거나 중간 크기의 데이터셋 해석에 적합함. 계산이 효율적이며, 여러 집단들을 가장 잘 구분할 수 있는 최적의 선을 찾는 것이 목표임
랜덤 포레스트 (random forest)	다수의 의사결정나무(Decision tree)의 결과를 결합한 모델로 Forest라는 이름이 붙여짐. 의사결정나무의 단점을 보완하기 위한 모델로 의사 결정 나무는 결정 경계를 탐색할 때 모든 변수를 고려하여 정보 획득량(Information gain; IG)이 가장 높은 지점을 찾아내지만 랜덤 포레스트는 이 중 일부의 변수만을 선택하여 정보 획득량이 최고인 지점을 탐색함

Ⅱ 의료 빅데이터 분석을 위한 정보기술 활용

1. 의료 빅데이터 활용과 정보기술

1) 의료 빅데이터 활용과 전망

한국의 의료 빅데이터는 양질의 공공데이터뿐만 아니라 이를 효율적으로 활용할 수 있는 높은 수준의 IT 인프라 구축으로 세계적으로도 높은 평가를 받고 있다. 특히 정부 주도적 빅데이터 양산을 통해 국민건강보험공단과 건강보험심사평가원의 빅데이터 보유량이 각각 3조건에 달하며, 전자의무기록 보급률도 92%로, 의료선진국인 유럽의 84%라는 수치와 비교하여 높은 수준을 기록하고 있다. 이렇게 축적된 의료 빅데이터는 질병의 원인을 밝히는 진단 분야, 질병을 예방하는 예방의학분야, 초정밀 의학, 의학 연구, 공공보건의료의 미래전략을 예측하는 등 다양한 분야에 활용되고 있다.

보건복지부는 한국인 3대 사망원인 질환에 특화된 K-의료 빅데이터를 구축하여 개인 맞춤형 질병예측–진단–치료–사후관리 등 전주기 의료지원을 실현할 계획이다. 그 첫 단계로 전체 암 환자 데이터의 70%를 차지하는 한국인 주요 암 10종(유방암, 폐암, 대장암, 신장암, 위암, 간암, 자궁경부암, 전립선암, 췌담도암, 혈액암)에 대해 전국 암 병원의 영상을 포함한 진료데이터와 건강검진 데이터, 유전체 데이터, 사망통계 등을 연계한 한국형 암(K-cancer) 통합 빅데이터를 구축할 예정이다(그림 2-9-7).

K-Cancer 통합 빅데이터는 의료기관, 건강보험공단, 건강보험심사평가원, 통계청 등 기관별로 흩어진 약 300만 명의 암 환자 데이터를 연계·결합하여 안전한 클라우드 연구환경을 제공하는 국가 암 데이터 도서관으로서 다양하고 심도 있는 암 연구를 지원한다. 즉, 암 발병 이후 데이터가 구축되던 기존과 달리, 암 진단 이전의 진료·검진 데이터, 사망데이터 등 암 관련 전 주기 데이터를 통합함으로써, 암 예방·검진·진단·치료·예후·사망까지 장기추적 연구를 가능하게 하고, 문자 데이터 위주의 수집에서 벗어나 영상, 이미지, 유전체 등 다양한 융합형 빅데이터를 구축하여 질환 치료뿐만 아니라 DNA 구조 변이 등 암 발병 근본 원인까지 연구할 수 있을 것으로 예상된다. 특히 환자 수가 적어 개별 병원 단위로는 연구가 어려웠던 혈액암(백혈병), 췌담도암도 빅데이터 기반 맞춤형 치료법을 개발할 수 있는 길이 열릴 것으로 보인다. 이를 통해 개인맞춤형 표적 항암제, 암 예방·관리 인공지능, 암 진단 정밀의료기기 개발, 암치료 효과 비교검증, 항암제 부작용 최소화 등 암 진단·치료 수준의 획기적 개선이 가능할 것으로 기대된다. 이와 함께 K-Cancer 통합 빅데이터의 성과를 바탕으로 2025년까지 K-심뇌혈관, K-호흡기 빅데이터까지 K-의료 빅데이터 트리오를 완성함으로써, 데이터 기반 한국인 3대 사망 질환 정복을 현실화시켜 나갈 계획을 가지고 있다.

2) 진단 및 예방의학 분야의 의료 빅데이터 활용과 고려사항

의료 빅데이터를 활용하여 다양한 질병의 발생과 이를 바탕으로 질병의 발생 추이를 확인(예: 임신성 당뇨병, 심혈관 질환, 종양 등)할 수 있으며, 특히 단일기관의 자료로 분석이 어려운 다양한 희귀질병(예: 중증근무력증)의 발생 및 발생률 변화를 확인할 수 있다. 또한 보건의료 빅데이터를 분석함으로써 제공되는 가장 큰 혜택은 개별정보에 의해서는 알 수 없는 새로운 지식을 얻게 된다는 점이다. 공공 및 민간 영역의 보건의료 행정 및 임상 데이터, 인간 유전체 및 단백질 연구 데이터 등이 하나로 연결되어 빅데이터 분석이 이루어짐으로써, 보건의료분야에서 우리가 그동안 미처 알지 못했던 새로운 지식을 얻고 개인별 맞춤형 치료도 가능해질 수 있다. 한 가지의 예로 '파록세틴(Paroxetine, Paxil)'이라는 항우울증 치료제와 '프라바

콜(Pravachol)'이라는 콜레스테롤 수치를 낮추기 위한 치료제를 함께 복용하는 경우 혈당이 상승되어질 수 있다는 사실을 알아낸 것을 들 수 있다. 그리고 청구된 시점을 기준으로 질병 발생의 일별, 월별, 계절별 변화 분석도 가능하여 이를 기준으로 해당 질환(예: 가와사키병[Kawasaki disease])의 발생 예측과 예방에 도움을 줄 수 있다. 결과적으로 국민 의료서비스 질 향상과 비용절감 효과를 가져 올 수 있다.

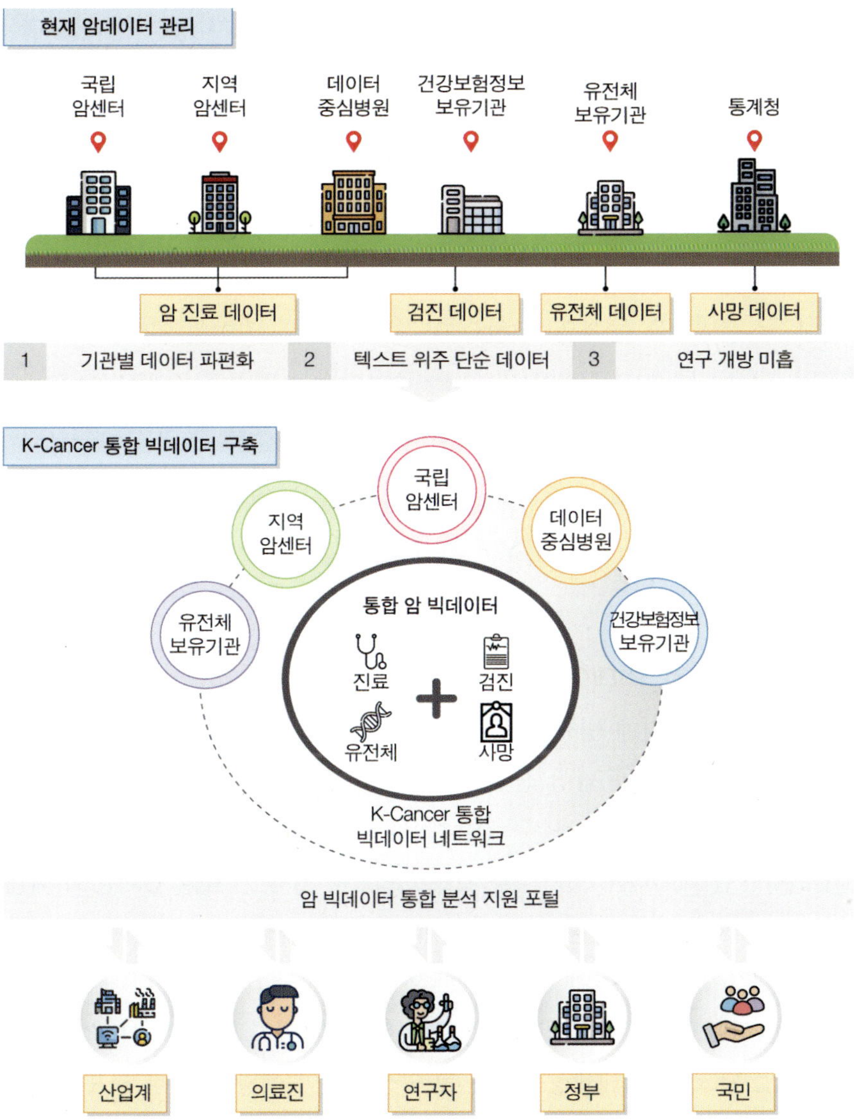

출처 : 후생신보

(그림 2-9-7) K-Cancer 통합 빅데이터 구축 방향

그러나 보건의료 빅데이터 활용 시 그 데이터가 가지고 있는 고유한 특성과 핵심을 고려해야 한다. 예를 들어 각 의료기관별로 사용되는 용어가 표준화 되어 있지 않은 부분으로 인해 의료기관 간의 진료정보 교류가 1% 미만에 그친다는 점, 대규모 의학영상자료를 어떻게 효과적으로 처리하여 유용한 정보를 추출할 것인지에 대한 점, 병원 의무기록과 같은 비정형 자료의 경우 기록된 상황과 맥락에 맞게 어떻게 이해할 것인가라는 점, 분석한 유전체 데이터 결과를 임상자료와 어떻게 연계할 것인가라는 점 등은 앞으로 해결해야 할 과제이다.

또한 IBM의 '왓슨' 사례와 같이 빅데이터 프로젝트나 서비스가 항상 성과를 내는 것은 아니라는 점도 고려해야 한다. 미국 IBM이 개발한 암 진단 인공지능(AI) 프로그램 '왓슨 포 온콜로지'는 300여 종 의학저널, 200여 종 교과서, 1,200만여 쪽에 이르는 전문자료와 임상사례를 학습·분석해 환자에게 적합한 치료법을 의사에게 제안하여 의료의 수준을 평균 이상으로 끌어올리고 향후 비용을 낮추는 효과가 있을 것이라는 기대가 있었다. 왓슨은 광범위한 자료를 신속하게 분석하는 능력으로 왓슨과 의사의 의견 일치율이 88%에 이른다고 하여 국내에서도 2016년 12월 길병원을 중심으로 '왓슨 포 온콜로지'를 지방의 여러 의료기관에서 도입하였다. 하지만 기대와 달리 진료에 인공지능을 활용한다는 계획은 그렇다 할 성과를 내지 못하였다. 이에 왓슨 같은 소프트웨어 개발이 병원의 진료시스템을 크게 변화시키리라는 건 분명하지만 데이터가 있다고 하여 모든 목적에 부합하는 것은 아니며, 각각의 고유한 데이터의 특성과 한계를 제대로 이해하고 활용할 때 결국 의미 있는 결과를 제공할 수 있다라는 점을 기억해야 할 것이다.

3) 의료산업계의 의료 빅데이터 활용 동향

최근 병원 밖 일상 데이터에 병원 내 진료데이터를 포괄적으로 담아낸 플랫폼 활용 데이터 유통이 활성화되면서 의료계를 넘어 산업계에서도 관심이 커지고 있다. 하나의 예로 '라이프로그 빅데이터 플랫폼' 사업을 들을 수 있는데 라이프로그 데이터는 기존 병원 내 진료데이터에 개인의 건강관련 데이터의 연속성을 확보함으로써 활용 가치를 높이는 추세에 있다(그림 2-9-8). 라이프로그 데이터는 병원 내 진료데이터보다 인간의 건강에 영향을 미치는 정도를 더 넓고 크게 확대하여 볼 수 있어 병원과 제약사 등에서 개인의 일상 속 웨어러블 디바이스 및 SNS를 활용한 라이프로그 데이터에 관한 관심이 더욱 커지고 있다. 이러한 데이터의 수집과 분석은 고혈압, 당뇨, 만성폐쇄성폐질환 등 만성질환의 예방과 관리 지표 마련에 큰 축을 이루어 낼 것으로 예상된다.

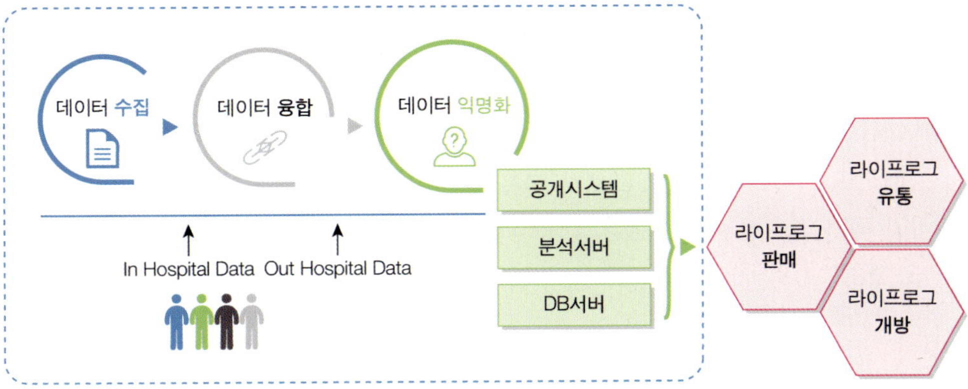

출처 : 원주연세의료원 라이프로그 빅데이터 플랫폼

(그림 2-9-8) 라이프로그 빅데이터 플랫폼

현재 플랫폼 사업에는 의료기관과 관련 기업들이 대거 참여하고 있으며, 이러한 플랫폼의 특징은 의료기관과 업체가 익명화해 적재한 데이터를 무료 혹은 유료로 유통이 가능하다는 것이다. 데이터 3법 개정을 계기로 관련 플랫폼이 본격적으로 활성화되고 있는데 라이프로그 빅데이터 오픈 플랫폼 구현 및 데이터 공유체계는 점차 현실화되어 이를 통해 다양한 비즈니스 모델 개발과 개인별 맞춤 의료서비스 확대로 이어질 수 있을 것으로 보고 있다. 삼성전자가 구글과 협업해 개발하는 헬스 커넥트(Health connect)는 심박수, 혈압과 같은 정보뿐만 아니라 운동, 수면 등 50여개의 데이터 유형을 지원하며 수집된 건강기록데이터는 빅데이터를 기반으로 만성질환관리, 질병 예측 등 개인 맞춤형 의료서비스를 제공할 예정이다.

비바 이노베이션(Viva innovation)은 건강보험심사평가원에서 제공하는 기업 맞춤형 의료 빅데이터를 기반으로 문진 서비스를 제공하고 있다. 착한의사 어플리케이션을 통해 AI가 증상을 분석하고 증상 정보를 의료인에게 전달하는 'AI 증상체크 서비스'를 제공하며, 전국 7만개 병원의 진료시간, 병원별 평가 등급, 병원비 정보 등을 안내하고 있다.

이 외에도 제약사들은 신약개발에 소요되는 임상 기간을 단축시키거나 약물 빅데이터 분석을 통해 희귀 질환 치료제 신약 개발 등 맞춤형 약제 서비스를 제공하는데 활용할 수 있다. 보험회사는 신규보험상품 및 헬스케어 서비스 개발을 통해 고객 요구에 대한 선제적 대응을 시행할 수 있다. 즉, 빅데이터 전문 기업과의 협업을 통해 고객 맞춤형 보험상품을 개발할 수 있는 것이다.

4) 빅데이터 기반 헬스케어 서비스 사례

(1) 플랫아이언 헬스

로슈(Roche)는 임상 데이터와 치료 결과를 통합해 개별 암 환자에 대한 종합적인 유전체 프로파일 데이터를 클라우드 플랫폼에서 제공하는 플랫아이언 헬스(Filatiron health) 시스템을 개발하였다. 데이터를 활용해서 대조군의 규모를 줄이거나 아예 대조군 없이 임상시험을 할 수 있도록 신약 임상시험을 혁신하겠다는 목표를 가지고 있다.

(2) 루닛

루닛(Lunit) 인사이트는 인공지능 기반의 실시간 의료영상 진단 소프트웨어로, 흉부엑스선을 이용한 주요 폐질환의 실시간 진단이 가능(Lunit INSIGHT CXR)하다. 의사의 판독을 보조하는 소프트웨어인 Lunit INSIGHT CXR은 흉부 X-선 영상에서 폐 결절, 종괴, 경화, 기흉 등으로 의심되는 이상부위를 검출하고 인공지능 알고리즘이 영상을 분석하여 ① 병변으로 의심되는 위치를 색상(heatmap)으로 표시하고, ② 병변의 존재 가능성을 확률값(abnormality score, %)으로 나타낸다.

이 소프트웨어는 총 20만 장의 양질의 데이터를 학습하였다. 이에 주요 폐질환 검출 정확도가 98~99%에 이르며, 영상 판독 보조 시 의사의 판독 정확도가 최대 14% 향상될 것으로 예상된다. Lunit INSIGHT MMG는 유방암으로 의심되는 이상 부위를 검출하여 의사의 판독을 보조하는 소프트웨어로, 유방암 검출 정확도는 96%에 이르며, 영상 판독 보조 시 의사의 판독 정확도를 최대 10% 향상될 것으로 예상된다.

(3) 눔

나만을 위한 맞춤관리, 눔(Noom)은 한국인이 미국에서 창업하여 미국에 본사를 두고 2013년 한국에 법인을 설립한 회사로 미국, 영국, 캐나다, 호주, 뉴질랜드 등 100개국에 진출해 있는 글로벌 헬스케어 기업이다. 눔은 영양사 및 운동 처방사 등이 이용자에게 개인 맞춤형 다이어트 코칭 서비스를 제공하고 있으며, 미국 질병통제예방센터(CDC)로부터 모바일 당뇨 예방 프로그램으로 최초 인증을 받았다. 오프라인으로 코치는 만나지 않고 애플리케이션만으로 전문적인 식단 및 운동 관리를 받을 수 있다는 점이 특징이다. 눔은 정확한 푸드 DB, 대화 데이터를 기반으로 인공지능 기반 코칭 알고리즘을 통해 이용자들의 생활 습관을 파악한다. 이를 통해 다이어트, 만성질환 예방 및 관리 서비스를 제공하고 있다(그림 2-9-9).

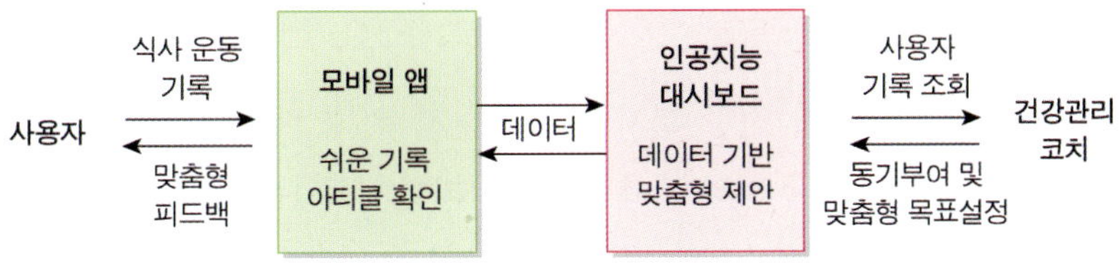

출처 : 헤럴드경제 http://mbiz.heraldcorp.com/view.php?ud=20190811000207

(그림 2-9-9) 눔 코리아 건강관리 코칭 서비스 흐름도

① 인공지능 식단 예측 알고리즘 사용으로 이용자의 식사 아이템을 조절해주고 이를 자세하게 기록하도록 하였다. 인공지능은 일일이 식사 내용을 입력하는 수고를 덜어주기 위해 음식사진을 카메라로 촬영하면 자동으로 인식하여 칼로리를 계산해주기도 한다.

② 사용자의 상황에 맞는 효과적인 메시지 추천으로 코치는 이를 참고하여 이용자에게 가장 도움이 되는 조언을 하게 된다(그림 2-9-10). 예를 들어 피할 수 없는 회식을 해야 하는 경우 미리 코치와 상담을 통해 열량을 최소화 할 수 있는 방법을 찾는 등 개인 맞춤형으로 진행된다.

③ 축적된 데이터를 활용하여 고객의 타깃을 환자로 넓히고 있다. 당뇨, 비만 환자의 경우 식단관리에 어려움을 느끼곤 하는데 이러한 환자들의 라이프스타일 데이터를 의사에게 리포트해주고, 데이터를 연결하여 식단을 효율적으로 관리할 수 있도록 한다.

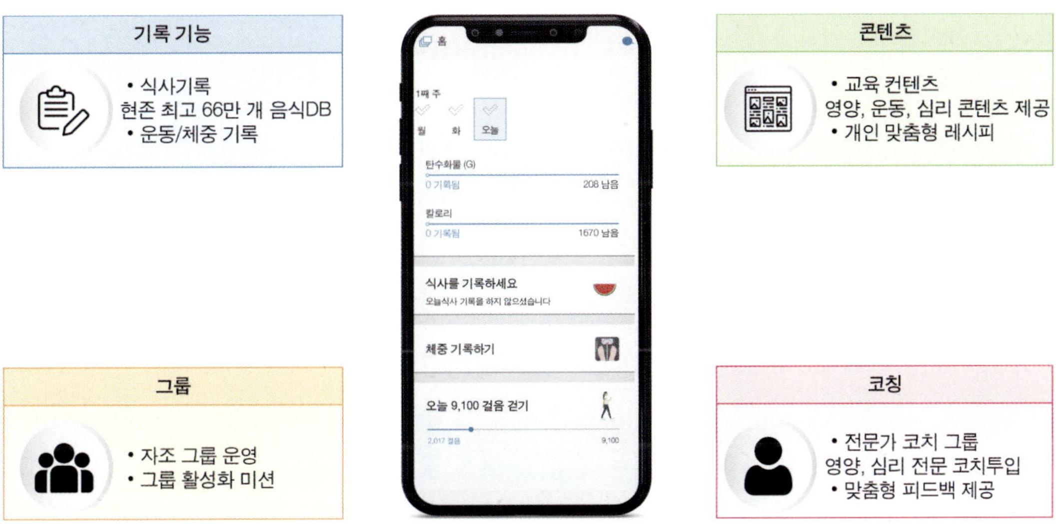

출처: 눔 공식 블로그

(그림 2-9-10) 눔 코치 애플리케이션 서비스

(4) 바이오베이스

바이오베이스(BioBase)는 정신 건강 환자를 지원하기 위해 바이오비트(BioBeats)가 개발한 서비스로 이용자의 스트레스를 추적하고 측정 및 관리할 수 있는 앱 서비스이다. 생체 및 심리 데이터를 추적하여 정신 건강에 대한 고유한 통찰력을 제공한다. 정신 건강 데이터는 데이터베이스 내의 데이터들과 비교되어 개인 웰빙 점수를 실시간으로 제공한다. 웰빙 점수는 심박수, 활동, 수면, 기분 및 인지 기능을 기준으로 측정된다. 바이오베이스의 핵심 구성요소는 인공지능 및 기계학습으로 이용자의 행동, 상호작용 및 환경이 정신 건강에 어떠한 영향을 미치는지 분석한다. 인공지능 패턴을 식별하여 이용자들에게 개인적인 조언과 마인드컨트롤을 위한 방법을 제안한다. 또한 스트레스, 불안, 우울증 등을 극복할 수 있도록 지속적인 행동 변화를 위한 맞춤형 치료법을 제공한다.

(5) 키론테크

키론테크(Kirontech)는 기계학습 기반의 플랫폼 KironMed를 개발해 보험료 청구 관리 프로세스의 비효율성 개선을 가능하게 한다. KironMed의 알고리즘은 질병통제센터(CDC), 미국 식약청(FDA), 국립보건원(NIH) 등의 데이터가 포함된 'Health data.gov'의 대규모 공개 데이터베이스를 바탕으로 훈련을 시킨다. KironMed는 위의 데이터를 종합해 대용량 Medical claim 데이터를 머신러닝을 통하여 학습시킨 후 프로세스의 비효율성을 개선하고 부정확한 의료비 청구 등 보험사기에 해당하는 패턴을 감지해 낼 수 있도록 하여 비용 손실을 줄이고 효율을 높여줄 수 있도록 한다.

(6) SK 바이오팜

SK바이오팜(SK Biopharmaceuticals)이 지난 20여 년간 축적해온 중추신경계에 특화된 방대한 연구데이터와 연구원들의 경험을 토대로 2018년 10월 국내 최초로 AI 기반 약물설계 플랫폼을 개발하여 뇌전증 신약 개발에 성공하였다.

(7) DB 손해보험

보험사들은 프로세스의 효율화를 위해 AI를 사용하고자 한다. 가장 대표적인 서비스로 AI가 고객과 직접 대화하는 '챗봇'이다. 간단한 보험 상품을 설명해주고 주의할 사항을 단순히 알려주는 것에서 벗어나, 고객이 원하는 질문을 직접 찾아주고 적극적으로 설명도 한다. DB 손해보험(DB Insurance)은 손해보험 업계 3위로 지난 2017년부터 보험 상담서비스인 '프로비 챗봇 서비스'를 도입하였다. 암이나 운전자보험 등 비교적 설명이 간단하고 쉬운 상품을 가입 상담부터 체결까지 인공지능을 메신저 형태로 제공하는 챗봇 서비스가 도움을 주고 있다. 카카오톡 채팅을 통해 보험관련 상담을 쉽게 할 수 있어 인터넷 다이렉트 보험보다 문턱이 한 단계 낮아졌으며, 스스로 가입이 어렵던 보험을 쉽게 가입할 수 있게 한다는 기대가 있다. 1,000여 가지의 지식데이터를 기반으로 각종 서류안내, 보험금 청구방법, 계약대출 이용방법 등 고객 문의에 대한 답변이 가능하도록 하였으며, 상담 데이터가 축적될수록 고객의 문의사항에 더 정확한 답변이 가능하도록 지식러닝 기반의 시스템을 탑재하였다.

2. 의료 빅데이터 활용의 권한과 책임

현재 우리는 방대한 분량의 정보를 어떻게 하면 타인의 기본권을 침해하지 않는 범위 내에서 합리적으로 활용할 수 있을지 고민을 거듭해야 하는 시점에 와 있다. 의료산업과 기술 혁신을 뒷받침할 의료데이터의 이용가치가 커진 만큼 활용도를 높이기 위해서는 반드시 의료데이터 활용의 권한과 책임을 알아야 할 것이다. 실제로 의료데이터를 수집하고 활용하기 위해서 많은 이슈가 존재하는 데 그중 가장 중요한 부분은 바로 개인정보보호 문제이다. 개인정보는 개인정보보호법 제2조에 명시되어 있듯이 살아있는 개인에 관한 정보로서 성명, 주민등록번호 및 영상 등을 통하여 개인을 알아볼 수 있는 정보로서 해당 정보만으로는 특정 개인을 알아볼 수 없더라도 다른 정보와 쉽게 결합하여 알아볼 수 있는 것도 포함된다. 여러 정보를 결합하여 특정 개인을 식별할 수 있는 데이터 분석기술이 더욱더 발전함에 따라 빅데이터는 대부분 개인정보와 연관될 수밖에 없다. 이로 인해 개인정보 주체의 프라이버시가 침해될 가능성이 매우 높다.

2021년 1월 29일 개정된 ‘보건의료 데이터 활용 가이드라인’에 따르면 개인정보 처리자는 개인정보보호위원회의 ‘가명정보 처리 가이드라인’에서 제시하고 있는 개인정보 처리 기본원칙을 따르되, 보건의료 데이터에 대해서는 ‘보건의료 데이터 활용 가이드라인’에서 제시하고 있는 방법 및 절차를 준수하여 가명처리를 진행해야 됨을 분명히 했다. 그리고 보건복지부 지정 기관인 한국보건의료정보원을 통해 전문가 자원(인력풀)을 제공받을 수 있도록 하여 데이터 심의위원회의 구성·운영을 간소화하였고, 보건의료분야 가명정보의 제공·활용 시, 법 위반행위를 방지하고, 제공자와 이용자 간 권리·의무 관계를 명확히 할 수 있도록 표준 계약서(안)를 제시했다. 이러한 개정작업을 통해 개인정보보호법에 따라 민감정보로 분류된 보건의료정보는 향후 가명정보의 처리가 정보주체의 보건의료 데이터를 안전하게 보호하면서 동시에 헬스케어 산업의 발전 및 감염병 예방 등 공공분야의 목적달성에도 기여할 수 있을 것으로 기대하고 있다.

결과적으로 데이터 3법(개인정보보호법, 신용정보법, 정보통신망법)의 시행으로 가명 처리된 의료정보를 산업계, 학계 등에서 활용할 수 있는 법적 근거가 마련되었다고 하지만, 여전히 개인정보보호 측면에서 정보유출 가능성 등에 대한 우려의 목소리가 존재하는 것이 사실이다. 그리고 보건의료정보를 다루는 시스템 오류 가능성을 염두에 두어야 하는데, 아무리 완벽한 기술이라 하더라도 네트워크 등을 통해 시스템이 작동하기 때문에 미처 예상할 수 없는 오류가 발생할 경우에는 원상회복이 불가능할 정도의 심각한 피해를 일으킬 수 있다는 것 또한 해결해야 될 과제이다. 또한 빅데이터 시대에는 전통적인 의료제공 체계를 비롯하여 전문영역에 대한 경계가 모호하게 될 가능성이 있다. 예를 들어 모바일 기기를 이용한 헬스케어 서비스 제공 및 처방 후 의료사고 등의 문제가 발생 되는 경우, 감염병 확진자 또는 자가격리자 등 관련 정보가 불분명하거나 잘못 제공됨으로써 오히려 확산세를 높이는 사례 등 책임소재가 불분명하여 의료분쟁이나 보건당국의 신뢰도 하락 등의 한계점도 항상 존재하고 있다는 것에 주의해야 한다. 따라서 정보를 창출해내는 기관은 데이터보호와 권리 보장에 대한 장치를 필수적으로 마련해야 하며, 신뢰 가능한 데이터의 흐름과 보호가 필요하다.

3. 빅데이터 분석과 간호연구 활용

보건의료 환경은 빅데이터의 활용도가 높은 대표적인 분야로 다양한 정보기술을 활용하여 환자 중심의 보건의료를 제공하려는 노력이 지속되고 있다. 간호학에서도 전 세계 간호학자의 30%가 빅데이터 관련 연구가 필요하다고 인식하고 있으며, 간호이론을 바탕으로 데이터를 수집하여 분석하는 연구뿐 아니라 이미 존재하는 빅데이터를 이론을 바탕으로 재구조화하여 해석하는 연구가 진행되고 있다. 이러한 연구를 통해 간호학에서는 기존의 방법으로 접근할 때보다 더욱 다양하고 풍부한 간호현상을 연구할 수 있게 되었다. 빅데이터를 도입하여 간호데이터를 통합하고 표준화하려는 노력의 결과 미국간호정책학회(American academy of nursing on policy; AANP)에서는 간호데이터에 대한 표준화된 지침을 개발하였고, 미국 내 간호 용어 표준을 구축하여 간호의 연속성과 간호 기록의 질을 향상시켰다. 또한 빅데이터를 통해 환자의 패턴을 파악할 수 있어 강력한 근거 중심 실무가 가능해졌고 환자들의 데이터를 분석하여 환자중심간호를 실현할 수 있게 되었다. 미국간호사협회(American nurses association; ANA)는 간호사가 빅데이터에 대한 지식을 갖추고 임상에 적용하여 환자 안전에 기여하고 양질의 환자 중심 간호를 제공할 것을 강조하고 있다.

미국의학연구소는 이미 2001년에 21세기를 위한 새로운 건강 시스템을 위한 요소 중 하나로 환자중심 간호의 중요성을 발표하였으며, 정보기술의 진화와 더불어 환자중심 간호가 점차 실현 가능한 것이 될 것이라고 하였다.

보건의료분야에서 빅데이터를 활용하려는 시도로 미국에서는 만성질환자가 퇴원 후 불필요하게 응급실을 재방문하는 비율을 감소시키기 위해 '헬셀링크(HEALTHeLINK)'를 도입하였으며, 이 시스템을 통해 특이문제 발생 시 환자는 건강 상태에 대한 정보를 즉시 입력하고 간호사는 필요한 간호를 바로 제공할 수 있도록 하였다. 그 결과 성인 메디케이드(medicaid) 만성질환자의 응급실 재방문율은 35% 감소하였고, 1인당 1,669달러의 의료비 절감 효과가 있었다. 또한 미국의 SNS 관련 기업은 웹사이트 '페이션츠라이크미(PatientsLikeMe)'를 개발하여 보급하였다(그림 2-9-11). 이 웹 사이트를 통해 환자들의 건강관련 경험과 구체적인 신체적 증상, 합병증 및 약물의 효과뿐 아니라 혈압, 맥박 등 임상적 수치도 공유할 수 있으며 전반적인 건강 상태를 SNS를 통해 추적관찰 할 수 있게 되었고, 그 결과 저비용으로 환자의 삶의 질이 향상된 것으로 보고되었다. 국내에서도 빅데이터 기반 만성질환 관리 서비스, 감염병 확산 분석, 재활간호를 받는 환자의 삶의 질 향상을 위한 연구가 진행되고 있다.

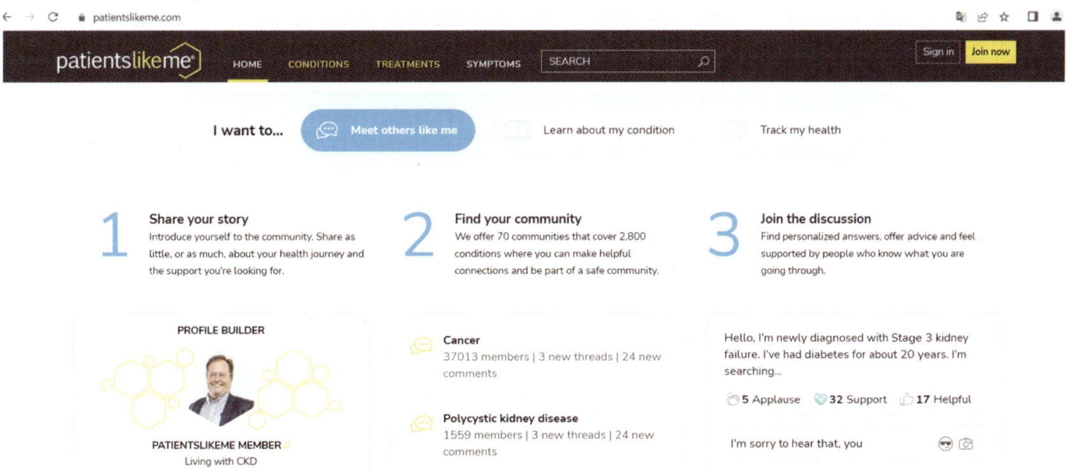

(그림 2-9-11) PatientsLikeMe 홈페이지 화면

R.E.F.E.R.E.N.C.E

- 박현애, 조인숙 외. 제3판 최신 간호정보학. 서울; 현문사: 2021.
- 이미준, 서범준 외. 4차산업과 간호정보학. 서울; 수문사: 2020.
- 김지윤. 간호사의 빅데이터에 대한 인식이 환자 중심 간호에 미치는 영향. 이화여자대학교 일반대학원 석사학위논문 2019.
- 강대한. 다층적 프레임 이론의 빅데이터 분석 방법론적 구현 : 코로나19 뉴스를 중심으로. 성균관대학교 일반대학원 박사학위논문 2021.
- 문자화. 헬스케어 분야에서의 빅데이터 활용 활성화 방안. 한국정보통신학회 종합학술대회 논문집 2021;25(1):483-486.
- 박아름, 송재민, 이새봄. 빅데이터 기술을 활용한 헬스케어 서비스 동향분석, 한국컴퓨터정보학회논문지 2020;25(4):149-156.
- 배현웅, 권기호, 문미남, 문호석. 다차원척도법을 이용한 특수 목적 대학에 대한 이미지 분석, 한국데이터정보과학회지 2010;21(1):11-20.
- 이준복. 보건의료 빅데이터 활용의 범위 및 한계에 관한 법적 연구. 단국대학교 법학연구소 법학논총 2021;45(1):67-99.
- 이희자. 말기 암환자의 호스피스·완화의료 이용예측을 위한 의사결정나무모형. 삼육대학교 임상간호대학원 석사학위논문 2021.
- 오상우. 건강보험빅데이터의 의료계 활용. 의료정책포럼 2015;18-23.
- 조금준. 의료 빅데이터를 활용한 임상 연구. 대한마취통증의학회 2017;12(1):9-14.
- 나홍석, 김용성, 김윤기. 공공빅데이터 수집과 처리, 고려사이버대학교, 2021, http://www.riss.kr/link?id=K1422371
- 메디칼타임즈. '라이프로그 데이터' 주목하는 기업들…새로운 시장 열리나 2022.08.17., https://www.medicaltimes.com/Main/News/NewsView.html?ID=1148932&ref=daum
- 후생신보. 한국인 사망원인 1위 암 질환, K-의료 빅데이터 구축 2021.02.25., http://www.whosaeng.com/124970
- 보건의료데이터진흥과. 2021년 보건의료 데이터 활용 가이드라인. 보건복지부 홈페이지, http://www.mohw.go.kr/react/al/sal0101vw.jsp?PAR_MENU_ID=04&MENU_ID=040102&CONT_SEQ=363309
- 유소영. 의료데이터 활용의 열쇠. YTN 사이언스, 2021, https://www.youtube.com/watch?v=9DP7rCbRyqQ
- Institute of Medicine. Crossing the quality chasm. Washington, DC: National Academies Press 2021.

- Blumer, L., Giblin, C., Lemermeyer, G., & Kwan, J.. Wisdom within: unlocking the potential of big data for nursing regulators. International Nursing Review 2016;64(1):77-82. doi:10.1111/inr.12315
- Brennan, P. F., & Bakken, S.. Nursing needs big data and big data needs nursing. Journal of Nursing Scholarship 2015;47(5):477-484. doi:10.1111/jnu.12159
- Clancy, T. R., Bowles, K. H., Gelinas, L., Androwich, I., Delaney, C., Matney, S., & Westra, B.. A call to action: Engage in big data science. Nursing Outlook 2014;62(1):64-65. doi:10.1016/j.outlook.2013.12.006
- Denecke, K.. Integrating social media and mobile sensor data for clinical decision support: Concept and requirements. Studies in Health Technology & Informatics 2016;225:562-566. doi:10.3233/978-1-61499-658-3-562
- Hewner, S., Sullivan, S. S., & Yu, G.. Reducing emergency room visits and in-hospitalizations by implementing best practice for transitional care using innovative technology and big data. Worldviews on Evidence-Based Nursing 2018;15(3):170-177. doi:10.1111/wvn.12286
- Linnen, D.. The promise of big data. Nursing 2016;46(5):28-35. doi:10.1097/01.NURSE.0000482256.71143.09
- Peltonen, L., Topaz, M., Ronquillo, C., Pruinelli, L., Sarmiento, R. F., Badger, M. K., & Alhuwail, D.. Nursing informatics research priorities for the future: Recommendations from an international survey. Health Technology & Informatics 2016;225:222-226. doi:10.3233/978-1-61499-658-3-222

10

P·A·R·T

간호정보의 개요

학습목표

- 간호정보학의 정의와 개념을 이해한다.
- 간호정보학의 역할을 이해한다.
- 간호사의 간호기술 수준 별 간호정보학 역량을 이해한다.
- 간호정보학에서 간호사의 역할을 이해한다.
- 간호정보학의 다양한 활용방법을 알 수 있다.

PART 10

간호정보의 개요

I 간호정보학의 개념

1. 간호정보학의 정의

간호정보학(nursing informatics)은 보건의료정보학 범주 내의 특수한 실무학문의 하나로 1980년에 대두되었다. 간호정보학은 간호실무에서 데이터, 정보, 지식 및 지혜를 관리하고 의사소통하기 위해 인지과학, 컴퓨터과학과 정보과학을 결합한 특별한 분야이다.

Graves와 Corcoran(1989)은 간호정보학을 '간호수행과 간호실무를 지원하기 위한 간호 관련 자료, 정보, 그리고 지식을 처리하고 관리하는 간호과학과 정보과학, 그리고 컴퓨터과학을 결합한 학문'이라고 정의하였다. Hannah(1985)는 '간호사들의 업무수행 시 간호영역 내에서 간호사들이 수행하는 기능과 관련된 정보기술을 활용하는 것'이라고 하였으며, 2006년 서울에서 개최된 세계간호정보학회 총회에서는 글로벌 관점에서 간호정보학을 '세계인의 건강 지원을 위해 간호와 정보, 그리고 관리를 정보처리와 통신기술과 통합하는 것'으로 정의하였다. 또한, 2008년 미국간호협회(American nurses association; ANA)는 '간호실무, 행정, 교육, 연구, 간호지식을 확장하도록 돕는 데이터와 정보로 수집·처리·관리하는데 간호과학, 컴퓨터과학, 정보과학을 통합한 특수 분야'로 간호정보학을 정의하였다. 2009년 헬싱키 세계간호정보학회(International congress in nursing informatics; NI) 총회에서는 '간호정보과학과 간호정보실무는 전 세계의 인구, 가족, 그리고 지역사회의 건강을 중심으로 간호정보와 지식, 그리고 정보와 지식의 관리를 정보통신기술과 통합하는 것이다'라고 개정하였다. 그리하여 오늘날 대부분의 간호전문가들이 간호정보학을 '임상간호, 관리, 연구, 교육과 같은 간호의 모든 분야에서 정보기술을 통합하는 것'이라고 정의하는 데에 이견이 없다.

이처럼 다양한 정의에도 불구하고 간호정보학의 기본역할은 간호사들이 다양한 역할과 근무환경에서 환자, 동료 간호사, 그리고 다른 보건의료서비스 제공자를 지원하기 위해 간호사들이 의사결정 시 필요한 자료, 정보, 지식을 통합하는 것에 있으며, 이러한 역할은 정보구조, 정보과정, 그리고 정보기술의 활용이 가능하다.

간호정보학은 1992년 미국간호협회에 의해 처음으로 고유한 지식체가 있는 간호의 한 전문분야로 인정받은 후 발전되어 왔다. 미국에서 간호정보학 실무 범위와 표준을 발표한 이후 미국간호사자격인증센터(American nurses credentialing center; ANCC)는 1995년 기본적인 정보전문역량을 갖춘 간호사를 석사과정에서 교육하고 자격을 인정하는 간호정보전문가자격시험제도를 도입하여 정보전문간호사(informatics nurse specialists) 자격을 부여하고 있다. 간호정보전문가는 간호학을 전공하고 간호사 면허를 취득한 후 일정기간 실무경험과 함께 정보학 또는 정보과학, 컴퓨터과학 분야에서 석사 이상의 정규 교육과정을 이수해야 한다. 우리나라 의료기관에서도 의료정보간호사, 간호정보코디네이터 등 간호시스템 개발을 위한 협업이나 간호업무 전산화를 위한 업무에 참가하고 있다. 국내간호대학에서도 간호정보역량 강화를 위해 과목이 개설되고 있으며, 간호정보 전문가에 대한 관심이 커지고 있다.

2. 간호정보학의 주요 개념

간호정보학의 주요 개념은 자료(간호 데이터), 정보, 지식, 지혜이며, 간호 정보에 특별히 초점을 두고 있는 것이 다른 간호전문분야와 간호정보학과의 차이이다. 즉, 간호정보학은 간호의 견해를 제시하고, 간호의 가치와 신념을 조명하며 간호정보학 내에서 간호사를 위한 실무 기준을 제공하고 유용한 간호임상지식을 생성하며 간호실무자 그룹을 구별하고 간호현상을 표현하는데 관심을 두며 의료정보학에 필요한 간호용어와 단어, 맥락을 제공해준다.

1) 자료

해석하지 않고 객관적으로 기술되는 분리된 개별 개체로서 변수로 배정된 값을 포함할 수 있다. 즉, 여러 개의 자료가 모인 자료 세트가 있어야 의미를 가질 수 있으며 정보로 변형가능하며 의사 결정 시 사용될 수 있다.

2) 정보

자료의 해석, 정리, 구조화를 반영하며, 자료의 처리 결과를 말한다. 즉, 정보는 자료의 처리 과정을 필요로 한다. 환자가 처한 상황도 자료를 변형하는데 적용하는 정보의 일부이다. 환자의 고유성을 지원하기 위해서는 상황 정보를 이용하여 간호가 자료 세트를 특정 환자 상황과 연결하여야 한다. 자료를 정보로 변형하는데 지식도 필요하다.

3) 지식

정보를 변형하면 지식이 생성된다. 지식은 정보가 합성되어 관계가 규명되고 형식화된 것이다. 지식은 특정 자료를 다루는 수많은 경험에서 얻은 패턴과 정보변형을 이해하는 것이다. 또한, 많은 경험에서 정보의 변형을 통해 얻은 지식은 간호사의 경험지식 기반에 통합될 수 있다. 패턴을 이해하면 특정 환자 상황에서 무슨 일이 일어날지 예측하는 능력이 생기고 지식을 처리하여 의사결정과 새로운 지식을 생성시킬 수 있다.

4) 지혜

2008년 간호정보학 실무 범위 및 표준에 포함된 간호정보학 모델에 추가된 구성요소이다. 지혜는 문제를 관리하고 해결하는데 지식을 언제, 어떻게 활용할 것인가를 포함한 지식의 적절한 활용을 의미한다. 지혜는 의사결정과 판단이 합리적이고, 이러한 의사결정과 판단의 성과는 최상이며, 진실성과 공정성이 수반되는 것을 내포하고 있다. 지혜의 핵심요소는 공익과 서로의 이익을 위해 제공하고 문제를 해결할 때 지성과 감성을 활용하며 문제를 다룰 때에는 경험에 기반 한 지식을 활용하는 것을 포함한다.

3. 간호정보학 모델

Graves와 Corcoran(1989)은 간호정보학의 주요 구성요소로서 데이터, 정보, 지식을 정의한 정보모델을 정립하였다.

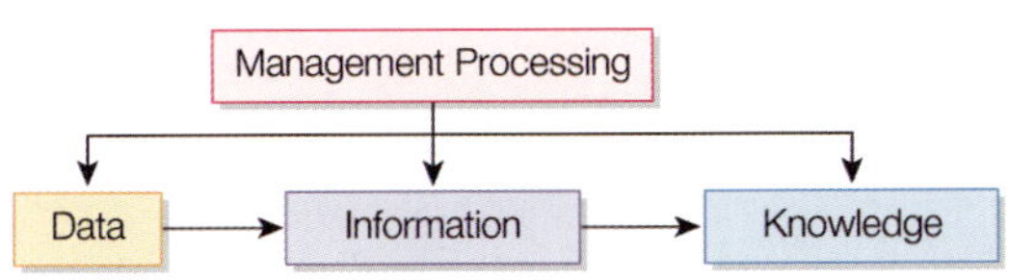

출처 : Graves & Corcoran(1989) The study of nursing informatics.

(그림 2-10-1) 간호정보학 연구를 위한 개념 모델

정보와 지식으로 전환되는 데이터는 개인, 가족, 지역사회 구성원으로부터 얻을 수 있으며, 이는 실무영역에 종사하는 간호사들의 주된 관심사이다. 축적된 데이터는 교육이나 연구, 의사결정에도 사용될 수 있다.

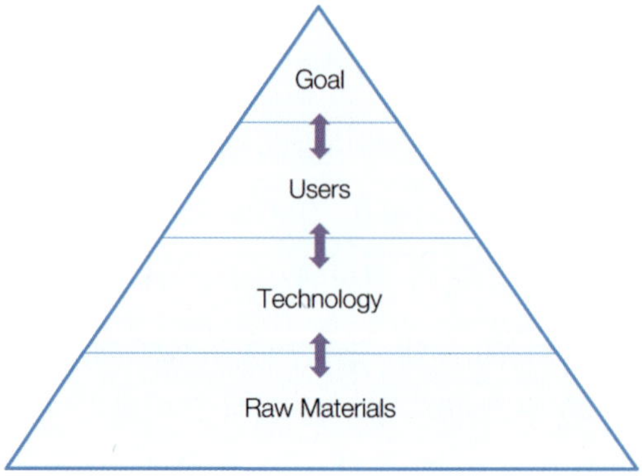

출처 : Schwirian(1989) The NI pyramid-a model for research in nursing informatics.

(그림 2-10-2) Schwirian(1986)의 간호정보학 피라미드 모델

Schwirian(1986)은 간호정보학분야의 연구 활성화를 목적으로 간호정보학 피라미드 모델을 제안하였다.

이 모델은 원자료(간호 관련 정보), 정보기술(컴퓨터 시스템), 특정 상황의 사용자(간호사, 학생)와 앞의 3가지 요소들이 지향하는 목표로 구성된 4가지 주요 요소가 피라미드 형태로 배열되어 있다. 이는 정보, 사용자 및 컴퓨터가 상호 작용하여 간호정보학 활동을 형성한다는 사실을 묘사하며(여기서는 피라미드의 기초로 표시됨), 피라미드 꼭대기에 목표를 배치한 것

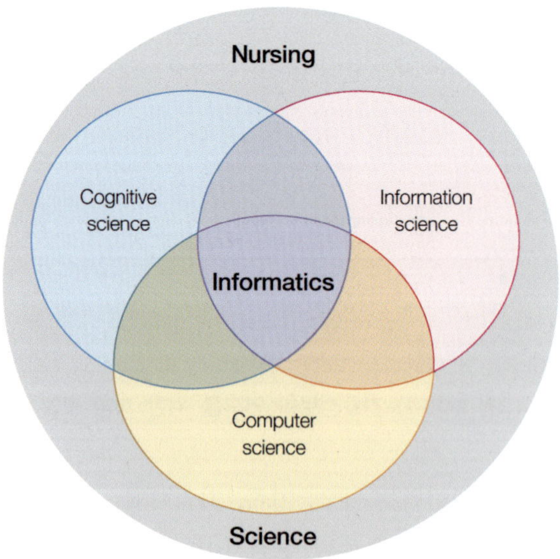

출처 : Turley(1996) Toward a model for nursing informatics.

(그림 2-10-3) Turley(1996)의 간호정보학 모델

은 모든 간호정보학 활동의 궁극적인 목표의 중요성을 보여주기 위한 것이다. 그러나 모델에서 모든 요소의 상호 작용이 본질적으로 양방향임을 보여주는데, 이는 한 요소가 다른 요소의 시간적 선구자가 될 필요는 없으며 또한, 한 요소의 변경으로 인해 다른 요소 중 적어도 하나는 변경될 수 있다는 것을 의미한다.

Turley(1996)는 간호과학 내에 정보학의 핵심 요소인 컴퓨터과학, 인지과학, 정보과학을 교차하는 원으로 표현되는 간호정보학 모델을 제안하였다.

컴퓨터과학은 정보학을 이해하고 가르치는 것의 핵심은 컴퓨터 기술의 변화와 이해에서 파생된다는 것이다. 인지과학은 개념적 이슈에 초점을 맞추고 간호지식을 표현하고 구성하는 것을 핵심 개념으로 정의하며, 이는 컴퓨터과학에 기반을 둔다. 정보과학은 간호사가 정보를 입력하고, 구성하거나 검색하는데 컴퓨터가 도움이 되는가 이다. 즉, 시스템 자체의 구조가 아니라 간호사가 얼마나 잘 사용하는가에 달려있다. 정보학의 핵심을 형성하는 교차영역은 간호과학을 기반으로 한다.

4. 간호정보학의 역할

1960년대 병원에서 컴퓨터를 사용하기 시작하면서 간호정보가 시작되었다. 1970년대 병원정보시스템이 만들어지면서 간호사들이 정보기술(Information technology; IT) 설계 및 적용에 관심을 두기 시작했으며, 1980년대에 간호정보학(Nursing informatics; NI)이라는 용어가 대두되었다. 간호정보학 실무에는 정보처리를 위한 응용프로그램, 도구, 과정, 전략의 개발 및 평가가 모두 포함된다. 정보처리에는 자료와 정보의 명명, 정리, 분류, 수집, 처리 및 분석, 저장, 검색, 변형 및 전달 등이 있다. 간호정보학에서는 단순히 컴퓨터를 다루는 기술뿐 아니라 다양한 정보기술을 활용한다. 간호정보학의 목적은 정보 관리와 의사소통을 최적화함으로써 대중과 지역사회, 개인과 가족의 건강을 증진 시키는 것이다. 이는 환자에게 직접적인 돌봄뿐 아니라 효과적인 행정체계를 만들고 유용한 의사결정 지원시스템을 설계하고 교육 경험 관리 및 전달, 평생학습 강화와 간호 연구 지원 등 모든 간호영역 지원을 위한 정보학 솔루션 및 기술을 설계하고 활용하는 것을 말한다. 임상정보시스템 내에서 간호실무 지원을 위한 정보간호사의 역할 범위는 다음과 같다.

1) 데이터, 정보, 지식 평가
2) 환자 교육 시 정보기술 사용
3) 시스템 적용과 관련된 변화 관리

4) 클릭 횟수 최소화를 위한 설계에 기여
5) 간호실무 지원 방법으로 컴퓨터 사용
6) 최상의 간호실무 프로토콜 개발을 위한 간호연구 수행
7) 행정관리 필요 주요 데이터 요소와 간호데이터 표준요건 규명
8) 간호서비스 질 측정 및 수행된 간호결과 평가를 위한 자료 분석
9) 시스템 설계자나 개발자에게 설명하기 위해 데이터, 정보, 업무 흐름 분석
10) 임상간호 지식체 개발에 기여
11) 표준개발에 기여

임상간호사는 환자 간호뿐 아니라 간호정보시스템을 담당하는 정보간호사로서 역할수행을 위해 컴퓨터, 스마트폰 등 병원정보시스템이 활용되는 장비의 구조 및 사용법, 작동되는 프로그램 데이터베이스 등 기본적인 정보기술을 알아야 한다. 또한, 필요한 정보에 효과적이고 효율적으로 접근하고, 습득된 정보와 출처를 비판적으로 평가하고 필요시 효과적으로 사용할 수 있는 정보의 습득과 활용능력을 갖추어야 하며, 사용된 정보의 효과성도 평가할 수 있어야 한다. 마지막으로, 병원정보시스템 사용자로서 본인의 접근권한을 명확히 인지하고 사용하며, 환자 및 병원 정보의 보안 유지 등 정보의 안전한 관리역량도 갖추어야 한다.

Ⅱ 간호정보학의 교육 방향

1. 간호정보학의 활용 분야

최근 간호정보학의 활용 범위는 넓어지고 있으며, 활용 빈도 또한 증가하고 있어 중요성이 강조되고 있다. 간호정보학이 활용되는 경우는 다음과 같다.

1) 간호임상실무 분야

병원 내 행정부서와 연관된 업무 및 진료, 투약, 처치 및 수술, 검사와 영상 진단뿐 아니라 간호계획과 기록, 환자 모니터링 등에 활용된다.

2) 간호행정 분야

부서 간 의사소통, 간호사 근무시간표 작성, 환자분류체계, 간호 질 관리, 간호인력 재배치

및 수요예측, 조직관리, 환자 안전 관리 등에 활용된다.

3) 간호연구 분야

간호사가 직접 임상연구 진행 및 논문화를 통한 근거중심 간호개발에 활용된다.

4) 간호교육 분야

환자 및 보호자 교육, 간호사 및 행정직원 교육, 지역사회 주민 교육 등 다양한 직종의 교육에 활용된다.

2. 간호정보학 활용 기대 효과

1) 간호임싱실무 분야

(1) 효과적이고 통일된 간호기록 구조와 양식의 제공으로 보다 정확하고 일관성 있게 간호기록을 수행할 수 있다.

(2) 임상에서 간호실무 시 기초자료와 정보가 사용되어 환자 간호를 위한 효과적인 의사결정을 할 수 있다.

(3) 간호행위에 대한 미비한 기록을 보완하여 간호 수가 산정을 가능하게 하여 간호행위에 대한 인정을 받도록 한다.

(4) 기록된 간호행위를 통하여 간호의 질 측정과 환자 안전사고에 대한 모니터링 자료, 간호실무지침 개발, 표준화 등의 질향상(Quality improvement; QI) 활동 증대를 위한 자료로 활용된다.

2) 간호행정 분야

(1) 간호행위에 대해 객관적 데이터 수집 및 측정, 평가하는 것이 용이해진다

(2) 간호인력 수요예측을 통해 자원의 효율적 배분 및 관리를 위한 정보 산출로 간호정책에 대한 기획과 대안을 제안할 수 있다.

(3) 수집된 데이터 분석을 통해 의료기관별, 지역별, 국가별 간호 관련 자료와 자원의 비교가 가능하여 효율적인 간호관리를 적용할 수 있다.

3) 간호연구 분야

(1) 간호수행 및 간호중재 방법에 대한 임상연구를 발전시킨다.

(2) 간호이론, 간호지식, 간호과학의 발전을 위한 빅데이터 구축이 용이하다.
(3) 메타분석을 통한 근거기반 간호를 확인하여 효과적인 간호를 위한 연구기반을 마련할 수 있다.
(4) 간호에 대한 비용 효과성 연구와 간호사의 비용 편익 분석이 가능하다.

4) 간호교육 분야

(1) 간호사 맞춤형 교과과정을 계획하고 평가하여 합리적이고 효과적인 교육과정을 재확립할 수 있다.
(2) 교육자와 학습자 간의 의사소통 역량을 강화한다.
(3) 비대면 학습을 통하여 시간과 장소와 관계없이 학습을 할 수 있다.
(4) 다양한 연구 자료를 다양한 교육에 활용하여 교육을 다양화 할 수 있다.
(5) 시뮬레이션 센터 구축 등을 통하여 환자안전 사고를 방지하고 환자 및 보호자 만족도에 기여할 수 있다.
(6) 연구 결과를 바탕으로 근거기반 데이터를 교육에 활용하고 유사 교육 통합, 정보와 간호교육을 융합하여 시너지를 창조할 수 있다.

3. 간호정보학의 핵심역량

Staggers 등(2001)은 간호학생과 간호사는 핵심 간호정보학 역량에 대하여 교육을 받아야한다고 주장하였으며, 간호정보학 핵심역량 논문들과 직무기술서를 검토하여 3개의 핵심역량 즉, 컴퓨터 기술, 정보화 지식, 정보학 기술을 도출하였다. 그러나 이 핵심역량은 모든 간호사들에게 보편적이지 않으며, 핵심역량을 결정하기 전에 간호기술 수준을 정의할 필요가 있음을 깨달았다. 이에 Staggers 등(2001)은 간호사를 신규간호사, 경력간호사, 간호정보학 전문가, 정보학 개혁자의 4가지 범주로 나누고 각 범주의 기술 수준에 따른 간호정보학 역량을 다음과 같이 정의하였다(표 2-10-1).

(표 2-10-1) 간호기술 수준에 대한 간호정보학 능력

범주	간호기술 수준[1]	간호정보학 능력[2]
신규 간호사	• 기본적인 정보관리 및 컴퓨터 조작 기술 보유 • 환자간호를 위해 기관의 정보시스템과 정보시스템 안의 정보 사용	• E-mail 사용 • 관심정보를 찾고 다운로드 위해 인터넷 사용 • 컴퓨터화된 환자 모니터링 시스템 사용 • 컴퓨터의 기본 구성 요소 확인 • 컴퓨터의 설계와 용량으로 컴퓨터프로그램은 제한점이 있음을 인식
경력 간호사	• 공중보건, 교육 행정 등의 관심 영역에 능숙 • 실무의 주요 영역 지원을 위한 정보관리 및 컴퓨터 조작 기술사용에 매우 능숙 • 데이터 요소 간의 관계를 보고, 데이터 내의 추세와 패턴을 기반으로 판단 • 현재 정보시스템을 사용하지만 정보학 간호사와 함께 협력하여 시스템 개신을 제안	• 컴퓨터화 된 정보관리가 간호사의 역할에 미치는 영향 확인 • 필요한 자료에 따라 모니터링 시스템을 적절하게 적용 • 어플리케이션에서 기본적인 문제 해결 • 의료인으로서 시스템의 선택과정, 설계, 수행, 평가에 참여 • 인터넷에서 보건 정보의 정확성 사정
간호 정보학 전문가	• 정보관리와 컴퓨터 조작기술과 관련된 추가 지식과 기술을 보유한 상급교육을 받은 간호사 • 교육, 행정, 연구 및 임상실습을 포함한 간호실무를 위한 정보요구에 중점 • 정보과학, 컴퓨터과학, 간호과학의 적용 및 통합을 위한 실무 • 실무에서 비판적 사고 도구, 프로세스 기술, 데이터 관리기술, 시스템 개발주기 및 컴퓨터 기술 이용	• 정보학과 간호용어들을 숙지 • 컴퓨터화된 정보관리로 변환할 경우 사용자들과 조직에 예상되는 영향 판단 • 사용자와 고객을 위한 어플리케이션 및 시스템을 실행하고 평가 • 컴퓨터 스크린, 장치의 위치설정과 설계, 소프트웨어의 설계에서 인간공학과 인적 요소들을 적용 • 통합된 환자 정보, 관리, 교육, 연구시스템의 설계와 개선에 조언
정보학 혁신가	• 정보학 연구를 수행하고 정보학 이론을 생성할 수 있도록 교육적으로 준비 • 무엇이 가능한가에 대한 비전과 어떤 일이 일어나도록 하는 예리한 타이밍 센스를 가지고 있으므로 정보학 실무 및 연구 발전 주도 • 기존 데이터 관리를 지속적으로 유지하며 창조적 솔루션 개발 • 정보관리 기술과 컴퓨터 기술에 대한 높은 수준의 이해 • 시스템, 학문, 성과의 상호연관성을 이해하고 최상의 결과를 얻기 위해 상황을 조절 가능	• 시뮬레이션 목적을 위한 모델 개발 • 임상실무, 교육, 행정, 연구에 정보관리 기술들의 영향과 수행 평가 • 연구능력 향상을 위한 데이터 조직화를 위한 새로운 방법 개발 • 상급의 분석과 설계개념을 시스템 개발 주기에 적용 • 혁신적인 컴퓨터 기반 교육기술 사용 시 수준 높은 교육적 설계와 연구평가 개념을 적용

출처 : 1) Staggers, N., Carole A., Curran C.(2001) Informatics competencies for nurse at four levels of practice.
2) Staggers, N., Gassert, C. A., & Curran, C. A.(2002) Delphi study to determine informatics competencies for nurses at four levels of practice.

Ⅲ 간호정보학에서 간호사의 역할

1. 상담자

간호사는 병원 요구를 결정하고 요구 사항을 충족시킬 수 있는 기업체를 결정하는데 최상의 재원으로, 병원의 업무 흐름과 요구, 환자 유치를 위한 정기적 계획 및 마케팅 전략 수립이 가능하며 이를 위한 방대한 데이터를 통합, 관리할 수 있다.

2. 시스템 개발자

간호사는 정보전략 및 정보개발팀의 일원으로 새로운 시스템을 개발하고 기획하는데 필요한 인력으로 활용된다. 또한, 컴퓨터 자원의 효율성 보장을 위한 기술적 설계가 매우 중요한데 간호사는 화면 설계 같은 인간공학적인 요소에 영향을 끼칠 뿐만 아니라 사용 부서의 간호사와 소통하여 업무흐름의 설계와 시스템 요구사항을 구축할 수 있다.

3. 시스템 분석가

간호사는 교육과정과 임상실무의 변화에 대처하기 위해 시스템이 어떻게 작동하며, 그 시스템이 병원에 어떠한 영향을 미치는지 살필 수 있다.

4. 의사전달자

간호사는 시스템 구현이 시작되기 전부터 시스템 구현이 완결될 때까지 의사 전달자로서의 역할은 지속되므로, 해결해야 할 문제를 규명하고 타 병원 직원들과도 의사소통함으로써 이 과정을 원활하게 하고 혼돈을 줄이며, 각 수준에 맞는 프로젝트에 대한 정보를 알려주기도 하고 요구할 수도 있다.

5. 조정자

간호사는 병원정보시스템 구현 시 이상적인 조정자 역할을 수행한다. 이 과정에서 발생하는 문제점에 초점을 맞추고 우선순위를 잘 지켜 현장간호사와 정보전략의 중간 조정자로써의 역할을 할 수 있다.

6. 중재자

간호사는 임상과 행정 사이에서 효과적인 중재를 시행할 수 있으며, 협력을 통해 목표에 대한 비전을 공유하고 구현과정을 원활하게 하는데 도움을 줄 수 있다.

7. 의사결정자/정책자

간호사는 병원의 전산정책에 대하여 실현 가능여부에 대한 의사결정을 지원할 수 있으며, 시스템 개발 및 구현에 구성원의 지지와 참여를 이끌어내어 시스템 개선에 기여할 수 있다.

8. 교육자

간호의 전문용어와 기본이념을 이해하고 해석할 수 있도록 교육해야 하며, 기술의 자동화와 정보시스템의 확산에 대비하여 동료들을 전문가로 준비시킬 수 있다.

Ⅳ 간호정보학의 활용

1. 체계적 문헌고찰

1) 체계적 문헌고찰

체계적 문헌고찰(Systematic review; SR)이란 사전에 정해진 기준에 맞는 모든 연구들을 수집, 분석하여 문헌에서 제시한 방대한 결과를 질적 수준에 대한 평가와 함께 통합해 줌으로 해당 질문에 대한 결론을 도출하는 연구방법이다. 기존 1차 연구의 결과를 종합하여 근거를 요약한 결과를 제시하므로 비뚤림(bias)이 최소화된 정보를 제공할 수 있는 장점이 있으므로 주제 선정 시 그 분야의 임상적 중요성, 연구 경향 등에 대한 면밀한 검토 및 사전 연구기획이 필요하다.

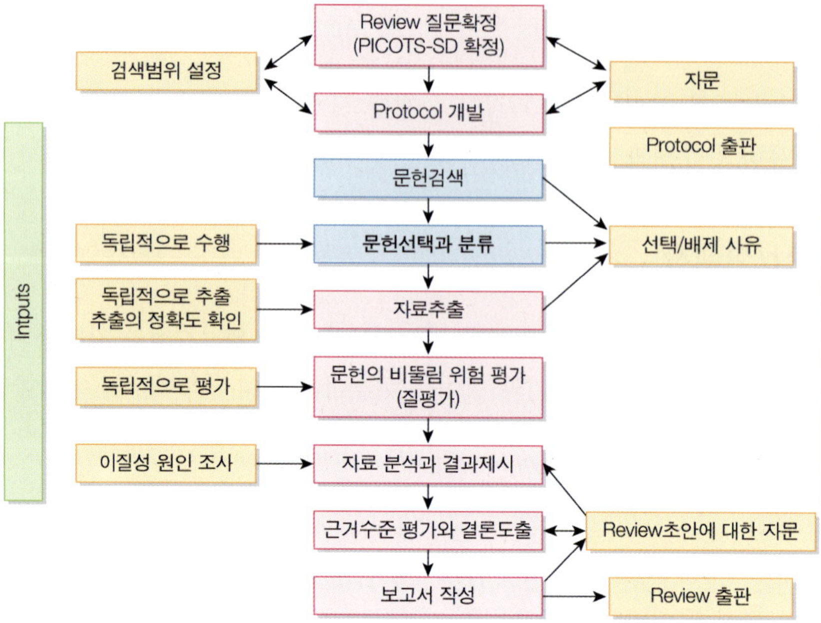

출처 : 한국보건의료연구원(2011) NECA 체계적 문헌고찰 매뉴얼

(그림 2-10-4) 체계적 문헌고찰 연구과정 흐름도

효과적인 문헌검색 과정은 다음과 같다.

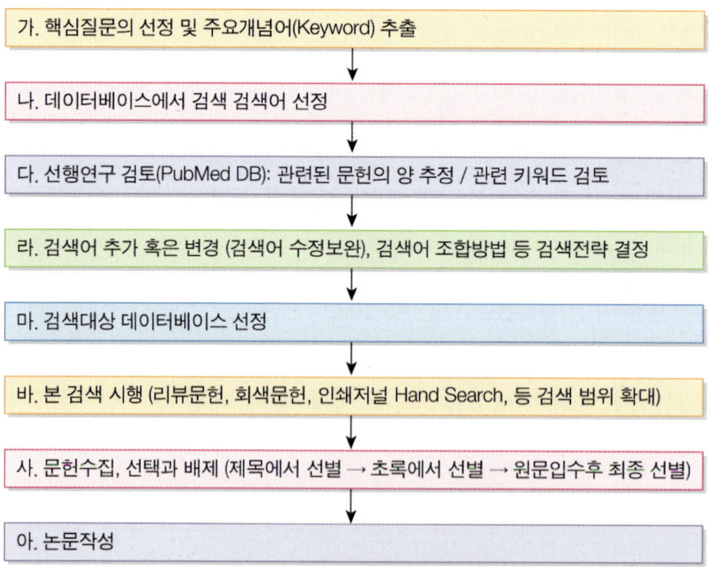

출처 : 정소나(2015) 논문작성과 문헌검색

(그림 2-10-5) 문헌검색 과정

미국국립의학도서관(National library of medicine; NLM)의 COSI(Core, Standard. Ideal) 모델에 기초한 한국보건의료연구원 COre 문헌검색 핵심 데이터베이스 모델은 다음과 같다.

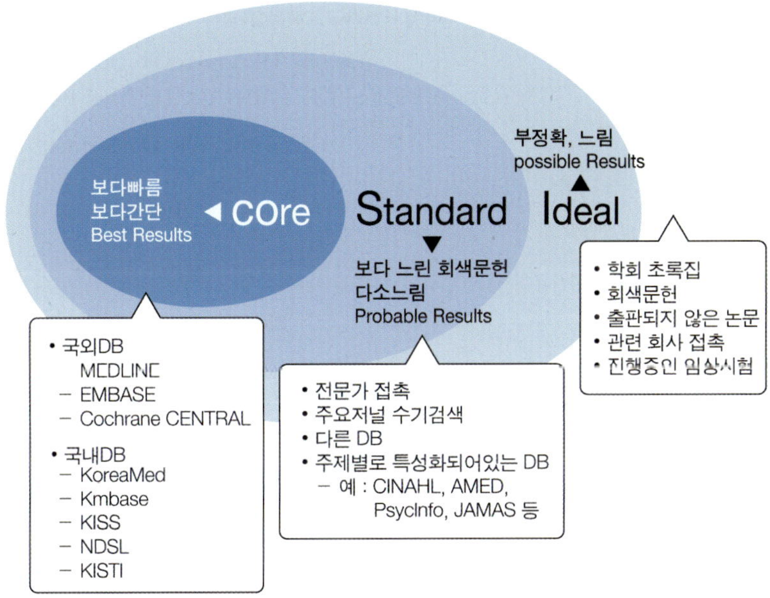

출처 : 한국보건의료연구원(2011) NECA 체계적 문헌고찰 매뉴얼

(그림 2-10-6) COSI 모델에서 제안하는 검색원 범위

2) 체계적 문헌고찰에서 간호정보학의 역할

검색과정에 필요한 다양한 검색원, 표준화된 통제어휘, 자연어, 검색엔진 등에 대한 기본적인 이해가 필요하다. 의학문헌 검색은 관심질문에 대한 답을 구할 수 있는 근거자료를 찾아내는 것에 있으며, 간호정보학은 연구자의 검색목적에 따라 광범위한 민감도 검색이나 검색 결과를 좁혀나가는 특이도 검색을 수행하도록 도움을 준다.

(표 2-10-2) 민감도/특이도를 높이는 검색

비만환자에서 위밴드술이 체중감량에 유효한가?	
민감도를 높이는 검색전략	**예시**
질문을 넓게함	{(obesity) AND (weight loss rate)} OR {(obesity) AND (gastric banding)} OR {(weight loss rate) AND (gastric banding)}
유의어, 대안어, 불리언연산자 및 절단검색어 사용	(Obesity OR obese OR Obes*) AND (Gastric banding OR LAGB OR lap band OR adjustable band*)
Text OR MeSH	Obesity[tw] OR Obesity[mh]
확장검색 (All Subheadings)	PubMed에서는 default로 설정됨
특이도를 높이는 검색전략	**예시**
질문을 좁힘	PICO를 활용한 검색
Text 검색	gastric banding[text]
MeSH searching	Obesity[mh]
Subheading 이용 AND 사용	("Obesity"[Mesh]) AND "Obesity/therapy"[Mesh]
제한검색(Limit 기능 사용)	연구유형 제한 : Randomized controlled Trials 언어 제한 : English

- 'AND' 연산자 : 지정한 두 개 이상의 검색어가 모두 존재하는 문헌을 검색결과에 포함
- 'OR' 연산자 : 두 개 이상의 검색어 중 하나라도 존재하는 문서를 검색결과에 포함
- 'NOT' 연산자 : 지정한 검색어가 존재하지 않는 문헌을 검색하는 경우
- '*' : PubMed에서 사용하는 만능문자(wild cards)로 동일한 의미의 단어로 의미변화가 있는 경우 검색어에 활용 (예 : 검색어- flavor*로 입력하면 flavor, flavored, flavorful, flavoring이 검색됨)

출처 : 한국보건의료연구원(2015) 신의료기술평가 체계적 문헌고찰 지침

2. 근거기반간호

방대한 보건의료정보 중에서 임상질문에 적합한 일차 연구 문헌들을 검색하고 그 결과들을 도출하는 연구로 체계적이고 비뚤림을 최소화한 방법으로 수행한 최선의 연구가 근거기반의 연구이다. 근거기반간호는 개별 대상자가 가지고 있는 관점과 요구를 고려하여 간호사가 가지고 있는 경험과 최신(updated)이면서 최선(best)의 연구결과에서 나온 임상지식을 가지고 활용가능한 자원을 사용하여 의사결정을 내리고 적용하는 것이다.

1) 근거기반 실무의 요소

근거기반의 실무의 4가지 요소는 다음과 같다.

(1) 최선의 근거(best evidence) : 다양한 과학적 연구방법을 통해 얻어진 결과 중에서 현재

시점에서 활용할 수 있는 근거 중 가장 타당하고 신뢰성이 있는 결과를 이끌어 낼 수 있는 체계적인 연구설계에서 비롯된 연구결과를 사용하는 것이다.

(2) 임상적 전문성(clinical expertise) : 대상자의 건강상태를 평가하여 진단, 중재로 인한 대상자의 편익과 위험을 예측하고 환자의 선호도와 기대를 파악하는 과정에서 임상경험과 기술을 적절하게 조화시킬 수 있는 능력이다.

(3) 대상자의 가치와 선호도(client's values and preference) : 치료과정에서 환자가 갖게 되는 개별적 선호도와 관심, 기대치를 의미한다.

(4) 활용가능한 자원(available resource) : 주어진 임상 환경에서 의료인이 환자 간호를 위해 활용할 수 있는 모든 자원(인력, 시설, 기구, 시간 재정 등)을 말한다.

2) 근거기반실무 단계

근거기반 실무단계는 다음과 같다.

(1) 임상질문의 체계적 구성단계 : 실무현장에서 파생된 정보에 대한 요구에 초점을 맞춰 구체적인 질문으로 전환한다.

(2) 근거검색 단계 : 구체적인 질문과 관련된 근거를 확인하기 위해 연구문헌을 검색한다.

(3) 비평적 분석 단계 : 연구를 통해 확인된 근거를 타당성과 일반화를 위해 비평적으로 평가한다.

(4) 실무적용 단계 : 최선의 활용 가능한 근거를 임상적 경험과 대상자의 선호도를 바탕으로 간호실무에 적용한다.

(5) 평가단계 : 근거에 기반한 수행을 자가평가, 모니터 및 동료평가를 통해 평가한다.

3) 근거기반실무에서 간호정보학의 역할

근거기반실무에서 간호정보학의 역할은 임상자료의 획득, 저장, 검색 가능한 전자건강기록과 문헌을 검색할 수 있는 전자도서관과 같은 인프라를 통해 질문단계에서 전자건강기록을 활용하고, 근거검색 단계는 전자도서관을 활용한다. 컴퓨터 기반의 임상의사결정 시스템과 의료인 및 환자 교육 시스템과 같은 수행능력 강화시스템은 근거분석과 실무 적용단계에서 활용하며, 비용과 효율성, 결과를 측정하고 비교하는 수행평가시스템은 평가단계에서 활용한다.

4) 근거기반간호 적용 시 개선과제

근거기반간호를 통해 얻어지는 이익은 대상자의 가치를 고려하여 의사결정을 내리고 간호행위의 근거에 관한 정보를 대상자에게 제공하는 것이다. 그러나 근거기반간호를 간호현장실무에 적용하기 위해서는 개선해야 할 과제가 있다.

(1) 연구에서 얻어진 결과와 실제와는 차이가 있으므로 연구결과를 전적으로 근거하여 임상에 적용하는 것은 쉬운 일이 아니다. 그러므로 이를 지속적으로 반영하고 연구하는 노력이 필요하다.

(2) 근거를 수집하고 평가기술을 습득하여 실무에 적용하려면 시간적 차이가 있어 실제 실무현장에서 근거를 반영하는 데는 시간이 걸린다. 그러므로 빠른 접근성을 높일 수 있도록 데이터베이스의 구축 및 활용이 요구된다.

(3) 잘못된 지식에 대한 치우침이 있을 수 있다.

(4) 임상실무를 반영하지 못한 임상연구로 제한된다면 대상자의 선호를 무시하게 되는 경향이 발생할 수 있으므로 근거기반간호(Evidence-based nursing; EBN)의 각 단계에 따른 노력이 필요하다.

(5) 대상자의 삶의 질을 최대화하는 경우 비용이 증가될 수 있으므로 삶의 질과 비용에 대한 현명한 의사결정을 해야한다.

(6) 지속적으로 실시한 연구결과가 근거가 없는 경우 근거중심간호의 설득력이 떨어질 수 있으므로 간호연구와 임상실무를 동시에 적용하고 적절하게 병행해서 근거를 만들어야 한다.

3. 임상표준진료지침의 이해

1) 임상표준진료지침

임상표준진료지침(Clinical pathway; CP)은 특정 질환의 치료과정을 관리함에 있어서 목표를 미리 설정하고, 최대한 효율적으로 달성하기 위해 수행하는 의료행위를 일정한 시간적 틀에 따라 적절하게 지정하여 놓은 환자관리계획이다. 진료 행위의 적용과 관리를 위하여 도입된 도구로 의료팀이 환자에게 제공하는 진료 행위의 내용과 시기를 도식화한다.

임상표준진료지침(CP)의 목적은 환자관리의 변이를 줄이고, 의료서비스의 지연을 최소화하며 의료의 질은 유지하면서 의료비용과 자원을 최소화하는데 있다. 구체적으로 특정 진단이나 치료가 필요한 환자를 대상으로 자원의 활용과 치료 기간의 지연을 최소화하고 진료의 질을 최대화하기 위해 의사, 간호사, 기타 의료진의 계획된 치료과정(투약, 의뢰, 치료적 중재, 진단적 검사, 활동, 영양, 교육, 퇴원계획, 평가, 타과 의뢰 등)을 적절하게 중재하는 것이다.

2) 임상표준진료지침의 특징

(1) 임상표준진료지침(CP)은 적용되는 구체적인 질병군을 중심으로 설정된다. 즉, 진단명, 처치 또는 수술명, 환자 상태 등에 따라 각기 다른 임상표준진료지침(CP)를 개발하여 특정한 환자집단에 적용한다.

(2) 전 진료 과정을 일목요연하게 정리함으로써 전문 분야가 달라도 쉽게 이해할 수 있다.

(3) 모든 관련 의료제공자들이 참여하여 전 진료 과정에 대한 계획기능과 협조가 형성되므로 최적의 의료자원을 사용하고 양질의 의료서비스를 보장하는데 이용된다.

(4) 진료 과정의 변이를 줄이고 결과를 향상시킬 수 있는 합의에 도달하여 시의적절한 중재 수행을 가능하게 한다.

(5) 임상표준진료지침(CP)을 통해 달성목표를 설정하고, 이러한 목표를 이용하여 개발된 임상표준진료지침(CP)의 영향을 측정할 수 있다. 대부분의 임상표준진료지침CP)에서는 환자의 임상 결과, 재원 기간, 진료비용 또는 환자 만족도 등을 측정하며, 환자가 임상표준진료지침(CP)을 따를 때 반드시 달성해야 하는 중간목표를 설정한다.

(6) 관련 의료제공자의 참여 과정에서 의사소통의 향상 및 서로에 대한 이해의 폭이 넓어지고, 각각의 역할에 대한 상호이해와 협력이 증가된다.

(7) 한번 개발된 임상표준진료지침(CP)은 고정된 것이 아니라 실행과정의 결과에 근거하여 기존에 개발된 내용의 타당성을 체계적으로 검토하여 지속적인 개선이 뒤따라야 한다.

3) 임상표준진료지침의 이점과 단점

(1) 이점

임상표준진료지침(CP)는 계획된 치료내용을 환자에게 미리 설명해주기 때문에 환자의 알 권리와 만족도를 높인다.

최근 의료기관의 질 평가가 중요시되면서 평가 기준에 임상표준진료지침(CP) 내용에 반영하여 환자의 재원일수 단축, 병상 회전율의 증가, 건강보험에서의 삭감 감소 등으로 병원경영에 이익과 효율성을 제공해준다. 따라서 임상표준진료지침(CP)은 환자에게 최선의 진료 제공과 진료 과정의 표준화를 통해 업무 향상을 가져와 궁극적으로 의료서비스의 질 향상과 환자 치료 결과를 높이는데 기여한다.

(2) 단점

규격화된 진료 과정 때문에 환자의 특성 고려나 의사의 진료 자율권을 침해할 수 있다. 또한 다른 질병을 동반했거나 중증도가 있는 환자의 경우 정해진 임상표준진료지침(CP)을 적용하게 되면 과소 서비스를 제공할 수 있고 이로 인한 문제점 등이 발생할 수 있다. 의료비 절감 측면을 강조하다 보면 새로운 치료방법의 개발이나 연구에 소홀할 수 있으며, 이는 곧 의료의 질 저하를 초래할 가능성이 있다.

4) 임상표준진료지침 개발 과정

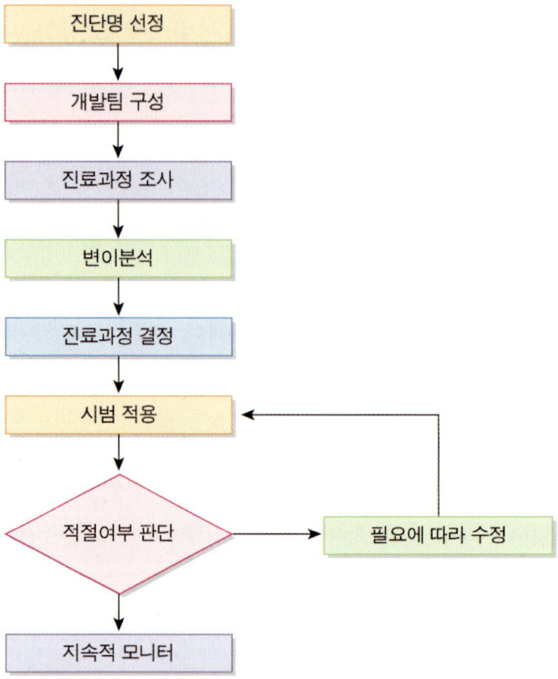

출처 : 한국보건진흥개발원(2011) CP의 이해와 실무적용

(그림 2-10-7) 임상표준진료지침(CP) 개발과정의 흐름도

(1) 진단명 선정

임상표준진료지침(CP) 개발에 적절한 대상 질병군으로 어떤 진단이나 시술을 선택할 것인가 결정하는 것이다. 대상 질병군 선택 시 환자 수, 재정적 영향, 경제적 이윤, 의료 질 문제, 병원 경영진이나 의사, 그리고 지불자의 관심에 따라 우선순위를 결정하며, 이를 관리·경영 측면, 임상·진료 측면, 구조·체계 측면으로 나누어 보면 (표 2-10-3)과 같다.

(표 2-10-3) 임상표준진료지침(CP) 진단명 선정 시 우선순위

관리·경영 측면	임상·진료 측면	구조·체계 측면
• 재정적 손실 여부 • 환자 불만 정도 • 조직의 비전 부합 정도	• 대상 환자 규모 • 서비스의 양 • 치료방법의 변이 • 치료지침 개발 상황 • 임상전문가의 동의 정도	• 충분한 정보의 입수 가능성 • 실행과정의 용이성 • 물리적 환경의 지원 정도 • 타부서와의 협력 및 의사소통 • 공식적/비공식적 명령체계 • 직원들 간의 인간관계

출처 : 한국보건진흥개발원(2011) CP의 이해와 실무적용

(2) 개발팀 구성

환자 진료에 관여하는 모든 부서를 중심으로 구성한다. 의사, 간호사, 사회사업가, 물리치료사, 작업치료사, 영양사, 방사선치료사, 약사, 가정간호사, 보건의료정보관리사 등 의료진과 관련자를 포함한다. 팀원들은 임상표준진료지침(CP)를 개발하는 목적과 목표를 이해하고 업무에 대한 공감대가 형성되면 관여 범위를 결정하고 수행상의 활동 범위를 정한다.

(3) 진료 과정 조사

진료 과정의 모든 분야별 자료를 확인하고 의무기록을 검토하여 합병증이나 위험요인, 중증도, 재원일 수, 진료비, 의사별 유형 등을 포함하는 진료 과정 전체에 대한 정보를 파악한다. 이때 다른 의료기관의 업무지침, 표준지침 등 다양한 외부 자료원으로부터 정보를 수집하고 검토한다.

(4) 변이 분석

변이는 진료과정을 조사하는 과정에서 대상 환자군이 일반적인 환자의 진료 과정을 따르지 않고 적용할 수 없을 만큼 벗어난 경우를 의미한다. 진료 과정에서의 조사에서 발생한 변이에 대한 의료진의 합의 과정이 반드시 필요하다.

(5) 진료 과정 결정

진료 과정에 대한 표준화된 양식을 개발하는 것으로 중재 내용, 문제 발생 목록, 결과, 치료방법, 퇴원 후 결과 측정, 질적 지표, 자료수집방법 등 세부사항을 확인하여 진료 과정을 결정하여 관련 의료진과 참여자의 책임과 역할을 구체화하여 프로세스와 중재 치료방법 등은 자세하게 기술하여 작성한다. 특히 환자용 임상표준진료지침(CP) 개발 시에는 환자의 이해도를 높이기 위해 이해하기 쉬운 용어를 사용하고, 진료 과정을 환자의 관점에서 기술하도록 한다. 또한, 교육효과를 높이기 위해 간략하고 단순하게 만들고 시각적인 교육 효과도 높일 수 있도록 고려하고 환자의 행동을 유도할 수 있는 방식을 취한다.

(6) 시범 적용

1차적으로 결정된 진료과정을 개발한 팀이 적용하여 개발한 임상표준진료지침(CP)이 얼마나 효율적인지 검증하는 과정이다. 이때 변이에 대한 자료를 수집하여 분석에 적용한다. 임상표준진료지침(CP)의 핵심적 과정과 결정 기준, 결과를 구분하는 것이 중요하다.

(7) 지속적 모니터

임상표준진료지침(CP)을 적용한 후에는 일정 기간 지속적인 모니터링이 필요하다. 적용결과분석에 근거하여 기존의 임상표준진료지침(CP)을 수정·보완해나가는 것은 필수적이며, 이탈을 일으키는 핵심 이유를 밝혀 지속적으로 개선 가능한 유용한 정보를 얻을 수 있도록 한다.

5) 임상표준진료지침 수행 평가

진료의 결과는 환자 측면, 시스템 측면, 의료제공자 측면으로 나누어 볼 수 있다.

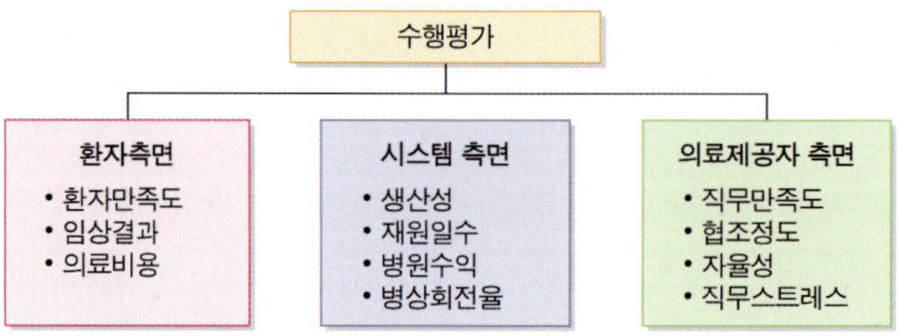

출처 : 한국보건진흥개발원(2011) CP의 이해와 실무적용

(그림 2-10-8) 임상표준진료지침(CP)의 수행평가 측면

6) 임상표준진료지침(CP) 활용에서 간호정보학의 역할

임상표준진료지침(CP) 활용에서 간호정보학의 역할은 전산을 활용하여 표준화된 의료서비스를 제공하고 진료 과정에서 발생할 수 있는 오류나 합병증을 감소시킬수 있다. 또한, 표준화된 치료계획을 통해 불필요한 중복업무를 줄이고 진료의 일관성과 연속성을 증가시켜 업무의 효율성을 높여준다.

7) 실제 임상표준진료지침(Clinical pathway; CP) 적용 사례

(표 2-10-4) 혈관조영검사용 감마나이프수술 의료인용 최종 표준진료지침

		수술 당일			퇴원일 (수술 후 1일)
		수술 전	감마나이프수술	수술 후	
관찰 및 측정	체중, 신장 측정, 활력증후 측정(혈압, 맥박, 호흡 체온), 간호정보조사지 작성	활력증후측정, 수술 전 처치 확인, 양쪽 발등 동맥 확인	활력증후 측정, 주사부위, 수술전 처치 확인, 수술 보조기구 적용 관찰, 검사 후 관찰, 수술 후 통증 및 출혈 확인, 모래주머니, 양쪽 발등 동맥, 소변보기 확인	활력증후 측정, 주사부위 확인, 수술 부위 통증 및 용혈 확인, 혈관조영 검사 부위 출혈 및 혈종 확인, 모래주머니, 양쪽 발등 동맥, 소변보기 확인, 수술 후 경련 확인	활력증후 측정, 수술 부위 통증 및 용혈 확인, 혈관조영 검사 부위 출혈 및 혈종 확인 수술 후 경련 확인
활동 정도	침상안정, 일상생활	침상안정 30도 좌위	침상안정 30도 좌위, 혈관조영 검사 후 6시간 절대안정	혈관조영 검사 후 6시간 절대안정, 모래주머니 제거 후 침상안정 또는 일상생활	침상안정, 일상생활
식사	자정이후 금식	금식	금식, 혈관조영 검사 후 2시간 뒤에 물을 드시고, 이상이 없으면 정상식	혈관조영 검사 후 2시간 뒤에 물을 드시고, 이상이 없으면 정상식	일반식
치료 및 처치	검사 동의서 작성, 피부준비(양쪽 사타구니 삭모), 머리감기(저녁식사 후), 양쪽 발등 동맥 표시, 침상난간 올리기	왼쪽 팔에 혈관주사, 침상난간 올리기	□ 오전 8시 30분~9시 수술보조기구 고정 □ 오전 9시~11시 MRI(자기공명영상) 검사, 혈관조영검사 □ 오전 11시~오후 1시 치료계획, 감마나이프 수술동의서 작성(감마나이프 수술 전 : 오후) □ 오후 1시~3시 감마나이프 수술, 수술 후 상처 치료 및 붕대 감기 * 모든 시간은 사정에 따라 변경될 수 있음	모래주머니 제거, 침상난간 올리기, 주사제거	수술부위 붕대 제거 후 상처소독, 베타딘 연고 적용 혈관조영술 부위, 거어즈 제거
약물 치료	경련예방제, 기존에 드시던 약 복용, 기타 약물 투여	주사 • 수액 – 경련예방제 – 혈압약 복용(소량의 물과 함께 복용)	주사 • 수액 – 진통제 주사 (수술 전, 후) – 마취연고 적용 (이마, 뒷머리) – 수면제 주사 – 혈압약, 경련예방제 복용(소량의 물과 함께)	주사 • 수액 – 경련예방제 – 기존에 드시던 약 복용 – 기타 약물 투여 – 필요시 진통제 주사	경련예방제, 기존에 드시던 약 복용, 기타 약물 투여, 필요시 진통제 주사
검사	필요시 검사(혈액검사, X-ray 검사, 심전도)		MRI(자기공명영상) 검사 (조영제 사용 안함) 혈관조영검사		

(계속)

		수술 당일			퇴원일 (수술 후 1일)
		수술 전	감마나이프수술	수술 후	
교육 및 설명	입원생활 안내, 혈관조영검사 및 수술전 교육, 속옷, 장신구, 매니큐어 제거, 감마나이프 수술 동의서는 수술당일 감마나이프 수술 전에 받습니다(반드시 보호자 동반하세요).	수술실 이동전 소변보기, 속옷, 장신구, 의치, 보청기, 머리핀, 매니큐어 제거 확인 후 동관 2층 감마나이프 수술실로 내려갑니다(대부분 오전 8시), 시간은 수술실 사정에 따라 변경될 수 있습니다.	수분을 많이 섭취하세요. 혈관조영 검사 후 6시간 동안 모래주머니 유지하고, 침상에서 안정하세요(검사쪽 다리를 구부리지 마세요), 혈관조영 검사 후 소변을 보세요, 수술 후 주의사항 교육(세면, 샴푸, 수술부위 연고 적용)	수분을 많이 섭취하세요, 혈관조영 검사 후 6시간 동안 모래주머니 유지하고, 침상에서 안정하세요(검사쪽 다리를 구부리지 마세요), 혈관조영 검사 후 소변을 보세요, 수술 부위 통증시 진통제를 투여할 수 있습니다, 경련발작이나 이상 증상이 있을 시 즉시 알려주세요, 모래주머니 제거 후 일상활동 시 병동 밖으로 출입을 삼가세요(경련 발생시 즉시 치료하기 어렵습니다), 진단서 신청(필요시)	회원교육, 회원약 복용 설명, 필요시 진단서 발급

출처 : 김순영, 김명류(2019) 감마나이프수술 환자를 위한 표준진료지침 개발

R.E.F.E.R.E.N.C.E

- 김수영 외. NECA 체계적 문헌고찰 매뉴얼. 한국보건의료연구원; 2008. https://www.neca.re.kr/SKIN_DIR/doc.html?fn=6517520130215160555.pdf&rs=/upload/synap/202210/
- 김지현, 황성우, 김복남, 이수정, 최순옥. 4차 산업혁명과 간호정보 2판. 서울: 학지사메디컬; 2022.
- 미국간호협회(American nurses association; ANA)
- 서문경애 외. 간호정보학 제4판. 서울: 포널스출판사; 2017.
- 이미준 외. 4차산업과 간호정보학. 서울: 수문사; 2020.
- 정소나. 논문작성과 문헌검색. 대한의학학술지편집인협의회 제5회 논문작성 워크숍. 2015. https://www.kamje.or.kr/board/view?b_name=bo_workshop&bo_id=93&per_page=15
- Blum BI. Clinical information systems-a review. Western Journal of Medicine. 1986;145(6): 791.
- Coffey RJ, Richards JS, Remmert CS, et al. An introduction to critical paths. Quality management in health care. 1992;1:45-54.
- Darvish A, Bahramnezhad F, Keyhanian S, Navidhamidi M. The role of nursing informatics on promoting quality of health care and the need for appropriate education. Global Journal of Health Science. 2014;6(6):11-18.
- Graves JR., Corcoran S. The study of nursing informatics. IMAGE: the Journal of nursing scholarship. 1989;21(4):227-231.
- Hannah K. Current trends in nursing informatics: Implications for curriculum planning. In K. Hannah, E. Guillemin, & D. Conklin (Eds.), Nursing uses of computer and information science: Proceedings of the IFIP-IMIA international symposium on nursing uses of computers and information science. Calgary, Alberta, Canada, 1-3 May 1995. Amsterdam: Elsevier Science Publishers B.V;1985.
- Ireson, C. L. Critical pathways: effectiveness in achieving patient outcomes. Journal of Nursing Administration. 1997;27(6):16-23.
- Schwirian PM. The NI pyramid-a model for research in nursing informatics. In Nursing and Computers. NY: Springer, New York, 1989:291-294. DOI: 10.1007/978-1-4612-3622-1_29
- Staggers N, Gassert CA, Curran C. Informatics competencies for nurses at four levels of practice. Journal of nursing education. 2001;40(7):303-316.
- Staggers N, Gassert CA, Curran CA. Delphi study to determine informatics competencies for nurses at four levels of practice. Nursing research. 2002;51(6):383-390.
- Turley JP. Toward a model for nursing informatics. IMAGE: The Journal of Nursing Scholarship. 1996;28(4):309-313. DOI: 10.1111/j.1547-5069.1996.tb00379.x

11

P·A·R·T

간호과정과 전자간호기록의 실제

학|습|목|표

- 간호과정의 개념을 이해한다.
- 간호과정의 특징을 이해한다.
- 간호과정의 단계를 이해한다.
- 간호기록의 목적을 이해한다.
- 간호기록의 원칙을 이해한다.

P·A·R·T 11

간호과정과 전자간호기록의 실제

I 간호과정

1. 간호과정의 정의

현장에서 간호사는 다양한 대상자에게 다양한 건강문제를 해결하고 있다. 대상자의 건강문제는 단순한 하나의 문제에서부터 다양하고 복잡한 문제를 포함하여 응급을 요하기도 하고 건강문제가 잠재되어 있기도 한다. 간호사는 대상자에게 최적의 건강상태를 유지하고 건강목표를 달성하기 위해, 적합한 사정과 자료를 해석하여 건강문제를 발견하고 우선순위를 고려한 간호진단을 내리고 간호중재를 위한 간호목표를 세우고 가장 적절한 간호중재를 시행하며 그 효과를 평가하여 피드백을 하면서 간호업무를 수행하고 있다. 즉, 간호사는 궁극적으로 간호대상자의 건강의 질을 최상으로 유지하기 위해 간호과정(nursing process)을 통해 간호를 효율적으로 제공하고자 노력하고 있다.

또한 모든 간호사는 자신의 대상자에게 따뜻하고 완벽한 돌봄을 제공하고자 노력한다. 대상자에게 간호를 하는 동안 능숙하고 숙련된 기술을 발휘하면서 과학적인 지식을 체계적으로 적용하고 있으며 대상자에게 맞는 개별화된 간호를 제공함에 있어 간호를 과학이면서 예술이라고도 한다. 간호현장에서 간호문제가 새롭게 발견되거나 새로운 간호지식의 변화로 인해서 간호사가 사용하는 간호과정의 지식들도 진보하고 있다. 간호사는 대상자의 건강문제를 정확하게 파악하고 건강문제를 시의 적절하게 해결하기 위해서 적절한 간호과정을 적용할 수 있어야 한다.

간호과정이란 간호사가 대상자의 건강문제를 해결하기 위한 일련의 체계적인 활동으로 간호대상자에게 존재하는 건강문제나 잠재적인 건강문제를 확인하고 대상자의 반응에 따라 개별화된 간호를 제공하고자 하는 것이다. 간호과정은 대상자의 간호를 계획하고 제공하기 위한 객관적이고 과학적인 접근 방법으로 대상자의 간호요구를 규명하는 간호사정을 통해 간호진단을 내리고 간호의 우선순위, 기대되는 결과와 목표를 설정하여 간호계획을 수립하고 수립된 계획을 토대로 간호중재를 수행하며 수행된 간호가 기대되는 결과를 달성했는지 등의 간호결과를 평가하는 단계를 거치게 된다. 일반적으로 간호과정은 간호사정(nursing assessment), 간호진단(nursing diagnosis), 간호계획(nursing planning), 간호수행(nursing implementation), 간호평가(nursing evaluation)의 5단계로 구성된다(그림 2-11-1).

간호과정은 1955년 Hall이 대상자를 간호하고 돌보는 것을 '과정'이라는 용어를 처음 사용하였으며 이후 많은 학자들과 관련 협회를 통해 이론적으로 발전을 해왔다. 간호과정은 1973년 미국간호협회(American nurses association; ANA)에서 '사정, 진단, 계획, 수행, 평가' 5단계로 구성된 간호실무 표준 지침을 개발하여 현재 모든 간호사에게 간호실무의 공식 틀로 자리 잡게 되었다. 국내에서도 1970년대 초부터 간호과정에 대한 실무교육이 시작되었으며 1980년대는 간호과정을 '사정, 진단, 계획, 수행, 평가'의 5단계로 소개하였고, NANDA(North american nursing diagnosis association)의 간호진단 분류체계를 '한글 용어'로 통일화된 명명화 작업을 하였으며 병원표준화심사에서 간호부분에서 '간호과정'을 적용하게 되었다. 2016년에 개정된 의료법에서 간호사의 업무에 '환자의 간호요구에 대한 관찰, 자료 수집, 간호판단 및 요양을 위한 간호'가 명시되었는데 이는 간호과정을 포함하는 것으로 해석할 수 있으며 간호사의 업무를 법제화하여 간호과정의 중요성을 확인하였다.

간호교육에서는 간호교육인증평가를 통해 간호교육의 목표와 목적을 달성하고 간호교육의 질을 관리하고 있다. 특히, 학습성과기반 교육체제 운영을 위해 관련된 인증기준을 관리하고 있으며 3주기 간호교육인증평가 인증기준의 프로그램학습성과(Program outcome; PO)에서 'PO 6. 비판적 사고에 근거한 간호과정을 적용하고 임상적 추론을 실행한다'를 달성하기 위해 간호교육에서 간호과정을 반영하여 이론과 실습교육을 편성하였으며 졸업 시 간호대학생의 역량을 강화하고자 하였다. 최근 4주기의 간호교육인증평가 인증기준의 PO가 일부 변경되었으며 'PO 2. 임상추론을 통해 간호상황에 적합한 간호를 제공한다'를 볼 때 간호과정과 관련된 프로그램 학습성과는 여전히 간호대학생의 졸업 시 달성해야 할 중요한 역량이라 할 수 있다.

임상현장에서 간호사는 대상자에게 올바른 간호과정을 적용함으로서 간호 실무를 통합하고 표준화 할 수 있으며 간호의 체계적인 방법을 제공하게 된다. 따라서 잘 훈련된 간호과정은 간호사로 하여금 대상자를 간호하는데 있어 효율적이고 효과적인 전인적 간호를 제고하고 간호의 전문성을 유지 할 수 있다. 더불어 의료팀간 팀워크와 체계적인 간호정보 공유 및 의사소통을 높일 수 있다. 이와 같은 간호과정의 장점을 정리하면 (표 2-11-1)과 같다.

간호과정에서 간호사가 수행하는 기록은 각 과정의 단계에서 적용하는 중요한 업무이다. 간호기록은 대상자의 건강목표를 달성하기 위한 의료팀의 중요한 의사소통 수단이 되며 대상자의 간호 진행 방향을 확인할 수 있는 자료이자 간호행위의 법적 근거로 활용된다. 이러한 간호기록의 방법과 양식은 의료기관마다 다소 차이는 있을 수는 있으나 일반적으로 PC, 태블릿(tablet), 모바일(mobile)기기 등의 간호정보시스템을 활용하여 기록을 하고 있다. 최근 IT기술의 변화와 함께 의료기관에서는 상황에 따른 적절한 간호업무의 효율성을 위해 간편한 간호기록시스템을 지속적으로 개발하고 있으며 이를 통해 직접간호시간의 확대로 간호의 질 향상에 기여하고 있다.

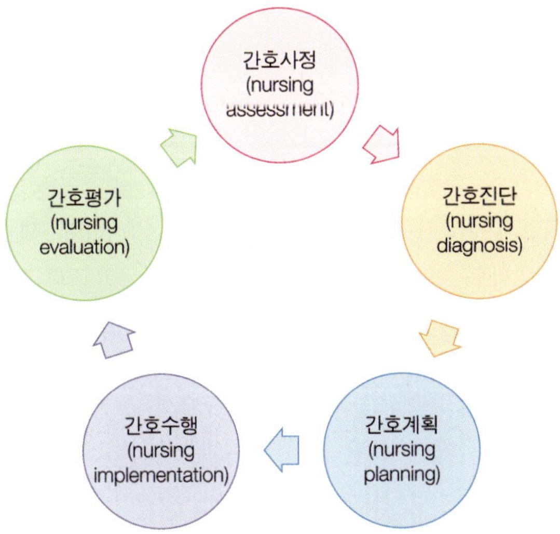

(그림 2-11-1) 간호과정(Nursing process)의 단계

(표 2-11-1) 간호과정의 장점

간호과정의 장점	
대상자 측면	• 간호의 연속성 • 간호의 누락과 중복의 예방 • 개별화된 간호 • 대상자 참여증진 • 전인간호를 받음
간호 측면	• 자신감 증진, 직무 만족 • 의료진과의 의사소통 증진 • 의료진과 협력 증진 • 간호실무의 표준 제공 • 간호사의 역할 및 업무에 대한 이해 증진 • 실수, 누락, 불필요한 업무 감소

2. 간호과정의 특징

간호과정은 간호사가 간호대상자의 건강문제를 해결하기 위해 체계적이고 개별적인 간호를 제공하는 방법으로 간호사의 자율적인 판단이 필요하며, 제공된 간호에 대한 책임 있는 자세가 요구된다. 간호과정은 간호를 하기 위한 계획적인 틀로 간호의 방향을 제시하며 다음과 같은 특징이 있다.

1) 순환적

간호과정의 각 단계는 연속적이며 순차적으로 이루어지는 과정이다. 그러나 단계가 순서에만 의존하는 것이 아니라 간호대상자의 반응과 변화를 지속적으로 평가하여 더 나은 간호 결과를 위해 이전 단계를 끊임없이 검토하여야 한다. 따라서 각 단계 어느 곳이나 수정이 가능하며 간호목표가 달성되고 건강문제가 해결되면 간호과정은 종결되지만 그렇지 못한 경우 간호과정의 단계를 검토하는 피드백이 필요하다.

2) 대상자 중심

간호사는 대상자와 상호작용하는 관계로 간호사의 충분한 인식을 바탕으로 간호행위에서 대상자 중심으로 간호과정을 진행해야 한다. 이를 위해 간호사는 대상자의 반응과 요구를 우선으로 고려하여야 하며 간호사는 대상자의 요구와 강점을 토대로 간호문제에 초점을 두고 대상자 자신의 건강을 통제하고 건강문제에 대한 결정을 잘 내릴 수 있도록 격려해야 한다.

3) 전인적

간호과정은 인간 중심적이어야 한다. 간호대상자는 고유한 개인으로 볼 수 있으며 간호사는 개인의 반응에 영향을 미칠 수 있는 영적, 신체적, 정신적, 발달적, 사회적 측면 등의 총체적인 상황을 고려하여 대상자를 개별적인 관점에서 보고 간호과정에 충분히 고려해야 한다.

4) 목표지향적

간호사는 간호대상자의 건강증진, 질병예방, 건강회복 등 기능증진과 관련된 구체적 목표를 확인하고 가장 우선적이고 중요한 목표를 설정하고 적합한 간호중재를 선택한다. 즉, 간호과정은 대상자에게 기대되는 결과를 목표로 설정하고 목표를 달성하기 위해 과학적 근거하에 계획과 수행을 통해 결과를 평가하는 과정을 거치며 이러한 과정은 대상자의 건강문제를 해결하기 위한 목표 지향적인 과정으로 볼 수 있다.

5) 융통성

간호과정은 다양한 대상자와 다양한 환경에서 적용이 가능해야 한다. 간호과정은 단계적인 과정이지만 상황 변화에 따라 간호과정의 단계는 달라질 수 있으며 때에 따라 간호사에게 대상자의 건강문제를 발견하기 위해 구체적인 사정이 더 요구되기도 한다. 그리고 대상자의 건강 목표가 미달성되었다면 더 나은 결과를 위해서 간호과정이 변경될 수도 있다.

6) 문제중심적

간호과정은 대상자가 자신의 건강문제에 잘 대처하도록 대상자의 강점을 지지하고 돕는 과정이다. 간호사는 대상자의 건강문제에 대해 우선순위를 정하는 의사결정을 할 수 있어야 하고 의사결정에서 있어 간호대상자에게도 자신의 건강문제에 우선순위를 설정하고 합리적이고 과학적으로 문제를 대처할 수 있도록 도와주어야 한다.

7) 인지적 사고과정

간호사는 대상자의 건강문제를 해결하기 위해서 비판적 사고과정을 통해 분석적으로 의사결정을 할 수 있는 지적인 기술이 요구된다. 간호과정은 기본 틀에 의해 단계적으로 적용되지만 간호사가 가지고 있는 개인의 지식과 기술이 자율적으로 간호과정 속의 의사결정에 반영될 수 있어 간호과정이 모두 성공적으로 이루어진다고 보장할 수는 없다. 따라서 간호사가 대상자의 건강문제를 안전하게 해결하기 위해서는 현재와 잠재적인 건강문제를 정확하게 사정하고 자료를 빠르고 논리적으로 분석하여 합리적인 간호계획을 수립하고 간호중재를 하고 평가하는 것이 필요하다. 이러한 모든 과정에서 간호사에게 매우 비판적인 사고와 통합적인 인지적 기술을 통해 문제를 해결할 수 있는 역량이 요구되고 있다.

8) 행위 중심

간호과정은 계획을 수립하고 실제로 간호를 수행하고 결과를 평가하는 과정이다. 간호사가 대상자의 간호목표를 설정하고 목표를 달성하기 위해 대상자 중심의 간호행위를 수행하는 모든 활동이 포함되는 과정이다.

9) 체계적

간호과정은 기본 틀로 볼 수 있으며 간호과정의 단계에서 선행하는 활동은 다음 단계에 영향을 미친다. 이러한 점에서 완전하지 않은 자료의 수집은 간호진단에 불확실성을 가져다주고 목표설정과 결과에 대한 오류를 발생시킬 수 있다. 따라서 완전하고 정확한 자료를 통해 대상자의 강점과 문제점을 확인하고 연속적이고 정돈된 방식의 틀로 간호의 각 단계를 적용해야 한다.

10) 근거중심적

간호과정은 간호업무에서 간호사의 독자적인 영역이다. 간호사의 지식과 기술을 대상자에게 적용할 때 간호사는 자율성과 책임을 반듯이 숙지하고 고려하여야 한다. 따라서 간호사는 간호과정의 각 단계에서 간호이론과 과학적 근거를 충분히 가지고 실무에 적용해야 하며 최신 지견을 근거하여 간호중재를 선택하고 근거기반실무가 반영되는 간호를 통해 신중하게 대상자의 건강 문제를 해결해야 한다.

3. 간호과정의 단계

1) 간호사정

(1) 간호사정의 정의와 목적

간호사가 대상자의 건강문제를 이해하고 무엇을 어떻게 도와줄 것인가에 대한 임상적 결정을 하기 위해서는 대상자에 대한 정보가 기본적으로 필요하며 무엇보다도 문제와 요구를 정확하게 유추하기 위해서는 정확하고 질 높은 자료가 요구된다. 간호사정은 간호과정의 첫 번째 단계로 대상자의 건강상태를 파악하고 평가하기 위해 체계적이고 지속적으로 자료를 수집, 기록, 확인하고 자료를 통합하여 대상자의 건강상태와 간호요구에 관한 간호사의 판단을 내리기 위해 자료를 수집하는 단계이다. 간호사가 수행하는 사정은 대상자의 건강문제에 대한 대상자의 반응을 중심으로 현재와 잠재적 건강문제를 발견할 수 있는 관련성이 있으며 중요하고 의미 있는 자료를 수집해야 한다. 간호사정은 모든 간호과정의 단계와 연결되어 있으며 간호사가 의사결정을 하는데 있어 기초자료로 이용되고 있다. 따라서 간호사는 지식과 임상적인 경험을 근거하여 비판적인 사고와 과학적이고 체계적인 방법으로 대상자를 명확하게 파악하고 정확한 자료를 수집하고 평가하여야 한다.

간호사정의 목적은 의학적 사정과 달리 간호사가 대상자의 반응에 초점을 두고 대상자의 건강 및 질병 패턴에 대한 자료, 정상 이탈, 대상자의 강점, 대처 능력, 건강 위협요인 등의 자료를 확보하는 것으로 완전하고 정확한 자료를 수집하여 간호과정의 단계를 잘 이행하기 위해 기초적인 기반을 제공하고자 하는 것이다.

(2) 간호사정의 유형

간호사정은 사정 시점에 따라 초기 사정(initial assessment), 초점 사정(focus assessment), 응급 사정(emergency assessment), 주기적 사정(time-lapsed assessment) 등으로 분류할 수 있다. 간호사가 간호사정을 하기 위해서는 간호이론에 근거한 구조화된 형식이나 틀을 가지고 사정을 하거나 문제중심 사정의 방법을 사용한다. 간호사가 간호사정을 할 때 구조화된 형식을 이용하면 대상자의 건강문제에 대해 빠트림 없이 가장 포괄적인 사정을 할 수 있으며 구조화된 형식을 통해 데이터베이스(data base)를 모을 수 있다. 구조화된 형식을 사용하는 사정은 일반적으로 초기에 환자를 대상으로 하는 초기 사정에 해당한다. 문제중심 사정은 대상자의 문제에 중심을 두고 사정을 통해 대상자의 건강 문제를 해결해 주고자 하는 것으로 일반적으로 간호를 제공하는 과정에서 하는 초점 사정에 해당한다.

(3) 자료의 유형

자료의 유형으로는 주관적 자료와 객관적 자료가 있다. 주관적 자료(subjective data)란 측정하거나 관찰할 수 없어서 오직 대상자가 느끼고 기술하는 것에서 얻어지는 정보로 숨겨진 자료(covert data), 증상(symptom)이라고도 한다. 예를 들면 소양감, 통증, 오한, 복부 통증, 오심 등 신체적 불편감이나 가치관, 느낌, 걱정, 스트레스 등 정신적인 감정을 말한다. 주관적 자료는 간호사가 대상자로부터 직접 구하는 것이 보편적이지만 인지장애 환자나 영아 등과 같은 대상자에게는 현실상 주관적 자료를 얻기가 힘들기 때문에 간호사는 그 환자의 가족이나 담당 의료팀으로부터 얻은 주관적 자료를 이용하게 된다. 객관적 자료(objective data)는 대상자의 건강상태에 대해 관찰이 가능하고 측정 가능한 사실의 정보를 의미하는 것으로 명시적 자료(overt data), 징후(sign)라고 한다. 예를 들면 간호사가 신체검진을 통해 얻은 자료, 대상자의 검사 결과, 질병력, 대상자의 행위를 직접 관찰한 자료, 상처 상태 등이 포함된다.

(4) 자료 수집 방법

자료수집방법으로는 관찰, 신체검진, 면담 등을 활용한다. 관찰은 대상자로부터 필요하거나 적절한 정보를 얻기 위해서 대상자의 행동에 대해 간호사의 시각, 후각, 청각, 촉각 등의 감각 기능을 의식적으로 이용하여 자료를 얻는 방법이다. 예를 들면 침상 난간은 잘 올려져 있는가? 배액물의 냄새는 이상하지 않은가? 등으로 대상자에게 간호사가 얻는 정보는 관찰에 해당된다. 신체검진은 신체에 대한 체계적이고 총괄적인 사정으로서 간호사가 면담에서 얻어진 주관적인 자료를 확인하고 보충하거나 대상자의 질병이 미치는 영향을 설명하는데 이용될 수 있는 객관적인 자료수집 방법이다. 간호사가 대상자의 신체검진을 체계적으로 하기 위해서는 머리에서 발끝으로의 접근법(A head-to-toe approach)이나 신체 계통별 접근법(Body systems approach)을 이용하며 간호사는 시진, 촉진, 타진, 청진, 후각의 기술을 사용한다. 면담은 자료수집의 가장 일반적인 방법이다. 간호사가 대상자의 자료를 확보하는 첫 단계는 대상자와의 목표 지향적이며 구조화된 의사소통인 면담을 통해 주관적인 정보를 수집하는 것이다. 간호사는 대상자가 입원하게 되면 먼저 면담을 통해서 간호력과 건강정보에 대한 정보를 얻는다. 이때 면담은 환자의 주관적 자료를 수집하는 것이며 또한 환자에게 입원에 필요한 정보를 제공하기도 한다. 면담을 통해 환자의 행위와 태도를 관찰하게 되며 간호사와 환자의 효과적인 면담은 서로 신뢰를 형성하고 긍정적인 치료적 관계를 형성하게 된다.

(5) 간호사정의 과정

간호사정의 과정은 자료를 수집하고 검증하고 조직하고 기록하는 순서에 따라 진행된다 (그림 2-11-2).

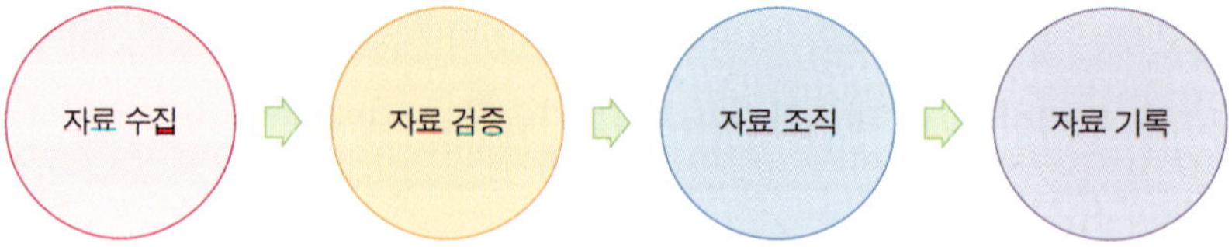

(그림 2-11-2) 간호사정의 과정

① 자료수집

간호사는 자료를 수집하기 위해 시간에 따라 초기 사정, 초점 사정 등의 사정으로 대상자의 정보를 수집하며 수집된 정보는 주관적 자료와 객관적 자료로 분류될 수 있다. 간호사는 대상자의 정보를 다양한 출처를 통해 얻을 수 있는데 일차적 출처는 대상자에게 직접 얻는 정보로 가장 좋은 자료의 출처이다. 이차 출처는 대상자 이외에서 얻을 수 있는 자료를 의미한다. 일반적으로 간호사는 대상자에 관한 자료를 수집하기 위해서 관찰, 신체검진, 면담, 검사결과, 의무기록 등을 통해 자료를 확인한다.

간호사가 대상자의 문제를 찾기 위해 구조화된 사정도구를 활용하면 체계적이고 포괄적인 자료수집이 용이하다. 대표적으로 국내에서 NANDA-I(North american nursing diagnosis association international) 간호진단 분류체계에 의한 간호사정 도구, 고든(Gordon)의 기능적 건강양상에 의한 간호사정 도구(Functional health pattern assesment tool; FHPA tool) 등이 활용되고 있으며 의료기관에서는 기관의 환경에 맞는 양식을 구조화하여 대상자의 자료수집에 활용하고 있다.

자료 수집

- 초기 사정, 초점 사정 등
- 주관적 자료, 객관적 자료 등
- 일차 출처, 이차 출처 등
- 관찰, 신체검진, 면담, 검사결과, 의무기록 등
- 구조화된 사정도구 등

② 자료 검증

대상자에게 수집된 자료는 간호진단뿐만 아니라 간호과정의 각 단계에 중요한 근거가 되므로 자료를 통해 수집된 정보는 일치성이 있고 정확하고 완전해야 한다. 자료의 검증이란 대상자에게서 수집된 자료를 확인하는 행위로 사정 자료가 완전하며 사실인지를 확인하여 간호사가 성급하거나 불완전한 결론은 내리지 않도록 하는 것에 있다. 따라서 간호사는 수집된 자료를 검토하여 오류가 있는지 빠진 자료가 있는지 확인하는 검증을 하여야 하며 필요시에는 대상자의 자료를 추가로 더 수집해야 한다.

③ 자료 조직

자료 조직은 대상자에게 수집된 자료를 체계적인 방법으로 정해진 범주에 따라 분류하고 조직하는 것이다. 수집된 자료를 잘 분류하고 조직하면 간호사가 대상자의 강점, 건강문제, 위험요인을 규명하는 것을 용이하게 해주며 자료를 효과적으로 해석할 수 있고 자료들 간 연계성을 분석하고 불완전한 자료를 파악할 수 있다.

④ 자료 기록

간호사는 대상자의 간호사정이 끝난 후에는 수집된 자료를 정확하게 기록으로 남겨야 한다. 기록은 각 의료기관의 양식에 따라 작성하고 다음의 사항을 유의한다.

- 모호한 어휘는 피하고 객관적이고 측정 가능한 용어를 사용한다.
- 기관에서 공인한 약어를 사용한다.
- 사실에 입각하여 완벽하고 철저하게 기록한다.
- 자료는 포괄적으로 완전하게 기록해야 하며 기록에 누락이 없어야 한다.
- 객관적 자료와 주관적 자료를 분리하여 기록하고 주관적 자료는 대상자의 말을 그대로 기록하며 주관적 자료를 간호사가 해석하거나 추론하여 기록하지 않도록 한다.
- 대상자의 모든 정보는 비밀과 기밀성을 지키도록 한다.

2) 간호진단

(1) 간호진단의 정의

간호진단은 간호사가 대상자에게 수집된 자료를 토대로 대상자의 강점과 건강문제를 확인하고 대상자의 문제와 요구되는 간호수준을 결정하기 위해 수집된 자료로부터 결론을 도출하는 단계이다. 간호사는 간호사정을 통해 대상자에게 수집한 유용한 자료를 토대로 건강상태를 평가하고 문제를 발견한다. 따라서 간호진단은 간호사정 자료에 의존하며 이 자료의 질은 간호진단의 정확성에 영향을 미치게 된다. 간호진단은 대상자의 실제적이거나 잠재적인 건강문제에 대해 간호사의 임상적 판단으로 여러 개의 간호진단을 내릴 수 있다. 그리고 대상자가 간호를 받는 동안에 우선순위를 고려하여 대상자에게 맞는 중재를 위해 내려진 간호진단의 수정이 필요할 수도 있다. 간호진단은 간호계획, 간호수행, 간호평가에도 영향을 미치게 되는데 대상자에게 확인된 문제와 강점을 가지고 정확한 간호진단이 내려지고 간호계획과 간호수행을 통해 대상자에게 건강목표를 달성할 수 있으므로 간호진단은 다른 단계에 영향을 미치게 된다.

(2) 간호진단의 중요성

- 간호진단은 의학적 진단과는 달리 대상자의 반응에 초점을 둔 판단으로 간호사의 간호활동에서 독자적인 영역을 정의하고 서술하며 전문적인 책임감과 자율성을 증진한다.
- 간호사들에게 대상자의 문제를 해결하기 위한 비판적 사고를 촉진한다.
- 대상자의 건강문제에 대해 간호사들 간에 의사소통의 효율적 수단을 제공한다.
- 대상자에게 개별화된 간호를 용이하게 한다.
- 대상자에게 질적인 간호 제공을 용이하게 한다.
- 대상자의 간호 연속성을 용이하게 한다.
- 간호연구를 위한 틀을 제공한다.

(3) NANDA-I 간호진단 분류체계

간호사는 임상현장에서 대상자의 간호문제를 명확하게 표현하기 위해서 간호진단명을 사용하고 있다. 대표적인 간호진단 분류체계는 NANDA-I이다. NANDA-I는 간호전문직이 관심을 가지는 영역인 간호진단에 초점을 두고 간호문제를 분류하고 범주화하는 방법을 제공하고 있으며 최근 개정된 NANDA-I(2021~2023) 12판은 13개의 영역, 47개 과로 묶여지는 267개 간호진단으로 구성되어 있다. NANDA-I 간호진단 분류체계를 간호사가 이해한다는 것은 같은 과 내에서 통일된 용어로 간호진단을 확인하며 검토하는 데 도움을 준다. 통일된 간호용어와 분류는 의료기관에서 일관되고 정확한 임상적 의사소통을 가능하게 해주고 간호의 질향상을 목적으로 근거기반연구를 촉진하는 데 도움이 된다. 그리고 치료의 연속성이 향상되고 문서화가 용이하며 간호를 가시적으로 표현할 수 있다. NANDA-I 간호진단 분류체계에서 진단은 진단명, 정의, 정의적 특성, 위험요인, 관련요인, 위험대상자, 연관 조건으로 구성되어 있으며 간호학문의 고유한 지식을 정의한다. NANDA-I 간호진단 분류체계 목록은 3년마다 갱신되고 개정판이 발표되고 있으며 NANDA-I 학회지(International journal of nursing knowledge)에서 간호진단을 위한 간호지식을 확인하고 실무, 교육, 정보학, 연구에 필요한 표준 간호용어를 적용하는 전 세계의 연구를 출판하고 있으며 NANDA-I 간호진단 분류체계(2021~2023)를 소개하고 있다(https://nanda.org).

① NANDA-I 간호진단 분류체계

최근 개정된 NANDA-I(2021~2023) 12판의 13개의 영역, 47개 과로 묶여지는 267개 간호진단으로 개정되었으며 (표 2-11-2)와 같이 소개하고 있다.

(표 2-11-2) NANDA-I 간호진단 분류체계(2021~2023)

영역(Domains)		과(classifications)	간호진단(Nursing diagnoses)
1	건강증진 Health Promotion	1. 건강인식 Health awareness	• 여가활동참여의 감소 Decreased diversional activity engagement • 건강문해력 향상을 위한 준비 Readiness for enhanced health literacy • 비활동적 생활양식 Sedentary lifestyle
		2. 건강관리 Health management	• 의료기관에서의 무단이탈 시도의 위험 Risk for elopement attempt • 허약노인증후군 Frail elderly syndrome • 허약노인증후군의 위험 Risk for frail elderly syndrome • 운동향상을 위한 준비 Readiness for enhanced exercise engagement • 지역사회 건강 부족 Deficient community health • 위험성 있는 건강행위 Risk-prone health behavior • 비효과적 건강유지 행위 Ineffective health maintenance behaviors • 비효과적 건강 자기관리 Ineffective health self-managemen • 건강 자기관리 향상을 위한 준비 Readiness for enhanced health self-management • 비효과적 가족 건강 자기관리 Ineffective family health management • 비효과적 가정유지 행위 Ineffective home maintenance behaviors • 비효과적 가정유지 행위의 위험 Risk for ineffective home maintenance behaviors • 가정유지 행위 향상을 위한 준비 Readiness for enhanced home maintenance behaviors • 비효과적인 보호 Ineffective protection
2	영양 Nutrition	1. 섭취 Ingestion	• 영양불균형 : 신체요구량 보다 적음 Imbalanced nutrition: less than body requirements • 영양 향상을 위한 준비 Readiness for enhanced nutrition • 불충분한 모유 분비 Insufficient breast milk production • 비효과적인 모유수유 Ineffective breastfeeding • 모유수유 중단 Interrupted breastfeeding • 모유수유 향상을 위한 준비 Readiness for enhanced breastfeeding • 비효과적 청소년 식생활 역학관계 Ineffective adolescent eating dynamics • 비효과적 유아 식생활 역학관계 Ineffective child eating dynamics • 비효과적 영아수유 역학관계 Ineffective infant feeding dynamics • 비만 Obesity • 과체중 Overweight • 과체중의 위험 Risk for overweight • 비효과적 영아 빨기-삼키기 반응 Ineffective infant suck-swallow response • 연하장애 Impaired swallowing
		2. 소화 Digestion	해당 진단 없음
		3. 흡수 Absorption	해당 진단 없음
		4. 대사 Metabolism	• 불안정한 혈당 수치의 위험 Risk for unstable blood glucose level • 신생아 고빌리루빈혈증 Neonatal hyperbilirubinemia • 신생아 고빌리루빈혈증의 위험 Risk for neonata hyperbilirubinemia • 간기능 장애의 위험 Risk for impaired liver function • 대사증후군의 위험 Risk for metabolic syndrome
		5. 수화 Hydration	• 전해질 불균형의 위험 Risk for electrolyte imbalance • 체액 불균형의 위험 Risk for imbalanced fluid volume • 체액부족 Deficient fluid volume • 체액 부족의 위험 Risk for deficient fluid volume • 체액 과다 Excess fluid volume
3	배설/교환 Elimination and Exchange	1. 비뇨기계 기능 Urinary function	• 비병리적 상태에서의 요실금 Disablilty-associated urinary incontinence • 배뇨 장애 Impaired urinary elimination • 혼합성 요실금 Mixed urinary incontinence • 긴장성 요실금 Stress urinary incontinence • 긴박성 요실금 Urge urinary incontinence • 긴박성 요실금의 위험 Risk for urge urinary incontinence • 요정체 Urinary retention • 요정체의 위험 Risk for urinary retention

(계속)

영역(Domains)		과(classifications)	간호진단(Nursing diagnoses)
3	배설/교환 Elimination and Exchange	2. 위장관계 기능 Gastrointestinal function	• 변비 Constipation • 변비의 위험 Risk for constipation • 지각된 변비 Perceived constipation • 만성 기능성 변비 Chronic functional constipation • 만성 기능성 변비의 위험 Risk for chronic functional constipation • 변실금 장애 Impaired bowel continence • 설사 Diarrhea • 위장관운동 기능장애 Dysfunctional gastrointestinal motility • 위장관운동 기능장애의 위험 Risk for dysfunctional gastrointestinal motility
		3. 피부 기능 Integumentary function	해당 진단 없음
		4. 호흡기계 기능 Respiratory function	• 가스교환 장애 Impaired gas exchange
4	활동/휴식 Activity/Rest	1. 수면/휴식 Sleep/Rest	• 불면증 Insomnia • 수면박탈 Sleep deprivation • 수면향상을 위한 준비 Readiness for enhanced sleep • 수면양상 장애 Disturbed sleep pattern
		2. 활동/운동 Activity/Exercise	• 활동지속성 감소 Decreased activity tolerance • 활동지속성 감소의 위험 Risk for decreased activity tolerancce • 비사용증후군의 위험 Risk for disuse syndrome • 침상 기동성 장애 Impaired bed mobility • 신체 기동성 장애 Impaired physical mobility • 휠체어 기동성 장애 Impaired wheelchair mobility • 좌위수행 장애 Impaired sitting • 기립수행 장애 Impaired standing • 이동장애 Impaired transfer ability • 보행장애 Impaired walking
		3. 에너지균형 Energy Balance	• 에너지장 불균형 Imbalanced energy field • 피로 Fatigue • 배회 Wandering
		4. 심혈관/호흡기계 반응 Cardiovascular/pulmonary responses	• 비효과적 호흡 양상 Ineffective breathing pattern • 심박출량 감소 Decreased cardiac output • 심박출량 감소의 위험 Risk for decreased cardiac output • 심혈관기능 장애의 위험 Risk for impaired cardiovascular function • 비효과적 림프부종 자기 관리 Ineffective lymphedema self-management • 비효과적 림프부종 자기 관리의 위험 Risk for ineffective lymphedema self-management • 자발적 환기장애 Impaired spontaneous ventilation • 불안정한 혈압의 위험 Risk for unstable blood pressure • 혈전의 위험 Risk for thrombosis • 심장조직 관류 감소의 위험 Risk for decreased cardiac tissue perfusion • 비효과적 뇌조직 관류의 위험 Risk for ineffective cerebral tissue perfusion • 비효과적 말초조직 관류 Ineffective peripheral tissue perfusion • 비효과적 말초조직 관류의 위험 Risk for ineffective peripheral tissue perfusion • 호흡기제거반응장애 Dysfunctional ventilatory weaning resposne • 성인 호흡기제거반응장애 Dysfunctional adult ventilatory weaning response
		5. 자가 돌봄 Self-Care	• 목욕 자기돌봄 결핍 Bathing self-care deficit • 옷 입기 자기돌봄 결핍 Dressing self-care deficit • 음식 섭취 자기돌봄 결핍 Feeding self-care deficit • 용변 자기돌봄 결핍 Toileting self-care deficit • 자기돌봄 향상을 위한 준비 Readiness for enhanced self-care • 자기 무시 Self-neglect

(계속)

영역(Domains)		과(classifications)	간호진단(Nursing diagnoses)
5	지각/인지 Perception/ Cognition	1. 주의력 Attention	• 편측성 지각이상 Unilateral neglect
		2. 지남력 Orientation	해당 진단 없음
		3. 감각/지각 Sensation/perception	해당 진단 없음
		4. 인지 Cognition	• 급성 혼동 Acute confusion • 급성 혼동의 위험 Risk for acute confusion • 만성 혼동 Chronic confusion • 불안정한 정서 조절 Labile emotional control • 비효과적 충동 조절 Ineffective impulse control • 지식 부족 Deficient knowledge • 지식 향상을 위한 준비 Readiness for enhanced knowledge • 기억 장애 Impaired memory • 사고과정 장애 Disturbed thought process
		5. 의사소통 Communication	• 의사소통 향상을 위한 준비 Readiness for enhanced communication • 언어적 의사소통 장애 Impaired verbal communication
6	자아지각 Self-perception	1. 자아개념 Self-Concept	• 절망감 Hopelessness • 희망 향상을 위한 준비 Readiness for enhanced hope • 인간 존엄성 혼란의 위험 Risk for compromised human dignity • 자아정체감 혼란 Disturbed personal identity • 자아정체감 혼란의 위험 Risk for disturbed personal identity • 자아개념 향상을 위한 준비 Readiness for enhanced self-concept
		2. 자존감 Self-esteem	• 만성적 자존감 저하 Chronic low self-esteem • 만성적 자존감 저하의 위험 Risk for chronic low self-esteem • 상황적 자존감 저하 Situational low self-esteem • 상황적 자존감 저하의 위험 Risk for situational low self-esteem
		3. 신체상 Body image	• 신체상 혼란 Disturbed body image
7	역할관계 Role relationship	1. 돌봄제공자 역할 Caregiving roles	• 부모역할장애 Impaired parenting • 부모역할장애의 위험 Risk for impaired parenting • 부모역할 향상을 위한 준비 Readiness for enhanced parenting • 돌봄제공자 역할긴장 Caregiver role strain • 돌봄제공자 역할긴장의 위험 Risk for caregiver role strain
		2. 가족관계 Family relationships	• 애착장애의 위험 Risk for impaired attachment • 가족정체감 혼란증후군 Disturbed family identity syndrome • 가족정체성 혼란증후군의 위험 Risk for disturbed family identity syndrome • 가족과정 기능장애 Dysfunctional family processes • 가족과정 손상 Interrupted family processes • 가족과정 향상을 위한 준비 Readiness for enhanced family processes
		3. 역할수행 Role performance	• 비효과적 관계 Ineffective relationship • 비효과적 관계의 위험 Risk for ineffective relationship • 관계향상을 위한 준비 Readiness for enhanced relationship • 부모역할 갈등 Parental role conflict • 비효과적 역할수행 Ineffective role performance • 사회적 상호작용 장애 Impaired social interaction
8	성 Sexuality	1. 성정체감 Sexual identity	해당 진단 없음
		2. 성기능 Sexual function	• 성기능 장애 Sexual dysfunction • 비효과적 성적양상 Ineffective sexuality pattern
		3. 생식 Reproduction	• 비효과적 임신과 출산과정 Ineffective childbearing process • 비효과적 임신과 출산과정의 위험 Risk for ineffective childbearing process • 임신과 출산과정 향상을 위한 준비 Readiness for enhanced childbearing process • 모아관계 장애의 위험 Risk for disturbed maternal-fetal dyad

(계속)

영역(Domains)		과(classifications)	간호진단(Nursing diagnoses)
9	대처/스트레스 내성 Coping/Stress tolerance	1. 외상 후 반응 Post-trauma responses	• 기능이상을 유발하는 이민 전환에 대한 위험 Risk for complicated immigration transition • 외상후증후군 Post-trauma syndrome • 외상후증후군의 위험 Risk for post-trauma syndrome • 강간-상해증후군 Rape-trauma syndrome • 환경변화스트레스 증후군 Relocation stress syndrome • 환경변화스트레스 증후군의 위험 Risk for relocation stress syndrome
		2. 대처반응 Coping responses	• 비효과적 활동계획 Ineffective activity planning • 비효과적 활동계획의 위험 Risk for ineffective activity planning • 불안 Anxiety • 방어적 대처 Defensive coping • 비효과적 대처 Ineffective coping • 대처 향상을 위한 준비 Readiness for enhanced coping • 비효과적 지역사회 대처 Ineffective community coping • 지역사회 대처 향상을 위한 준비 Readiness for enhanced community coping • 손상된 가족 대처 Compromised family coping • 가족 대처 불능 Disabled family coping • 가족 대처 향상을 위한 준비 Readiness for enhanced family coping • 죽음 불안 Death anxiety • 비효과적 부정 Ineffective denial • 두려움 Fear • 부적응적 슬픔 Maladaptive grieving • 부적응적 슬픔의 위험 Risk for maladaptive grieving • 슬픔 극복을 위한 준비 Readiness for enhanced grieving • 기분 조절장애 Impaired mood regulation • 무력감 Powerlessness • 무력감의 위험 Risk for powerlessness • 파워 향상을 위한 준비 Readiness for enhanced power • 극복력 장애 Impaired resilience • 극복력 장애의 위험 Risk for impaired resilience • 극복력 향상을 위한 준비 Readiness for enhanced resilience • 만성 비탄 Chronic sorrow • 스트레스 과다 Stress overload
		3. 신경/행동학적 스트레스 Neurobehavioral stress	• 급성 약물 금단 증후군 Acute substance withdrawal syndrome • 급성 약물 금단 증후군의 위험 Risk for acute substance withdrawal syndrome • 자율적 반사장애 Autonomic dysreflexia • 자율적 반사장애의 위험 Risk for autonomic dysreflexia • 신생아 약물중단 증후군 Neonatal abstinence syndrome • 비조직적 영아행동 Disorganized infant behavior • 비조직적 영아행동의 위험 Risk for disorganized infant behavior • 조직적 영아행동 향상을 위한 준비 Readiness for enhanced organized infant behavior
10	삶의 원칙 Life principles	1. 가치 Values	해당 진단 없음
		2. 신념 Beliefs	• 영적 안녕 향상을 위한 준비 Readiness for enhanced spiritual well-being
		3. 가치/신념/행동의 일치성 Value/belief/action congruence	• 의사결정 향상을 위한 준비 Readiness for enhanced decision-making • 의사결정 갈등 Decisional conflict • 자주적 의사결정 장애 Impaired emancipated decision-making • 자주적 의사결정 장애의 위험 Risk for impaired emancipated decision-making • 자주적 의사결정 향상을 위한 준비 Readiness for enhanced emancipated decision-making • 도덕적 고뇌 Moral distress • 손상된 신앙심 Impaired religiosity • 신앙심 손상의 위험 Risk for impaired religiosity • 신앙심 향상을 위한 준비 Readiness for enhanced religiosity • 영적 고뇌 Spiritual distress • 영적 고뇌의 위험 Risk for spiritual distress

(계속)

영역(Domains)		과(classifications)	간호진단(Nursing diagnoses)
11	안전/보호 Safety/ protection	1. 감염 Infection	• 감염의 위험 Risk for infection • 수술부위 감염의 위험 Risk for surgical site infection
		2. 신체적 손상 Physical injury	• 비효과적 기도 청결 Ineffective airway clearance • 흡인의 위험 Risk for aspiration • 출혈의 위험 Risk for bleeding • 치열장애 Impaired dentition • 안구건조의 위험 Risk for dry eye • 비효과적 안구건조 자기관리 Ineffective dry eye self-management • 구강건조의 위험 Risk for dry mouth • 성인 낙상의 위험 Risk for adult falls • 아동 낙상의 위험 Risk for child falls • 상해의 위험 Risk for injury • 각막손상의 위험 Risk for corneal injury • 유두-유륜 복합체 손상 Nipple-areolar complex injury • 유두-유륜 복합체 손상의 위험 Risk for nipple-areolar complex injury • 요로손상의 위험 Risk for urinary tract injury • 수술 중 체위와 관련된 상해의 위험 Risk for perioperative positioning injury • 열손상의 위험 Risk for thermal injury • 구강점막 통합성 손상 Impaired oral mucous membrane integrity • 구강점막 통합성 손상의 위험 Risk for impaired oral mucous membrane integrity • 말초신경 혈관 기능이상의 위험 Risk for peripheral neurovascular dysfunction • 신체적 외상의 위험 Risk for physical trauma • 혈관 외상의 위험 Risk for vascular trauma • 성인 욕창 Adult pressure injury • 성인 욕창의 위험 Risk for adult pressure injury • 아동 욕창 Child pressure injury • 아동 욕창의 위험 Risk for child pressure injury • 신생아 욕창 Neonatal pressure injury • 신생아 욕창의 위험 Risk for neonatal pressure injury • 쇼크의 위험 Risk for shock • 피부 통합성 장애 Impaired skin integrity • 피부 통합성 장애의 위험 Risk for impaired skin integrity • 영아급사의 위험 Risk for sudden infant death • 질식의 위험 Risk for suffocation • 수술 후 회복지연 Delayed surgical recovery • 수술 후 회복지연의 위험 Risk for delayed surgical recovery • 조직 통합성 장애 Impaired tissue integrity • 조직 통합성 장애의 위험 Risk for impaired tissue integrity
		3. 폭력 Violence	• 여성 생식기 손상의 위험 Risk for female genital mutilation • 타인에 대한 폭력의 위험 Risk for other-directed violence • 자신에 대한 폭력의 위험 Risk for self-directed violence • 자살행위의 위험 Risk for suicidal behavior • 자해 Self-mutilation • 자해의 위험 Risk for self-mutilation
		4. 환경적 위험 Environmental hazards	• 오염 Contamination • 오염의 위험 Risk for contamination • 직업적 상해의 위험 Risk for occupational injury • 중독의 위험 Risk for poisoning
		5. 방어과정 Defensive processes	• 요오드성 조영제 부작용의 위험 Risk for adverse reaction to iodinated contrast media • 알레르기 반응의 위험 Risk for allergy reaction • 라텍스 알레르기 반응의 위험 Risk for latex allergy reaction
		6. 체온조절 Thermoregulation	• 고체온 Hyperthermia • 저체온 Hypothermia • 저체온의 위험 Risk for hypothermia • 신생아 저체온 Neonatal hypothermia • 신생아 저체온의 위험 Risk for neonatal hypothermia • 수술 중 저체온의 위험 Risk for perioperative hypothermia • 비효과적 체온조절 Ineffective thermoregulation • 비효과적 체온조절의 위험 Risk for ineffective thermoregulation

(계속)

영역(Domains)		과(classifications)	간호진단(Nursing diagnoses)
12	안위 Comfort	1. 신체적 안위 Physical comfort	• 안위 손상 Impaired comfort • 안위 향상을 위한 준비 Readiness for enhanced comfort • 오심 Nausea • 급성 통증 Acute pain • 만성 통증 Chronic pain • 만성 통증 증후군 Chronic pain syndrome • 분만 통증 Labor pain
		2. 환경적 안위 Environmental comfort	• 안위 손상 Impaired comfort • 안위 향상을 위한 준비 Readiness for enhanced comfort
		3. 사회적 안위 Social comfort	• 안위 손상 Impaired comfort • 안위 향상을 위한 준비 Readiness for enhanced comfort • 외로움의 위험 Risk for loneliness • 사회적 고립 Social isolation
13	성장/발달 Growth/ development	1. 성장 Growth	해당 진단 없음
		2. 발달 development	• 아동 발달지연 Delayed child development • 아동 발달지연의 위험 Risk for delayed child development • 영아 운동발달지연 Delayed infant motor development • 영아 운동발달지연의 위험 Risk for delayed infant motor development

출처 : 고일선 외. 간호진단 정의와 분류(2021~2023). 서울: 학지사메디컬; 2022

간호사는 대상자에게 사정한 자료를 토대로 자료를 조직하고 분석하고 대상자의 건강문제를 발견하기 위해 의미 있는 자료를 묶고 양상을 확인하는 과정을 통해 간호진단을 내린다. 간호진단을 내리기 전에 먼저 자료의 정상과 기준을 비교하여 차이를 발견하고 정상 범위를 벗어난 특성들을 찾아내는 것이 필요하다.

④ 간호진단의 진술

간호사가 간호진단을 진술하고자 할 때 진술 형식은 진단명과 원인의 두 부분으로 진술되거나 증상과 증후를 포함하여 세 부분의 진술의 방법을 사용한다. 그리고 간호사는 간호진단을 진술할 때는 다음의 내용을 주의해야 한다.

- 대상자에게 수집된 충분한 자료를 근거로 완전한 결론을 도출해야 하며 필요시에는 자료를 더 추가하며 간호사가 비판적 사고를 하는 과정에서 간호진단은 수정될 수 있다.
- 변화될 수 없는 특성, 의학적 진단, 치료, 진단검사는 간호진단에 포함하지 않는다.
- 대상자의 증상과 징후를 표현하는 진단명을 기술하기 전에 NANDA 진단명을 확인하여 용어를 통일하고 부적합한 용어를 사용하지 않는다.
- 중재 가능한 병인을 확인하여 진술한다.
- 법적으로 문제가 될 수 있는 진술은 피한다.

- 대상자가 요구하는 것보다 건강 상태 변화나 대상자의 문제를 중심으로 기술한다.
- 2개 이상의 진단명을 하나의 진단에 함께 진술하지 않는다.

3) 간호계획

(1) 간호계획의 정의

간호계획은 간호과정의 네 번째 단계로 간호사가 대상자에게 설정한 목표와 기대되는 결과를 달성하기 위해 임상적 판단과 과학적 지식을 기반으로 계획의 실행을 위한 간호중재를 하는 단계이다. 간호계획은 간호진단이 내려진 대상자에게 간호를 위한 간호사의 행동지침으로 볼 수 있으며 대상자에게 설정한 목표를 달성하기 위해 우선순위를 정하고 수행해야 할 간호중재를 설정하는 과정이다. 간호계획은 간호사가 행동에 옮길 수 있도록 무엇을, 언제, 어디서, 어떻게 수행할 것인가 등이 구체적으로 포함되어 작성되어야 하며 문서화된 간호계획은 간호의 방향성을 제시해 주며 간호의 연속성을 유지하는 데 도움이 된다.

(2) 간호계획의 과정

간호계획은 간호사가 대상자의 건강문제를 해결하기 위해 우선순위를 설정하고 간호의 목표와 기대되는 결과를 설정하고 구체적으로 간호중재를 선택하고 기록을 하는 순서로 이루어진다. 대상자에게 간호진단이 한 개만 내려지는 것이 아니라 여러 개가 내려질 수 있기에 간호사는 간호대상자에게 시급하고 우선적인 간호진단을 먼저 이행할 필요가 있다. 즉, 우선순위의 설정은 대상자의 건강문제 중에서도 즉각적인 관심이 필요한 문제를 먼저 정하고 중요한 것부터 그렇지 않은 것으로 설정해야 한다. 간호계획은 대상자의 건강문제 중요도와 심각성에 따라 달라지며 간호사와 대상자가 사용할 수 있는 자원이나 치료계획 등을 고려하여 우선순위를 결정해야 한다. 우선순위를 설정한 후에는 목표 및 기대되는 결과를 설정하는 간호계획을 세워야 하는데 목표 및 기대되는 결과는 간호사가 간호중재 후에 대상자의 행동이나 생리적 반응에 대한 구체적인 진술을 의미하며 간호중재의 방향을 제시하고 효과를 평가는 기준이 된다.

(3) 간호계획의 유형

초기계획(initial planning), 진행계획(on going planning), 퇴원계획(discharge planning)으로 나눌 수 있다. 초기계획은 대상자가 입원을 하게 되면 간호사는 입원 사정을 통해 대상자의 전반적인 간호에 대해 계획을 수립하는 것을 말한다. 진행계획은 간호사는 근무 중에 대상자에 대한 간호를 통해 대상자의 반응을 평가하고 새로운 자료를 수집했을 때 진행계획을 수립한다. 퇴원계획은 대상자의 퇴원 후의 건강문제 요구사항을 계획하는 과정으로 퇴원계획은 입원 당시부터 수립한다.

(4) 간호지시서 작성 시 주의사항

간호사는 간호중재를 선택했다면 간호지시서로 기록을 해야 한다. 간호지시서란 간호사가 간호목표를 달성하기 위해 간호중재를 실시하는 서면화된 내용을 말한다. 간호지시서는 환자 간호의 구체적인 방향을 담고 있어 일관성 있고 개별화된 간호를 이행하게 해준다. 일반적으로 간호지시서를 작성할 때는 간호사는 다음의 사항을 고려해야 한다.

- 간호팀이 일관성 있는 간호를 할 수 있도록 구체적이고 자세히 작성되어야 한다.
- 대상자의 목표 및 기대되는 결과를 달성하기 위한 순서를 반영해야 한다.
- 간결하고 명확하게 작성하며 주어(대상자), 날짜, 시간, 빈도, 행동 동사, 수식어, 서명이 모두 들어가도록 한다.
- 독자적, 상호의존적 간호활동을 포함해야 하며 간호지시는 안전하게 해야 한다.
- 인적, 물적 자원 등을 고려하여 현실적이어야 하며 조정 활동을 포함한다.

4) 간호수행

(1) 간호수행의 정의

간호수행은 간호과정의 네 번째 단계로 간호사가 대상자에게 설정한 목표와 기대되는 결과를 달성하기 위해서 임상적 판단과 과학적 지식을 기반으로 간호계획의 실행을 위한 간호중재를 하는 단계이다. 간호사는 대상자의 안녕증진, 질병예방, 건강회복, 기능변화에 대한 적응의 촉진을 위해 간호계획을 실제로 수행하는 단계이며 이 단계에서 대상자의 상태 변화나 반응에 대한 자료 수집을 지속적으로 하게 된다. 간호수행에서 대상자에게 이루어지는 간호 지시뿐만 아니라 의학적 지시도 함께 수행하며 타 의료요원과 함께 이루어지는 업무까지도 포함한다.

간호사가 대상자에게 성공적 간호를 수행하기 위해서는 인지적 기술, 대인 관계적 기술, 기능적 기술이 필요하다. 인지적 기술이란 간호사가 간호중재에 대한 간호지식과 이론적 근거를 토대로 대상자의 정상과 비정상적인 반응을 구분하고 간호계획에 따라 간호를 할 때에 우선순위를 결정하며 문제해결을 위해 비판적 사고와 창조적 사고를 할 수 있는 능력을 의미한다. 대인 관계적 기술이란 다른 사람과 의사소통 시에 사용하는 언어적 비언어적 의사소통 기술을 포함하는 것으로 간호사는 대상자와 상호작용을 하면서 간호를 제공하기 때문에 대인 관계적 기술은 대상자의 간호 결과에 상당한 영향을 미치게 된다. 따라서 간호사는 객관적인 자신의 인식을 바탕으로 대상자에 대한 민감성을 지녀야 하며 문화, 가치, 심리 상태를 인식하고 개인으로서 대상자를 인정하는 자세를 가지는 것이 필요하다. 전문적인 기술은 간호사가 대상자에게 간호중재를 적절하고 안전하게 적용하는 기술을 의미하며 간호수행에서 간호사의 정확한 지식과 능숙한 수기가 필요하다.

(2) 간호수행과 기록

간호사가 간호수행 후에 대상자의 반응과 중재 내용을 기록하는 것은 간호수행의 마지막 단계가 된다. 간호수행의 기록은 대상자의 상태를 일목요연하면서도 파악하기 용이하게 기록하여야 하며 다른 의료전문가와 간호팀과 의사소통 자료로 활용된다. 간호수행의 기록은 보험료 청구의 근거를 마련하고 법적 근거가 된다. 간호수행에 대한 기록은 영구적인 기록으로 남기 때문에 간호사는 사실에 입각하여 완전한 기록을 하여야 한다. 또한 간호수행을 기록할 때 수행 전에 미리 기록해서는 절대 안 되며 수행 후 바로 기록하는 것이 원칙이다. 간호수행을 기록을 할 때 대상자에게 일어난 중요한 문제나 사건에 초점을 두고 사실을 기록하고 간호사의 서명을 반드시 한다.

5) 간호평가

(1) 간호평가의 정의

간호평가가 없다면 간호사는 대상자의 간호중재가 효과적이었는지 설정한 목표는 달성되었는지를 확인하는 데 어려움이 있으며 대상자에게 세운 계획에 따른 건강 성취 수준을 알기가 어렵다. 간호평가는 간호과정의 마지막 단계로 간호사가 간호계획에 따른 간호를 수행 한 후에 간호계획에서 설정한 목표와 기대되는 결과가 간호중재 후에 성취되었는지를 비교하고 측정하여 간호중재의 효과를 체계적이고 지속적으로 확인하는 단계이다. 간호사는 대상자에게 입원부터 퇴원까지 간호를 수행한 후나 수행하는 동안에 정확한 평가를 통해서 간호중재를 끝내야 하는지, 계속할 것인지, 새로운 목표를 설정하고 바꿔야 하는지를 결정하게 된다. 이러한 평가를 통해서 간호사는 자신의 간호행위에 대한 책임과 의무를 다하고 있는지를 알 수 있으며 간호사의 능력을 평가하고 제공한 간호의 질을 판단하게 된다.

(2) 평가의 종류

간호평가는 구조평가(structure evaluation), 과정평가(process evaluation), 결과평가(outcome evaluation)가 있다. 구조평가는 간호가 제공되는 환경적, 조직적 측면인 구조에 초점을 두는 것으로 간호가 제공된 환경에 초점을 둔다. 보건 의료시설, 의료 기구, 정책, 인력 자원, 재정

자원, 행정 절차, 기관의 조직형태 등에 대한 평가를 의미한다. 과정평가는 대상자에게 어떻게 간호를 제공하였는가에 대한 것으로 간호활동의 특성과 연속성에 초점을 두고 간호사의 행동과 효율성을 평가하는 것을 의미한다. 결과평가는 간호에 의해 변화된 대상자의 행동과 건강상태의 변화에 대한 대상자 만족도에 초점을 두고 평가하는 것으로 간호중재에 대한 결과 평가를 의미한다.

(3) 간호평가의 과정

간호평가의 과정은 일반적으로 다음과 같은 과정을 거친다.

① 대상자의 목표와 기대 결과를 확인한다.

② 대상자의 목표와 기대 결과에 관련된 자료를 수집한다.

③ 대상자의 목표와 기대 결과를 비교한다.

④ 제공된 간호와 대상자 결과와 관계(연계성)를 파악한다.

⑤ 문제 상태에 대한 결론을 도출한다.

⑥ 간호계획을 종료할 것인지 지속할 것인지 수정할 것인지를 결정한다.

간호평가의 과정에서 간호사는 대상자의 목표와 기대결과를 확인하고 비교 평가하기 위해서는 필요한 객관적 자료와 주관적인 자료를 모두 수집하고 해석해야 한다. 간호사는 간호결과의 달성을 객관적으로 평가하기 위해 목표와 기준을 검토하고 간호중재에서 나타난 대상자의 반응, 증후, 증상 등을 비교를 통해 '목표의 달성, 목표의 부분 달성, 목표의 미달성'과 같이 목표 달성 여부를 평가하여 평가진술문을 기록한다.

Ⅱ 간호기록

1. 간호기록의 목적

간호사는 환자 간호에서 많은 데이터를 생성하여 기록하며 환자 평가, 질 관리, 연구 등에 활용될 수 있는데 이러한 간호지식을 생성하고 활용하기 위해서는 간호용어의 표준화가 전제되어야 한다. 미국간호사협회(American nurses association; ANA)에서는 간호데이터의 상호운용성을 위해 인터페이스 용어를 참고하여 간호정보시스템에 사용하도록 권고하고 있다. 기록(record)이란 간호사가 손으로 쓰거나 전산으로 입력한 모든 문서를 말한다. 간호사들은 임상에서 간호정보시스템(Nursing information system; NIS)을 활용하여 기록한다. 간호사의 간호 기록은 사실에 입각한 정확하고 완전한 정보를 시의 적절하게 기록하는 것은 매우 중요하며 기록의 목적은 다음과 같다.

기록의 목적

- 의사소통 : 건강팀 간의 의사소통 수단으로 일관된 목표를 달성하고 처치와 간호의 방향성을 유지하며 중복이나 정보의 불확실성을 막을 수 있다.
- 처방 : 진단적, 치료적 처방을 포함한다.
- 자료의 출처 : 간호과정에서 필요한 자료의 출처가 되며 의사결정에 활용된다.
- 평가 : 대상자에게 제공한 간호에 대한 평가를 위한 자료가 된다.
- 법적 문서 : 법적증거로써 기준에 따라 명확하게 기록이 되어야 한다.
- 치료비 산정기준
- 연구, 교육
- 질평가
- 통계자료

2. 간호기록의 일반적인 원칙

- 정확성 : 자신이 관찰한 내용만을 기록하며 표준 용어를 사용하고 정확하고 올바르게 기록으로 표기해야 한다.
- 적합성 : 객관적으로 기록해야 한다.
- 완전성 : 대상자의 상태 변화와 반응, 육체적 증상, 징후, 간호내용, 치료내용 등 필수적인 기록을 포함해야 한다.
- 간결성 : 공식적인 약어를 사용해야 하며 완전한 내용을 짧고 간결하게 표현한다.
- 적시성 : 간호나 처치를 시행하기 전에 미리 기록하지 않고 수행한 직후에 기록한다.

간호사는 간호기록을 작성할 때 환자의 상태를 주관적으로 단정 지어서 표현하면 안 되고 환자가 직접 표현한 내용을 기록해야 한다. 모든 기록에는 서명이 있어야 하며 다른 간호사의 기록이나 서명을 대신해 주거나 다른 사람의 요청으로 기록의 내용을 변경해서는 안 된다. 기록 수정이 필요하다면 의료기관의 지침에 따라야 하며 모든 기록은 비밀유지의 의무를 지켜야 한다.

의료법 제19조(정보 누설 금지)에 따라 의료인은 법이나 다른 법령에 특별히 규정된 경우 외에는 의료·조산 또는 간호를 하면서 알게 된 다른 사람의 비밀을 누설하거나 발표하지는 못한다. 그리고 의료법 제21조(기록 열람 등)에서는 법령으로 지정한 경우를 제외하고, 의료인이나 의료기관 종사자는 환자가 아닌 다른 사람에게 대상자의 자료를 열람하게 하거나 사본을 내어 주는 등 내용을 확인할 수 있게 하여서는 안 된다고 규정하고 있다. 또한 의료법 제22조(진료기록부 등)에서는 의료인은 각각 진료기록부, 조산기록부, 간호기록부, 그 밖의 진료에 관한 기록(이하 "진료기록부등"이라 한다)을 갖추어 두고 환자의 주된 증상, 진단 및 치료 내용 등 보건복지부령으로 정하는 의료행위에 관한 사항과 의견을 상세히 기록하고 서명하여야 한다. 의료인은 진료기록부 등을 거짓으로 작성하거나 고의로 사실과 다르게 추가 기재·수정하여서는 아니 되며 간호기록을 할 때 간호사도 법령에 따라 기록을 하고 주의사항을 숙지하여야 한다.

3. 간호정보체계를 통한 전자간호기록의 활용 사례

간호사는 업무에서 대상자 간호정보를 관리하는 간호정보시스템을 활용하여 컴퓨터를 통해 전자간호기록(Electronic nursing record; ENR)을 작성하고 생성하고 분석할 수 있다. 간호정보시스템은 간호서비스와 자원을 효율적으로 관리하고 질 높은 환자간호를 제공하게 해준다. 표준화된 간호정보를 관리하며 연구와 교육에 활용되고 있다. 즉, 간호사는 간호정보시스템을 활용함으로써 환자간호에 많은 시간을 할애하고 직접간호의 시간이 늘어나 양질의 간호를 제공할 수 있으며 근거기반에 둔 간호를 수행할 수 있게 되었다. 의료기관은 비용절감 효과를 볼 수 있으며 간호인력 산정, 간호비용 효율성 등의 간호행정의 기초자료를 분석할 수 있어 업무에 효과적이다. 간호정보시스템은 간호실무, 간호행정, 간호교육, 간호연구에 크게 분류되어 사용되고 있다.

간호실무에서 활용되는 시스템은 간호계획시스템, 간호기록시스템, 환자모니터링시스템, 처방전달 및 결과보고시스템, 퇴원계획시스템, 사례관리케어시스템, 교대근무보고시스템 등이 있으며 간호행정에서 활용되는 시스템은 간호인력 산정시스템, 환자분류시스템, 물품관리시스템, 간호의 질 관리 시스템 등이 있다.

본 교재에서는 한림대학교의료원의 의료정보 시스템을 활용한 전자간호기록의 사례를 일부 소개하고자 한다. 의료정보시스템은 u-Health 실현을 한층 앞당기며 의료현장의 업무 효율을 극대화하고 경쟁력 향상을 위해서 병원 정보시스템 전문가들이 최첨단의 디지털 종합의료정보시스템을 갖추고 지속적으로 개발하여 적용하고 있다.

1) 간호기록 및 처방확인의 조회 화면

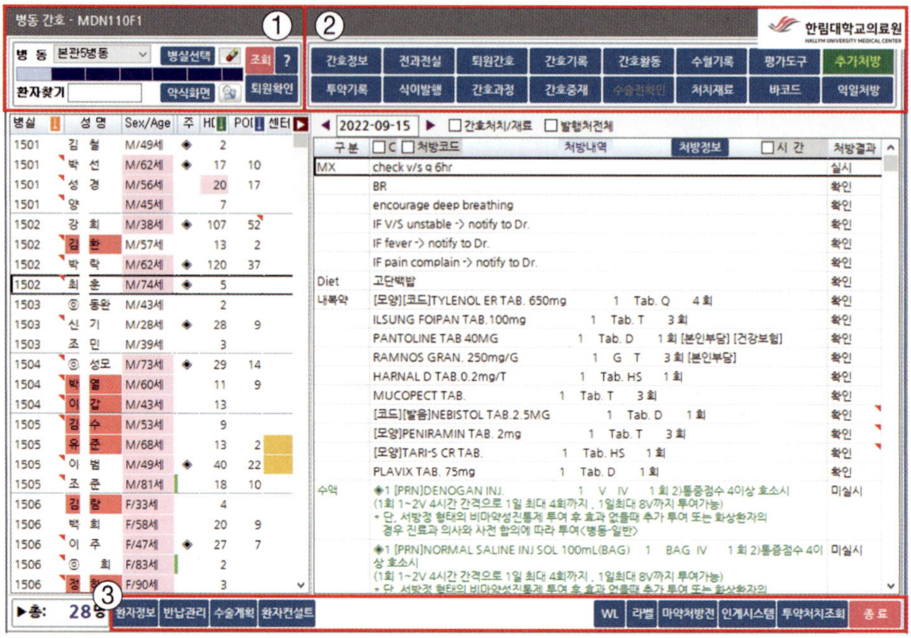

출처 : 한림대학교의료원 의료정보시스템

(그림 2-11-3) 병동간호 화면

간호사가 간호기록을 하기 위해서는 병원정보시스템의 메인화면에 접속하여 이용하고자 하는 시스템에 로그인(login)이다. 시스템은 환자 개인정보를 보호하기 위해 타임아웃(time-out) 등의 방식으로 보안이 철저하기 유지되야 하며 로그인의 방식은 기존의 아이디와 비밀번호 기입 방식, 지문인식, 얼굴인식 등의 방법으로 로그인을 하고 있다.

간호기록을 위해 첫 조회 화면에 들어가면 다음과 같이 확인 할수 있다.

① 병동환자 조회

병동환자의 리스트를 조회할 수 있으며 병동환자의 퇴원 예고, 입원 상황 등을 확인할 수 있다. 환자의 기본 데이터와 약속된 기호가 표시가 되어 병동 환자들의 개별주의사항(caution) 확인이 가능하다. 화면에서 병실을 지정하면 지정 병실의 전체 환자가 리스트에서 조회가 가능하고 입원병실 환자들의 정보를 다양하게 모니터링 할 수 있다.

② 환자명 조회

해당 환자에 대한 정보를 확인할 수 있다. 의료기관마다 차이는 있을 수 있으나 사례의 시스템에서는 간호기록을 위한 화면에서 간호정보, 전과/전실, 퇴원간호, 간호기록, 간호활동, 수혈기록, 평가도구, 추가처방, 투약기록, 식이발생, 간호과정, 간호중재, 수술 전 확인, 처치재료, 바코드, 익일처방 등 자주 사용하는 간호 상황에 대한 아이콘(icon)이 보기 쉽게 찾을 수 있도록 화면이 구성되어 있으며 아이콘을 활성화하여 간호업무에 필요한 기록을 효율적으로 할 수 있다. 입원초기에는 간호사는 면담이나 사정을 통해 환자의 일반정보, 입원과 관련된 정보, 증상, 병력, 신체상태 등의 의료기관에서 정해진 양식에 따라 간호정보를 조사하여 기록하는데 PC, 태블릿(tablet), 모바일(mobile) 기기도 연동이 되기 때문에 간호사는 기록을 하는데 있어 다양한 방법으로 가능하다. 선택된 환자의 중증도를 시스템을 통해 쉽게 분류할 수 있으며 평가도구를 사용해야 하는 욕창, 낙상, 통증의 평가는 간호사가 화면의 평가도구 버튼을 활성화하면 쉽게 빠르게 업무를 할 수 있다.

③ 병동의 전체 환자 정보, 수술계획 등 확인

마약처방전, 인계시스템, 투약처치 조회를 통해 개별 환자에 필요한 정보를 한 화면에서 효율적으로 파악하거나 입력할 수 있다. 진료에서 추가로 오더(order)를 발생시켰을 경우에는 오더가 발생했다는 신호가 간호기록의 화면 창에 보내지고 추가 처방이 모두 확인이 될 때까지 신호는 계속되므로 간호사는 빠짐없이 오더를 수행할 수 있다.

2) 간호기록 화면

간호사는 환자에게 수행한 간호의 모든 과정을 기록해야 한다.

① 병동 예문

병실환자의 전체리스트에서 기록이 필요한 해당 환자를 선택하여 간호기록을 입력하면 되는데 간호기록시스템에는 이미 등록된 예문이나 병동 예문이 있어 간호사는 필요시에 이 예문을 선택하여 수정 보완하여 입력하면 되기 때문에 업무에 효율성이 높다. 간호활동을 기록할 때 처치 항목이 없는 경우에는 항목 설정 및 예정 확인을 클릭해서 항목 설정이 가능하다. 항목 설정 및 예정 확인은 환자별로 항목을 설정하고 간호활동을 스케줄링(scheduling) 할 수 있는 메뉴이다. 항목이 설정된 후 활동기록 아이콘을 활성화하면 설정된 항목이 조회되고 시행 항목을 선택하고 기록 후에 저장하면 된다. 이때 입력은 분 단위까지 저장이 가능하며 근무시간별로 작성자와 작성 시간이 표시되고 조회가 가능하다.

② 삭제와 수정

간호기록지의 화면에는 삭제 기능과 수정 기능이 있다. 이 기능에서는 입력한 간호사 본인만 수정과 삭제가 가능하다. 조회 기간을 설정하면 설정된 기간의 간호기록을 손쉽게 볼 수 있으며 각종 처방, PRN(Pro re nata, 필요할 때 마다), 간호계획, Flow sheet, 간호처치, 당일처방, 처치/재료에 대해 간호기록으로 입력하고 편리하게 간호활동 화면을 호출하여 확인이 가능하고 간호기록을 편리하게 작성할 수 있다.

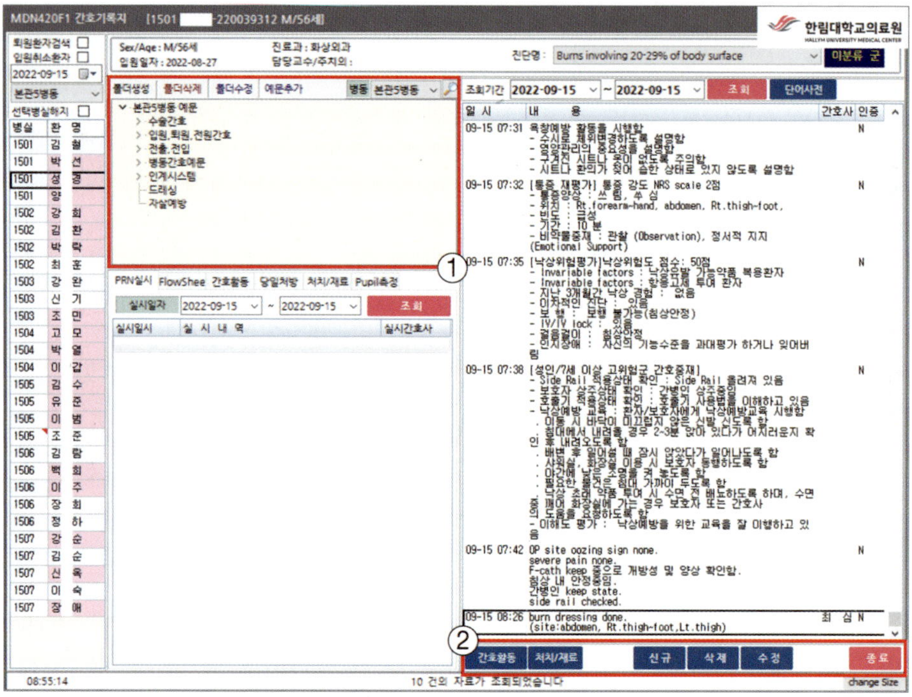

출처 : 한림대학교의료원 의료정보시스템

(그림 2-11-4) 간호기록지 화면

3) 환자 검사결과 조회화면

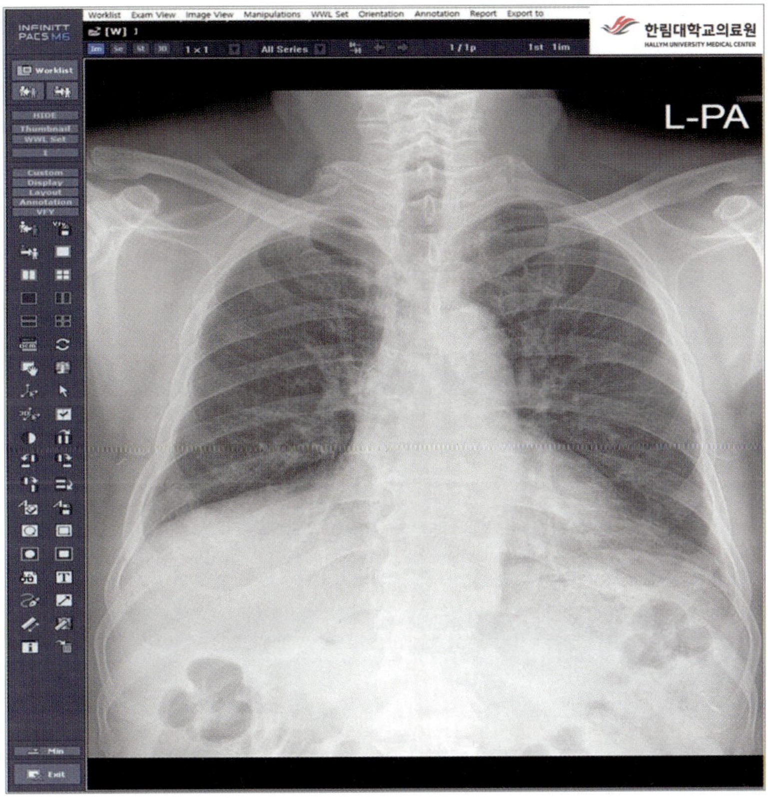

출처 : 한림대학교의료원 의료정보시스템

(그림 2-11-5) PACS 화면

EMR(Electronic medical record), OCS(Order communication system), PACS(Picture archiving communication system)에서는 환자의 검사결과 등을 조회할 수 있다. 예를 들면 방사선과 촬영실에서 환자 X-ray를 촬영하면 이 영상 데이터는 바로 통신망을 통해 의료기관의 정보시스템에 연동이 되어 기록이 되고 어디서든지 전산 조회가 가능하다. 의료기관에서는 환자의 혈액검사 결과, 진단검사 결과 등이 전산시스템에서 연동되어 있어 간호사가 대상자의 건강문제에 대한 자료 수집을 할 때 매우 용이하고 접근성 높은 정보를 통해 대상자의 간호목표를 세우고 간호중재를 하고 간호결과를 평가할 때 등 간호수행의 전 과정에서 의사결정에 도움을 주고 있다.

4) 전과전실 및 전동기록지 화면

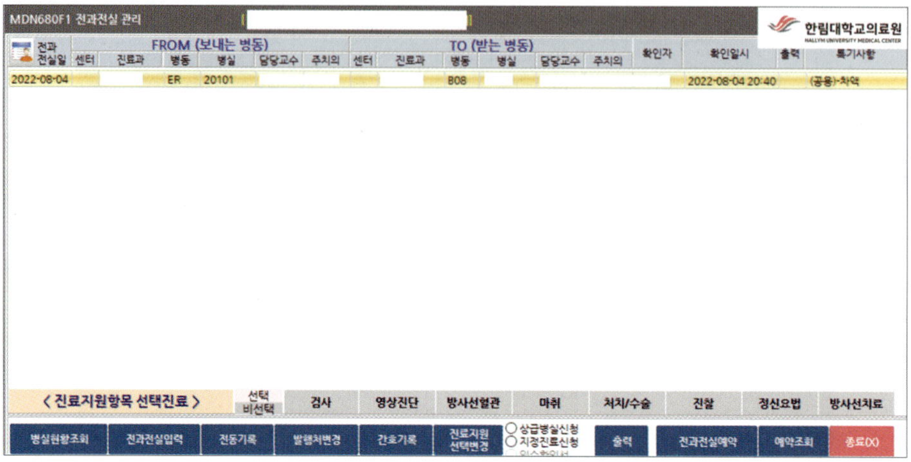

출처 : 한림대학교의료원 의료정보시스템

(그림 2-11-6) 전과전실 관리화면

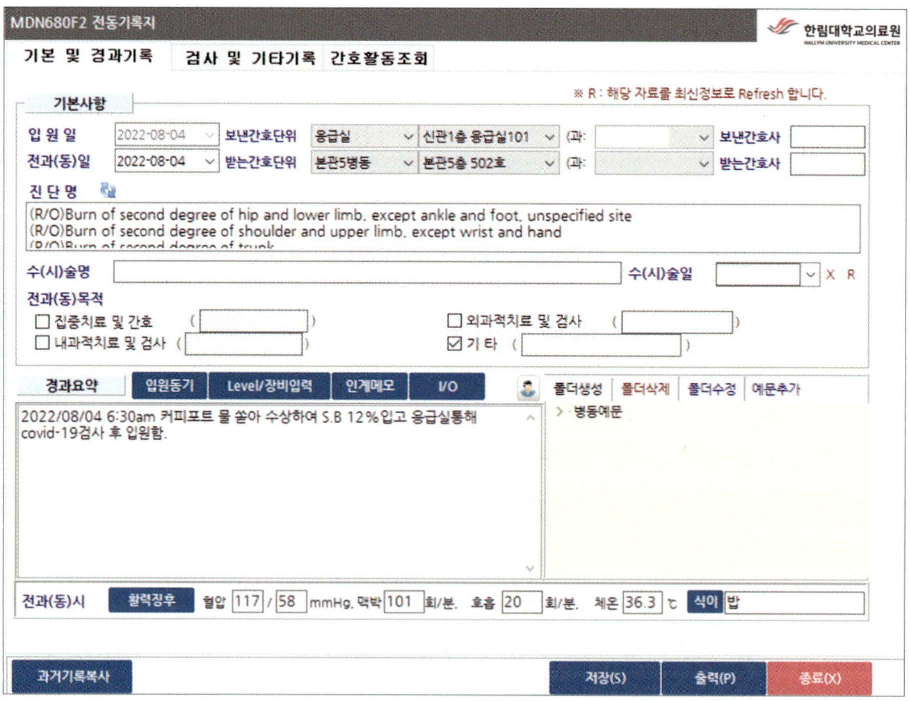

출처 : 한림대학교의료원 의료정보시스템

(그림 2-11-7) 전동기록지 화면

환자가 입원을 하게 되면 상황에 따라 전과나 전실(동)이 필요하다. 환자의 진료과를 변경하는 것이 전과이고 병동을 변경하는 것이 전실(동)이다. 이 시스템은 입원한 환자가 전과/전실(동)이 결정되면 간호사는 시스템을 통해 미리 일정을 등록하거나 입력하고 조회가 가능하다. 환자의 전과/전실(동) 내역은 화면에서 조회가 가능한데 의사가 전과기록지를 작성하고 나면 전과전실에 대한 예약 버튼이 활성화되고 간호사가 병원 지침에 맞게 예약을 진행하게 되면 예약된 병동의 간호사에게 알림이 발송된다. 전과/전실(동)을 위해서 시스템 조회화면에서 의료기관의 병동별 환자를 조회할 수 있으므로 환자 수 및 병동의 여유상황을 알 수 있어서 효과적으로 예약을 진행할 수 있다. 간호사는 전동기록지를 작성하여야 하는데 전실 이유, 물품, 환자상태 등 환자의 기본사항과 경과를 전산의 전동기록지에 기록하고 저장한다. 대상자의 전과/전실(동)이 입력되고 나면 해당 담당교수 및 주치의에게 알림 발송된다.

5) 수혈동의서 및 수혈 간호기록 화면

의사는 수혈이 필요한 환자에게는 수혈동의서를 받아야 한다. 수혈동의서뿐만 아니라 필요한 동의서는 의료진이 PC, 태블릿(tablet), 모바일(mobile) 기기 등에서 전산시스템을 활용하여 환자에게 장소에 구애 없이 받을 수 있다. 수혈하는 동안 간호사는 환자안전을 위해 의료기관의 지침에 따라 활력 증후와 대상자의 반응을 관찰하고 기록하는 것은 매우 중요하기에 기록에 빠짐이 없도록 전자시스템을 활용하여 시간 순서대로 효과적으로 기록하고 있으며 한눈에 파악하기 용이 하다.

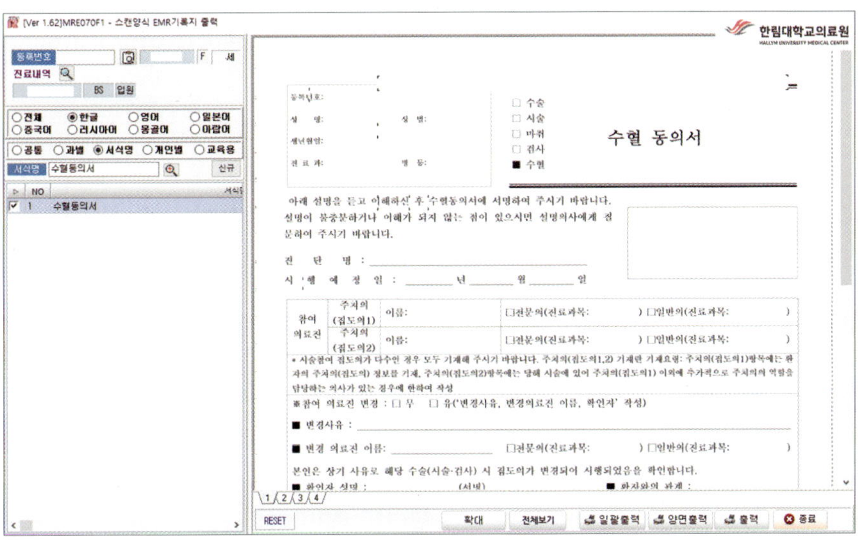

출처 : 한림대학교의료원 의료정보시스템

(그림 2-11-8) 동의서 화면

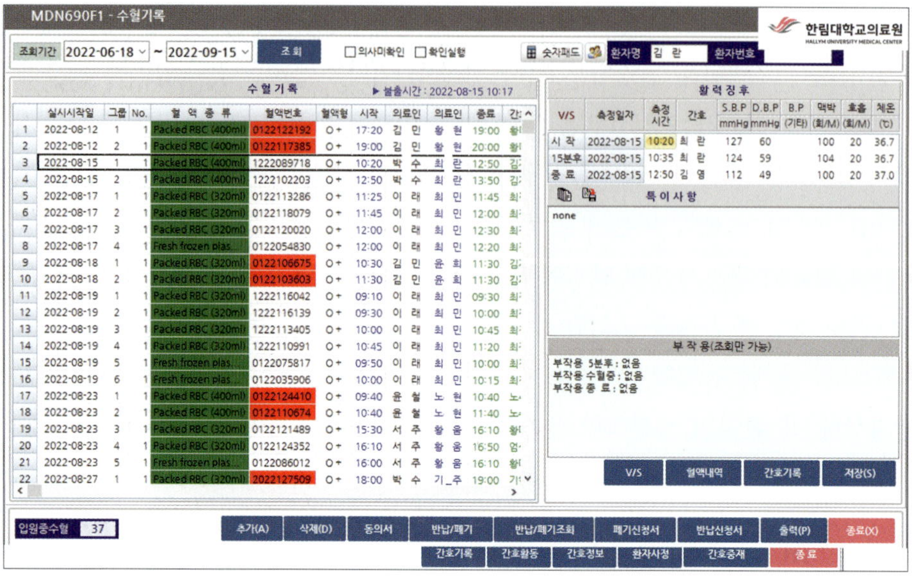
MDN690F1 - 수혈기록
한림대학교의료원
조회기간 2022-06-18 ~ 2022-09-15 조회
수혈기록
활력징후
특이사항
부작용(조회만 가능)
부작용 5분후 : 없음
부작용 수혈중 : 없음
부작용 종료 : 없음
입원중수혈 37
추가(A) 삭제(D) 동의서 반납/폐기 반납/폐기조회 폐기신청서 반납신청서 출력(P) 종료(X)
간호기록 간호활동 간호정보 환자사정 간호중재 종료

출처 : 한림대학교의료원 의료정보시스템

(그림 2-11-9) 수혈기록 화면

6) 간호진단 및 간호수행 기록 화면

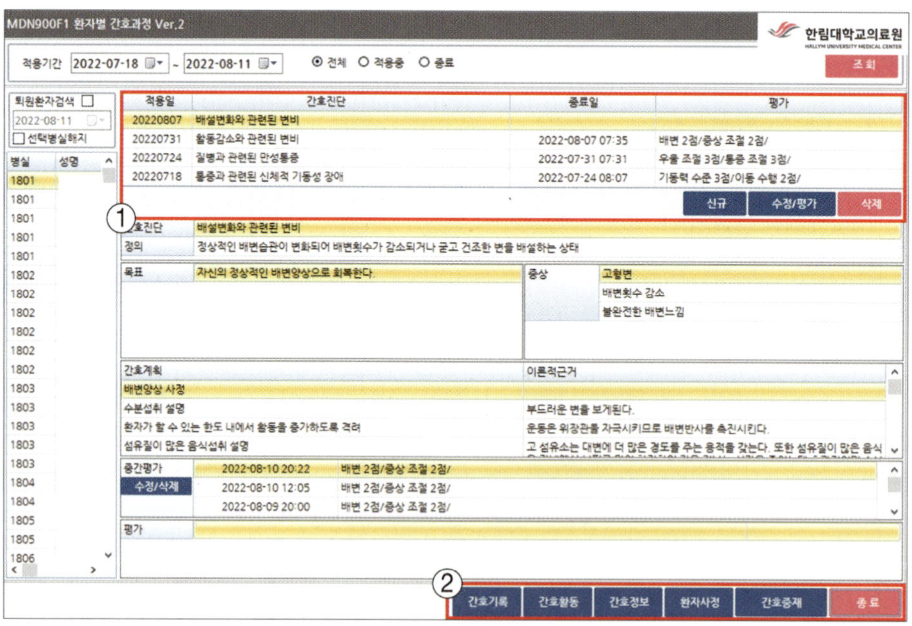
MDN900F1 환자별 간호과정 Ver.2
한림대학교의료원
적용기간 2022-07-18 ~ 2022-08-11 전체 적용중 종료 조회
적용일 간호진단 종료일 평가
20220807 배설변화와 관련된 변비
20220731 활동감소와 관련된 변비 2022-08-07 07:35 배변 2점/증상 조절 2점/
20220724 질병과 관련된 만성통증 2022-07-31 07:31 우울 조절 3점/통증 조절 3점/
20220718 통증과 관련된 신체적 기동성 장애 2022-07-24 08:07 기동력 수준 3점/이동 수행 2점/
신규 수정/평가 삭제
①
간호진단 배설변화와 관련된 변비
정의 정상적인 배변습관이 변화되어 배변횟수가 감소되거나 굳고 건조한 변을 배설하는 상태
목표 자신의 정상적인 배변양상으로 회복한다.
증상 고형변 배변횟수 감소 불완전한 배변느낌
간호계획 이론적근거
배변양상 사정
수분섭취 설명 부드러운 변을 보게된다.
환자가 할 수 있는 한도 내에서 활동을 증가하도록 격려 운동은 위장관을 자극시키므로 배변반사를 촉진시킨다.
섬유질이 많은 음식섭취 설명
중간평가 수정/삭제
2022-08-10 20:22 배변 2점/증상 조절 2점/
2022-08-10 12:05 배변 2점/증상 조절 2점/
2022-08-09 20:00 배변 2점/증상 조절 2점/
평가
②
간호기록 간호활동 간호정보 환자사정 간호중재 종료

출처 : 한림대학교의료원 의료정보시스템

(그림 2-11-10) 환자별 간호과정 화면

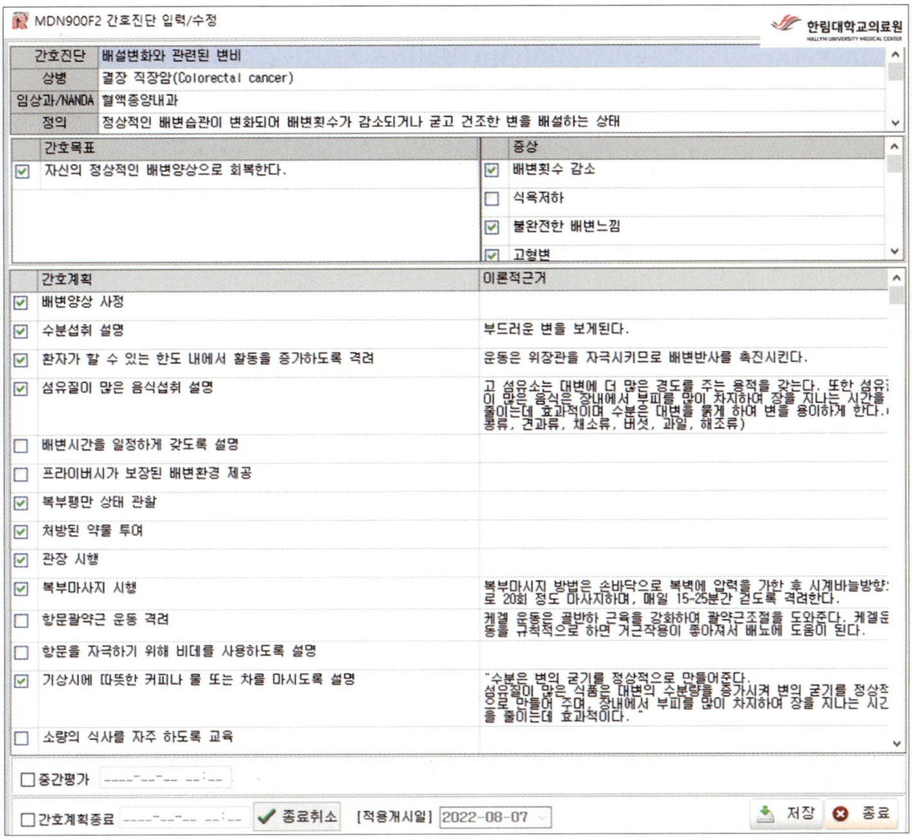

출처 : 한림대학교의료원 의료정보시스템

(그림 2-11-11) 간호진단 입력 수정 화면

이 시스템에서 간호과정 아이콘을 활성화하면 환자별로 간호과정을 기록하고 저장할 수 있는데 한림대학교 의료원에서는 NANDA 간호진단을 내리고 간호중재를 기록하고 평가할 수 있는 시스템이 병원 전산시스템의 초기 시기부터 개발되어 간호업무에 효율적으로 사용되고 있다.

① 대상자의 간호진단 이력

이력을 조회하면 간호진단의 정의, 목표, 계획, 평가 등의 항목을 상세히 조회가 가능하다. 간호사는 간호진단을 신규로 작성할 수 있으며 작성된 간호진단을 수정하거나 삭제도 가능하다. 신규 간호진단을 내릴 때는 환자증상별, 진료과별, 간호진단별, NANDA 간호진단별, 병동별 set 진단방법으로 간호진단을 쉽게 내릴 수 있다. 증상별 간호진단 입력 시 오름차순으로 선택이 가능하고 증상을 직접 입력하여 간호진단 검색이 가능하다. 과별 간호진단을 검색할 때는 임상과가 오름차순으로 정리되어 환자의 입원과를 선택하여 검색할 수 있다. 간호진단별 검색은 직접 간호진단을 입력하여 검색이 가능하며 입력된 단어를 포함하는 모든 간호진단이 검색이 가능하다. NANDA 간호진단을 검색 할 때는 오름차순으로 정리되며 NANDA 간호진단을 직접 입력해서도 간호진단명 검색이 가능하다. 병동별 set 진단은 부서장의 권한으로 set 설정이 가능하다. 간호진단을 선택한 후에 적용 버튼을 활성화하거나 간호진단을 더블클릭하여 활성화하면 하단에 선택된 간호진단에 연계되어 있는 간호목표, 증상, 간호계획 등을 대상자에 맞게 선택하면 된다. 증상으로 간호진단을 검색한 경우는 검색한 증상들이 연계되어 간호진단이 완성되고 기록 창이 생성된다.

② 간호진단을 수정

간호사가 간호목표, 증상, 계획 등의 수정 항목을 선택하고 수정하여 저장 버튼을 클릭하면 간호진단 내용의 기록 창이 활성화된다. 이 화면에서 간호진단에 따른 대상자의 간호목표를 확인하고 선택하고 이론적 근거를 확인할 수 있다. 간호진단의 삭제는 간호사가 대상자에게 간호수행을 실행하기 전에는 삭제가 가능하나 간호진단을 수립하고 간호중재를 실행한 내용은 삭제가 되지 않는다.

간호진단의 화면에서 간호중재의 버튼을 활성화하면 간호중재를 입력할 수 있는데 먼저 선택된 간호진단의 중재 항목을 간편하게 클릭으로 입력하고 기록할 수 있다. 간호중재 후에는 간호기록을 생성하는데 간호중재 후 생성된 간호기록은 직접 삭제할 수 없고 실행된 간호중재는 전산시스템의 간호기록과 연동된다. 그리고 시스템에서는 시행된 간호중재의 최신 기록을 편리하게 조회할 수 있어 간호의 방향성과 간호의 목표달성을 위한 의사소통을 높일 수 있다. 간호중재 시 평가도구를 이용해야 하는 경우 화면에서 필요한 평가도구 아이콘을 활성화하여 바로 기록할 수 있다. 간호중재를 하면서 평가는 중간평가와 최종평가를 사용하는데 중간평가는 간호중재 중에 평가를 하여 피드백을 반영하고 최종평가는 문제가 해결되었다고 보는 시점인 간호중재 완료 후나 퇴원 시에 평가를 한다.

간호진단의 기준(한림대학교의료원 사례)

- 증상별 간호진단 : 대상자의 증상별로 간호진단을 수립
- 분류별 간호진단 : 과별, 증상별 간호진단을 수립
- 그룹별 간호진단 : NANDA 간호진단으로 수립
- 개인별 환경 설정의 기본은 과별 설정 가능

→ NANDA 간호진단을 기본으로 하여 대상자에게 간호진단을 내리기 위해 다양한 기준으로 검색이 가능하도록 설정되어 간호 업무에 효율성을 높이고 있으며 간호 질 향상을 높이고자 함

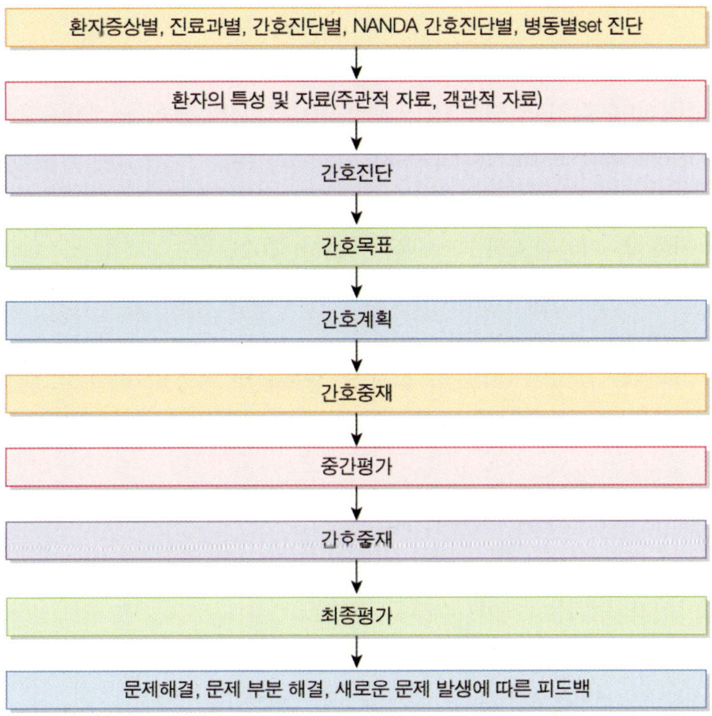

(그림 2-11-12) Nursing process system flow(한림대학교의료원 사례)

R.E.F.E.R.E.N.C.E

- 고일선, 김진숙, 송라윤, 오의금. 간호진단 정의와 분류 2021-2023. 서울: 학지사메디컬; 2022.
- 김세영, 이인숙, 김신미, 김기숙, 박보현, 노윤구. 간호학생의 교육용 전자간호기록 시스템 적용 효과. 한국간호교육학회지 2016;22(3):396-407.
- 김지현, 황성우, 김복남, 이수정, 최순옥. 4차산업혁명과 간호정보. 서울: 학지사메디컬; 2022.
- 박형숙 외 기본간호학, 기본간호학Ⅰ. 서울: 현문사; 2021.
- 성미혜 외. 비판적 사고를 적용한 간호과정. 경기: 수문사; 2020.
- 송경애 외. 기본간호학1. 경기: 수문사; 2021.
- 송미라, 심소연, 김대성, 이경순, 이유나, 원미숙. 표준화된 간호진단 및 문제와 NANDA-I 교차 분석: 4개 상급종합병원 사례를 중심으로. 임상간호연구, 2020;26(3):374-384.
- 신미자 외. 간호관리학. 경기: 수문사; 2022.
- 양선희 외. 기본간호학Ⅰ. 서울: 현문사; 2020.
- 이은희 외. 비판적 사고에 기반한 간호과정 서울: 고문사; 2020.
- 전미양 외 번역. 기본간호학1. 경기: 수문사; 2022.
- 퍼시픽 학술편집국. 간호관리학. 서울: 퍼시픽도도; 2022.
- 퍼시픽 학술편집국. 기본간호학. 서울: 퍼시픽도도; 2022.
- 한림대학교의료원 의료정보시스템. 2022.
- 황은숙, 이소정, 김신자, 허인희. 일 대학병원 간호사의 간호기록 작성 지식과 중요도 및 수행도에 관한 연구. 중환자간호학회지 2019;12(1):71-81.
- Aldosari, B., Al-Mansour, S., Aldosari, H., & Alanazi, A. ssessment of factors influencing nurses acceptance of electronic medical record in a Saudi Arabia hospital. Informatics in Medicine Unlocked. 2018;10;2-88.
- Emine, A. E., & Asuman, C. Evaluation of Care Plans Prepared by First-Year Nursing Students According to the Activities of Daily Living Model and NANDA Diagnoses. International Journal of Caring Sciences, 2022;15(2);976-984.
- https://nanda.org
- Karaca, T., & Aslan, S. Effect of 'nursing terminologies and classifications' course on nursing students' perception of nursing diagnosis. Nurse education today, 2018;67:114-117.
- Parthasarathy, R., Steinbach, T., Knight, J., & Knight, L. Framework to enhance nurses' use of EMR. Hospital topics. 2018:96(3):85-93.
- Taghinejad, F., Nikfarid, L., Monfared, M. N., Hoseini, N., & Habibi, S. Nursing diagnoses of preterm infants in the neonatal intensive care unit: A cross sectional study. Journal of Neonatal Nursing. 2021;27(6):451-458.

- Tsiami, V., & Kolovos, P.. Registered nurse perceptions towards the implementation of nursing diagnoses in perioperative care: A qualitative study. Perioperative Care and Operating Room Management. 2021;24,100181:1-7.

12

P·A·R·T

물품 및 약품관리 시스템, 간호수가 개발

학|습|목|표

- 물품관리 시스템을 이해한다.
- 약품관리 시스템을 이해한다
- 마약류 관리 방법에 대해 이해한다.
- 고위험 약품관리에 대해 이해한다.
- 간호수가 개발에 대해 이해한다.

P·A·R·T 12

물품 및 약품관리 시스템, 간호수가 개발

I 물품관리 시스템

1. 물품관리

물품관리는 조직이 목적달성을 위해 업무 수행 시 필요한 물품의 원할한 지원과 효율적인 활용을 위한 제반 관리를 의미한다. 의료기관에서 사용하는 물품은 인력 다음으로 많이 투입되는 요소이다. 병원물류 관리비용을 분석한 결과 물류 관련 업무에 소요되는 비용은 전체 비용 중 46%를 차지하는 것으로 물류비용의 절감은 제3의 병원 이윤의 원천으로 주목되고 있다. 의료 기관 내의 물품 목록 관리의 주요 목표는 환자 치료의 질을 유지하며 공급과 관련된 비용을 줄이는 것이다. 공급 망을 간소화함으로써 내부 유통 비용을 절감할 수 있으며 효과적인 재고 관리로 비용 절감, 재고 회전율을 개선으로 내부 유통재고 관리와 관련된 시간과 노동력을 줄일 수 있다.

간호단위관리를 유지하기 위해 장비와 기구, 비품과 소모품 등의 자원을 관리하게 된다. 간호단위에서 물품이 부족한 경우 간호사는 대상자에게 효과적인 간호를 제공하지 못하게 될 수도 있고 업무 현장에서 의욕이 저하될 수 있다. 따라서 물품관리를 잘하는 것은 간호대상자에게 질적인 간호제공에 도움이 되며 효과적인 병원 경영을 가능하게 하므로 병동단위에서는 자산에 대한 재고관리, 청구, 주문, 보수에 대한 행정관리를 하고 있으나 의료기관의 양식에 따라 전자시스템을 통해 체계적으로 관리를 하고 있다. 병원의 물품이란 모든 유형의 자산을 의미하고, 회계 상 재고자산인 약품, 진료재료, 의료소모품, 피복류, 일반소모품 등의 저장품과 집기류, 기계설비, 의료기기 등의 유형 고정자산으로 구분한다.

1) 물품의 종류

보건의료 기관에서의 물품의 종류는 기관 내에서 사용되는 모든 유형의 자산을 말하며 고정자산(일반비품, 기계설비, 의료기기 등), 재고자산(약품, 진료재료, 의료소모품, 사무용품, 수선용품, 유류, 기타 소모성 비품 등)으로 구분한다.

일반비품(냉장고, 텔레비전, 전화기, 옷장, 책상 등), 의료비품(휠체어, 폴대, 혈당 측정기, 청진기, 혈압계 등), 의료기기(자동심장충격기, 심전도기록기, 환자감시 모니터 등), 소모품(진료재료, 사무용품, 소모품)이 있다. 단위 부서에서는 일별, 주별, 월별로 청구서에 의해서 불출되는 처방성 물품과 비 처방성 물품을 관리하고 있다.

2) 물품관리 시스템

병원 물류(hospital logistics)는 환자진료와 이를 지원하는데 사용하는 모든 물자의 선정, 구매, 검수, 공급, 재고 관리 및 폐기를 종합적으로 관리하는 것을 말한다. 물품관리에서 물품의 청구는 표준재고 수량에 근거하여 결정한다. 공급품이나 비품에 따라 매일, 주 청구, 월 청구, 응급 청구 등의 방법으로 하며 정기적인 재고 조사를 통해 불필요한 재고나 물품의 부족이 생기지 않도록 관리하며 유효기간 및 물품 상태 등을 확인한다.

간호정보시스템(Nursing information system; NIS)에서 물품의 청구, 재고관리는 환자의 치료계획을 통합하는 처방, 물품 등 환자를 케어 하는데 필요한 물품 정보관리의 의사소통과정이다. 물품관리 시스템의 특징은 제품, 정보 및 관련된 관리활동과 현장 작업의 쌍방향적인 흐름을 포함한다. 다중 기준 의사 결정 기술을 사용하여 병원 내에서 효율적이고 효과적인 물류 흐름의 요소를 결정한다.

국내 종합병원의 사례에서 보면 물류관리 구매가 필요한 물품의 코드 표준화, 그 물품의 결재 및 청구를 위한 프로세스의 협력업체와의 정보 공유 등이 이루어져 있다. 구축된 정보시스템을 바탕으로 각 담당 부서가 발주부터 각 소요량을 파악하고 있어 물류에 대한 수요관리 측면에서도 상당한 효과가 있었다. 현재 협력업체에게 위탁한 업무에 대해서도 병원이 운영하고 있는 정보 시스템을 적극적으로 도입하여 물류업무를 지속적으로 개선하고 있다.

(1) 물품의 청구 및 불출

전산화를 통한 청구 및 불출 방법은 다음과 같이 다양하다.

- 물품청구공급방법(requisition and delivery system)은 사용단위에서 사용이 끝난 후 보충수량을 청구하여 그 청구량을 공급하는 방법
- 정량보충방법(par level transfer system)은 사용단위에서 품목별 표준량을 물류관리 부서

에서 일정기간 사용할 수 있는 물량을 설정하고 사용부서에 주 1회 이상 직원이 순회하면서 그 동안 소비된 물량만큼 보충해주는 방법

- 물품 차 교환방법(exchange cart system)은 사전에 각 사용부서별로 설정한 멸균기재를 수납한 반송 보관 창고와 사용하던 반송 보관 창고를 정기적으로 교환 해주는 방법

(2) 물품의 구매

물품의 구매 정보시스템은 병원경영정보시스템에서 환자진료에 필요한 제품과 서비스의 생산과 제공에 필요한 재료, 부품, 장비, 기타 소모품 등의 조달, 구매 뿐 아니라 재고관리 과정에서 발생하는 자료의 처리와 이와 관련된 의사결정 지원에도 도움을 주고 있다. 간호정보시스템을 통한 물품청구 및 반납 등은 간호업무의 효율화에 기여하고 있다. 간호사가 물품관리 시스템을 이용해 적정재고량을 통한 필요한 물품을 청구에 도움이 될 뿐만 아니라 처방에 의해 이미 축적된 저장정보를 이용하여 적정재고를 재조정 할 수 있고, 물품 사용량을 예측하여 관리 할 수 있다. 물품코드를 신설하거나 보험수가 책정여부 등이 필요할 때는 물품구매 담당부서와 협의가 필요하다. 구매 윤리규정을 정하여 공정하고 투명하게 유지 되어야한다. 소모품의 재고량을 신속히 파악하여 계획적으로 구매 할 수 있다. 진료비 산정 및 청구에 있어 오류나 누락을 줄일 수 있다. 적정재고 수준 유지는 중요하다. 각종 소모품 및 처치재료의 적정수량은 사용빈도나 사용량 등을 고려하여 결정하나 일 평균사용량의 2.5배로 유지한다.

(3) 의료소모품 관리 시스템

병원의 진료재료는 처방전달시스템(OCS)과 필수적으로 공유되어야 하여 물품 구매 및 재고관리를 위한 전산시스템 도입은 필수적이다. 시스템 구축에 우선 선행 되어야 하는 내용은 물품명의 표준화와 코드화, 구매, 청구, 검수, 입고, 불출, 매입에 대한 문제점 도출, 당일 입출고에 따른 재고현황 조회 기능, 바코드 시스템을 위한 바코드 등록 및 바코드 기능, 문서 바코드 기능, 물류 시스템과 처방 전달 시스템 연계 기능, 안전재고 관리 기능, 정량공급 설정 및 자동보충 시스템 기능, Back Order(자동 재청구) 설정, 물류코드와 수가코드, 처방코드, EDI코드의 Mapping 작업, 적정 재고량 설정 기능, 사용부서 재고 공유 및 통합 재고관리, 물품 사용단위의 표준화 등이다. 병원에서 진료행위를 위하여 투입되는 각종 의료소모품에 대한 관리를 위한 정보 시스템은 의료소모품 불출 및 재고관리, 재사용품 관리, 소독품 관리 등의 기능으로 구성되어 있다.

(4) 물품보관 및 유지 관리

비품은 안전성, 유용성, 청결성, 배치의 편리성 등을 점검한다. 물품은 품명, 규격에 따라 물품 보관장에 물품 이름을 부착하여 찾아서 사용하기 쉽게 관리한다. 유효기간 관리, 선입선출을 통해 유효기간 내에 사용하도록 한다. 고가 물품이나, 고무제품 등은 보관 시 주의를 요한다. 새로운 제품은 사용자들에게 사용법, 용도, 사용 후 처리 등에 대한 지침을 공유하고 관리 해야한다. 물품관리 개선 방안을 위한 간호 집담회를 운영한다.

(5) 병원 물류 로봇 시스템

병원의 물류 환경은 이송할 물건의 종류가 다양하여 한 종류 로봇으로 모든 업무의 대체에는 어려움이 있으며, 주변 이동 시 사람들에게 위협을 주지 않고 빠르게 물건을 운반해야 하는 것이다. 또한 엘리베이터를 이용하여 여러 층으로 물건을 이송해야 한다. 이러한 이유로 아직은 전동식 이동차량을 사람이 직접 운전, 직접 수레로 운반하는 사례가 대부분이다. 병원 내의 물류 작업을 로봇으로 대체할 수 있다면 업무의 효율성 향상에 도움이 될 것이다. 최근 국내에서도 로봇을 이용한 물류 이송 모델이 소개되고 있다.

의료현장에서 나타나고 있는 로봇 사례들을 중심으로 구체적인 사용 경험 및 디자인 경험 요소들을 분석한 로봇들의 사용경험요소 사례에서 로봇 역할과 사용공간에 따라 다르며, 물류로봇은 환자 사용자와의 직접적 상호작용이 자주 발생하지 않지만 사용자와 마주쳤을 때의 피드백 등 최소한의 상호작용을 고려한다고 하였다.

스마트물류 등 스마트 병원구축 사업으로 보건의료기관에서는 의료진, 환자, 장비, 물품에 무선인식 혹은 비콘(beacon) 등을 부착하여 컴퓨터에서 대상의 위치를 파악할 수 있는 물품 위치추적시스템(real-time location system)이 적용되고 있다. 수액주입펌프(infusion pump)에 비콘을 부착하여 병동 내 해당 물품의 위치를 전산에 가시적으로 보이도록 함으로써 간호사가 하는 물품확인 등을 위해 투자하는 간접간호 업무를 감소시킬 수 있다. 스마트 물류 혁신 무인운반차(Automated guided vehicle; AGV) 로봇 기반 야간자동 배송으로 각 진료 현장에 필요한 진료 재료를 매일 자동 공급하는 시스템을 운영하는 곳도 있다. 의료진이 기존 사람 위주 물류 업무에서 벗어나 환자 진료에 더욱 집중할 수 있는 최적의 진료 환경을 구현한다.

스마트 물류 시스템 구축 실증 사례

2022년 12월 경기도경제과학진흥원과 한림대학교성심병원 공동 개최로 열린 의료보조 및 긴급대응로봇 실증성과 포럼 '서비스 로봇이 함께하는 미래병원'에서 4차 산업혁명 기술의 융합을 통해 의료현장 사용자의 비효율 요인의 개선을 시도한 병원물류 시스템의 로봇기반 자동화를 위한 병원물류에 대한 실증 사례로 병원의 주요핵심 품목, 물류동선의 혼재한 병원현장 동선 상의 장거리 이동 등 병원물류 전반의 패러다임 변화를 통한 로봇의 병원 물류시스템 변화를 이끌 수 있는 모델을 제시하였다.

병원 현장에서 로봇적용 함에 있어 안전은 가장 중요한 안전시스템의 다중설계로 여러 대의 무인운반차(Automatic guided vehicle; AGV)를 이용한 진료재료 배송 시 안전운행 제어를 위한 스마트 통합 시스템과 함께 로봇물류 이송 시스템으로 경로를 보면 매직카트 스테이션에서 매직카트 상차 → 메인도로 이동 → 엘리베이터 탑승 → 엘리베이터 하차 → 병동 이동 → 엘리베이터 탑승 → 신규 카트 배송 및 기존카트 회수 → 메인도로 이동 → 회수카트 반납 및 신규카트 배송 → 매직카트 스테이션 충전소 복귀하는 시스템

로봇의 이동 시간대는 환자 및 직원들의 이동이 최소 상태인 저녁시간 부터 새벽까지 정해진 스케쥴 대로 무인운반차(AGV)로 병동에 진료 재료를 무인배송 하며 메타버스 관제센터를 구축하여 건물전체 현황 및 무인운반차(AGV)의 위치를 확인 후 특정 층을 선택하여 이동, 해당 층의 구조 및 무인운반차(AGV) 현황을 3D 단면도를 통해 다양한 각도에서 확인하여 상태와 이동경로를 확인 가능 할 뿐 아니라 이동 경로의 실제 주변 환경을 관제센터로 전송하고 있었다.

출처 : 차원철(2022, 로봇을 활용한 병원 내 물류)

병원 내 물류 배송을 사람이 직접배송 하는 것에 의존했던 물류 시스템의 로봇기반 스마트 물류혁신 사례로 물류 표준화, 청구, 검수, 재고 확인 등에 소요하는 시간을 줄이고 간호사가 간호에 집중 할 수 있는 안전한 근무환경 조성에도 큰 도움이 될 것으로 보였으며, 전체 보건 의료기관에 확산까지는 시간이 걸리겠지만 미래 병원물류 혁신을 기대 할 수 있었다.

(6) 물품관리 시스템 구축 효과

전체회사의 물품을 한눈에 볼 수 있도록 물류비의 다양한 가시성(visibility)을 확보한 점이다. 기능별, 물류업체별, 부서별, 제품별 등 다양한 물류비 분석이 가능해졌다. 물류 공급의 전산화는 배송전담요원 및 자동화 공급설비 등에 의해 물품을 사용 부서로 직접 공급함으로써 진료 및 진료지원부서 고유 업무에 전념할 수 있게 한다. 또한 발주량 자동산정 및 확정처리로 업무의 단순화 및 효율성을 향상시키고, 발주누락 및 중복발주를 최소화하고, 부서 간 불출기능을 전제로 할 때 발주량을 최적화 할 수 있다.

(7) 전자간호기록(Electrical nursing record; ENR)를 통한 물류관리 사례

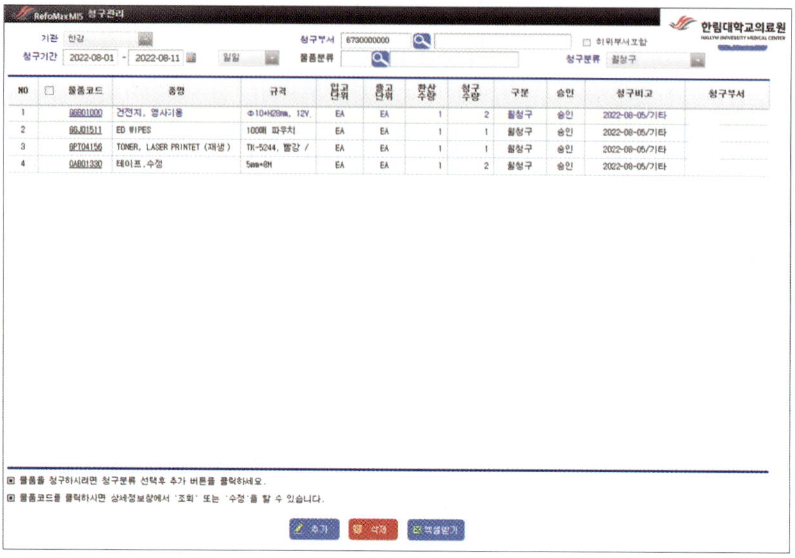

출처: 한림대학교의료원 의료정보 시스템

(그림 2-12-1) 청구관리 화면

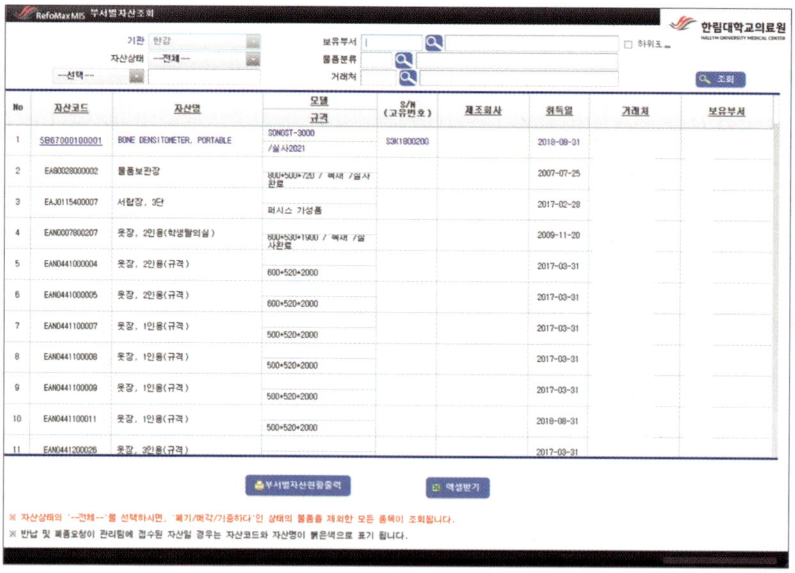

출처 : 한림대학교의료원 의료정보시스템

(그림 2-12-2) 자산조회 화면

Ⅱ 약품관리 시스템

약품관리는 환자에게 사용되는 모든 약품의 구매, 선정, 보관, 처방 조제, 투여, 모니터링, 정보제공 등 모든 과정을 관리하여 효율적인 약물체계를 운영하기 위하여 약품관리 및 그 체계를 확립하고 약물관리에 대한 지속적인 모니터링과 평가를 시행하여 적시에 약물이 안전하게 제공되도록 하기 위함이다.

약품관리는 범위가 넓고 복잡하며 약품의 안전한 관리는 입원 및 외래환자에게 정확한 투약이 안전하게 제공될 수 있도록 하는 것이 목적이다. 환자안전을 보장하고 정확한 투약을 필요로 하는 환자 치료와 밀접한 관련이 있으며 매우 중요한 간호업무의 한 부분이다. 약품의 처방과 공급은 의사의 투약처방 입력에 의해 간호사가 투약지시에 따라 직접 시행하는 사항으로 간호사는 정확한 방법을 알고 시행하여야 한다. 약품관리 시스템은 업무에 따라 외래와 병동에서 발생하는 투약지시, 병동에 대한 약품 공급, 약품재고 관리로 나눌 수 있다. 약품 관리 시스템과 알약 자동포장기를 연결 할 경우 환자의 투약 대기 시간을 단축할 수 있어 효과적으로 사용할 수 있다. 마약류, 고위험의약품, 응급약품, 비품약품 등은 관리방법이 다르며 관리 지침에 따른다. 의약품의 구매선정, 보관, 마약류 관리, 임상시험용 의약품 관리, 처방 및 조제, 투여, 고위험 의약품, 고주의 의약품, PRN, 부작용 모니터링 등 의약품의 사용 전반에 대한 규정은 급성기 병원인증조사 표준지침에 의거하여 병원 규정 및 지침을 마련하여 정보시스템 내에서 공유하여 사용한다.

1. 약품 처방 시스템

약품의 처방시스템은 보건의료기관의 종별 상황에 따라 각 기관의 관리 규정 및 절차에 따라 표준지침서에 의거하여 관리를 하고 있다. 관리 및 사용의 전 과정에 대한 모든 약품을 안전하게 보관하고 회수하는 절차 등 관리체계에 따라야 한다. 투약에 사용되는 약품의 종류는 주사약, 경구약, 외용약으로 구분한다.

1) 약품의 처방과 공급 절차

약품의 처방과 공급 절차는 다음과 같은 여러 절차에 따라 이루어진다.

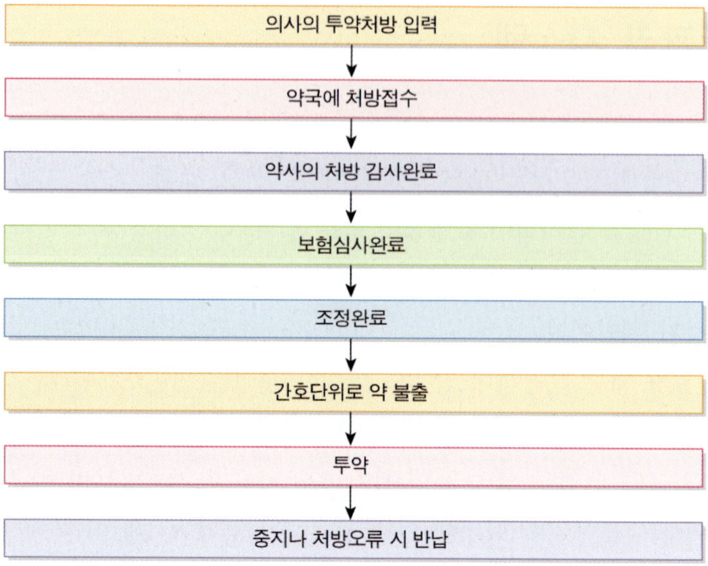

약품처방은 정규약, 응급약, 추가약, 필요 시(Pro re nat; PRN), 퇴원약 등으로 나눈다.

(1) 정규약 처방은 익일 투약을 위해 의사가 전일(각 기관의 규정시간 내) 처방하고 익일 불출한다.

(2) 응급약 처방은 환자의 상태변화 등으로 긴급하게 필요한 약품으로 처방 즉시 수령 할 수 있다.

(3) 추가약 처방은 정규약 이외로 의사의 처방 변경이나 입원 등으로 발행한 약 처방에 따라 약국에서 일정한 시간에 간호단위로 불출된다.

(4) 필요시(PRN) 처방은 응급환자 발생 등 필요한 상황 발생 시 청구하며 간호단위에 비치된 비품약을 먼저 사용하고 이후 약품을 수령하여 채우는 시스템이다.

(5) 퇴원약 처방은 정해진 시간 내에 처방이 접수되어 퇴원당일 약 수령 시 약사에게 복약상담과 함께 복약지시서를 받는다. 마감시간 이후 퇴원약은 도착시간이 늦어져 별도수령 등 절차를 따른다. 약 처방 중지 및 용량변경 등은 약국에 처방이 접수되기 전까지는 가능하며 접수 후에는 당일 처방 취소나 약품 반납 절차를 거쳐야 한다.

정보기술의 발전에 따라 약품의 투약과정에도 변화가 일어나고 있다. 최근 보건의료기관에서는 환자의 입원 시 제공되는 바코가 인식된 팔찌를 이용한 바코드나 무선인식(Radio frequency identification; RFID) 기술의 도입으로 바코드 시스템 이용 투약 과정은 간호사가 투약하기 직전 환자 바로 옆에서 바코드 해독기를 이용해 환자의 팔찌에 있는 바코드와 준비된 약 봉투의 바코드가 서로 일치하는 지 확인하고 정확한 약물투여가 이루어져 투약 오류를 줄일 수 있다. 최근 디지털 병원 전환에 따라 투약하는 담당 간호사의 신분증 바코드를 읽히면 자동적으로 투약기록까지 연동되어 간호업무 개선에도 도움이 되고 있다. 바코드를 이용한 환자확인 시스템(Barcode point of care; BPOC)은 바코드에 등록된 정보를 이용하여 환자정보, 처방정보와 약 정보를 비교, 확인 가능하게 개발하고 있다. 바코드 인식이 가능한 단말기를 이용하여 환자의 식별(Identification; ID) 바코드와 약물 바코드를 스캔 또는 태그 하여 정보일치 여부를 확인한다. 이러한 정보기술의 발전은 간호사의 주요 업무인 정확한 약물투여로 환자 안전에 기여 뿐 아니라 기록시간 절약으로 업무개선에도 도움이 되고 있다. 투약은 투약 안전관리 지침에 따른다.

2) 약품의 교환 및 반납

약품의 교환 및 반납은 보건의료기관의 정해진 절차에 따라 시행한다. 파손 약품이 발생 시 에는 파손약품 보고 절차에 따라 처리하며 파손 약품은 약국으로 반납한다. 비품은 기관의 정해진 기준에 따라 교환한다. 유효기간 만기 일 도래 전에 규정에 따라 교환한다.

3) 약품 보관 및 관리

약품의 관리 및 사용의 전 과정에 대한 체계를 확립하고 모든 약품을 안전하게 보관에 대한 절차를 마련하기 위함이다.

2. 고위험 약품 보관 및 관리

고위험 약품(high risk drug)이란 처방, 조제 및 투약 오류 발생 시 환자와 직원의 안전에 치명적인 위해 또는 잠재적으로 높은 위험을 초래할 가능성이 있거나 치료영역이 좁아서 부작용이 발현될 위험성이 높아 처방, 보관, 조제, 이송, 투여, 폐기 시 특별한 주의가 필요한 약품을 의미한다. 고위험 약품은 고농도 전해질제제(Kcl, Nacl, KH2PO4), 인슐린 제제, 주사용 항혈전제, 주사용 항암제, 중증도 진정제, 조영제 등으로 의료기관에서 사용하는 목록을 정하여 잘못 사용 시 치명적인 위해를 줄 수 있으므로 고위험 표시 및 유효기간 표식을 하여 다른 약품과 분리 보관한다.

3. 고주의 약품(주의를 요하는 약품)의 보관 및 관리

고주의 약품은 환자에게 처방, 조제, 투약 및 보관 등 관리와 업무 수행시 잠재적 오류 발생 가능성이 높은 약품을 의미한다. 고주의 약품의 목록 선정 및 관리 방법은 각 보건의료기관에서 검토하여 관련 고위험 약품의 특성에 따른 주의사항과 부작용 발생 시 대처방안에 대해 직원교육을 시행하며, 내용을 공유해야 한다.

고주의 의약품의 대상은 냉장보관 약품, 냉동보관 약품, 차광보관 약품, 투약오류 발생 가능성이 높은 약품(유사코드, 유사모양, 유사 발음약품), 임상시험 약품, 백신, 개봉 약품 등이다.

- 냉장보관 약품은 보관온도 2~8℃를 유지하도록 관리, 1일 1회 이상 온도를 점검하여 기록한다.
- 냉동보관 약품은 약품전용 냉동고나 온도계가 부착된 냉동고에 보관한다, 1일 1회이상 온도를 점검하여 기록한다. 설정온도를 벗어난 약품은 약제팀에 보고하고 의약품의 안전성 유무를 확인 후 사용 여부를 결정한다.
- 차광보관 약품은 빛이 투과되지 않도록 밀폐된 장소에 보관하거나 차광봉투에 넣어 보관한다.
- 투약오류 발생 가능성이 높은 약품(유사코드, 유사모양, 유사 발음약품), 코드, 모양, 발음이 유사한 약품은 관련 프로그램에 등록하여 목록을 관련 직원들과 공유한다. 또한 구별하기 쉽도록 별도 표시하여 보관한다.
- 임상시험 약품 : 임상시험용 약품 계획서에 제시된 적정 온도에 보관하며 안전한 인수, 취급, 보관에 관한 전반적 관리는 임상시험용 약품관리 기준에 따른다.
- 백신 : 냉장보관 해야 하는 백신은 기준에 의한 안전한 온도가 유지되는 장소에 보관하고 1일 2회 온도 점검한다.
- 개봉 약품 : 개봉약품의 사용기간은 의료기관 내 개봉 약품 관리지침과 제품정보를 참고하여 사용한다. 다회투여 약품(multi dose drug)을 개봉 시에는 개봉일자, 폐기일자, 필요시 경고문 등을 표기한다.

4. 마약류 보관 및 관리

마약류 관리에 관한 법률 제 11조(마약류 취급의 보고 : 개정 2018.5.18)에 따라 마약류 취급자는 생산 유통사용 등 전체 취급내역을 식품의약품 안전처 마약류통합관리시스템에 접속하여 항목별 전산보고 하여야 한다. 중점관리대상인 마약 및 프로포폴의 경우 구입, 조제, 투약, 양도, 양수, 폐기 등 취급일로 부터 7일 이내 보고하고, 일반관리대상인 프로포폴 외 향정신성의약품은 취급한 달의 다음달 10일까지 보고해야한다.

마약류 관리에 관한 법률 시행규칙 제26조(마약류의 저장, 개정 2020.2.22)에 따라 마약 저장시설은 잠금 장치가 있는 철제 금고에 저장하던 것을 (철제와 동등이상의 견고한 재질로 만들어진 금고)에 저장할 수 있도록 한다. 처방전에 따르지 않고 투약하거나 처방전을 거짓으로 기재한 경우나 마약류 저장시설 점검부를 주1회 이상 점검하지 않고 비치하지 않았거나, 종업원에 대한 지도 감독을 철저히 하지 않아 의료용 마약류의 도난 사고가 발생하는 경우 등에 대한 행정처분 기준을 강화하여 마약류의 오남용을 방지하고자 운영상 일부 미비점을 개선 보완하였다. 마약류 저장 시설 장부 및 마약류 관련 서류는 만 2년 보관하며 마약장의 위치, 마약장 열쇠 위치 및 비밀번호 노출이 되지 않도록 주의가 필요하다. 경구용 마약도 마약 금고에 보관하여 관리한다. 사용하고 남은 마약류, 반납 마약, 파손 마약 등의 처리는 신속하게 반납한다. 분실 도난이 발생되지 않도록 운반, 인수, 보관 시 보안을 철저히 해야 한다.

개봉하여 주사기에 옮겨 담았으나 환자거부, 상태변화 등으로 전량 투여하지 않아 약제팀에 반납되는 경우, 약을 개봉하였어도 환자에게 조금도 투여되지 않았기 때문에 처방 취소(discontinue: DC)하고 실물(개봉된 마약류 또는 마약류고 섞인 수액)을 관활 보건소에 직접 가져가서 폐기해야 한다. 이에 현장에서는 개봉 후 미사용 마약류 관리지침 변경에 따라 개봉하여 주사기에 옮겨 담았으나 환자거부, 상태변화 등으로 전량 투여하지 않고 약제팀에 반납되는 경우와 약을 개봉하였어도 환자에게 조금도 투여되지 않은 경우는 처방취소(discontinue; DC)하고 실물(개봉된 마약류 또는 마약류가 섞인 수액)을 관할 보건소에 직접 가져가서 폐기신청해야 하는 시스템으로 변경 되었다. 이에 현장에서는 반드시 투여직전 개봉(미리 개봉 금지)을 원칙으로 하며, 확실하게 투여 결정 후 개봉을 원칙으로 한다.

5. 응급약품 관리

응급약품은 응급대상자 발생 시 빠른 대처를 위해 응급카트에 보관하며, 보건의료기관에서는 각 부서별 표준화된 응급약품의 종류와 위치(대개 약물은 응급카트 최상단)에 약물을 비치하고 정해진 기간에 따라 주기적으로 수량점검, 유효기간 관리 등을 한다. 응급상황 발생으로 약품을 사용한 경우 사용 즉시 처방을 받아서 채워서 언제든지 사용 할 수 있도록 한다.

6. 의약품부작용 모니터링 및 관리

의료기관에서는 의약품 사용 오류를 감소시키기 위하여 의약품 부작용을 모니터링·분석·보고·공유·개선하고 있다. 의약품부작용 모니터링 체계란 의약품부작용 사례 발견 또는 보고, 모니터링 평가 보고,(환자정보, 대상의약품, 진료과 조치사항 및 의견, 약제부서 검토의견, 인과성 평가) 개선 방향(원외보고, 원내 프로세서 개선, 종결) 등이 포함된다. 의약품부작용 발생 시 처리 절차를 마련하며, 결과의 분석 및 경영진에 보고하고, 분석결과를 관련 직원과 공유하는 체계를 말한다. 약물이상반응에 대한 부담을 최소화하기 위하여 의약품 사용과정에서의 안전을 위한 시스템으로 임상의사결정지원시스템, 그와 연동되는 전산처방입력시스템(Computerized physician order entry system; CPOE system) 혹은 처방전달시스템, 의약품사용의 적정성 평가를 위한 의약품사용평가(DUR)시스템, 투약오류 예방을 위한 바코드시스템 등이 있다.

7. 의료기관의 약품 관리 사례

병원의 경영정보시스템(Management information system; MIS)을 이용하여 의료진, 관리자는 약품의 재고량을 신속히 파악해서 부족분을 계획적으로 구매할 수 있으며, 진료비 산정 및 청구에 있어 오류나 누락을 줄일 수 있다. 의약품 관리체계는 급성기 병원인증조사 표준지침서에 의거하여 의약품 사용의 전반에 대하여 규정으로 관리한다.

처방전달시스템(Order communication system; OCS)에서 의사가 약물처방, 처방전달시스템에서 약물처방을 확인하고, 투약화면은 간호사가 안전한 약물 투약을 할 수 있도록 환자의 약물 알러지 정보, 고위험 약물, 유사 이름 및 유사 모양 등 약물에 대한 상세 정보 등 알람을 통해 제공한다. 의사가 처방전달시스템을 사용하여 약물 투약 처방을 입력한 정보를 간호사가 조회하고 간호제공이나 타 부서와 의사소통을 통해 진료업무를 지원하고 기록을 한다.

임상의사결정지원시스템(Clinical decision supprt system; CDSS)의 활용사례로는 약물 상호작용 경고시스템, 감염관리시스템, 적절한 항생제 처방가이드시스템, 고혈압환자의 처방관리시스템, 우울증관리시스템 등 다양하다. 의사가 전산으로 처방을 입력할 경우, 처방자동검토를 통해 그 처방에 대한 임상적 정보가 즉시 피드백 되어 처방의 결정을 도와주는 실시간 약물 경고메시지로 정보를 제공한다.

임상의사결정지원시스템(CDSS)은 국내 허가사항을 기반으로 처방 조제 검수 투약시 검색할 수 있는 정보원으로 병원 내 OCS와 연동되어 있다. 의약정보 검색서비스 Micromedex는 국내 정보 뿐 아니라 해외 자료 및 미국의 FDA 자료를 검색할 수 있는 정보원으로 좀 더 학술적인 정보원이다. 위 두가지 정보원은 병원 내 OCS/EMR과 연동되어 있으며, 병원의 의료진이면 누구나 검색이 가능하다.

1) 임상의사결정지원시스템

임상의사결정지원시스템(CDSS)은 의료기관의 방대한 진료기록, 검사데이터, 임상지식 등의 진료기록데이터를 토대로 의사의 진단과 치료계획 등의 임상결정을 지원하는 시스템이다. 투약관련 의료진들의 투약의사결정 전에 관련된 올바른 의약정보를 제공하여 올바른 의사결정을 할 수 있도록 지원하는 전자의약정보시스템이다. 처방단계에서 뿐 아니라 처방 후 조제 감사 투여단계에서 의약품에 대한 모든 허가사항 및 의약정보를 지원하는 전산프로그램으로 의사, 약사, 간호사 등 관련 직원 업무에 활용한다. 프로그램은 라이선스 계약을 통해 외부프로그램을 의료기관 내 OCS와 연동하여 사용한다. 허가사항, 효능효과, 용량 용법, 사용상의 주의 사항, 안정성 서한, 보관방법 제공, 복약지도, 적응증 및 기전, 부작용, 상호작용, 주의사항, 질병금기, 용량정보, 심평원 금기 의약품 등, 식약처 허가사항은 의약정보 검색서비스 Micromedex를 연동하여 제공한다.

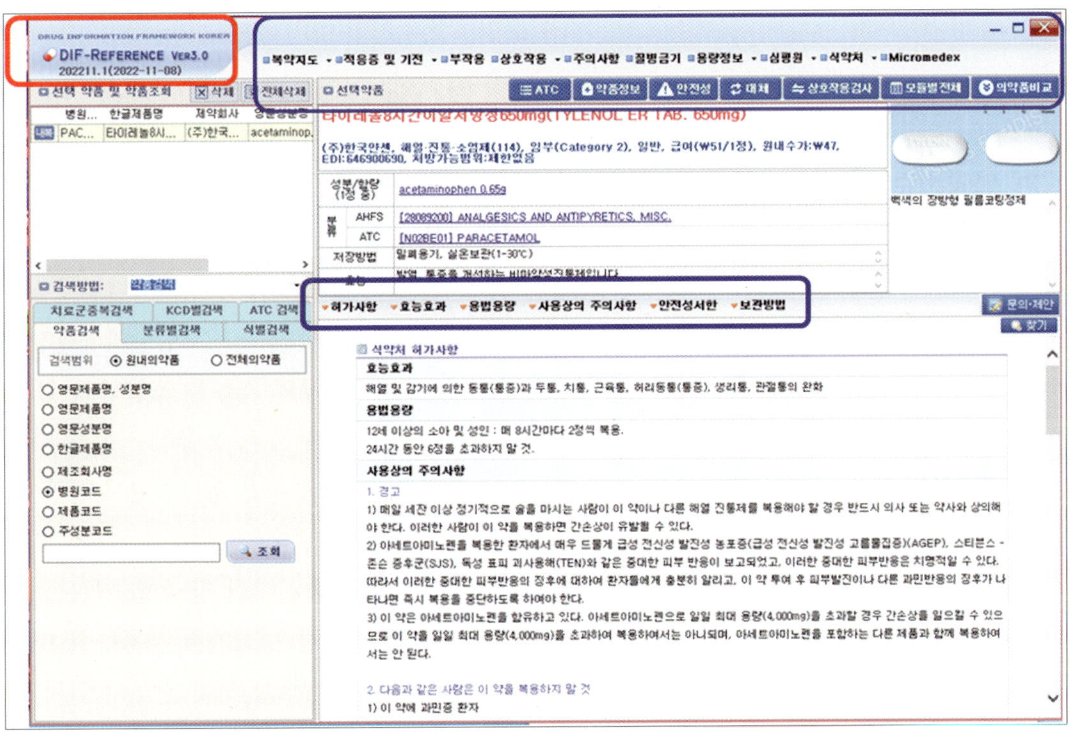

출처 : http://www.firstdis.co.kr/index.html

(그림 2-12-3) Dif-reference Ver 3.0

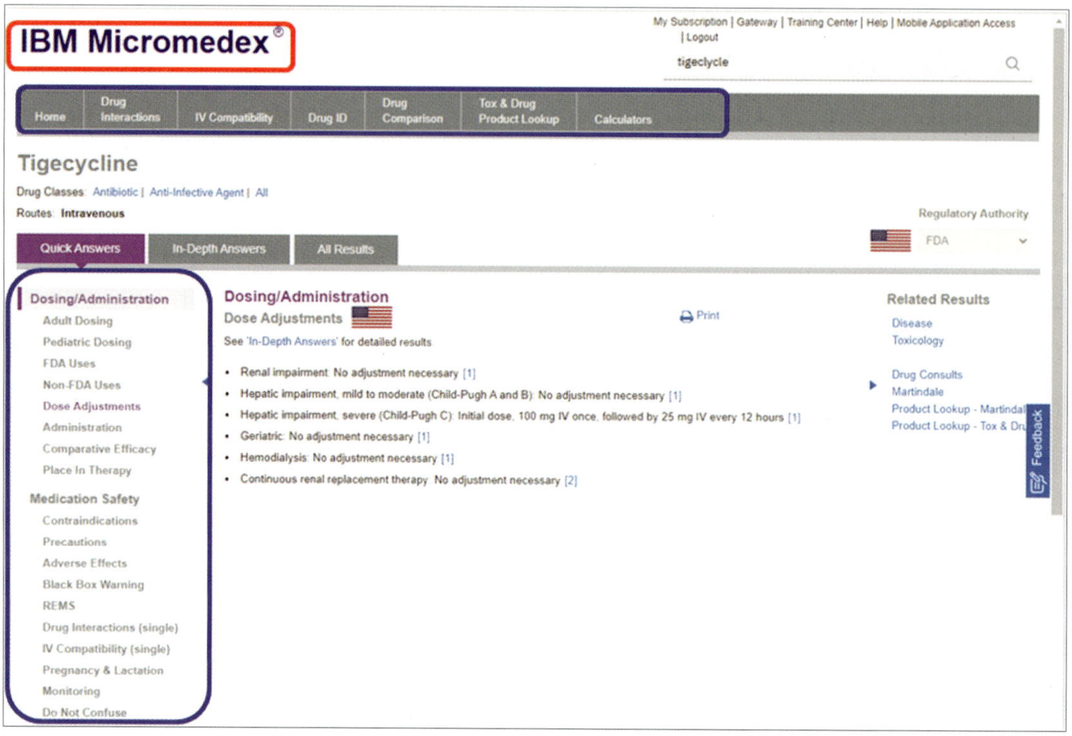

출처 : https://www.micromedexsolutions.com

(그림 2-12-4) 약품검색 서비스 IBM Micromedex

2) 의약정보 검색서비스 Micromedex

의약정보 검색서비스 Micromedex는 국내외 허가사항 뿐 아니라 학술적인 내용을 확인할 수 있는 해외 검색 프로그램이다. 병원 직원은 누구나 URL접속 또는 임상의사결정시스템(CDSS) 상단을 통하여 검색이 가능하다(user name 및 password 확인 필요). 임상의사결정시스템(CDSS) 대비 임상상황에서의 좀 더 학술적인 내용 포함 및 국외 자료를 포함하고 있다.

간호정보체계(Electrical nursing record; ENR)를 통한 주 청구, 월 청구, 응급청구 등을 하며 약품 재고관리 및 약품청구 관리를 시행 한다. 실 시간 청구 진행 상황을 알 수 있어 관련 부서간의 의사소통 기능을 한다.

최근들어 각 기관마다 차이는 있지만 바코드시스템을 이용한 환자 확인 및 수행 기록을 실시간으로 지원하는 시스템을 사용하고 있다. 바코드 인식이 가능한 단말기를 사용하여 간호사, 환자 ID(identification) 바코드와 약물 바코드를 인식(스캔 또는 태그)하여 정보의 일치 여부를 확인함으로써 의료진이 안전하게 투약을 수행 할 수 있도록 지원한다. 또한 스캔 또는 태그된 정보가 일치하는 경우 그 결과를 투약기록에 자동 서명되도록 연동되어 업무 효율성

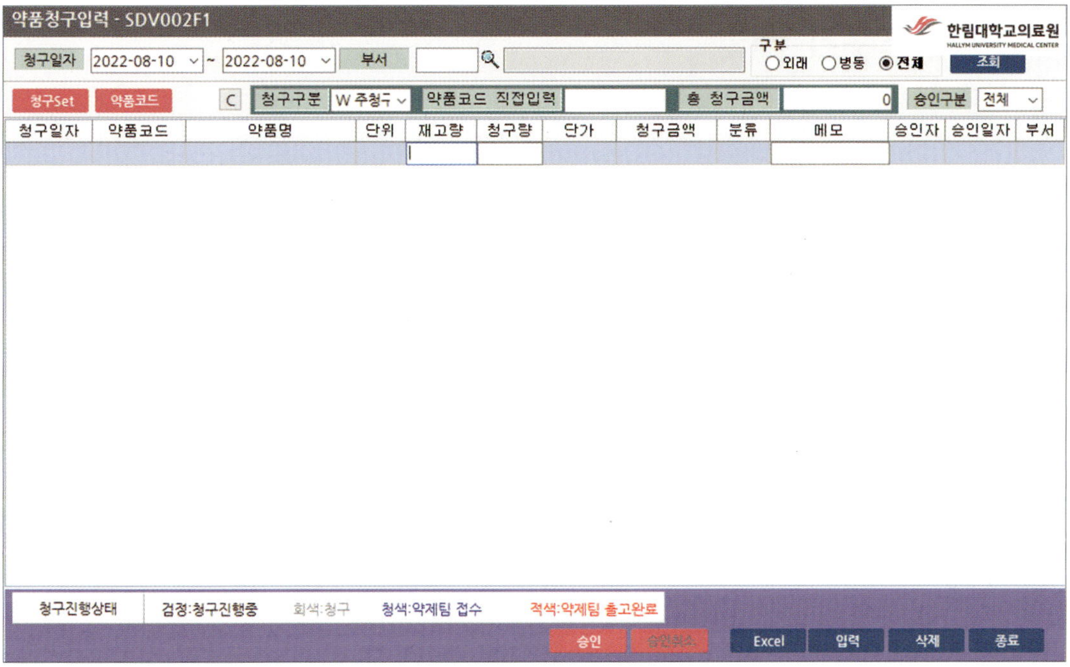

출처 : 한림대학교의료원 의료정보시스템

(그림 2-12-5) 약품청구 입력화면

을 도모할 수 있는 시스템을 구축한 곳도 있다.

최근 들어 병원 정보시스템은 임상의사결정지원시스템(CDSS), 항생제에 대한 미생물학 민감성과 같은 특정 실험실 또는 장기기능 장애 환자에 대한 경고를 일상적으로 통합, 처방을 확인 가능하다. 약물유전학적 정보는 가능한 경우 통합 지원. 일부에서는 임상의사결정지원시스템(CDSS)을 사용한 자동 검증이 가능하다. 미래는 인공지능(Artificial intelligence; AI)이 희귀처방 식별 및 연령, 성별, 체중, 알레르기, 장기 기능, 유전정보, 질병상태 및 병용약물, 상당수의 의약품이 인공지능(AI)를 사용하여 자동 검증되며, 인공지능(AI) 알고리즘을 기반으로 하거나 충분한 예측력이 부족한 의약품은 심층검토를 위해 약사에게 전달된다.

Ⅲ 간호수가 개발

1. 간호수가 개발

보건의료 현장에서 진료, 간호를 제공하는 과정에서 처치행위, 처치재료의 수가 발행을 위한 화면이 제공된다. 간호사가 입력한 정보는 원무, 보험심사 부서의 진료비 산정 시스템, 물품담당 부서인 관리팀 등 물류시스템으로 전송되어 병원의 진료비 수익, 물품의 구매 및 관리를 위한 자료 역할을 한다. 임상현장에서 간호사의 업무 효율성을 개선하고 수가누락 방지를 위해 국내 병원에서는 간호사가 개별로 입력하던 처치행위 및 치료재료를 의료정보시스템의 간호기록과 연결하여 동시에 자동으로 처치행위 및 처치재료 수가가 발행되도록 개발하여 사용하고 있다.

전문직 간호사의 업무에 대한 보상을 제대로 받기 위해서는 간호수가 개발이 더욱 필요하다. 현 의료체계에서 간호사가 받을 수 있는 간호수가로는 입원관리료와 간호간병서비스를 통한 수가가 대표적이다. 간호간병서비스는 모든 간호사 대상의 수가가 아니기 때문에 간호사의 처우개선, 간호인력 확보를 위해 독립된 간호수가를 개발해야 한다.

간호행위에 대한 수가는 입원관리료의 25%만 인정하는 일당 수가로 포괄화되어 있어 완전한 간호수가로 볼 수 없다. 간호서비스로 활력징후 측정, 주사, 투약, 지지간호, 간호교육, 상담, 온열요법, 냉찜질, 침상정리, 기록과 보고, 진료보조 행위 등의 수가는 모두 간호관리료에 포함되어 있다. 이는 간호사가 몇 명이 어떻게 일을 하고 있는지 등의 세부요소는 반영되고 있지 않아 간호행위에 대한 독립적인 수가가 필요하다. 현재의 요양 급여 항목, 환자 상담, 입원 시 면담, 교육(약물, 증상, 입원, 퇴원) 등을 현행 건강보험에서 인정하는 항목 수준으로 끌어 올려서 수가화 할 수 있도록 우리 모두의 노력이 필요하다.

정신간호 영역의 경우 환경 관리 영역, 간호순회, 안전 확인, 자살 자해 과다행동 관찰, 출입문 관리 등 다른 간호 분야와 달리 정신간호에만 있고 환자의 안전을 지키는 것이므로 수가화해야 하는 부분, 특히 간호 관리료에 포함된 입원 시 면담, 상담은 수행 건당 긴 시간을 사용하고 다른 간호단위와 비교해 정신과 고유의 전문성을 발휘한다는 점에서 정신간호 특유의 간호행위로 인정받을 필요가 있다.

1) 행위별수가제

간호 개별 행위 각각에 수가를 산정하는 것으로 환자가 간호서비스를 많이 이용할수록 간호수가가 많이 부가된다. 행위별 수가는 일당수가와 방문수가가 환자의 중증도와 관계없이 평균비용으로 일괄 적용되는 것을 보완해 준다. 행위별 수가는 행위별로 상대가치점수를 책정하여 점수당 단가(환산지수)를 곱하여 산정한다. 상급종합병원, 종합병원, 병원, 의원 등 의료기관유형별 환산지수는 다르며, 보건복지부장관이 심의위원회의 심의를 거쳐서 고시한다. 행위별수가 점수 예시는 (표 2-12-1)과 같다.

(표 2-12-1) 행위별수가 예시(2022년)

분류번호	코 드	분 류	점 수
라-2	J2000	입원환자 조제·복약지도료 [1일당]	18.17
마-1	kk010	피하 또는 근육내주사 Subcutaneous or Intramuscular Injection	15.63
마-2	KK020	정맥내 일시 주사 [1일당] Intravenous Injection	22.32
마-5-1	KK054	수액제 주입로를 통한 주사 IV Side Injection[1)]	15.18
마-15	KK156	가. 피하내 주사 Subcutaneous	26.69
	KK151	나. 정맥내 일시 주사 [1일당] Intravenous	57.90
	M0040	산소흡입	
	AG1 13	신생아 모유수유 간호관리료	
자-3	M0131	나. 장루처치 stoma care[2)]	101.87
	M0134	다. 수술후 튜브삽입에 의한 자연 배액감시 및 처치 Natural Drainage and Care after Operation	53.20
	M0137	라. 흡입배농 및 배액처치 Suction Drainage or Tracheostomy Suction etc	126.77
	M0141	마. 좌욕 Sitz Bath	22.20
	M0143	바. 체위변경처치 Position Change	95.87
	M0151	사. 회음부 간호 Perineal Care	64.66
	M0153	아. 통목욕 간호 Tub Bath	131.30
	M0155	자. 침상목욕 간호 Bed Bath	178.23
자-5	M0050	도뇨 [1회당] Nelaton Catheterization	88.25
자-6	M0060	유치 카테터 설치 Foley Catheterization	130.93

1) 외래는 1일 1회, 입원은 1일 2회 이내만 산정한다
2) 같은 날 2개 이상의 장루에 시행한 경우에는 장루개수별로 소정 점수를 산정한다

출처 : 건강보험요양급여비(2022.02) https://repository.hira.or.kr/handle/2019.oak/2964

2) 간호관리료 차등제

간호관리료 차등제는 일당수가제로 간호행위 중 개별 항목으로 수가화 된 항목을 제외한 나머지 간호서비스를 말하며 활력징후 측정, 지지, 간호교육, 온열요법, 냉찜질, 침상정리, 기록과 보고 등이 있다. 간호관리료 차등제는 환자에게 질 높은 간호를 제공하기 위해 간호사 확보 수준(병상 수 2.5:1)에 따른 간호관리료를 차등 지급하는 것으로 1999년에 도입되었다.

현재 간호관리료 차등제는 서울 등 일부 대도시 지역에 위치한 의료기관을 제외하고 2017년 등급 산정 기준이 '병상 수'에서 '환자 수'로 변경되었다. 이에 따라 2018년 4월 1일부터 간호등급제는 '직전 분기 평균 환자 수 대비 평균 간호사 수'로 등급을 나눈 다음 등급별로 다음 분기 입원료를 가산 또는 감산해 지급하는 방식으로 운영되고 있다. 현재 간호관리료는 입원료에 포함되어 있다. 이러한 간호관리료 차등제는 수가를 산정하는 데 쉽고 간단한 방법이나, 서로 다른 간호요구량을 가지는 각 환자에 대한 비용을 정확히 산정하여 반영하지 못하는 단점이 있다.

3) 간호간병통합서비스 수가

간호간병통합서비스 수가는 입원환자를 위해 병원이 간호 인력을 충분히 고용하여 가족이나 유료간병인 대신 입원환자에 대한 간호간병서비스를 직접 제공하기 위한 수가로 간호간병통합서비스 기본입원료는 '입원관리료'와 '간호간병료'를 포함한다.

4) 방문수가제

방문당수가(per-visit)는 가정간호와 같은 지역사회 간호 분야에서 자주 쓰이는 방법으로, 총비용을 총 방문 수로 나누어 환자 1인당 방문당 수가를 산출한다. 현재 우리나라 가정간호 수가는 '기본방문료', '교통비', '행위별 진료수가'로 구성된다.

5) 환자 분류군별 수가

환자 분류군별(per-acuity) 수가는 환자의 중증도에 따른 간호요구량에 따라 동질적인 몇 그룹으로 분류한 후 자원소모량을 측정하여, 그 분류군별로 각각 다르게 수가를 산정하는 방법이다. 수가산정보다는 인력산정의 목적으로 개발되었으며, 장기요양시설 수가가 이에 해당된다. 요양시설이나 노인요양공동생활가정을 이용하는 등급(1등급, 2등급, 3~5등급)에 따라 1일당 정액수가로 산정하며, 중증도가 높을수록(1등급) 1일당 정액수가도 높다.

- 건강보험요양급여비용. 대한병원협회; 2022. 3
- 국제병원의료산업박람회(K-HOSPITAL FAIR 2022, KHF 2022). 스마트 물류 혁신 사례.
- 김성호, 성동효,한국 병원의 물류관리 및 공급사슬관리(SCM)에 대한 실태 연구: 5개 종합병원을 중심으로. 한국디지털콘텐츠학회지. 2020;20(1):195-203.
- 김지현, 황성우, 김복남, 이수정, 최순옥. 4차산업혁명과 간호정보. 서울; 학지사 메디컬: 2022.
- 박종석, 김한성, 이재건, 최훈영, 강경식. 병원물류 공동화를 위한 통합물류 시스템 구축에 관한 연구=A Study on the Development of Integrated Logistics System for Hospital Logistics Cooperation, 대한안전경영과학회 2014;16(2):139-146.
- 보건복지부. 의료기관인증평가원(http://www.koiha.or.kr/). 인증. 평가기준. 4주기 급성기병원인증기준 및 표준지침서 공표. 급성기병원인증 기준(4주기); 2021.10.29.
- 송유미, 의료 산업에서의 로봇 디자인 경험 요소 연구. 기초조형학연구. 2021;22(6):239-256.
- 신미자 외. 간호관리학. 경기; 수문사: 2022.
- 염영희, 고명숙, 김기경, 김보열 외. 개정7판 학습성과기반 간호관리학, 경기; 수문사: 2020
- 이병숙, 김성례,김현경, 신지원 외. 간호관리학 4판. 서울; 학지사: 2019.
- 이종화, 고현우, 물류비의 효율적 관리를 위한 글로벌 기업의 물류정보시스템 구축 전략 - ‘A’ 전자 구축사례를 중심으로=Logistics Information System"s Implementation Strategy of Global Company for Effective Logistics Cost Management : Focus on Case Study of " A" Electronic Company
- 이혜자, 김연하, 남경동, 양옥렬, 이혜진, 최순옥. 알기 쉬운 간호정보학. 계축문화사; 2018.
- 임숙빈, 장화순, 고문희, 박영숙, 김은경. 정신간호 수가개발을 위한 간호행위 수행 분석. 정신간학회지 2012;21(1):41-54.
- 장금성 외. 제5판 최신간호 관리학. 서울: 현문사: 2022
- 정면숙, 박광옥, 김세영, 김은경, 김종경, 박은준. 알기 쉽고 현장감 있는 간호관리학 3판. 현문사; 2018.
- 조문숙. 4주기 급성기병원 인증준비를 위한 설명회. 병원간호사회; 2022:12.
  DOI: https://doi.org/10.9728/dcs.2020.21.1.195
- 차원철. 의료보조 및 긴급대응로봇 실증성과 포럼,서비스 로봇이 함께하는 미래병원.
  로봇을 활용한 병원 내 물류. 차원철 ; 2022. 발표자료 중.
  https://www.youtube.com/watch?v=UjYpoyFHkqA
- 한국산업경영시스템학회 2008;31(1):132-141.
- 한림대학교의료원 의료정보시스템: 2022
- 한현욱. K-디지털헬스케어 이해하기. 한국보건산업진흥원. https://www.khidi.or.kr

- http://www.firstdis.co.kr/index.html
- https://mfds.go.kr/wpge/m_738/de010114l002.do, 마약류통합관리시스템.
- https://nam.edu/electronic-health-record-optimization-and-clinician-well-being-a-potential-road-map-toward-action/
- https://repository.hira.or.kr/handle/2019.oak/2964, 건강보험요양급여비용(2022년 2월판). 건강보험심사평가원; 2022. 2
- https://www.himss.org/resources/2022-clinical-workflow-flexibility-challenges-ehr-defining-problem-part-one
- https://www.himss.org/what-we-do-solutions/digital-health-transformation. An Evolution in Standards Supporting Specialty Medication Workflow
- https://www.law.go.kr/IsSc.do?section. 마약류 관리에 관한 법률, 2022.6.10
- https://www.micromedexsolutions.com
- Institute for Safe Medication Practices(ISMP). Targeted Medication Safety Best Practices for Hospitals. ISMP; 2022. https://www.ismp.org/guidelines/best-practices-hospitals.
- Moons, K., Waeyenbergh, G., and Pintelon, L.. Measuring the logistics performance of internal hospital supply chains: A literature study, Omega 2019;82:205-217.
- Parthasarathy, R., Steinbach, T., Knight, J., & Knight, L.. Framework to enhance nurses' use of EMR. Hospital topics 2018;96(3):85-93.
- Rossetti, M. D., and Selandari, F. Vi.. Multi-objective analysis of hospital delivery systems Computers & Industrial Engineering. 2001;41(3):309-333. https://doi.org/10.1016/S0360-8352(01)00058-4

13

P·A·R·T

질 향상과 환자안전관리 시스템

학|습|목|표

- 질 관리의 개념을 이해한다.
- 질 관리 시스템을 이해한다.
- 환자안전 개념을 이해한다.
- 환자안전관리 시스템을 이해한다.

P·A·R·T 13

질 향상과 환자안전관리 시스템

I 질 관리

1. 질 관리의 개념

현대적 의미의 '의료의 질(Quality of health)'에 대한 역사는 1863년 영국의 나이팅게일이 전쟁 중 병원 환경 개선을 통해 환자 사망률 감소의 보고와 함께 병원 통계의 중요성을 강조하면서부터 시작되었다고 할 수 있다. 이후 1912년 미국 외과의사인 코드만(Dr. Codman)은 환자 진료의 최종결과에 대한 체계적인 정보의 수집과 평가를 통해 진료감사체계를 구축하고 의료 질 평가의 기초를 마련하면서 현대적 '의료 질 관리' 개념이 도입되었다. 미국의학한림원(National academy of medicine; NAM, Institute of medicine; IOM)에서는 의료의 질(Quality)을 '개인과 인구집단에 제공되는 보건의료서비스가 바람직한 건강 결과의 가능성을 높이고, 현재의 전문적 지식과 부합하는 정도'로 정의한다. 질 향상(Quality improvement; QI)이란 현재의 진료수준을 측정하고 이를 개선하기 위한 방법을 개발하고 새롭고 더 나은 방법을 실무에 적용하는 활동으로 정의한다. 이후 미국의 병원신임기구인 공동위원회(The joint commission; TJC)는 위험을 피하고, 해를 최소화하여 치료적 이득을 최상으로 성취하는 것이라 정의하였다.

우리나라 의료기관에서 질 관리 활동을 시작하게 된 계기는 1981년 대한병원협회의 병원표준화사업을 시작으로 질 관리활동이 시작되었으며, 국민들의 의료 질 향상 요구에 부응하기 위해 도입된 병원신임평가, 의료기관서비스평가, 의료기관평가를 거치면서 지금의 의료기관인증제로 발전하면서 심사기준을 만족시키기 위한 것이었다고 볼 수 있다. 공급자 중심에서 소비자 중심으로 의료패러다임이 변하고, 의료시장의 경쟁력이 심화되고, 병원경영 환경이 변화됨에 따라 의료서비스의 질이 부각되기 시작하였다. 고객의 의료기관 선택기준이 의료서비스의 질에 의해 결정된다는 것을 이해하기 시작하면서 의료기관들은 고객들의 욕구를 충족시키기 위한 양질의 의료서비스로서 경쟁력을 확보하고, 비용-효과적인 방법을 통하여 내부 경영의 효율성을 증대시키고자 자발적인 질 관리 활동을 수행하게 되었다. 이러한 노력으로 의료기관들이 산업분야에서 사용되어 온 품질향상기법인 총체적 질 관리(Total quality management; TQM), 지속적 질 향상 활동(Continuous quality improvement; CQI), 성과관리(Performance improvement; PI)와 같은 경영관리기법을 적극적으로 도입하고 있다. 총체적 질 관리는 고객중심의 의료, 업무과정의 지속적 개선, 전 직원들의 적극적 참여를 유도하고, 변화와 관리를 강조하며, 리더십, 조직문화, 과학적인 방법 활용 등 의료이용자 중심의 서비스를 제공하여 궁극적으로는 성과를 관리하는 것이다.

2. 질 향상 활동

의료 환경에서 의료의 질 향상을 위한 새로운 방법을 개발하여 새로운 효과가 있는지를 검증하는 것이 질 향상 활동이다. 의료의 질 향상이란 환자안전(patient safety)이 담보가 되어야 한다. 의료기관에서 환자안전이란 환자에게 해를 입혀서는 안 된다는 것으로 의료인의 입문에서 히포크라테스나 나이팅게일 선서에서 선언하고 있다.

도나베디안(A. Donabedian)은 의료의 질을 평가하기 위한 3요소 모형(Triad model)을 구조, 과정, 결과로 구분하여 제시하였다. 구조는 의료가 어떻게 조직화되는가? 과정은 무엇이 수행되었는가? 결과는 환자가 어떤 상태가 되었는가? 로 구분하였다. 임상연구에서는 구조보다는 과정과 결과 간의 연관성이 입증되면서 과정지표가 중요하게 강조되고 있다. 이는 일반적으로 적용이 가능한지를 보여주는 것이어야 하는데 각 병원에서는 다학제적 접근을 통한 활동으로 전개된다. 이러한 질 향상 활동 노력은 여러 단계를 거치게 된다. 즉 적합한 구조와 과정, 결과 등을 파악할 수 있는 근거기반 지표를 정하고, 보건의료제공자나 보건의료체계의 성과를 측정하고 그 결과를 근거로 활용하여 변화를 촉진하는 것이다.

질향상(Quality improvement; QI) 활동을 촉진하기 위해서 첫 단계는 적절한 측정지표를 선택하는 것이다. 기관차원의 QI활동과 부서차원의 QI활동은 서로 연결하는 근거가 강력하지 않더라도, 관심 있는 결과와 타당하게 연관되는 것으로 보이는 과정지표를 사용하는 것이 적절할 것이다.

질 향상 활동의 방법으로는 PDCA, FOCUS-PDCA, 6-시그마 등 다양한 QI 활동방법을 적용하고 있다. PDCA는 공장에서 불량품을 개선하기 위해 시작된 지속적인 품질개선을 위한 반복적 순환과정인 계획-수행-점검-실행(Plan-Do-Check-Act; PDCA)의 4단계 과정이다 (그림 2-13-1).

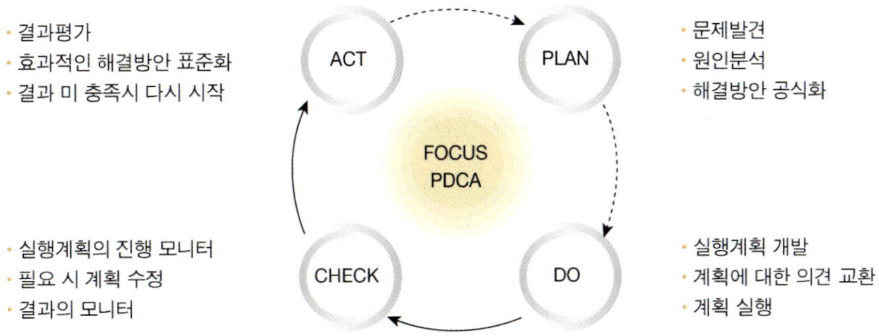

(그림 2-13-1) 질관리 단계(PDCA) 모델

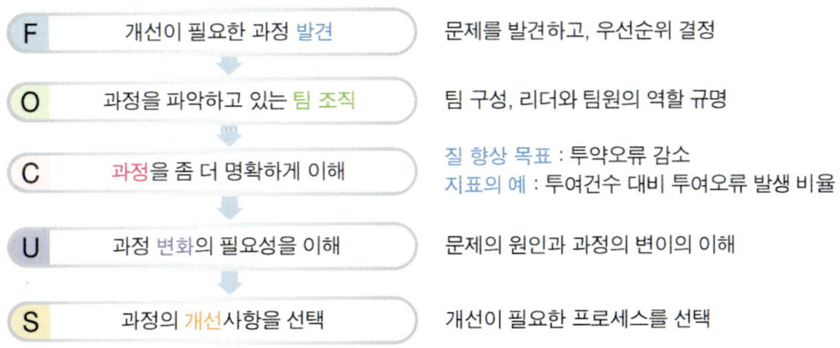

F
개선이 필요한 과정 발견
문제를 발견하고, 우선순위 결정
O
과정을 파악하고 있는 팀 조직
팀 구성, 리더와 팀원의 역할 규명
C
과정을 좀 더 명확하게 이해
질 향상 목표 : 투약오류 감소
지표의 예 : 투여건수 대비 투여오류 발생 비율
U
과정 변화의 필요성을 이해
문제의 원인과 과정의 변이의 이해
S
과정의 개선사항을 선택
개선이 필요한 프로세스를 선택

(그림 2-13-2) 질관리 단계(FOCUS)

FOCUS-PDCA는 미국병원협회(Hospital corporation of america; HCA)에서 FOCUS(Find-Organize-Clarify-Understand-Select) 과정을 추가하여 PDCA를 보완 개발한 9단계 과정인데 많은 병원에서 질 향상 활동방법으로 해결해야할 문제가 무엇인지 발견하고 문제를 이해하며 해결하기 위해서 변형된 FOCUS-PDCA를 활용하고 있다(그림 2-13-2).

FOCUS-PDCA의 절차로 첫 번째 F(find)는 개선이 필요한 문제를 발견하여 문제의 우선순위를 결정하는데, 우선순위의 기준은 얼마나 많은 고객에게 영향을 주는지, 위험성이 큰지, 해결가능성이 높은지, 비용에 비해 효과가 높은지를 판단한다. 두 번째 O(organize)는 관련된 부서의 위원을 선정하여 팀을 구성한 후 리더와 팀원의 역할을 규명한다, 세 번째 C(clarify)는 과정을 좀 더 명확하게 이해하는 단계로 질 향상 대상과 목적을 명확히 하고, 과정을 정확히 이해하여 성과를 측정 할 수 있는 지표를 규명해야 한다. 예를 들어 질 향상 목표가 투약오류 감소라면, 지표명은 투여건수 대비 투여오류 발생 비율이 된다. 네 번째 U(understand)는 문제의 원인과 과정의 변이를 이해하여, 다양한 원인을 찾아내거나 흐름도(flow chart)를 통해 불필요하거나 중복되는 복잡한 프로세스를 단순화하는 방법을 찾고, 다섯 번째 S(select)는 개선이 필요한 프로세스를 선택해야 한다.

PDCA는 계획(plan)하고, 계획한대로 수행(do)하며, 수행의 결과가 성과가 있었는지 점검(check)하고, 실행(act) 한 후 다음 계획에 반영하는 일련의 과정을 끊임없이 순환하는 관리 사이클이다. 계획(plan)은 현재 수행하고 있는 업무 향상을 위해 무엇이 잘못되고 있는지 발견하고, 문제를 기회로 인식하고, 해결하기 위해 계획을 세우는 단계이다. 수행(do)단계는 문제해결을 위해 실행 계획을 검증하는 동안 일상 업무의 혼란을 최소화하기 위한 소규모의 시범적용 단계이고, 점검(check)은 수행 과정을 점검하고 결과의 효과성을 점검한다. 실행(Act) 단계에서는 점검 결과에 근거를 두고, 변화로 부터 최대의 이익을 얻고자 실행하여, 개선활동을 통해 학습한 내용을 기록하고 소통을 통해 경험과 지식을 공유하는 것이다.

이처럼 PDCA cycle을 활용한다면 질을 개선하고 표준화를 반복해가며 조직전체의 질을 향상해 갈 수 있다.

근래에 의학 분야에서는 PDSA cycle (Plan-Do-Study-Act)과정을 적용하기도 한다.

PDSA cycle은 Langley 등이 1992년 PDCA cycle을 개선하여 고안 단계와 실행 단계의 큰 두 부분으로 나누었다. 고안 단계에서는 세 가지의 근본적인 질문을 할 것을 제시하였다.

1) 목표 : 성취(달성)하고자 하는 것은 무엇인가? 의 질문으로 구체적인 목표를 세우는 것이다.
2) 측정방법 : 질 향상 활동을 통해 개선된 것은 무엇인가? 객관적 측정된 지표에 의해 평가가 가능하므로 실행 단계에서 측정할 지표를 정한다.
3) 변경사항 : 개선을 가져올 수 있는 변경할 사항은 무엇인가? 구체적으로 어떤 방법을 이용하는 것이 질 향상을 가져올 것인지에 대한 계획이다. 기존의 방법 이 외에 해당 환경에서 효과가 있을 가능성이 높은 창의적인 과정으로 새로운 방법을 고안하는 것이다.

실행단계에서는 프로세스개선이나 변경을 수행하는데 사용되는 반복적인 4단계(계획－수행－연구－수행) cycle을 돌리면서 실제로 연구를 진행한다. 안전을 위해 초기에는 소규모로 진행한 후 평가를 통해 실제로 효과가 있을 경우 다음 cycle에서 규모를 키워간다.

첫 번째 계획(plan)단계는 현재 수행중인 업무의 문제가 무엇인지를 확인하고, 개선을 위해 누가, 언제, 어디서, 무엇을 할 것인지 구체적인 기획을 하며, 자료 수집 계획을 세우는 단계이다. 목표를 설정하고 기대치를 정한다. 문제의 질문에 답하기 위한 계획으로 누가/언제/어디서 할 것인지/잘 된 것은 무엇/무엇을 더 잘할 수 있을까? 등 구체적으로 자료를 수집한다. 두 번째 수행(do) 단계는 계획단계에서 고안한 방법을 실제 현장에 적용해 보는 단계로 예상치 못한 문제를 정리하고, 자료 분석 계획을 하는 단계이며 소규모 운영이 안전하다. 세 번째 연구(study)단계는 수집한 객관적 지표와 자료를 분석하는 단계로 예측한 결과가 나왔는지 확인하고 그렇지 않은 경우 현재의 방법을 어떻게 수정해야 하는지 고민하는 단계이다. 다양한 도구를 이용하여 자료 분석을 완료하고 기대치와 자료를 비교한다. 그리고 학습한 것을 요약한다. 마지막 단계인 행동(act)은 계획과 결과를 반영하는 단계로 팀에서 계획이 성공했다고 판단하면 개선사항을 표준화하고 정규적으로 사용하기 시작한다. 그리고 연구에 참여한 인원들이 모여서 향후 다음 cycle을 그대로 할 것인지 또는 다음 단계에서 변화되어야 할 것은 무엇인지? 변경해서 새로운 cycle을 진행할 것인지를 결정하는 단계이다. 이러한 cycle은 지속적인 순환활동으로 이어진다.

3. 지표관리시스템

지표관리시스템(Clinical indicator system)은 특정 서비스나 절차, 진단 혹은 임상적 문제에서 일반적으로 인정된 좋은 실무에 대한 현행 표준과 예상되는 결과의 달성에 부합되는 정도로 변화를 유도하는 질 관리와 연관된 지표 관리체계이다.

우리나라 의료기관에서는 기관마다 매우 다양한 질 관리 활동들이 수행되고 있는데 대표적으로 재원일수관리, 퇴원예고제, 적정성 평가, 계획에 없던 재입원율 관리, 내·외부 고객만족도 관리, 임상표준진료지침(Critical pathway; CP) 개발, 의무기록 충실도 및 질 관리, 감염관리 등 다양한 임상질지표(Clinical indicators; CI)이 있다. 임상지표들은 환자치료과정에 제공되는 중요한 표준을 준수해야 하며 권장사항에 대한 충분한 연구의 근거하여 임상 효과와 관련된 것으로 신중하게 구성되어야 한다. 임상질지표는 최적의 조건을 고려하여 측정 가능성, 실행 가능성, 타당도와 신뢰도 등을 기반으로 안정성과 효율성, 의료의 질을 담보로 측정해야 한다. 의료보험심사평가원에서 진행하는 적정성평가 관련 지표나, 약제관리(항생제 사용평가, 처방오류·재처방·투약오류·투약대기시간 등), 의료분쟁·안전관리, 고객접점부서의 서비스 제공 방식의 매뉴얼 개발, 지식경영 등 다양한 운영방법이 적용되고 있다.

보건의료의 질을 관리하기 위해서는 관련된 자료를 평가하고 추적 관찰하는 것이 필요한데, 이를 위해 근거중심의학을 이용하여 의료의 질 표준을 정립하고 이를 측정 가능한 지표로 전환하여 측정하고 모니터링하고 있다. 임상질지표(Clinical indicator; CI)는 보건의료의 질을 정량적으로 평가함으로써 질적으로 문제가 있거나 개선이 필요한 부분을 찾아 질 향상 활동을 통해 측정되는 도구라고 할 수 있다.

미국의 경우 미국보건의료연구소(Agency for healthcare research and quality; AHRQ)가 질 지표 개발에 있어 선도적인 역할을 해오고 있으며, 현재 예방 질 지표(Prevention quality indicators; PQIs), 입원 환자 질 지표(Inpatient quality indicators ; IQIs), 환자안전 지표(Patient safety indicators; PSIs), 소아 질 지표(Pediatric quality indicators; PDIs) 4가지 형태의 질 지표를 운영하고 있다. 우리나라 의료기관 평가제도는 1995년부터 2001년까지 시험평가 과정을 거쳐 2004년 부터 3년을 주기로 전국의 종합병원과 300병상 이상의 병원을 대상으로 의료서비스의 질을 평가 하였다.

2010년 6월 의료법 개정을 통해 의료기관 인증제도로 전환되었으며 병원급 이상의 의료기관의 자율적인 신청을 기반으로 의료기관 차원의 질 향상과 환자안전을 위한 시스템을 갖추고 관리하고 있는지를 평가하고 있다. 2013년부터는 중소규모의 특수병원인 요양병원과 정신병원은 의무적으로 인증을 신청하도록 하고 있다. 2019년부터 실시된 3주기 평가에서는 환자안전사고 및 감염관리를 위한 환자안전관리가 강화되었다. 3주기 급성기병원 인증기준에는 성과관리체계 영역의 성과관리에서 9개의 환자안전 지표와 13개의 환자안전과 질 향상을 위한 진료영역의 지표, 6개의 관리 영역의 지표를 포함하고 있다.

국가적 차원에서의 의료 질 관리 활동도 진행하고 있는데 예로 건강보험심사평가원은 2001년 항생제 처방률 평가를 시작으로 급성기, 만성질환, 환자경험 등으로 평가영역을 확대해 왔다. 적정성 평가의 결과는 국민에게 공개하여 우수한 양질의 요양기관을 국민들 스스로 선택하도록 도와주고, 요양기관에는 의료의 질 향상을 위한 현장 지원 사업을 실시하는 등 의료기관의 질 향상 기회를 제공하고 의료 질과 환자안전을 향상시키기 위한 정책수립과 시스템 구축에 활용될 수 있도록 노력하고 있다.

질 관리에서 의료정보기술 도입을 통한 데이터마이닝 기법의 활용은 질 지표를 결정짓는 규칙을 도출하고, 그 도출된 규칙을 활용한 의사결정지원시스템을 개발하여 의료 질 향상을 위한 도구로 활용을 용이하게 하였다. 질 관리 활동이 기존에 대부분이 종이기록이나 전산화된 행정 데이터로부터 자료를 수집했으나 의료정보기술의 도입으로 의사결정지원시스템과 임상질관리시스템을 결합하여 임상 데이터를 더 쉽게 수집하고 수집된 지료를 보건의료의 질 향상 활동에 사용하는데 적용하고 있다.

질 향상을 위한 지표관리는 구조지표, 과정지표, 결과지표로 구분하며, 임상에서의 지표관리는 건강보험심사평가원의 요양급여 적정성 평가를 통해 많은 성과를 가져왔다.

요양급여적정성 평가 개념은 국민건강보험법령에 따라 의료의 질적 수준 향상 및 비용부담의 적정화를 도모하고자 의료서비스 전반에 대하여 요양기관별, 상병별, 진료과목별로 구분하여 의약학적 측면과 비용 효과적 측면에서 요양급여를 적정하게 행하였는지를 평가하는 것이다.

평가 결과는 국민에게 정보를 제공하고, 국민들은 의료기관을 선택할 수 있게 하고, 요양기관에게는 평가결과에 따라 가감지급 및 인센티브를 제공하며, 정부와 보험자는 평가결과를 정책에 반영하는 시스템이다.

2019년 평가항목(표 2-13-1,2)은 총 35개(62개 세부항목)으로 구성되며 매년 신규 및 계속되는 지표가 선정되어 평가하고 있는데 2021년은 신규로 정신건강의 치매가 포함되었고, 계속 항목으로는 34개[환자중심(1), 급성질환(5), 만성질환(4), 암 질환(5), 감염질환(1), 정신건강(3), 진료행위 및 약제(9), 기관단위(6), 예비평가]로 이루어져 있다(표 2-13-1).

(표 2-13-1) 계속평가 사례(급성기 질환 ④ 폐렴)

구분(총 35항목)		평가항목(52개 세부항목)
신규(1)	정신건강(1)	① 치매
계속 (34)	환자중심(1)	① 환자경험
	급성질환(5)	② 관상동맥우회술, ③ 급성기뇌졸중, ④ 폐렴 ⑤~⑥ 허혈성심질환(급성심근경색증, 경피적관상동맥중재술)[1]
	만성질환(4)	⑦ 고혈압, ⑧ 당뇨병, ⑨ 천식, ⑩ 만성폐쇄성폐질환
	암질환(5)	⑪ 대장암, ⑫ 유방암, ⑬ 폐암, ⑭ 위암, ⑮ 간암 진료결과
	감염질환(1)	⑯ 결핵
	정신건강(3)	⑰ 의료급여 정신과, ⑱ 정신건강 입원영역, ⑲ 우울증 외래
	진료행위 및 약제(9)	⑳~㉓ 약제급여(급성상·하기도감염 항생제, 주사제, 약품목수, 투약일당 약품비), ㉔ 수술의예방적 항생제 사용(18개 수술)[2], ㉕ 혈액투석, ㉖ 마취, ㉗ 치과근관치료, ㉘ 수혈
	기관단위(6)	㉙ 요양병원 입원급여, ㉚ 중환자실, ㉛ 병원표준화사망비, ㉜ 위험도표준화재입원비, ㉝ 신생아중환자실, ㉞ 중소병원
예비	예비평가[3]	영상검사, 신경차단술, 류마티스관절염, 입원일수

1) 향후 평가방향 협의 중
2) 18개 수술(대장수술, 담낭수술, 고관절치환술, 슬관절치환술, 개두술, 자궁적출술, 제왕절개술, 전립선절제술, 유방수술, 척추수술, 견부수술, 후두수술, 허니아수술, 폐절제술, 골절수술, 혈관수술, 인공심박동기삽입술, 충수절제술)
3) 인력·예산 등 평가 수행 여건 고려하여 순차적으로 수행예정으로 정책적 우선순위에 따라 항목 변경 가능

(표 2-13-2) 심사평가원

<table>
<tr><td rowspan="17">4차
평가지표</td><td colspan="2">평가지표(6개)</td></tr>
<tr><td>영역</td><td>지표명</td></tr>
<tr><td rowspan="6">과정(6)</td><td>(병원도착 24시간이내) 산소포화도검사 실시율</td></tr>
<tr><td>(병원도착 24시간이내) 중증도 판정도구 사용률</td></tr>
<tr><td>(병원도착 24시간이내) 객담배양검사 처방률</td></tr>
<tr><td>(병원도착 24시간이내) 객담도말검사 처방률</td></tr>
<tr><td>(혈액배양검사 시행 건 중) 첫 항생제* 투여 전 혈액배양 검사 실시율</td></tr>
<tr><td>병원도착 8시간 이내 항생제* 투여율</td></tr>
<tr><td colspan="2">모니터링지표(7개)</td></tr>
<tr><td>영역</td><td>지표명</td></tr>
<tr><td rowspan="3">과정(3)</td><td>첫 항생제* 투여시간의 중앙값</td></tr>
<tr><td>초기 항생제* 선택의 적합성</td></tr>
<tr><td>항생제* 주사 투여일수 중앙값</td></tr>
<tr><td rowspan="4">결과(4)</td><td>건당입원일수 장기도지표(LI)</td></tr>
<tr><td>건당진료비 고가도지표(CI)</td></tr>
<tr><td>재입원율(퇴원 30일 내)</td></tr>
<tr><td>사망률(입원 30일 내)</td></tr>
</table>

* 모든 항생제는 정맥 내 투여 항생제만 해당

의료기관에서는 의료의 질 향상을 위한 다양한 의료 질을 평가하는 프로그램을 운영하고 있다. 의료기관차원에서 운영하는 각종 임상질지표관리와 의료보험심사평가원에서 평가하는 적정성 평가는 의료의 질 관리와 의료기관의 경영에 기여하며, 국민의 알권리를 보장하게 된다. 사례는 H의료기관의 질 지표 선정 및 모니터링 시스템을 전산에 도입하여 체계적 관리를 하는 프로그램으로 이 시스템은 지표선정, 지표등록, 지표결과, 지표현황의 모니터링과 개선결과를 확인할 수 있다(그림 2-13-3).

지표선정과정에서 우선순위를 결정하는 기준에는 병원미션, 인증기준, 환자안전, 문제발생 가능성, 고객만족에 미치는 영향, 개선활동의 용이성을 평가하여 우선순위를 선정하고 담당자를 두어 지속적 개선활동을 추구하며 전산정보 공유할 수 있다.

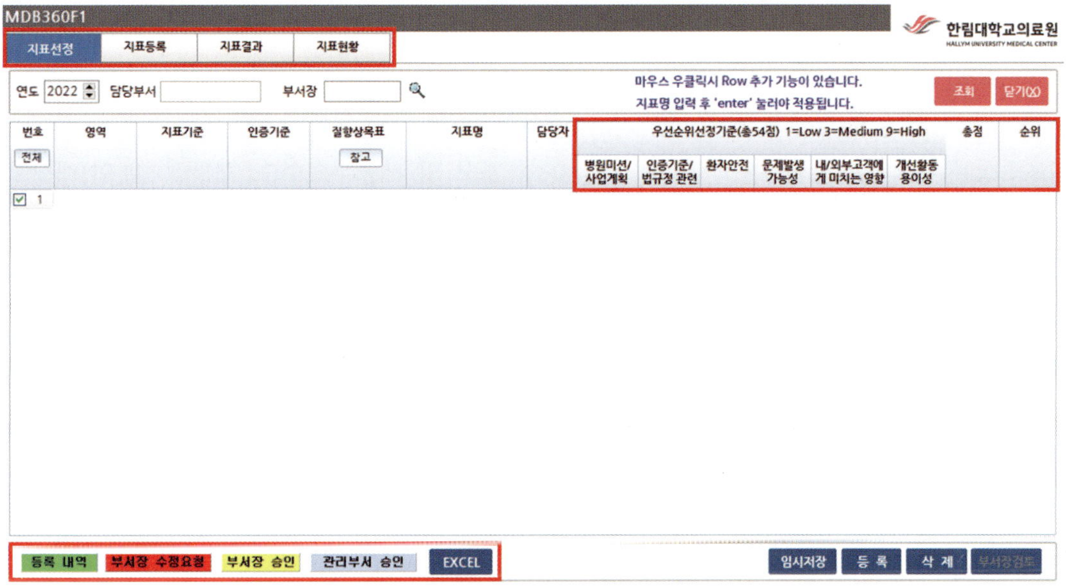

출처 : 한림대학교의료원 의료정보시스템

(그림 2-13-3) 의료 질 지표모니터링

4. 임상표준진료지침

의료산업의 경쟁에 따라 관리자들은 잠재적인 의료의 질을 향상시키고 자원의 활용을 줄이기 위해 표준진료지침을 수용하게 되었다. 임상표준진료지침(Clinical pathway; CP)은 Care paths로도 알려져 있으며 입원기간을 단축시키고 의료비를 감소시키려는 목적이다. 입원에서 퇴원까지의 필요한 조치를 순서와 시기에 따른 관리계획을 제공하는 것으로 충수돌기염의 충수절제술 임상표준진료지침 계획표(그림 2-13-4)를 참고한다.

프로토콜은 지침을 기반으로 하는 치료계획을 권장하는데 임상표준진료지침도 마찬가지로 치료의 변수를 줄이기 위한 목표를 갖고 있다. 임상표준진료지침에 대한 기대효과는 치료계획의 명확성, 진료의 합의와 계획의 제공, 진료과정과 결과에 대한 변이 감소, 진료환경 향상, 대상자 교육적 도구, 직원의 만족도, 진료비의 예상이 가능해지는 등 많은 장점을 가지고 있다. 그러나 임상표준진료지침은 의사들의 자율성을 침해하고 환자의 개별화된 치료를 할 수 없게 하는 문제점을 우려하고 있지만 직종 간 협조와 대상자간 의사소통의 향상과 비용절감의 효과도 있다. 이러한 측면에서 건강보험심사평가원에서 임상표준진료지침을 유도하기 위한 정책으로 포괄수가제(Diagnosis related group; DRG) 분류체계를 이용해 입원환자의 진료비를 보상하는 제도를 도입하여 적용하고 있다. 포괄수가제란 입원기간 제공된 검사·수술·

투약 등 의료서비스의 종류나 양에 관계없이 어떤 질병의 진료를 위해 입원에 따라 미리 책정된 일정액의 진료비를 보상하는 제도이다.

질병마다 가격이 정해져 있어 '의료비 정찰제'라고도 하며 도입초기에 7개 질병군(백내장수술, 항문수술, 맹장수술, 편도선수술, 탈장수술, 자궁 및 자궁부속수술, 제왕절개분만)대상으로 적용되었다. 그러나 의료기관에서 포괄수가제의 제한점을 제시하면서 신포괄수가제를 도입하게 되었는데 기존의 포괄수가제에 행위별수가제적인 성격을 반영한 혼합모형지불제로 기본서비스는 포괄수가로 묶고 의사의 수술, 시술 등은 행위별 수가로 별도 보상하는 제도이다. 초기에는 단순 7개의 질병군에서만 적용하던 것을 4대 중증질환(암·뇌·심장·희귀성난치성질환)을 포함하여 비보험검사 등에도 보험이 적용되어 진료비 부담을 감소시킬 수 있는 효과를 가져오게 되었다. 이러한 정책에 따라 의료기관에서는 질병별 임상진료지침을 개발하고 모니터링하며 질 향상 활동을 수행하고 있다.

각 과별 개발된 임상진료지침이 탑재되어 있고(그림 2-13-5), 각 지침에는 환자교육용 치료계획표(그림 2-13-4)를 포함하여 진료과정에서 사용되는 약품, 소모품, 의료용품, 식이 등을 포함한 재료도 포함되어 있어 의료인의 처방입력시간을 단축할 수 있다는 장점이 있다.

한림대학교의료원
HALLYM UNIVERSITY MEDICAL CENTER

"충수돌기 절제술(단순)" 치료 계획표

일반적인 진행 과정이므로
개인 및 상황에 따라 변동될 수 있습니다.

구분	입원일	수술 당일		수술 1일	수술 2일 (퇴원)
		수술 전	수술 후		
활동	안정	안정	안정(활동 가능)	활동, 가벼운 운동	
식사	금식 (물도 드시면 안됩니다.)			회진 후 물 조금 → 죽	죽 또는 밥
처치	- 수술부위 표시	- 수술 직전 소변보기 - 속옷 탈의 및 장신구제거	- 수술 6시간 이내 자가 소변 확인		- 상처 소독
검사	- 혈액검사 - 심전도, 흉부방사선				
투약	- 수액 - 항생제반응검사	- 수액, 항생제 투여 - (고혈압환자)혈압약 복용	- 수액, 항생제, 진통제, 진해 거담제, 제산제 투여 - 수술 전 복용하던 자가 약 복용		- 항생제 투여 - 퇴원 약
교육 및 설명	- 수술 동의서 작성 - 수술 전 준비사항 안내	- 매니큐어 제거 (젤네일 포함) - 렌즈, 보청기, 틀니 등 제거 후 따로 보관	- 심호흡, 기침격려	- 병동 걷기 시작 - 가스배출유무 확인 - 방수테이프 적용 시 가벼운 샤워가능	- 격렬한 운동 주의 (수영, 농구 등) - 수술부위 심한 통증, 발열 등이 있으면 즉시 병원 방문

출처 : 한림대학교의료원 의료정보시스템

(그림 2-13-4) 임상진료지침 치료계획표

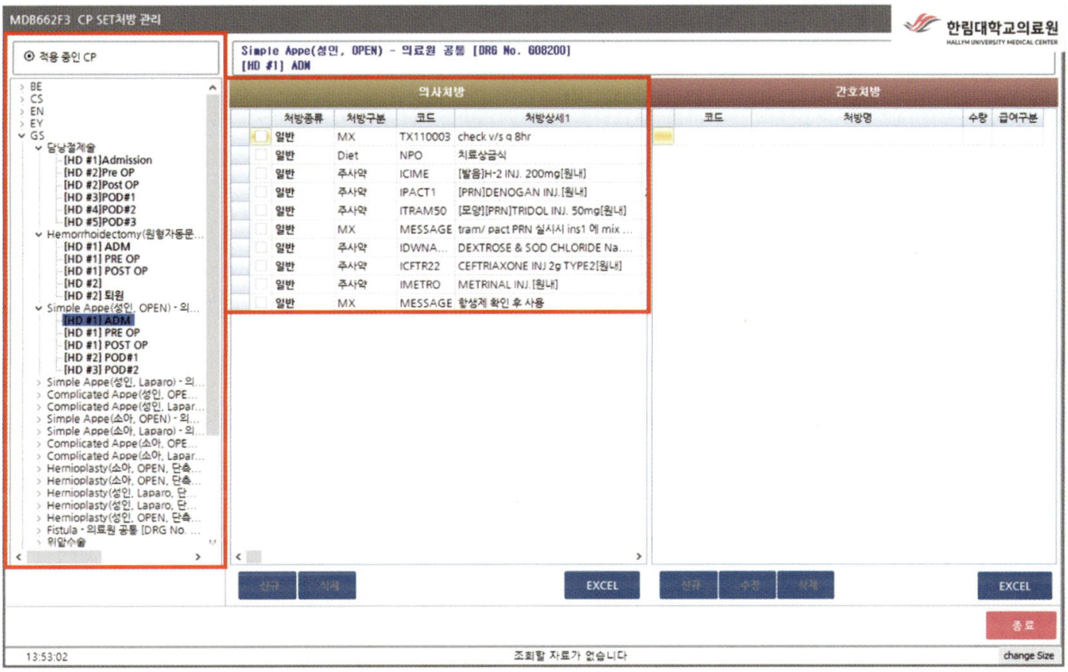

출처 : 한림대학교의료원 의료정보시스템

(그림 2-13-5) 임상진료지침 세트메뉴

Ⅱ 환자안전

1999년 11월 미국의학원이 휴먼에러(To error is Human)를 발표하면서 환자안전의 주요문제로 부상하였다. 이 보고서에서 예방 가능한 위해사건(adverse event)으로 인한 총 손실규모는 총 보건의료비의 반을 차지할 만큼 심각한 문제이고, 최소 추정하더라도 의료오류는 미국의 사망 원인의 8위에 해당한다고 하였다. 이후 국제적으로 환자안전에 대한 사회적 관심이 크게 증가하면서 보건의료 문제에 중요한 관심분야로 부상하였다.

2002년 세계보건총회(World health assembly; WHA)에서 회원국들에게 환자안전에 대한 면밀한 관심을 가질 것과 환자안전 및 보건의료의 질 개선에 필요한 시스템을 구축하고 강화할 것을 촉구하는 결의안을 채택하였다. 2000년대 초반 세계보건기구(World health organization; WHO)의 권고에 따라 본격적으로 환자안전시스템 마련에 착수한 미국, 영국, 일본 등은 활발하게 활동을 하고 있다. 반면 우리나라는 2010년 이후부터 착수하여 환자안전 보고시스템 구축 및 국가적 환자안전지표 수립에 따른 단계적 성과를 도출하고 있다. 환자안전을 위해 체계적 접근을 위해서는 사람중심이 아닌 시스템 중심이 되어야 한다. 시스템적 접근의 기본전제는 사람은 누구나 실수할 수 있다는 것이다. 이러한 실수를 예방하기 위해서는 시스템적 사고를 통해 프로세스와 시스템을 구축하고 정비하는 활동이 필요하다.

국내 환자안전의 역사는 2010년 의료기관인증원에 의해 제정된 환자안전기준을 중심으로 본격적으로 시작되어 국가 환자안전지표 수입에 따른 단계적 성과를 이루고 있다. 2016년 7월 환자안전법 시행 후 '환자안전보고학습시스템(Korea patient reporting and learning system; KOPS)'을 구축하여 자율보고와 의무보고를 시행함으로써, 의료기관에 국한되었던 환자안전 사고정보가 국가차원에서 공유할 수 있는 기반이 마련되었다.

국제 환자안전기준(International patient safety goals; IPSG)의 환자안전, 직원안전 범주의 5개 기준 충족을 필수적으로 요구하여 의료기관들의 환자안전 활동 개선에 크게 기여하고 있다.

1. 환자안전의 개념과 문화

환자안전은 의료시스템의 복잡성과 보건의료기관에서 환자에게 해가 증가함에 따라 등장한 의료분야이다. 이는 보건의료서비스를 제공하는 동안 환자에게 발생하는 위험, 오류 및 피해를 예방하고 감소시키는 것을 목표로 한다. 오류(error)와 위해사건(adverse event), 적신호사건(sentinel event)들로부터 학습을 기반으로 하는 지속적인 질 개선 학문에 초석이 된다. 환자안전을 위한 가장 중요한 것은 의료기관이 환자안전문화를 갖는 것이다. 환자안전문화는 개인이 경영진의 비난에 대한 두려움 없이 잠재적인 위험이나 실제 고장에 주의를 기울이는 것을 편안하게 느끼는 경우를 말한다. 환자안전문화는 결과가 더욱 중요하다. 직원들의 보고가 너무 처벌적이라고 느끼거나, 보고를 심각하게 받아들이지 않거나 어떤 조치가 취해지지 않는다면 보고시스템은 제대로 운영되지 않을 것이다. 환자안전관리전담자는 충분한 시간과 에너지를 들여 자신들의 보고가 중요한 변화로 이어진다는 점을 인식시키는 노력이 필요하다. 직원들은 오류를 자유롭게 보고하고, 조직은 비난하지 않는 문화를 가져야 하며, 환자안전이 전략적 기획에 포함되어 있어야 한다. 이를 위해서는 상급자의 리더십과 의료기관의 가치와 사명 가운데 환자안전이 우선순위에 있다는 것을 표방해야 한다.

2. 환자안전관리 시스템

환자안전관리시스템(Patient safety management system; PSMS)은 보건의료과정에서 발생할 수 있는 우연적이거나 예방가능한 손상이 일어나지 않도록 통제하는 관리체계를 말한다.

환자안전사고의 예방 및 의료 질 향상을 위해 환자안전법 제12조 및 시행규칙 제9조에 근거하여 의료기관은 환자안전 활동을 담당하는 인력 및 기구에 따라 전담인력을 배치·운영 하여야 한다. 이에 개별의료기관의 환자안전 전담인력을 배치하게 되어 제11조에 따라 환자안전위원회를 설치운영하고 있다. 환자안전 활동의 체계적인 수행을 위한 내용에는 의약품, 혈액제제 투여 전, 검사 시행 전 및 처치·시술·수술 전에 두 가지 이상의 환자정보를 이용한 정확한 환자확인 절차, 환자 이송 시 의료진간의 정확한 의사소통을 위한 규정, 낙상위험평가 및 낙상예방 활동, 욕창위험평가 및 예방활동, 심폐소생술을 적시에 시행 할 수 있도록 교육과 물품 관리, 수술실 및 중환자실 등 특별한 관리가 필요한 시설에 대한 외부인 출입통제, 적절한 복장 및 보호구 착용에 대한 내용이 있다. 의료기관에서 환자안전을 위한 체계적인 접근을 위해 전산정보를 통해 지원과 관리를 하고 있는데 초기평가 및 재평가 과정을 통해 총체적 관리가 이루어지고 있다.

의료기관은 환자안전을 위한 체계적인 관리가 이루어지고 있는데, 사람은 실수를 할 수 있다는 전제하에 실수를 예방하기 위한 정보의 활용이다. 이는 의료기관의 총체적 의료 질 관리의 중요한 자원이며, 환자의 안위를 위한 의료진간의 의사소통이기도 하다.

환자평가도구(그림 2-13-6)를 이용한 낙상위험평가, 욕창위험평가, 통증평가, 섬망평가, 환자중증도 분류를 통해 위험도 관리 및 질 관리를 수행하고 있으며, 현장에서 정보시스템이 유용하게 사용되고 있다.

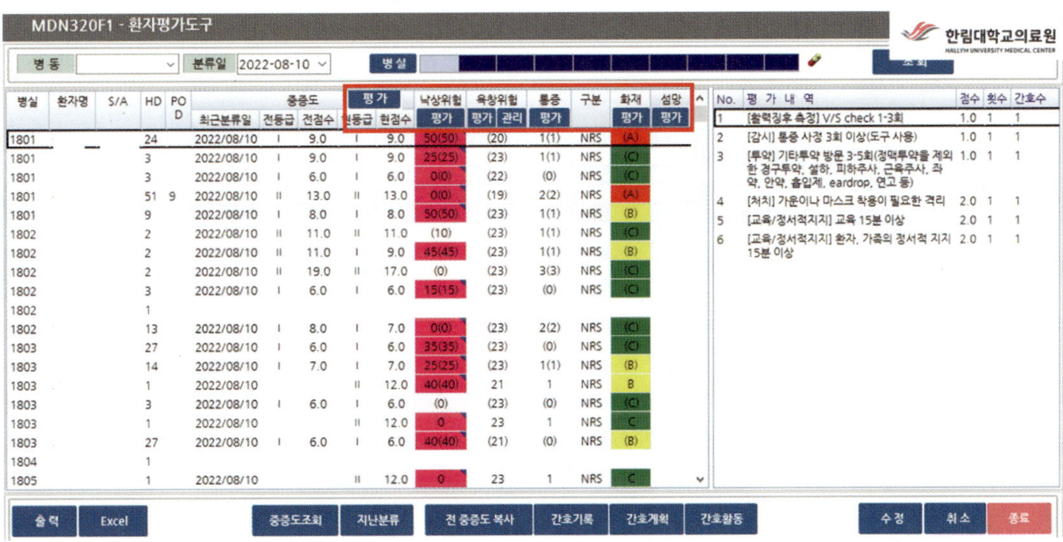

출처 : 한림대학교의료원 의료정보시스템

(그림 2-13-6) 환자평가도구

3. 환자안전보고시스템

2016년 7월 29일부터 시행된 환자안전법에 따라 국가차원의 환자안전 활동을 위해 다각적인 변화가 일어나고 있다. 의료기관 자체보고 이 외에 외부기관에 보고하는 체계로 확대되었다. 의료기관인증평가원의 환자안전보고학습시스템(KOPS)과 의료기관의 환자안전사고 보고시스템을 통한 개선활동은 점차 확대되어 사건보고 건수가 확장되고, 보고된 사건들은 개선활동을 위해 중요한 자료로 활용되고 있다. KOPS는 환자안전사고 접수 및 검증, 환자안전 전담인력 관리 등의 업무를 수행하고 있으며, 의료기관에서 발생하는 환자안전사고는 환자안전 전담인력 및 기관의 장, 보건의료인, 환자 및 보호자 등 사고를 인지한 누구나 보고할 수 있다.

의료기관평가인증원의 환자안전보고학습시스템은 보고 된 사건을 관리하고 환자안전에 중대한 위해가 발생할 우려가 있는 환자안전 사고를 주의경보로 발령하여 추후 해당 사고의 예방책을 공유하도록 하고 있다. KOPS는 2017년 환자안전 통계연보를 창간한 이후 매년 환자안전통계연보를 제작하여 배포하고 있으며 이 자료에 의하면 2021년 총 13,146건(월평균 약 1,096건)이 보고되었고 사고의 종류는 낙상, 약물, 검사, 상해, 처치/시술 순으로 보고되었다. 보고자는 환자안전 전담인력(70%), 보건의료인(28.2%), 보건의료기관의 장(1.2%), 환자 및 보호자(0.3%)순으로 보고되었다. 환자에게 미친 위해 정도는 위해 없음(32.9%), 근접오류(22.3%), 증등증(13.4%), 사망(1.1%), 중증(0.4%)로 나타났다.

환자안전사고유형과 위해 정도에 따라 근접오류(near miss), 위해 없음(none), 경증(mild), 증등증(morderate), 중증(severe), 사망(death)으로 분류하고 있다. 환자안전사고 실태를 반영한 환자안전기준 및 환자안전지표(표 2-13-3) 개발에도 활용하고 있다.

(표 2-13-3) 환자안전사고 유형과 위해정도 분류

위해정도	정의
근접오류(near miss)	사고가 발생할 뻔 했으나 우연한 또는 시의 적절한 중재를 통해 발생이 안 된 경우
위해 없음(none)	사고가 발생했으나 환자에게 뚜렷한 위해가 발생하지 않은 경우
경증(mild)	사고 발생으로 환자가 경미한 손상을 입었으며, 단기간 또는 최소한의 중재가 필요한 경우
증등증(morderate)	사고 발생으로 환자가 장기적 손상을 입었으며, 입원기간이 연장되거나 추가 수술 및 처치 등의 중재가 필요한 경우
중증(severe)	사고 발생으로 환자가 영구적 손상을 입었으며, 퇴원 시 장재가 나타나거나 생명을 유지하기 위한 중재 또는 수술이 필요한 경우
사망(death)	사고 발생으로 환자가 사망한 경우

보건의료조직 내에서 안전문제를 파악하기 위해 개발된 시스템은 일반적으로 사건보고시스템(Incident reporting; IR)으로 알려져 있다. 오랫동안 사건보고시스템이 있었지만 환자안전운동 이전에는 거의 주목을 받지 못하였다. 주로 간호사에 의해 서면보고 되었고 이는 병원위험관리자에게 전달되었는데 우리나라의 의료기관 대부분은 의료분쟁에 대한 우려 때문에 환자안전관련 사건보고 및 분석과 같은 자발적인 활동에 적극적이지 않았다. 처벌적인 조직문화와 피드백의 부재 등으로 의료오류를 보고하지 않은 경향이 있으며, 과소보고를 확인한 연구도 보고된다. 그러나 환자안전문화의 확장을 통해 보고체계는 문서 또는 웹 제출, 환자안전전담자에게 보고하는데 전산화를 통해 보고시스템의 유용성을 확대하였다. 환자안전보고체계를 전산화하였고, 보고의 내용은 사고의 내용에 따라 적신호, 위해, 무해, 근접오류 등 오류유형과 위해수준을 범주화(그림 2-13-7~10) 하였다.

병원 보고시스템의 주요 범주는 마취, 억제대사용, 심장 및 호흡정지, 약물 오류, 환경적 안전, 낙상과 손상, 감염, 의료장비, 투약관련 사건, 피부문제(욕창포함), 수혈문제 등 다양하며, 비밀이 보장되는 시스템에서 익명보고(anonymous reports), 비밀보장(confidential reporting system), 공개보고(open reporting system) 등으로 구분하였다. 이러한 전산보고시스템은 보고에 대한 누적 통계치를 산출하는데 용이하다. 디지털 자료는 정교해지고 인공지능시스템을 통해 해결책과 제안 혹은 자료를 마이닝 할 수 있게 되었다.

환자안전보고서 형식은 사건의 위해정도에 따라 적신호사건, 위해사건, 무해사건, 근접오류(그림 2-13-7) 등으로 보고한다.

적신호 사건(sentinel event)은 예기치 못한 사건의 결과로 즉각적인 조사와 반응이 요구되는 상황으로 사망이나 주요기능이 영구적 손실, 수혈오류 등이 포함되며, 위해사건(adverse event)은 환자의 기저질환에 기인하지 않은 의료서비스로 인해 발생되는 손상이나 부작용으로 환자의 재원기간을 연장시키거나 퇴원시점에 장애를 초래하는 경우이다. 무해사건(no harm event)은 사고는 발생되었으나 환자에게 뚜렷한 위해가 발생되지 않은 경우를 말한다. 의료기관에서 빈도가 가장 높은 사고의 빈도 1순위는 낙상이며 2순위는 투약오류인데 사전예방을 위한 위험도 평가를 통해 사전 관리할 수 있는 시스템이다.

사건보고는 관리책임자보다는 일선 직원들(간호사, 약사, 의사)에 의해 이루어지는데 사료를 수집하는 측면에서 보고시스템은 관련 당사자들의 보고에 의존하는 수동적인 감시체계이다. 의료기관내에서 발생된 사건은 기관 내의 전담자와 환자안전관리위원회에서 근본원인분석(Root cause analysis; RCA)과 고장유형분석(Failure mode effect analysis; FMEA)을 통한 개선 활동을 진행하고 있다.

근본원인분석(RCA) 기법은 계획적이고 종합적인 오류분해과정으로, 관련된 모든 사실을 밝혀내어 기저에 있는 근본원인을 주도면밀하게 탐색하는 것으로 미국의 공동위원회(The Joint Commission)는 모든 '적신호 사건'에 대한 RCA를 의무화하고 있다. 고장유형분석(FMEA)은 잠재되어 있는 각종 문제점들을 요인별로 분석하여 각각 어떠한 형태로 발생될 것인가라는 관점에서 접근하는 방법으로 우선순위를 결정하고 사전에 문제점을 해결함으로써 사후에 발생되는 추가비용을 최소화하고 고객만족을 달성하기 위한 신뢰성 기법이다. 즉 RCA을 통해 초기단계부터 위험의 영향(effect), 원인(cause), 관리방법(control)을 통해 위험의 심각도, 발생도, 검출도를 점수화하여 원인을 해결하는 방법이다.

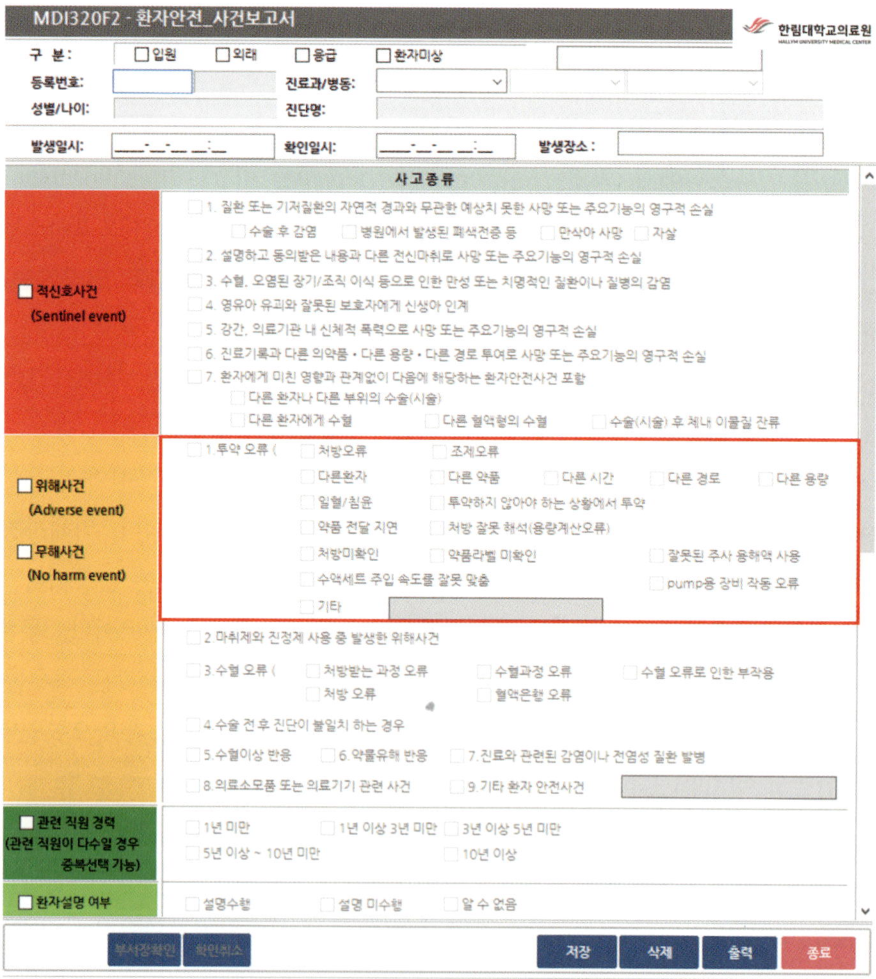
MDI320F2 - 환자안전_사건보고서
한림대학교의료원
구 분: ☐입원 ☐외래 ☐응급 ☐환자미상
등록번호:
진료과/병동:
성별/나이:
진단명:
발생일시: ____-__-__ __:__
확인일시: ____-__-__ __:__
발생장소 :

사고종류

☐ 적신호사건 (Sentinel event)
- ☐ 1. 질환 또는 기저질환의 자연적 경과와 무관한 예상치 못한 사망 또는 주요기능의 영구적 손실
  - ☐ 수술 후 감염 ☐ 병원에서 발생된 폐색전증 등 ☐ 만삭아 사망 ☐ 자살
- ☐ 2. 설명하고 동의받은 내용과 다른 전신마취로 사망 또는 주요기능의 영구적 손실
- ☐ 3. 수혈, 오염된 장기/조직 이식 등으로 인한 만성 또는 치명적인 질환이나 질병의 감염
- ☐ 4. 영유아 유괴와 잘못된 보호자에게 신생아 인계
- ☐ 5. 강간, 의료기관 내 신체적 폭력으로 사망 또는 주요기능의 영구적 손실
- ☐ 6. 진료기록과 다른 의약품 · 다른 용량 · 다른 경로 투여로 사망 또는 주요기능의 영구적 손실
- ☐ 7. 환자에게 미친 영향과 관계없이 다음에 해당하는 환자안전사건 포함
  - ☐ 다른 환자나 다른 부위의 수술(시술)
  - ☐ 다른 환자에게 수혈 ☐ 다른 혈액형의 수혈 ☐ 수술(시술) 후 체내 이물질 잔류

☐ 위해사건 (Adverse event)
☐ 무해사건 (No harm event)
- ☐ 1.투약 오류 (☐ 처방오류 ☐ 조제오류
  - ☐ 다른환자 ☐ 다른 약품 ☐ 다른 시간 ☐ 다른 경로 ☐ 다른 용량
  - ☐ 일혈/침윤 ☐ 투약하지 않아야 하는 상황에서 투약
  - ☐ 약품 전달 지연 ☐ 처방 잘못 해석(용량계산오류)
  - ☐ 처방미확인 ☐ 약품라벨 미확인 ☐ 잘못된 주사 용해액 사용
  - ☐ 수액세트 주입 속도를 잘못 맞춤 ☐ pump용 장비 작동 오류
  - ☐ 기타
- ☐ 2.마취제와 진정제 사용 중 발생한 위해사건
- ☐ 3.수혈 오류 (☐ 처방받는 과정 오류 ☐ 수혈과정 오류 ☐ 수혈 오류로 인한 부작용
  - ☐ 처방 오류 ☐ 혈액은행 오류
- ☐ 4.수술 전후 진단이 불일치 하는 경우
- ☐ 5.수혈이상 반응 ☐ 6.약물유해 반응 ☐ 7.진료와 관련된 감염이나 전염성 질환 발병
- ☐ 8.의료소모품 또는 의료기기 관련 사건 ☐ 9.기타 환자 안전사건

☐ 관련 직원 경력 (관련 직원이 다수일 경우 중복선택 가능)
- ☐ 1년 미만 ☐ 1년 이상 3년 미만 ☐ 3년 이상 5년 미만
- ☐ 5년 이상 ~ 10년 미만 ☐ 10년 이상

☐ 환자설명 여부
- ☐ 설명수행 ☐ 설명 미수행 ☐ 알 수 없음

부서장확인 확인취소 저장 삭제 출력 종료

출처 : 한림대학교의료원 의료정보시스템

(그림 2-13-7) 환자안전 사건보고서

근접오류는 적신호 사건과 위해사건이 발생 전에 발견된 경우로 이러한 오류이다. 1931년 허버트 윌리엄 하인리히(Herbert William Heinrich)가 펴낸 「산업재해 예방 : 과학적 접근(Industrial accident prevention : a scientific approch)」라는 책에서 소개된 법칙으로 1:29:300의 법칙이 있다. 산업체에서 수많은 사고 통계를 접하면서 사례 분석을 통해 발견한 법칙으로, 1명의 사망자가 나오면 그 전에 같은 원인으로 발생한 경상자가 29명, 같은 원인으로 부상당할 뻔한 잠재적 부상자가 300명이 있었다는 사실이었다. 따라서 경미한 사건의 보고는 중요하다. 근접오류보고서는 사건이 발생하기 전에 발견된 경우에도 보고하는 양식으로 이러한 숨은 사건들의 보고는 위해사건들을 예방하기 위한 중요한 단서가 되므로 보고의 중요성이 강조되는 부분이다. 근접오류에는 수혈, 투약, 수술, 과도환 진정, 낙상, 의료소모폼이나 기기에 관련된 사건들이 다빈도를 차지하고 있으며 전산정보를 통해 쉽게 보고하고 분석할 수 있도록 지원하고 있다(그림 2-13-8).

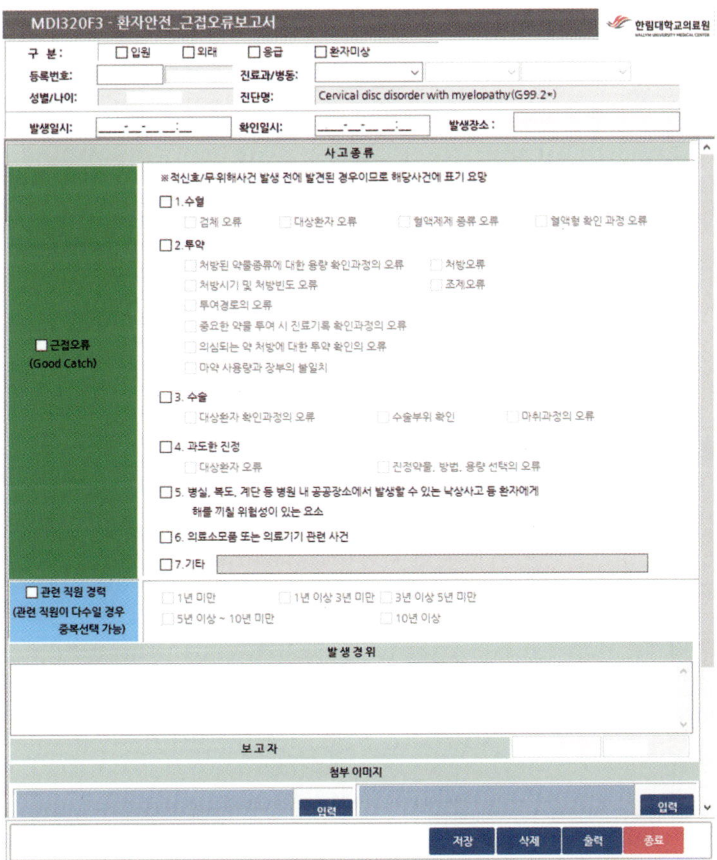

출처 : 한림대학교의료원 의료정보시스템

(그림 2-13-8) 환자안전_근접오류보고서

낙상발생은 의료기관에서 가장 높은 빈도를 차지하는 사건으로 보고내용에는 사례의 유형을 무해사건, 위해사건, 적신호 사건으로 분류하고 원인분석을 위한 다양한 요인을 보고하도록 양식을 구성하였다. 환자 관련 사항으로 환자위험군 분류와 낙상예방활동시행 여부, 과거 낙상경험 등으로 구성되고, 낙상위험요인으로 의식상태, 요인, 활동 및 기능, 발견자, 낙상장소, 투약요인을 확인하며, 약품처방사용 여부와 중재활동을 기록하도록 구성되어있다. (그림 2-13-9)는 H의료기관의 낙상발생보고서 양식으로 환자관련 사항들을 입력하면 AI를 통한 낙생발생 예측률을 확인할 수 있다.

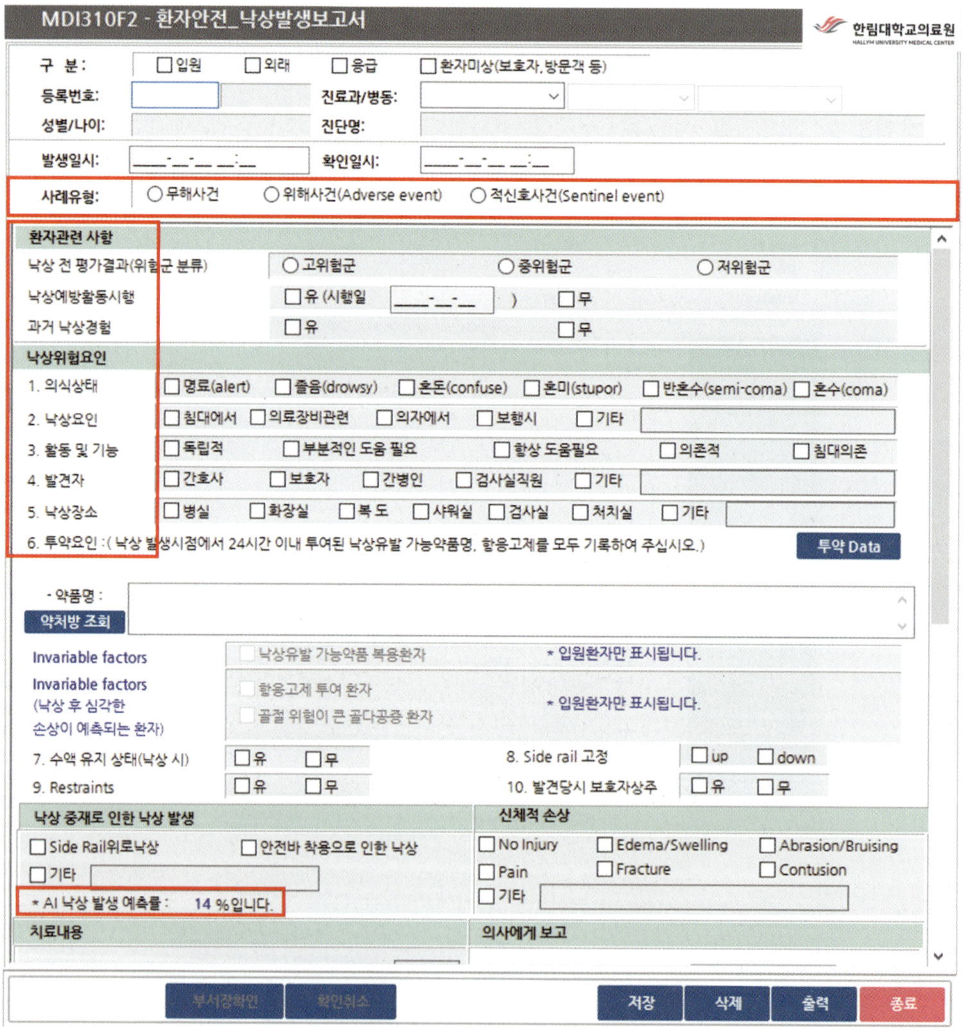
MDI310F2 - 환자안전_낙상발생보고서

한림대학교의료원

구 분: □입원 □외래 □응급 □환자미상(보호자, 방문객 등)

등록번호: 진료과/병동:

성별/나이: 진단명:

발생일시: ____-__-__ __:__ 확인일시: ____-__-__ __:__

사례유형: ○무해사건 ○위해사건(Adverse event) ○적신호사건(Sentinel event)

환자관련 사항

낙상 전 평가결과(위험군 분류) ○고위험군 ○중위험군 ○저위험군

낙상예방활동시행 □유 (시행일 ____-__-__) □무

과거 낙상경험 □유 □무

낙상위험요인

1. 의식상태 □명료(alert) □졸음(drowsy) □혼돈(confuse) □혼미(stupor) □반혼수(semi-coma) □혼수(coma)

2. 낙상요인 □침대에서 □의료장비관련 □의자에서 □보행시 □기타

3. 활동 및 기능 □독립적 □부분적인 도움 필요 □항상 도움필요 □의존적 □침대의존

4. 발견자 □간호사 □보호자 □간병인 □검사실직원 □기타

5. 낙상장소 □병실 □화장실 □복도 □샤워실 □검사실 □처치실 □기타

6. 투약요인 :(낙상 발생시점에서 24시간 이내 투여된 낙상유발 가능약품명, 항응고제를 모두 기록하여 주십시오.) 투약 Data

- 약품명 : 약처방 조회

Invariable factors 낙상유발 가능약품 복용환자 * 입원환자만 표시됩니다.

Invariable factors (낙상 후 심각한 손상이 예측되는 환자) 항응고제 투여 환자 / 골절 위험이 큰 골다공증 환자 * 입원환자만 표시됩니다.

7. 수액 유지 상태(낙상 시) □유 □무 8. Side rail 고정 □up □down

9. Restraints □유 □무 10. 발견당시 보호자상주 □유 □무

낙상 중재로 인한 낙상 발생: □Side Rail위로낙상 □안전바 착용으로 인한 낙상 □기타

신체적 손상: □No Injury □Edema/Swelling □Abrasion/Bruising □Pain □Fracture □Contusion □기타

* AI 낙상 발생 예측률 : 14 %입니다.

치료내용 의사에게 보고

부서장확인 확인취소 저장 삭제 출력 종료

출처 : 한림대학교의료원 의료정보시스템

(그림 2-13-9) 환자안전_낙상발생보고서

욕창발생의 원인은 압력, 비틀림력, 마찰력, 피부습기, 신경손상 등 대부분 만성질환을 가지고 있는 경우가 많으며, 근육의 탄력성 저하, 인지기능 저하, 기동력 상실, 피부의 감각 기능 장애와 같은 신체적 조건으로 인해 작은 압력에도 욕창 발생 위험성이 매우 높다.

욕창발생보고서에는 환자의 욕창상태, 욕창의 유발요인 등을 포함한 관리부분까지 포함되어 있다. 환자의 정확한 모니터링을 통해 욕창발생관리를 시행하며, 모니터링 내용에는 욕창의 상태, 위치, 깊이 등을 평가하고 욕창유발요인을 확인하여 개선활동을 진행한다.

보고된 내용은 상처관리 간호사에게 공유되며 상처관리 간호사는 보고된 환자를 방문하여 상처치료를 할 수 있도록 시스템이 갖춰져 있다(그림 2-13-10).

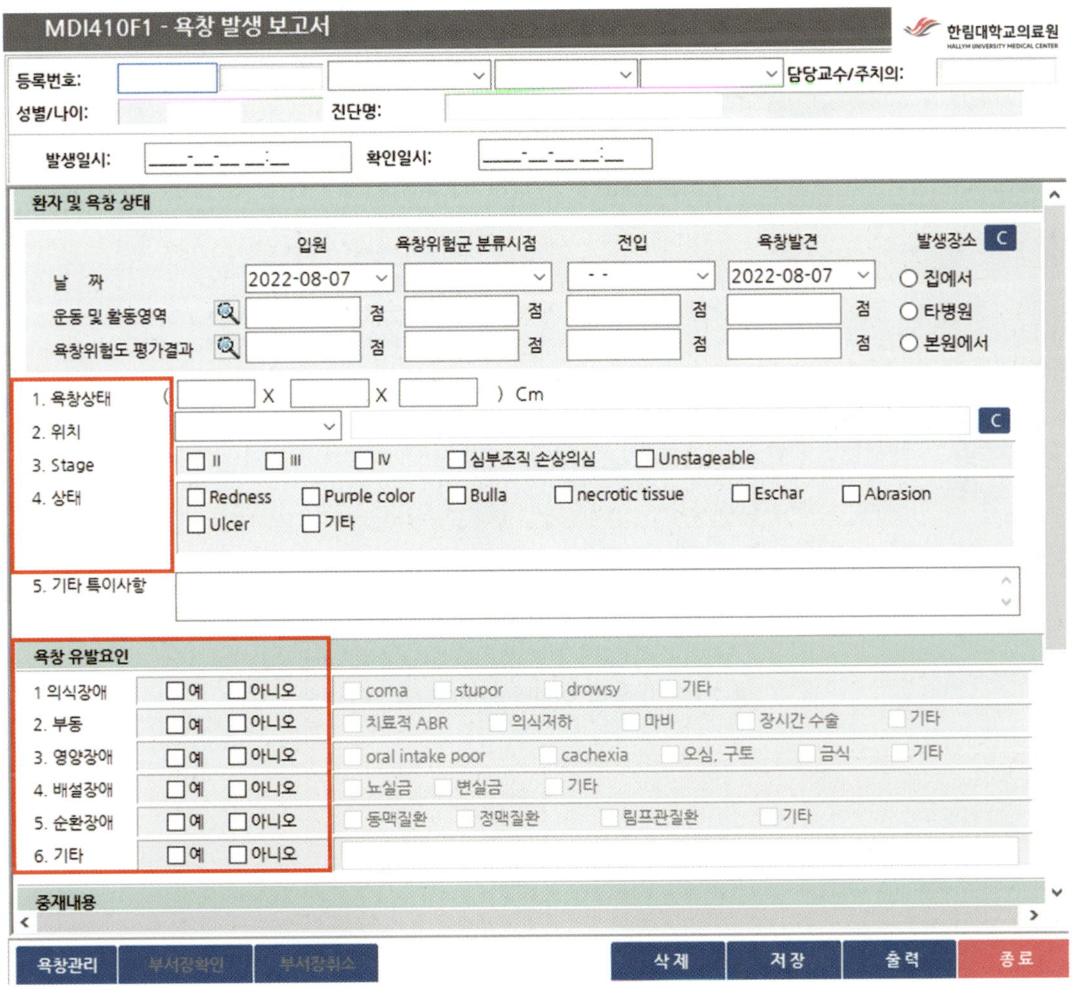

출처 : 한림대학교의료원 의료정보시스템

(그림 2-13-10) 환자안전_욕창발생보고서

의료기관에서 약물이 환자에게 부작용을 초래할 경우 즉각적인 이상반응을 모니터링하여 보고하는 시스템이다. 이를 통해 보고된 내용은 자체적으로 의료진의 평가를 통해 결과를 제약회사와 연동하여 모니터링 결과를 피드백 받을 수 있고, 약물부작용으로 보고된 경우 제약회사의 약품개발을 위한 근거를 제시하고, 부작용에 대한 대책을 마련하게 된다.

(그림 2-13-11~13)은 의료기관에서 활용되는 약물 이상반응 모니터링 프로그램의 양식이다. 약물의 이상반응으로 나타는 증상이 상세하게 구성되어 있어 정확한 모니터링을 안내하고, 이와 관련된 반응보고서는 의사 또는 간호사가 입력하도록 되어있다.

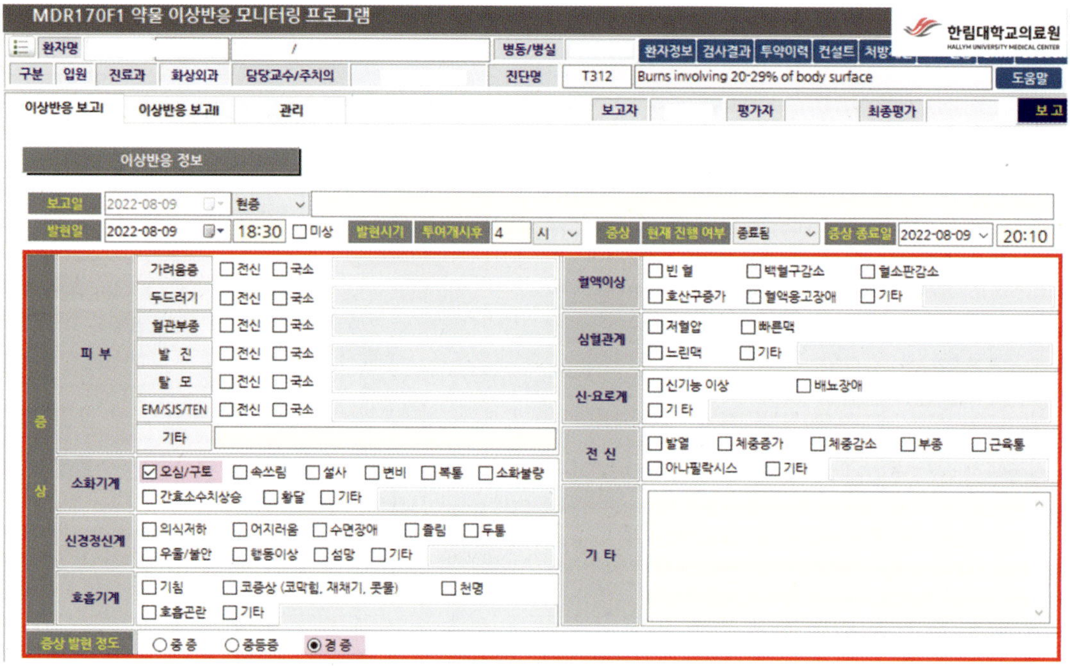

출처 : 한림대학교의료원 의료정보시스템

(그림 2-13-11) 약물 이상반응 모니터링 프로그램

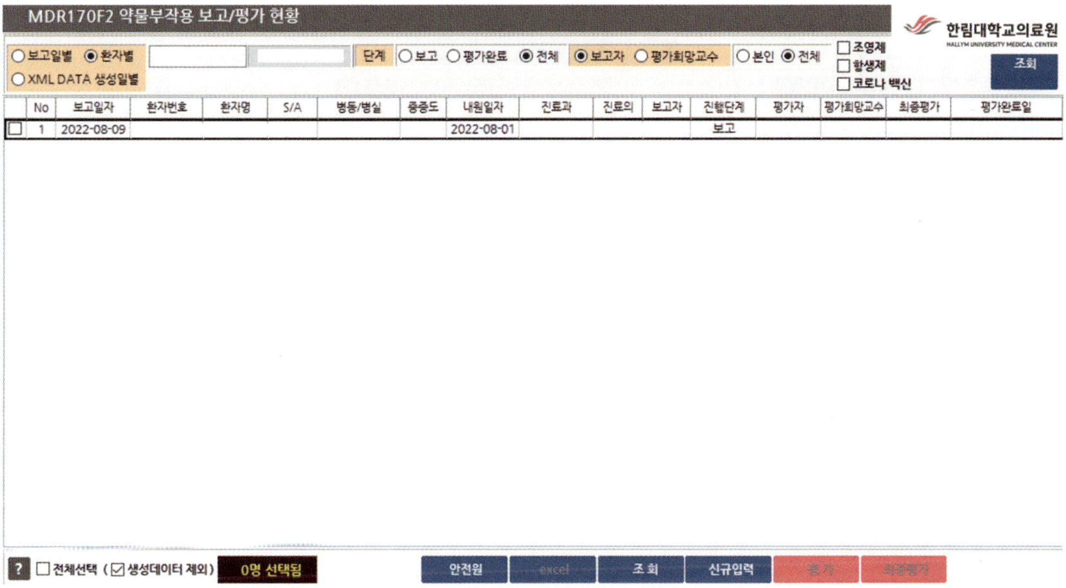

출처 : 한림대학교의료원 의료정보시스템

(그림 2-13-12) 약물부작용보고/평가

역사적으로 의약품 오류에 대한 논의는 의사의 힘든 필적에 초점이 맞춰졌다. 그러나 전산화처방전달시스템(Computerized provider order entry; CPOE) 및 전자처방(2009 Health information technology for economic and clinical health act; HITECH)의 빠른 적용으로 악필이 줄어들고 있다. 그럼에도 불구하고 투약처방오류는 발생한다. 우리나라는 의약품안전사용서비스(Drug utilization review; DUR)를 통해 의약품 처방 조제 시 병용금기 등 의약품 안전성 관련 정보를 실시간으로 제공하여 부적절한 약물 사용을 사전에 점검할 수 있도록 의사 및 약사에게 의약품 안전 정보를 제공하는 프로그램을 적용하고 있다. 심사평가원의 의약품안전사용서비스(DUR)는 일반 국민도 의사의 처방전에서 처방의약품의 명칭을 입력하면 의약품의 정보를 조회할 수 있어 내가 먹는 약품간의 금기나 사용중지, 중복여부를 확인할 수 있다.

투약오류를 감소시키기 위한 전략으로 2004년 미국의료기관 인증기관인 The Joint commission에서는 일련의 고위험 약어들을 정해 병원들이 쓰지 못하도록 하고, 투약과 처방에 관해 약어를 쓰지 말고 용어 전체를 기입하도록 했다. 즉 'Insulin 10U' 대신 'Insulin 10Unit'로 써야 한다. 우리나라도 정해진 약품들과 코드를 입력할 때 오류를 예방하기 위해 의사가 처방을 할 때 처방제한설정(그림 13-2-8)을 통해 의사결정에 도움을 준다. 효능별 약품리스트와 처방전 제한 약품리스트를 제공하고 처방명, 코드명, 성분명 선택하여 오류처방을 예방할 수 있는 시스템을 활용하고 있다.

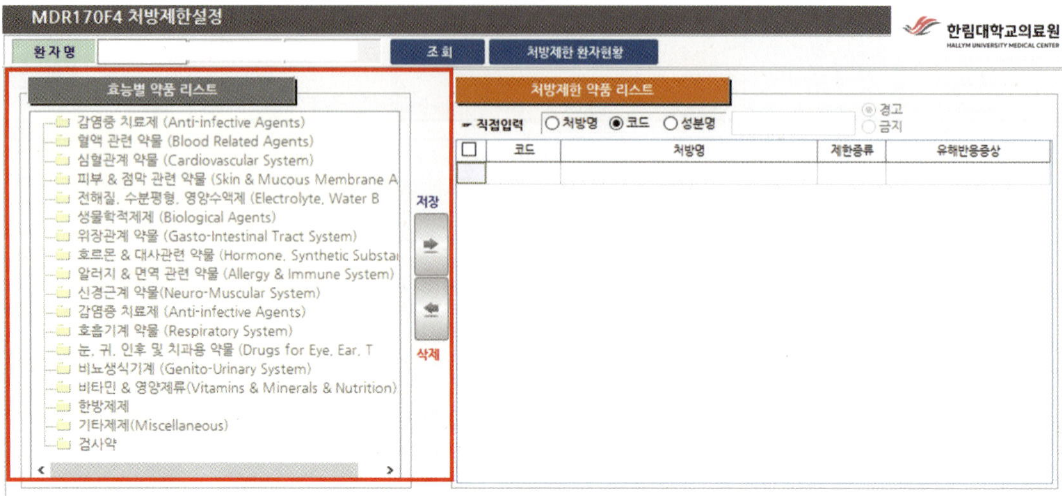

출처 : 한림대학교의료원 의료정보시스템

(그림 2-13-13) 처방제한설정

- 2021년도 요양급여적정성평가 항목별 추진계획. https://www.hira.or.kr/bbsDummy.do?pgmid=HIRAA020002000100&brdScnBltNo=4&brdBltNo=8575
- 강희정. 환자안전지표 개발 현황과 발전방향. https://kiss16.kstudy.com/kiss61/download viewer.asp
- 김복남 외, 환자안전 실무지침서, 현문사; 2017
- 김복남 외. 간호정보학 워크북. 현문사; 2015
- 김순영, 김명류. 감마나이프수술 환자를 위한 표준진료지침(critical pathway) 개발. 한국웰니스학회지. 2019;14(3):157-170. https://link.springer.com/chapter/10.1007/978-1-4612-3622-1_29
- 김은경 외. 환자안전의 이해. 3판. 현문; 2021
- 김은경, 장현숙. Critical Pathway －이해와 실무적용－. 한국보건산업진흥원, 2004.
- 박현애 외. 최신 간호정보학. 현문사; 2021
- 심사평가원. https://www.hira.or.kr/ra/medi/form.do
- 옥민수 외 환자안전 보고시스템의 구성요소 및 그 현황 분석, J Health Tech Asssess 2015;3(1):4-16.
- 요양급여적정성평가 개념. https://aq.hira.or.kr/hira_aq/index.jsp
- 장금성 외. 최신 간호관리학. 제5판; 2022
- 정면숙 외. 간호관리학. 현문사; 2014
- 한림대학교의료원 의료정보시스템; 2022
- 환자안전 관리와 전망 https://synapse.koreamed.org/articles/1042695file:///C:/Users/Administrator/Downloads/jkma-56-454.pdf
- 환자안전보고학습시스템 https://www.kops.or.kr/portal/main.do
- Choi, Seung Eun , Yang, Nam Young. Knowledge, Performance, and Incidence Rate of Pressure Injury Using Skin Observation Records in Long-Term Care Hospitals. Korean Academic Society of Home Health Care Nursing. Volume 27 Issue 1/Pages.102-113/2020/1738-7590(pISSN). https://doi.org/10.22705/jkashcn.2020.27.1.102
- Critical pathway. Nathan R. Every, Judith Hochman, Richard Becker, Steve Kopecky, Christopher P. Cannon and and for the Committee on Acute Cardiac Care, Council on Clinical Cardiology, American Heart Association. Originally published1 Feb 2000 https://doi.org/10.1161/01.CIR.101.4.461Circulation. 2000; 101:461-465
- Donabedian A. The quality of care. How can it be assessing? JAMA 1988;260: 1743-1748.
- https://www.health.state.mn.us/communities/practice/resources/phqitoolbox/pdsa.html
- Jisoo Jeong, Jung Hun Ohn. Patient Safety and Quality Improvement in Hospital Medicine. Korean J Med 2022;97(4) DOI: https://doi.org/10.3904/kjm.2022.97.4.238

- Kohn LT, Corrigan JM, Donaldson MS. Institute of Medicine (US) Committee on Quality of Health Care in America, To err is human: building a safer health system. Washington(DC): National Academies Press; 2000
- Leape LL, Brennan TA, Laird N, et al. The nature of adverse events in hospitalized patients. Results of the Harvard Medical Practice Study II. N Engl J Med 1991;324:377-384.
- Pearson SD, Goulart-Fisher D, Lee TH. Critical pathways as a strategy for improving care: problems and potential. Ann Intern Med.1995; 123:941-948.
- World Health Organization (WHO). Quality of care: patient safety [Internet]. Geneva: WHO, c2002 [cited 2022 Jul 1]. Available from: https://apps.who.int/gb/archive/pdf_files/WHA55/ewha5518.pdf.
- World Health Organization (WHO). Quality of care: patient safety [Internet]. Geneva: WHO, c2002 [cited 2022 Jul 1]. Available from: https://apps.who.int/gb/archive/pdf_files/WHA55/ewha5518.pdf

14

P·A·R·T

간호교육에서의 정보기술 활용

학|습|목|표

- 간호학에서 활용되는 이러닝을 이해한다.
- 시뮬레이션 교육의 특징을 이해한다.
- 간호교육분야의 가상현실, 증강현실 기반의 교육 프로그램을 이해한다.

PART 14

간호교육에서의 정보기술 활용

I 간호교육과 이러닝

1. 이러닝의 개념과 특성

이러닝(Electronic learning; e-Learning, 전자학습, 전자교육)이란 일반적으로 유무선 방송통신망이나 인트라넷, 정보기술을 활용하여 이루어지는 교육을 총칭하며 원격교육, 온라인 교육, 웹기반 교육 등과 유사한 의미를 가진다. 정보통신기술의 발전은 학습자들이 전통적인 교실 공간에 한정되지 않고 언제 어디서나 자유롭게 학습할 수 있는 시대를 열었다. 유연한 시간표에 기반하여 필요시 반복적으로 수업을 들을 수 있어 학습자를 교실로 데려가지 않아도 언제 어디서나 학습자에게 교육이 가능할 수 있게 되었다.

또한 학습자들은 온라인으로 다른 학습자와 상호작용할 수 있다. 이러한 장점으로 이러닝은 특히 대학교육의 경쟁력과 역량을 강화하는 효과적인 수단으로 평가되어 활용이 증가 되고 있다. 교육부는 2015년부터 한국형 온라인 공개강좌인 K-MOOC 서비스를 본격화하여 국내 대학의 다양한 강좌에서 실시하도록 격려하였다. 또한 최근 스마트폰, 태블릿 PC 등 모바일 장비가 다양해지며 모바일 러닝(m-learning), 가상현실 러닝(v-learning), 로봇 러닝(r-learning) 등으로 세분화되고 있다.

2. 이러닝의 유형

1) 시청각형

강의를 촬영하여 제작된 경우를 의미하며, 강의 내용이 교수자의 필기를 중심으로 이루어지고 대부분 별도의 교안 없이 동영상 형태로 제작된다.

2) 웹기반 교육

교수자의 강의 동영상뿐만 아니라 다양한 멀티미디어 요소를 활용하여 제작하는 강의형태로 학습을 메뉴별로 나누어 진행한다. 충분한 기획이 필요하고 개발 시간이 많이 소요된다.

3) 시뮬레이션형

동영상 캡처 프로그램을 사용하여 교수자가 시연하는 컴퓨터 화면을 전체적으로 녹화하여 보여주는 형태를 말한다.

4) 컴퓨터 그래픽형

맞춤영상정보 서비스(Video on demand; VOD) 유형의 콘텐츠 내에 관련 이미지와 핵심 내용을 교수자의 설명에 맞추어 컴퓨터 그래픽을 활용하여 제시하는 강의 형태로 부분 또는 전체적으로 컴퓨터 그래픽을 활용할 수 있다.

5) 저작도구형

특정 저작도구 프로그램을 사용하여 제작되는 콘텐츠 유형이며, 교수자의 강의 동영상에 맞추어 해당 교안이 함께 제시되는 형태이다. 주로 지식을 전달하는 프레젠테이션 강의에 적합하며 비교적 짧은 시간에 제작이 가능하다는 장점이 있다.

3. 간호교육에서의 이러닝의 활용

이러닝은 우리나라, 미국, 호주 등 여러 국가의 간호사 온라인 보수교육 프로그램에서 널리 활용되고 있다. 간호협회 등 간호사 전문직 단체에서 운영하는 이러닝 프로그램뿐만 아니라 개별 의료기관 등 민간단체에서도 교육 목적에 맞는 프로그램을 개발하여 운영하고 있다. 이 외에도 유튜브 등 다양한 경로 및 매체를 통해 이러닝 교육이 매우 활발하게 이루어지고 있다.

Ⅱ 시뮬레이션

1. 시뮬레이션 교육의 특성

시뮬레이션은 실제 실행하기 어려운 실험이나 상황을 행하는 모의실험을 뜻한다. 실제 상황에서 직접 체험하기 위험하거나 혹은 비용이 많이 들어가는 항공기 조종이나 군대 훈련 프로그램 영역에서 시작되었다. 시뮬레이션은 특히 인간을 대상으로 하는 의학·간호학 분야에서 요구도가 높다. 시뮬레이션 교육은 멀티미디어 기술, 모형, 인체모형 시뮬레이터 등 기계적 조작을 통해 임상현장에서 발생 가능한 상황을 인위적으로 재현 가능하다.

따라서 시뮬레이션은 이론과 실제가 결합되어 성취되어야 하는 간호학 교육에 효과적인 학습 도구이다. 잘 설계된 시뮬레이션 교육을 통해 교육과정에 학습자가 적극적으로 참여하도록 유도하고, 이를 통해 학생의 비판적 사고를 격려할 수 있다. 무엇보다 구조화되고 비위협적인 환경에서 대상자에게 간호과정을 적용할 기회를 제공할 수 있다.

2. 시뮬레이션의 유형

간호교육에서 사용되는 시뮬레이터는 일반적으로 '충실도(fidelity)'라는 용어를 통해 그 유형을 구분한다. 충실도란 실제 경험과 비교하였을 때, 시뮬레이션에 의해 표현되는 정확성의 정도이며, 기술적 충실도, 장비의 충실도, 심리적 충실도 등의 의미로 활용된다. 시뮬레이션 교육 시 단순 마네킹, 모의 게임, 컴퓨터 시뮬레이터, 환자 시뮬레이터, 모의 환자 등을 이용하여 임상현장과 유사하게 교육할 수 있다.

1) 저 충실도 모형

저 충실도 모형(low fidelity model)은 부분적 술기 훈련 모형으로 특별한 술기를 연습하거나 평가하는 데 주로 사용된다.

2) 중 충실도 모형

중 충실도 모형(medium fidelity model)은 상황에 따라 반응을 보이는 심음과 폐음 청진 모형, 단순 분만 모형 등을 포함한다.

3) 고 충실도 모형

고 충실도 모형(high fidelity model)은 실제 사람 크기의 모형이며, 컴퓨터 프로그램에 의한 실제적인 호흡음 청진, 신체 맥박 촉진 등이 가능하다. 학습자는 조정실의 통제를 받아 환자의 생리적 반응 등을 사정하고 평가할 수 있다. 최근, 환자 시뮬레이터는 시뮬레이션 기술의 핵심으로 여러 가지 측면에서 사람과 유사한 반응을 할 수 있으며, 대표적으로 METI(medical education technologies, incorporated, Sarasota, Florida), SimMan®(laerdal medical, stavanger), 산과 영역의 분만 시뮬레이터(obstetric child delivering simulation), 영유아 시뮬레이터(SimBaby®) 등이 활용되고 있다.

3. 간호교육에서의 시뮬레이션의 적용

1) 시뮬레이션과 재난 대비

재난 대비 목적으로 시뮬레이션 훈련이 사용된다. 시뮬레이션을 통해서 가상으로 재난 상황을 연출할 수 있고, 간호사들에게 테러 발생 상황, 자연재해 상황 등에서 어떻게 환자를 대피시키고 치료해야 하는지 교육할 수 있다. 이러한 훈련을 통해서 실제 상황에서 시간을 낭비하지 않고 피해를 줄이게 되는 효과를 얻을 수 있다. 재난 시뮬레이션 교육은 가상 환경을 제공하는 프로그램인 세컨드 라이프(second life) 등과 결합하여 운영함으로써 효과를 극대화할 수 있다.

2) 항공간호 시뮬레이션

항공간호 시 중환자 전문간호사의 역할을 훈련하기 위해 개발된 고 충실도(high-fidelity)의 항공 시뮬레이터를 활용한 교육방법이다. 실제 의료용 헬리콥터와 동일한 크기의 공간에 시뮬레이터가 장착되어 유사한 소음과 진동 환경을 제공한다. 헬리콥터 창문은 특수유리로 되어 있어 실제의 환경과 유사한 악천후 또는 비행 상황 등의 기상조건이나 환자 발생 환경을 구현할 수 있다. 내부 환경은 미연방 항공국에서 승인된 의료장비가 장착되어 있어 항공간호사, 의사, 응급요원 등을 대상으로 실제와 같은 훈련이 가능하다. 교수들은 내부의 카메라를 통해 이들의 훈련 상황을 관찰하고 녹화할 수 있다.

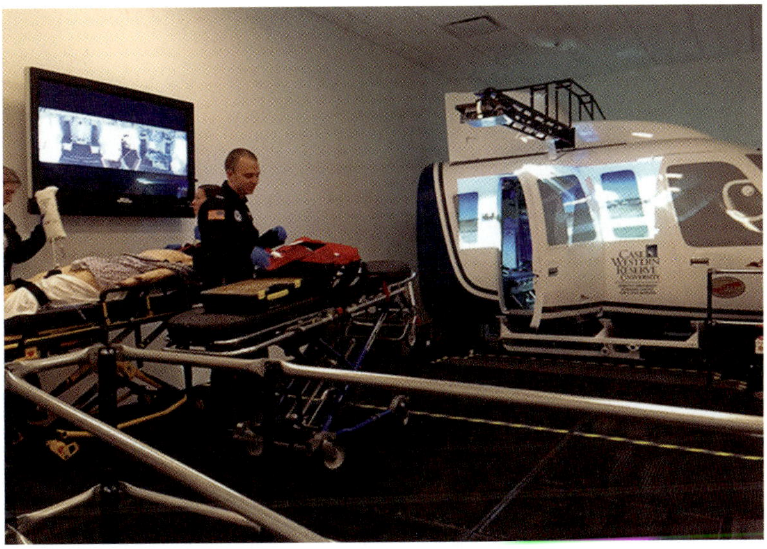

출처 : https://www.aopa.org/news-and-media/all-news/2015/september/22/old-bird-gets-new-life-in-flight-nurse-program

(그림 2-14-1) 항공간호 시뮬레이션

Ⅲ 간호교육에서의 가상현실과 증강현실

1. 가상현실 및 증강현실 기반 교육의 개념과 특성

가상현실(Virtual reality; VR), 증강현실(Augmented reality; AR), 혼합현실(Mixed reality; MR), 확장현실(Extended reality; XR)에 기반한 교육은 간호학에서 관심을 가지고 있는 구성주의적 학습법과 일맥상통한다.

가상현실은 사건이나 사물이 실제로 존재하지 않는 현실이 아닌 공간에서 사용자와 해당 사건이나 사물이 서로 영향을 주고받는 것을 의미한다. 사용자를 대신하여 아바타가 사용되기도 하며 가상현실에서 사용자가 마치 자신이 그곳에 있는 것 같고(being there), 그것이 있는 것 같은(being things) 감각을 느끼게 하여 대상자가 몰입하게 만든다. 시각, 청각, 후각, 미각, 촉각 등의 오감을 제어하여 몰입감을 더 증가시키는 노력이 지속되고 있다.

증강현실은 실제 현실을 증강한 것을 의미한다. 가상현실이 현실세계와 단절된다는 점을 보강하여 현실 세계에 가상정보를 입히는 기술이며 두 세계를 실제와 같이 구현할 수 있는 정교성이 필요하다. 잘 알려진 예로 전세계적으로 인기를 끌었던 나이언틱사의 '포켓몬 GO'라는 게임이 있다.

혼합현실은 가상현실, 증강현실의 단점을 보강한 기술이다. 가상현실의 현실과의 괴리성, 증강현실의 시야의 한계성을 보강하여 현실세계와 가상세계를 융합한다. 즉, 현실과 컴퓨터 그래픽(CG)이 구분되지 않는 세계이다. 매직리프사의 프로그램이나 마이크로소프트사의 홀로렌즈가 대표적이다. 향후 가상현실과 증강현실은 혼합현실로 통합될 것으로 전망된다.

확장현실은 앞에서 설명한 가상현실, 증강현실, 혼합현실을 모두 통칭해서 지칭하는 단어이다. 각각의 기술이 점차 통합되고 진보하여 현실과 가상이 서로 연결되어 확장된 오감을 제공하며 완전한 몰입감을 느끼며 상호작용하는 기술이다. 최근 메타버스와 같은 새로운 개념이 등장하고 있다.

가상현실 및 증강현실 기반 교육은 학습자 주도 학습, 임상 추론의 훈련뿐 아니라 학습자의 자신감을 증가시키고 비판적 사고를 활발히 수행할 수 있도록 한다.

2. 디지털 콘텐츠 학습 유형

1) 가상현실 체험학습

가상현실은 2차 세계대전 이후 미국에서 제작된 비행 시뮬레이터를 시작으로 발전했으며, 보건의료 분야에서 외과 수술, 원격의료, 정신의학의 다양한 분야에 접목되어 사용되고 있다. 기존에 활용하던 시뮬레이터와 달리 가상의 3차원 이미지가 부여된 환경에서 대상자가 실제와 같은 침습적인 술기를 연습할 수 있어 효과적이다.

마치 실제와 같은 홀로그래프로 제공된 환자 및 환경과 상호작용을 통해 학습자들은 실제 환자를 대상으로 하는 것과 유사한 경험을 제공받을 수 있다. 특히, 수술 시뮬레이션에 가상현실을 활용한 교육의 활용도가 높은데, 환자에게 불필요한 위험을 가하지 않고도 술기를 연습할 수 있기 때문이다. 교수자는 학생들의 술기 수행에 대해 즉각적으로 시각적·촉각적 피드백을 제공함으로써 높은 학습 효과를 기대할 수 있다.

2) 증강현실 체험학습

증강현실이라는 용어는 기술의 발달과 함께 지속적으로 재정립되고 있다. 보잉사의 연구교수인 톰 코델이 항공기 내부 설계를 보여주기 위해 컴퓨터 그래픽을 실제 현실에 융합하여 보여주면서 증강현실 기술이 알려지게 되었다.

증강현실은 체험에 의한 학습(learning by doing)과 실제적인 학습(authentic learning)을 가

능하게 함으로써, 학습에서의 현존감과 몰입감을 높여 학습효과를 극대화할 수 있다. 증강현실은 다감각적인 정보를 제공한다는 것이 매력적이다. 학습자들은 3차원 공간에서 시각, 청각, 촉각, 후각으로 제공되는 환자정보를 습득할 수 있고, 이를 통해 환자에 대한 전체적인 신체사정 및 주관적·객관적 정보수집이 가능하다.

3) 혼합현실 체험학습

혼합현실은 증강현실과 가상현실을 혼합한 상호 보완적인 특성을 가진 것이다. 실제와 유사한 가상현실에 사람의 영상이 함께 나타난다. 혼합현실을 교육에 활용하면 기존의 학습 방법과 비교해 더 재미있게 직접 체험하며 공부할 수 있으며, 학습자의 몰입도를 높일 수 있다.

4) 확장현실 체험학습

확장현실은 가상현실, 증강현실, 혼합현실이 통합된 정교한 몰입형 현실이다. 헤드셋은 점차 가벼워지고, 굳이 컴퓨터 앞에 앉는 것이 아니라 컴퓨터를 안경처럼 쓰고 인터넷과 채팅을 할 수 있는 교육이 이루어질 것이다. 현실의 강의실 공간이 아닌 메타버스 상의 강의실에 정교한 아바타가 앉아서 수업을 듣고 메타버스 안의 병원이나 실습실에서 실습을 할 수 있다.

3. 간호학 교육에서 적용 사례

1) BodyExplorer

BodyExplorer는 가상현실과 실제현실이 결합된 기술이다. BodyExplorer는 환자 시뮬레이터 위에 해부학적 X-ray 영상, 생리학적 영상 그리고 임상 술기 절차를 투영한다(그림 2-14-2). 신체 모형에는 다양한 센서가 부착되어 학습자의 술기가 정확한지, 틀렸는지에 대한 피드백을 제공한다. 학생들은 모형에 투약실습을 하고, 약물 투여 후 생리학적인 반응과 효과를 확인할 수 있다. 만일 간호학생이 빈맥을 호소하는 순환기계 환자에게 정확한 약물을 올바르게 정맥주입했다면, 일정 시간 후 환자의 심장 박동이 점차 느려지는 생리학적인 반응과 심장 박동이 실제로 조절되는 것을 영상으로 직접 확인할 수 있다. 또한 모형에 투영된 심전도 영상을 통해 심전도의 변화도 확인할 수 있다.

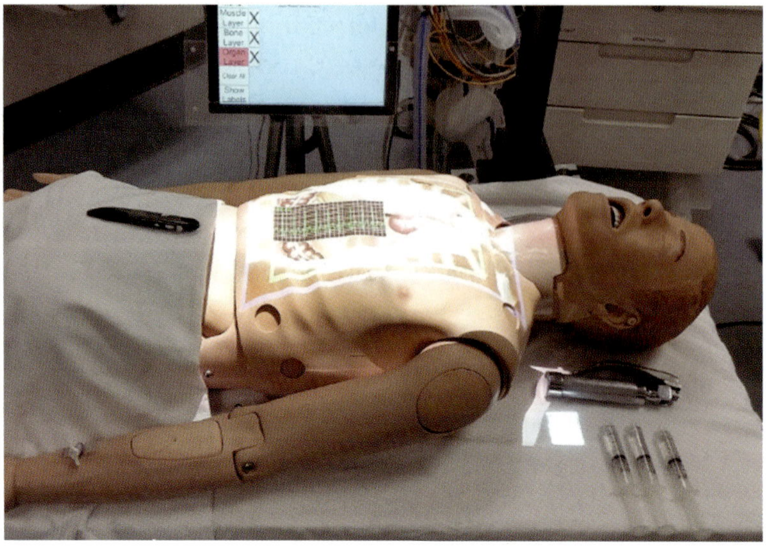

출처 : https://news.engineering.pitt.edu/bodyexplorer-shows-students-what-theyre-made-of/

(그림 2-14-2) BodyExplorer

2) 마이크로소프트 홀로렌즈

마이크로소프트사의 홀로렌즈(Microsoft holoLens)는 혼합(확장)현실을 제공하는 기술이다. 학습자가 HoloLens가 장착된 헤드셋을 착용하면 학습자를 둘러싼 실제 환경에 실제와 유사한 홀로그램 이미지가 덧입혀진다. 무선 헤드셋을 착용한 학습자는 홀로그래픽 컴퓨터를 통해 학습 장소에서 고화질의 이미지를 볼 수 있다. 예를 들어, '인체의 구조와 기능' 수업이라면, 실제와 같은 근육의 각 층을 볼 수 있으며 생리학적인 변화도 볼 수 있다. 해부학 수업의 효과성을 높이기 위해 전통적으로 시행했던 사체 해부 수업의 차원을 넘어 3차원의 고화질 형태로 인체의 해부 이미지를 원하는 대로 제공할 수 있다. 이를 통해 해부학·생리학·병리학 분야에 수준 높은 교육을 제공할 수 있다.

HoloLens 기술은 여러 간호대학과 협력을 통해 확대되고 있다. Pearson publishing과 뉴질랜드의 Otago Polytechnic 간호대학은 홀로휴먼(Holo Patient, HoloHuman, 혼합현실인간사체) 앱을 개발하여 간호대학 1~2학년에게 적용하고 있다. 1학년 학생들은 주로 해부학 수업 시에 HoloLens 헤드셋을 착용하고, 인체의 구조와 기능에 대해 수업한다. 2학년의 경우, HoloLens 헤드셋을 통해 제공되는 실제 사이즈의 환자 홀로그램 이미지를 관찰하고 스피커를 통해 환자들의 호흡음을 청진한다. 또한 환자를 360°관점에서 관찰하며 전신상태, 피부 반응을 사정하여 자료를 수집할 수 있다.

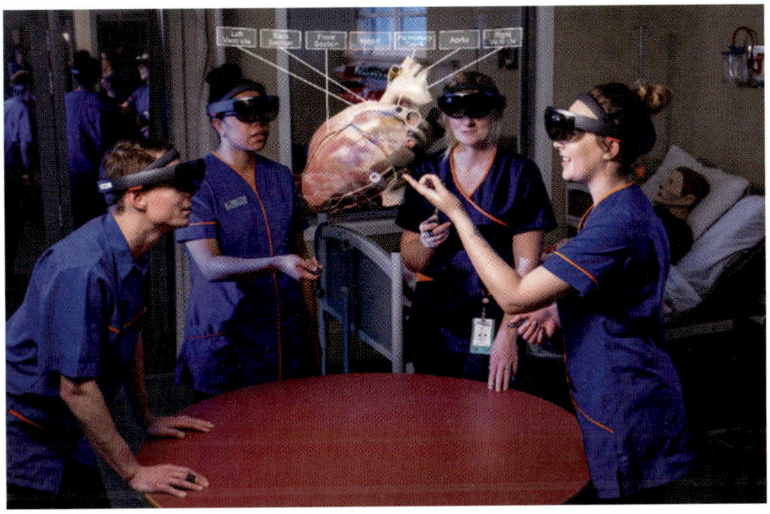

출처 : https://www.odt.co.nz/features/sponsored-content/cutting-edge-technology-boosts-nursing-students%E2%80%99-learning

(그림 2-14-3) HoloLens

3) CliniSpace

CliniSpace는 가상현실을 바탕으로 한 시뮬레이션(virtual simulation) 기술로 만들어진 컴퓨터 스크린상의 3차원 공간이다. 배경은 중환자실, 사무실, 외래, 환자의 집 중 어떤 곳이든 선택할 수 있다. 웹 기반 다사용자 시스템에 학생들이 로그인하여 자신의 아바타를 의사, 간호사 등으로 선택하여 역할을 수행할 수 있다.

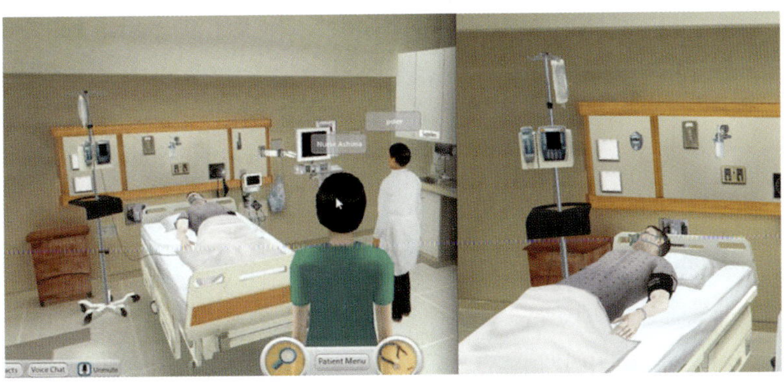

출처 : https://www.researchgate.net/figure/CliniSpace-Copyright-Innovation-in-Learning-Inc-2015-Reprinted-by-permission-of_fig2_306559972

(그림 2-14-4) CliniSpace

4) vSim

레어달(Laerdal), 볼터스 클루버(Wolters Kluwer) Health, 미국 간호연맹(National league for nursing; NLN)이 협력하여 간호교육을 위한 vSim과 시나리오를 제작하였다. 성인, 노인, 모성 간호 및 기본간호, 투약실습도 가능한 웹 기반 프로그램을 통해 학생은 실제와 유사한 환경에서 간호지식과 술기를 연습할 수 있다. 이 가상 시뮬레이션을 통해 학생들은 시간, 공간의 제약 없이 집에서의 혼자 학습이 가능하며 반복적인 학습을 통해 숙련될 때까지 시뮬레이션 교육을 수행할 수 있다. 또한 다양한 시나리오를 통해 간호술기뿐 아니라 대상자와 효과적으로 의사소통하는 법도 학습할 수 있다. 특히 최근 코로나 19 팬데믹 상황에서 임상 실습이 제한되는 경우 하나의 대안으로 활용되었다.

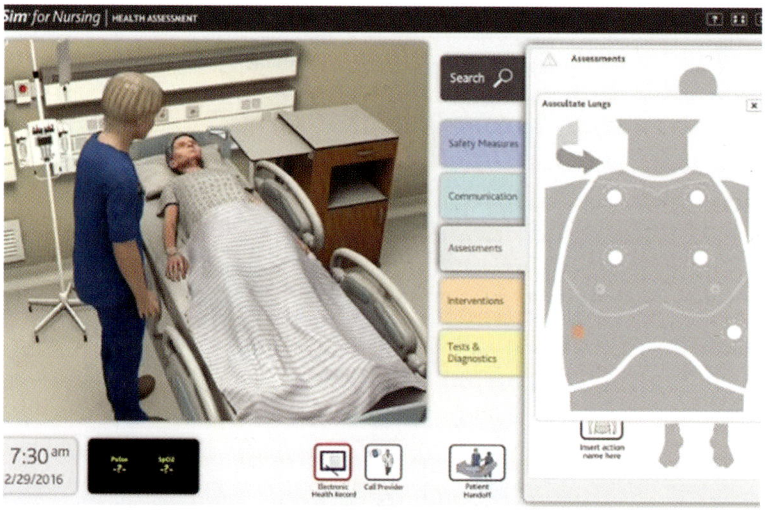

출처 : https://laerdal.com/kr/products/courses-learning/virtual-simulation/vsim-for-nursing/

(그림 2-14-5) vSim

5) 세컨드 라이프

세컨드라이프(Second life; SL) 최초의 메타버스 서비스로 여겨진다. Second Life는 세계적으로 유명한 3D 가상현실 플랫폼으로, 여러 사용자에게 동시에 가상 환경을 제공할 수 있다. 간호학 교육 분야에서는 2000년대 후반부터 현재까지 활발히 사용되며, 학생들에게 좋은 평가를 받고 있다. 사실적인 시나리오를 바탕으로 환자 상황을 제공하여 학습자가 필요한 진단검사, 절차를 학습하고 대상자로부터 확보한 정보를 통합적으로 판단할 수 있게 한다.

실제로 교육하기 어려운 사고 상황을 설정하고 교육자가 원하는 수준의 환자를 시나리오로 구현하여 적절한 간호를 제공하도록 할 수 있다. 만일, 비행기가 화학약품 공장에 추락하여 화학약품에 오염된 다수의 사상자가 발생한 상황이라고 가정해보자. 간호사는 대량 사상자의 증상 및 호소에 따라 우선순위에 근거한 환자분류(triage)를 실시한다. 이와 같은 재난처럼 실제로 구현하기 어려운 환경을 구현함으로써 다양하고 복잡한 상황을 학습하는 데 유용하다. 교수자는 가상의 상황을 만들어 다양한 연령, 성별, 증상을 가진 환자 아바타를 만들고 환자의 활력징후도 자유롭게 설정하고 조작할 수 있다. 학생에게는 온라인 교육이라는 장점을 살려 집, 학교 어디서든 학습할 수 있다는 장점이 있다.

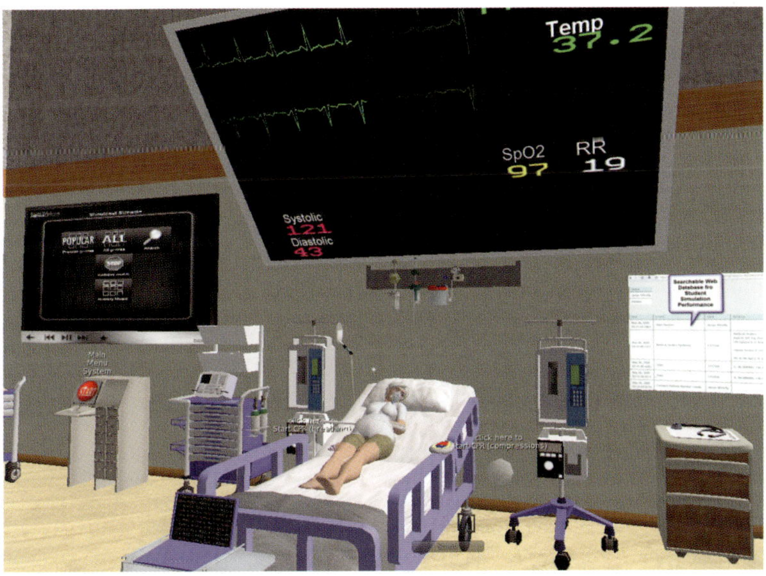

출처 : https://www.healthysimulation.com/5383/train-healthcare-learners-through-virtual-simulations-with-muve/

(그림 2-14-6) Second Life

6) 고스트핸즈

고스트핸즈(Ghosthands)는 새로운 개념의 증강현실 기반 교육 프로그램으로, 상호작용이 가능하다는 것이 특징이다. 학습자에게 주어진 증강현실 상의 시야에 교수자의 GhostHands(가상의 손)가 투입되어 실시간에 원격으로 학생의 자세나 행위를 수정해주거나 모델링해주는 기능을 한다. 간호학 교육뿐만 아니라 간호사의 실무교육에도 적용 가능하다. 즉, 수술실 간호사의 수술기구 세팅 방법, 기구를 적절히 다루는 절차를 교육하는데 효과적이다. 신규 간호사가 실제로 수행하도록 하고 수정할 부분은 숙련된 간호사가 도움을 줄 수 있어, 안전하게 기술을 습득하고 질 높은 간호를 제공할 수 있게 된다. 무엇보다 비디오나 웹 기반의 아이콘이 아니라, 실제 전문가의 손에 의한 도움은 가장 강력한 교육이 될 수 있다.

7) 메타버스

메타버스(metaverse)를 활용한 간호교육은 아직 시도 중인 단계이며 향후 점차 활발해질 것으로 기대된다. 메타버스 기반 플랫폼은 게더타운(gathertown)과 소크라티브(socrateve), 퀴즐렛(quizlet) 등이 사용되고 있다.

우리나라에서는 현재 일부 대학에서 메타버스를 통해 신입생환영회를 개최하거나 간호학과 나이팅게일 선서식을 개최하는 등 특별한 술기 중심의 교육보다는 메타버스라는 가상의 환경을 이용하는 방식으로 운영되고 있다.

메타버스를 활용한 교육의 가장 큰 장점은 온라인기반으로 실습을 수행하며 교수자와 상호작용을 할 수 있다는 것이며 이는 매뉴얼로 하는 간호술기를 학습하거나 환자 간호에 필요한 기구를 능숙하게 다루는 법을 익히는데 효과적일 수 있어 간호학 분야에서 다양한 측면으로의 발전 가능성이 높다.

4. 간호사 직무교육 사례

세계보건기구(World health organization; WHO)의 ECRI 연구소에 따르면, 의료기기가 복잡해짐에 따라 사용자는 이에 대한 충분한 교육이나 이해가 부족한 것으로 나타났다. 급속도로 변화하는 보건의료 환경에 대처하기 위해서는 지속적인 실무교육이 중요하다. 보건의료 분야에서 의학이 가상현실과 증강현실을 선도적으로 적용하고 있는데, 특히 외과 의사를 대상으로 한 프로그램이 먼저 시도되었다. 예를 들어, Osso VR은 정형외과 의사들이 복잡한 수술술기를 연습할 수 있도록 가상의 수술실 환경을 제공한다. Level Ex(그림 2-14-7), Airway Ex는 마취과, 이비인후과, 응급의학과 의사들의 전공에 맞게 비디오 게임형식으로 개발되어 운영되고 있다. 그러나 간호사 직무교육에서는 아직은 제한된 분야에서 적용되고 있으며, 향후 개발 가능성과 필요성은 증가할 것이다.

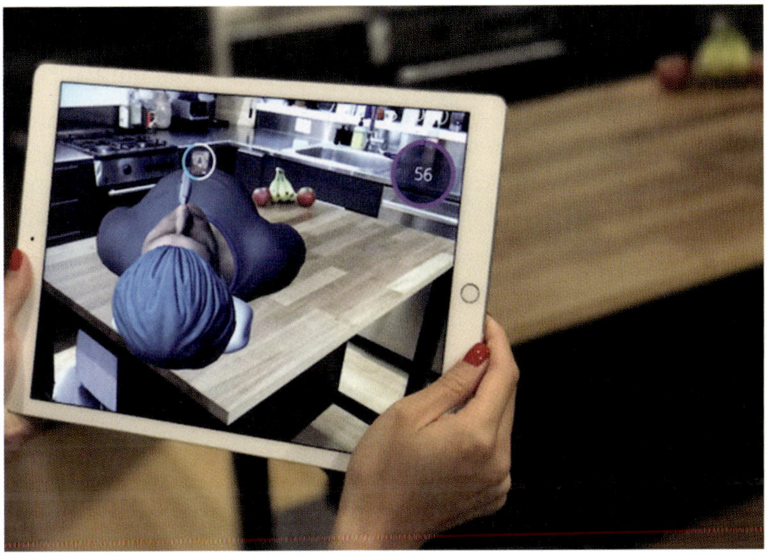

출처 : https://www.builtinchicago.org/2017/10/03/level-ex-series-a-funding

(그림 2-14-7) Level Ex

1) 상처 간호교육

간호사가 독립적으로 업무를 수행하는 분야에서 이들의 역량을 향상시키기 위한 프로그램 개발이 시도되고 있다. 바쁜 외래 클리닉에서 환자의 상처를 신속하고 정확하게 판단하는 것은 매우 중요하다. 이를 위해 간호사들은 실제와 유사한 시나리오를 바탕으로 가상의 환경에서 다양한 환자의 상처를 식별하고 각 단계에 적합한 치료를 제공하게 된다. 환자의 상처에서 느껴지는 촉각, 붕대를 적용할 때의 저항감, 상처의 변연절제(debridement) 시 감각까지 실감나는 제공이 가능하다. 만일, 간호사가 상처에 맞는 적절한 치료를 제공하지 못한다면, 이로 인한 상처 치유의 지연 등 증상 악화와 관련된 증상이 나타나게 설계되어 피드백을 제공하게 된다.

2) 조산사 교육

의사 교육과 마찬가지로 조산사 교육 시에도 가상현실을 사용하여 안전하고 통제 가능하며, 비용 효과적인 환경에서 임상 술기를 훈련할 수 있다. 대상자들은 가상현실을 통해 실제와 유사한 시나리오를 바탕으로 분만 시 발생할 수 있는 응급상황을 학습하게 되어 실제 상황과 교육 간의 격차를 줄일 수 있다. 호주뉴캐슬 대학에서 최초로 가상현실을 활용한 조산사 교육을 실시하고 있다.

3) 수혈 교육

스위스 로잔의 La Source 간호대학과 프로그램 개발 업체인 UbiSim이 협력하여 유럽 중심으로 간호사 맞춤형 가상현실 프로그램의 개발을 위해 노력하고 있으며, 현재 수혈 등의 교육 프로그램이 개발되어 있다.

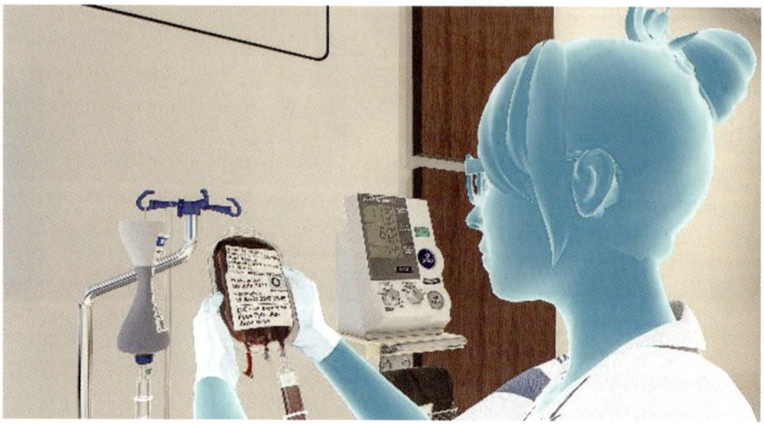

출처 : https://www.startup.ch/UbiSim

(그림 2-14-8) UbiSim

4) 재난 대응 교육

간호업무와 직접적인 관련이 있는 교육은 아니지만, 국내 일부 병원에서 화재 및 재난 시 환자 대피 등 현장 대응능력 강화를 위해 가상현실을 활용한 교육을 실시하고 있다.

5) 임상 실무교육

아직 시작단계이긴 하지만 국내 일부 병원에서는 메타버스를 활용하여 신규간호사 임상 실무교육을 진행하고 있다. 해외 사례를 살펴보면 영국의 metaverse learning사에서 감염성 질환으로 인해 입원한 환자 사례 시나리오를 간호사 교육프로그램으로 개발하였다. 감염성 질환 환자에 대한 간호는 실제 임상 상황에서 교육하기에는 위험성이 높은 상황이므로 가상현실에서 실시하는 것이 효과적이다. 시나리오에서 간호사는 환자와 접촉 전 손 위생을 실시하고 환자를 촉진, 시진, 청진하며 간호문제를 도출하고 이에 따른 중재를 제공한다. 과정 중 제시되는 간단한 퀴즈를 통해 테스트를 할 수 있다.

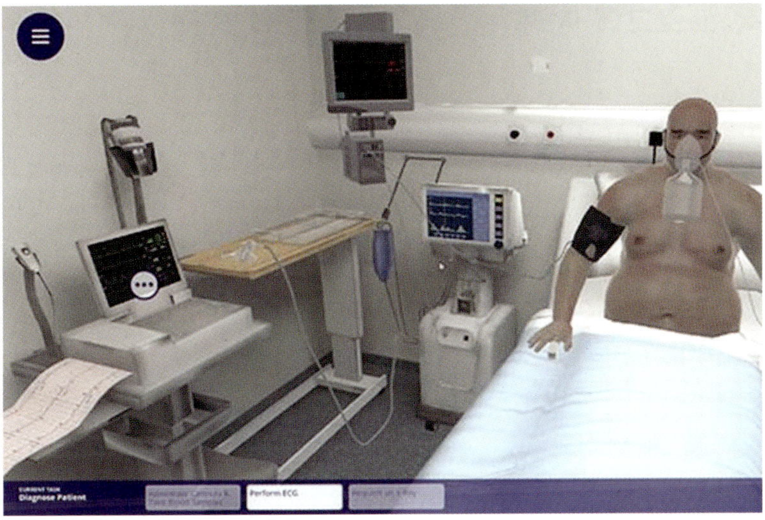

출처 : https://metaverselearning.co.uk/nursing/

(그림 2-14-9) metaverse learning

6) 기타

최근 간호연구자를 중심으로 간호 분야에 적용할 수 있는 다음과 같은 몇 가지 영역에 대한 논의가 이루어지고 있다.

(1) 환자 상태 인수인계 노트

간호사는 매 근무 마다 환자 상태 및 간호업무에 관련된 인수인계 노트를 작성한다. 향후에는 인계인수를 노트가 아닌 태블릿 PC 등을 통해 실시하게 될 것이다. 간호사들이 인계 준비 시 환자 상태를 정리하고 요약하여 말하면, 음성이 태블릿 PC에 문자로 변환되어 저장된다. 근무 교대 시 간호사들은 특수 안경을 착용 후 인계하는데, 이때 환자의 상태는 저장된 사진으로 구현되어 정확한 상태를 파악할 수 있게 된다.

(2) 상처 관리

환자 상처를 최초로 평가하는 간호사가 상처의 깊이, 위치, 크기 등을 세부적으로 기록한다. 컴퓨터 딥 러닝 프로그램은 환자의 상처 크기를 자동으로 측정하고 저장한다. 저장된 이전 상처와 직접 비교하여 치유 정도를 평가할 수 있게 되어 상처 치유 과정을 정확히 측정할 수 있다.

(3) 약물 관리 및 투약 준비

투약 준비 시 각 환자의 처방 그리고 투여되어야 할 약물의 용량과 약물의 모양을 가상 및 증강현실을 통해 눈으로 보면서 준비할 수 있다. 이를 통해 투약 준비 시 유사한 형태나 상품명으로 인한 오류 등을 예방하고 투약을 효율적이고 안전하게 수행할 수 있다.

5. 환자 교육 프로그램 사례

정보통신기술의 발달로 의료산업은 점차 디지털 의료산업으로 변하고 있다. 또한 인구의 고령화로 의료서비스 수요가 증가되어 기존 일대일 대면 치료 방식의 한계가 대두되고 있다. 이에 대한 대안으로 가상현실이나 증강현실을 활용한 환자 대상 프로그램이 다양하게 시도되고 있다.

1) 재활의료 분야

가상현실 및 증강현실은 환자의 다양한 신체 움직임을 유도하여 환자가 고통을 극복하고 재활을 할 수 있도록 한다. 뇌졸중, 파킨슨병, 다발성 경화증 대상자의 재활치료 시 컴퓨터를 기반으로 매번 환자의 움직임 정도를 기록하여 재활치료에 대한 지속적인 모니터링과 효과에 대한 평가를 객관적으로 진행할 수 있다. 또한 뇌졸중 후유증을 가진 환자에게 가상현실상의 스키 등의 운동 프로그램을 제공하여 상지의 기능 회복을 촉진할 수 있다. 증강현실이 지원되는 스마트폰 애플리케이션인 인그레스(Ingress)나 좀비런(Zombies, Run!) 프로그램은 심혈관계 질환자의 신체 운동을 격려하여 질병 발생률을 낮추는 효과가 있다.

2) 심리치료 분야

고소공포증이나 공황장애 등과 심리적 치료가 필요한 환자들의 진단과 치료에 활용되고 있다. 의료진은 가상현실, 증강현실을 통해 환자가 고통 받는 상황을 재현하여 확인함으로써 정확하게 질병을 진단할 수 있다. 또한 환자치료를 위한 가상 환경을 제공하여 특정 공포에 환자를 노출시킬 수 있다. 가상현실 환경은 실제 환경과 달리 대상자들이 통제할 수 있는 상황이므로 이러한 과정을 통해 환자는 스트레스를 극복하는 데 도움을 받을 수 있다.

3) 통증 관리 분야

최근에는 치과 치료, 수혈 및 정맥요법, 요추천자, 골수천자, 소아 환자의 치료 등 일상적인 병원 의료절차 시 가상현실을 적용하여 환자의 통증이나 불안을 감소시키는 프로그램이 활용되고 있다. 가상현실을 통해 제공된 다른 자극을 뇌가 받아들임으로써 통증을 완화시키는 방식이다. 특히 항암치료 대상자, 마약성 진통제 등 약물 사용에 상대적으로 제한이 많은 소아의 경우, 약물에 대한 대안으로 가상현실에 대한 연구가 진행 중이다.

- 김지현, 황성우, 김복남, 이수정, 최순옥. 4차산업혁명과 간호정보. 서울; 학지사메디컬: 2022.
- 류제택. 보건산업의 가상현실 기술 동향. 서울; 정보통신기획평가원: 2021.
- 장상현, 계보경. 증강현실 콘텐츠의 교육적 적용. 한국콘텐츠학회지 2007;5(2):79-85.
- 허세정. 가상현실(VR) 콘텐츠에 의한 의료서비스 혁신. 정보통신산업진흥원 이슈리포트. 2018;9:1-15.
- Cynthia L. Foronda, Celeste M. Alfes, Parvati Dev, A. J. Kleinheksel, Douglas A., Nelson J., John M. O'Donnell, et al. Virtually Nursing Emerging Technologies in Nursing Education. Nurse Educator 2007;42(1):14-7.
- Ferguson C., Davidson P. M., Scott P. J., Jackson D., & Hickman L. D. Augmented reality, virtual reality and gaming: an integral part of nursing. Taylor & Francis. 2015.
- https://laerdal.com/kr/products/courses-learning/virtual-simulation/vsim-for-nursing/
- https://metaverselearning.co.uk/nursing/
- https://news.engineering.pitt.edu/bodyexplorer-shows-students-what-theyre-made-of/
- https://www.aopa.org/news-and-media/all-news/2015/september/22/old-bird-gets-new-life-in-flight-nurse-program
- https://www.builtinchicago.org/2017/10/03/level-ex-series-a-funding
- https://www.healthysimulation.com/5383/train-healthcare-learners-through-virtual-simulations-with-muve/
- https://www.odt.co.nz/features/sponsored-content/cutting-edge-technology-boosts-nursing-students%E2%80%99-learning
- https://www.researchgate.net/figure/CliniSpace-Copyright-Innovation-in-Learning-Inc-2015-Reprinted-by-permission-of_fig2_306559972
- https://www.startup.ch/UbiSim
- Ousey K., Langley J., & Waugh P. Virtual and augmented reality: enhancing nurses' wound care management skills. Wounds UK 2018;14(2):8-10.
- Preuveneers D. editor The GhostHands UX: telementoring with hands-on augmented reality instruction. Workshop Proceedings of the 11th International Conference on Intelligent Environments; IOS Press. 2015.
- Wüller H., Garthaus M., & Remmers H. Augmented Reality in Nursing: Designing a Frame-work for a Technology Assessment. Medinfo. 823. 2017

15

P·A·R·T

간호정보학의 미래

학|습|목|표

- 4차 산업혁명 시대의 간호정보학의 방향을 이해한다.
- 간호정보학의 활용을 설명한다.

15 P·A·R·T

간호정보학의 미래

I 미래 간호정보학의 방향

1. 보건의료전달시스템의 변형

1) 데이터 기반의 4차 산업혁명시대 간호서비스

나노기술, 유전학, 로봇학 등 기술의 도입은 환자 건강관리의 새로운 패러다임을 열어가고 있다. 현재 정보통신기술이 발달함에 따라 스마트폰과 웨어러블 디바이스(wearable devices)를 통한 건강관리서비스가 제공된다. 그 결과로, 간호서비스는 소비자 맞춤형 형태로 이루어지고 있다. 또한 소비자의 주도적인 서비스 이용은 진단과 치료 중심의 질병 및 건강관리가 예방적 접근으로 변화되는 양상으로 발견될 수 있다. 즉 환자의 적극적인 참여를 통해 환자는 스스로 혈압, 혈당, 체중 등의 정보를 입력하고 건강을 관리하며 질병 치료 의사결정에 참여함으로써 만성 보건의료 상태를 관리할 수 있다. 예를 들면, 한국건강증진개발원은 전국 시·군·구 보건소를 통해 지역사회 노인 대상의 인공지능(Artificial intelligence; AI), 사물인터넷(Internet of things; IoT) 등의 디지털 기술을 활용한 비대면 중심 건강관리서비스 제공 사업을 실시하고 있다.

의료 환경의 변화는 다양한 측면에서 시작되었다. 하나의 예로, 원격의료는 환자를 관리하는 새로운 방법이다. 간호사는 간호정보 임상실무역량 강화를 통해 새로운 역할을 확대해 나가야 한다. 즉, 간호사는 환자의 정보를 바탕으로 일상적인 간호를 수행할 뿐 아니라, 채팅, 화상회의 혹은 스마트 감시 카메라를 통하여 환자와 의사소통을 하고 정보를 알아냄으로써 의료서비스의 향상, 효율성 증가, 비용 절감 그리고 맞춤 의료 서비스 제공할 수 있다.

정보통신은 이미 우리 생활의 일부가 되었으며, 이러한 정보통신이 건강에 미치는 영향은 계속적으로 증가하고 진화할 것이다. 더 많은 의료소비자가 네트워크를 형성하고 다양한 애플리케이션에 익숙해짐에 따라 더 많은 전자의료 응용프로그램을 볼 수 있게 될 것이다. 수집된 데이터를 통해 건강관리전문가는 환자의 현재 상태를 확인할 수 있으며, 환자는 병원을 방문하지 않더라도 자신의 상태를 즉시 보고하며 상태변화를 건강관리전문가와 면밀하게 소통할 수 있다. 건강관리전문가로서 간호사는 이러한 변화를 준비하고 대상자가 기대하는 의사소통 수준을 고려하여 의료소비자가 이 여정을 잘 따라올 수 있도록 지속적인 도움을 제공해야 할 것이다. 또한 간호서비스가 공간을 초월하여 제공됨에 따라 대용량의 정형·비정형 정보가 생성되며, 이러한 정보가 누적되어 수집되는 환자 정보는 빅데이터를 생성하게 된다. 빅데이터는 환자 안전 예측, 데이터 구동 변경 등에 기여하는 자원으로 활용될 수 있어, 빅데이터 분석의 중요성은 매우 빠르게 커지고 있다. 더불어 적절한 분석과 표준화 과정은 치료방법을 변경 및 형성할 수 있는 잠재력을 제공할 수 있다. 의료정보시스템에 전송되는 환자의 건강 관련 정보는 질병 발생을 예측하고 예방활동을 함에 따라 중증질환 발생률을 낮출 수 있게 된다. 한 예로 일부 선진국은 개인의 유전체 분석결과를 활용하여 유전질환 발병률을 알려주는 서비스를 제공하고 있다. 이와 같은 정보는 의료소비자가 미리 질병 발생 가능성을 인지하고 생활습관을 개선하여 건강관리에 주의를 기울인 결과 질병 이환율을 낮추는데 기여할 수 있다.

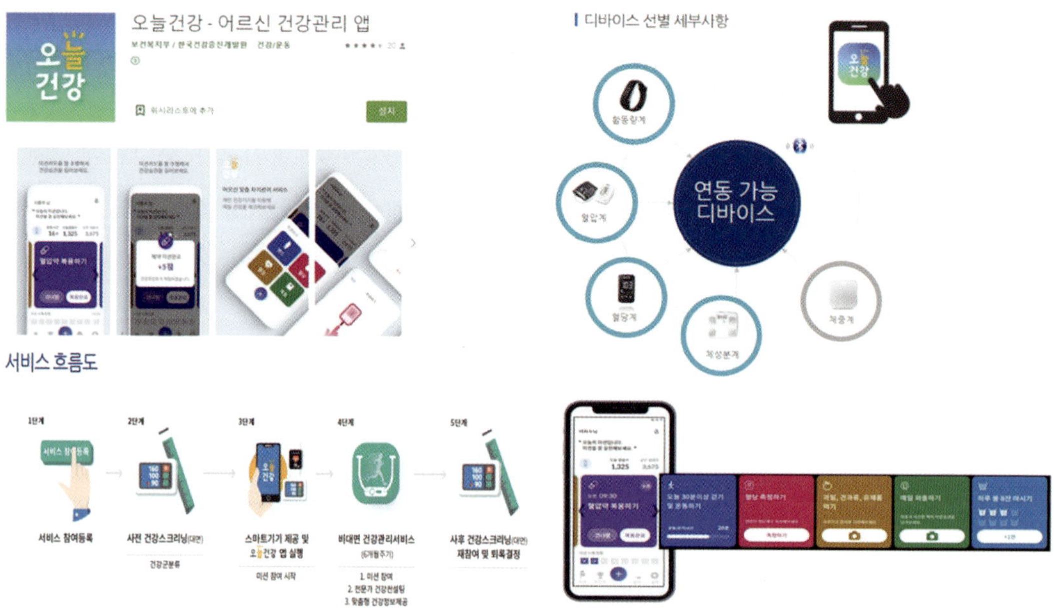

출처 : 한국건강증진개발원, https://www.khealth.or.kr/

(그림 2-15-1) AI·IoT기반 어르신 건강관리 시범사업

2) 보건의료서비스의 질

가까운 미래에는 몇 년 전까지 전혀 예상하지 못한 방법으로 건강관리가 개인적 요구에 맞춰질 것이다. 간호서비스 소비자는 정보를 찾고, 건강관리팀과의 의사소통, 건강 관련 데이터의 공유 그리고 가상커뮤니티 참여 등을 위해 다양한 간호정보학 활용 기회가 생성되고 있다. '2021 고령자 통계'에 따르면 우리나라 인구의 16.5%가 65세 이상 고령자에 달하며 2026년이면 고령자 비중이 20%를 넘는 '초고령사회'에 진입하게 된다. 더욱이 혼자 사는 고령자 1인 가구 수도 증가하여 의료 및 간호서비스의 수요도 증가할 것 예측된다.

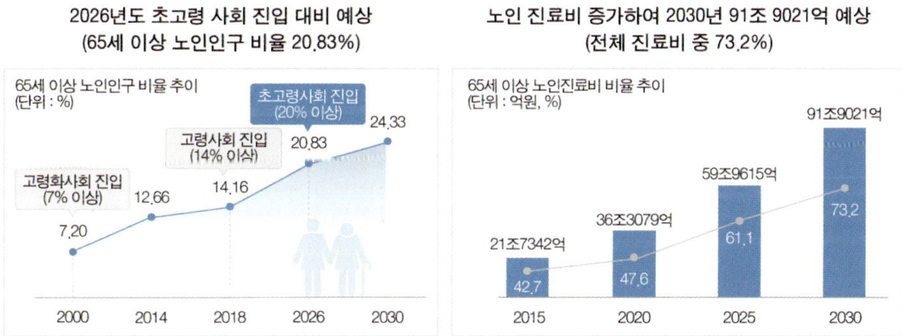

출처 : 한국건강증진개발원, https://www.khealth.or.kr/

(그림 2-15-2) 인구고령화에 따른 노인 의료비

질 높은 보건의료서비스를 제공하기 위해서는 적정 간호인력 확보가 우선되어야 한다. 적정 간호인력 수요를 도출하기 위해서는 의료정보시스템의 데이터 기반 간호요구도를 확인하고 환자 중증도에 따른 실제적인 간호인력 기준 설정이 필요하다. 정보통신 발달과 첨단과학 기술을 활용한 간호서비스는 지금의 불안정한 간호인력 수급의 대안이 될 수 있다. 예를 들어 사물인터넷 기술은 의료기기 및 간호장비 관리에 소요되는 시간을 단축하여 간호사의 업무시간을 효율적으로 운용하도록 돕는다. 실제로, 최근 개발되고 있는 웨어러블 로봇수트(wearable robot suit)를 착용하고 환자를 이동시킨다면, 2명 이상의 간호인력이 필요한 경우도 혼자서 거뜬히 옮기거나 이동시킬 수 있다. 이와 같이 로봇공학 기술의 발달에 따른 간호로봇은 간호인력을 효율적으로 운영하도록 도우며 환자안전에도 매우 중요한 해결책이 될 것이다. 이탈리아의 경우, 코로나19로 인한 전쟁터와 같은 상황에서 이탈리아 북부 한 병원에는 6대의 간호로봇을 배치하였다. 간호로봇 '토미'는 의료진을 대신해 환자가 있는 병동을 돌면서 환자 모니터링 장비의 데이터를 체크하고, 변화를 의료진에게 전달하는 임무를 맡았다. 그리고 싱가포르의 청소로봇 '엘라'는 병원에서 바이러스 때문에 재택 격리된 청소 인력을 대신해 병원의 복도를 청소하는 일을 맡았다.

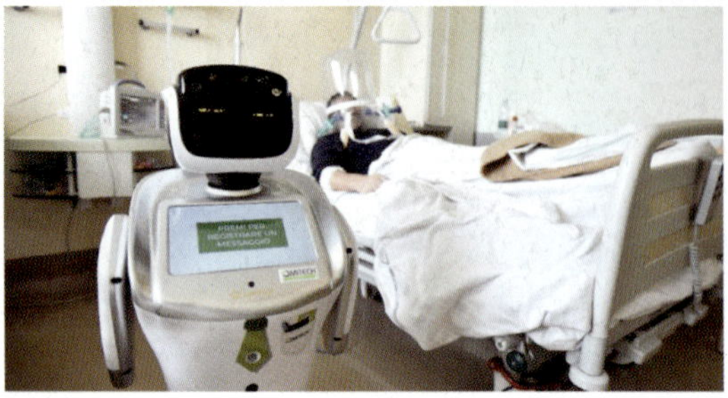

이탈리아의 간호 로봇 '토미'(출처 : 로이터통신)

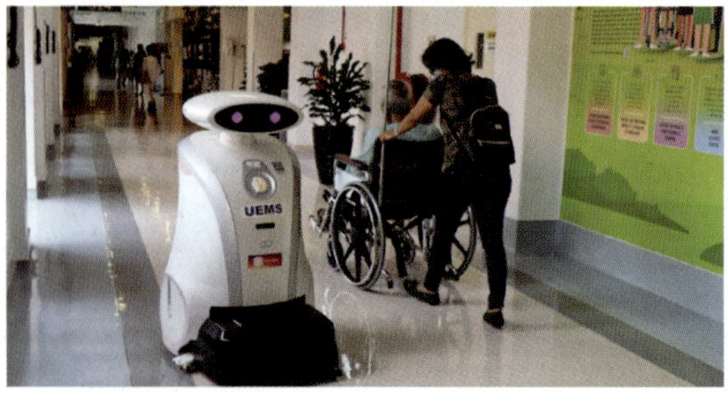

싱가포르의 청소 로봇 '엘라'(출처 : 닛케이아시안리뷰)

(그림 2-15-3) 간호·청소 로봇의 활약

더욱이 인구고령화 및 만성질환자 증가에 따라 지금의 의료기관중심 환자관리 시스템의 한계를 인식할 필요가 있다. 지속 가능한 보건의료체계로의 간호서비스를 제공하기 위해서는 커뮤니티 케어정책, 장기요양정책, 방문간호서비스 활성화 등의 보건의료정책 변화가 요구된다. 더불어 만성질환에 대한 라이프케어 융합서비스 등 다학제적 접근에 관심을 가져야 할 것이다.

간호서비스 소비자는 스스로 자신의 건강을 관리하고 유용 가능한 자원을 확보할 수 있어야 한다. 이를 위해서는 소비자가 보건의료서비스에 쉽고 간편하게 접근할 수 있도록 시스템을 구축해야 할 것이며 의료기관 밖에서 이를 지원할 수 있는 간호인력이 배치되어야 할 것이다. 미래에는 소비자가 정보를 입력하고 건강관리자와 상호작용하는 능력이 향상되고 익숙해짐에 따라 클라우딩, 사물인터넷, 원격진료 등의 기술이 현재보다 더욱 발달할 수 있을 것이다.

인터넷 기반의 다른 건강정보를 이용하지 않을 수 있는 간호서비스 소비자의 발생을 예측하고 이에 대한 방안이 마련되어야 할 것이다. 주기적으로 의료기관을 방문하여 건강상태를 점검받고 약물을 처방받아야 하나, 현실적으로 고령이거나, 만성질환 또는 이동에 제약이 있는 경우의 대상자가 다수 존재한다. 따라서 이에 대한 방안으로 방문간호사가 가정을 방문하여 정보통신기기를 통해 원격진료서비스를 이용할 수 있도록 하는 의료서비스 접근성의 획기적인 개선이 필요할 것이다. 또한 보건의료체계는 보건소나 보건진료소를 통한 의료정보시스템 구축을 확대해야 할 것이며, 의료기관 간 원격진료서비스도 연계되어야 할 것이다.

구분	역할
간호사	노인별 담당자 지정, 건강현황, 모니터링 및 맞춤미션 부여, 건강관리 서비스 제공 및 성과평가
영양사 운동전문가 물리/작업치료사 치위생사	해당 건강행태문제에 대한 미션 목표치 제안, APP 및 유선전화를 활용한 비대면 전문가 건강상담 실시
행정인력	해당 시범사업 APP 활용 및 디바이스 등에 관한 안내, 서비스 제공인력에 대한 행정지원 및 상시 민원응대 등

방문건강관리사업 전문가 구성(출처 : http://www.khealth.or.kr)

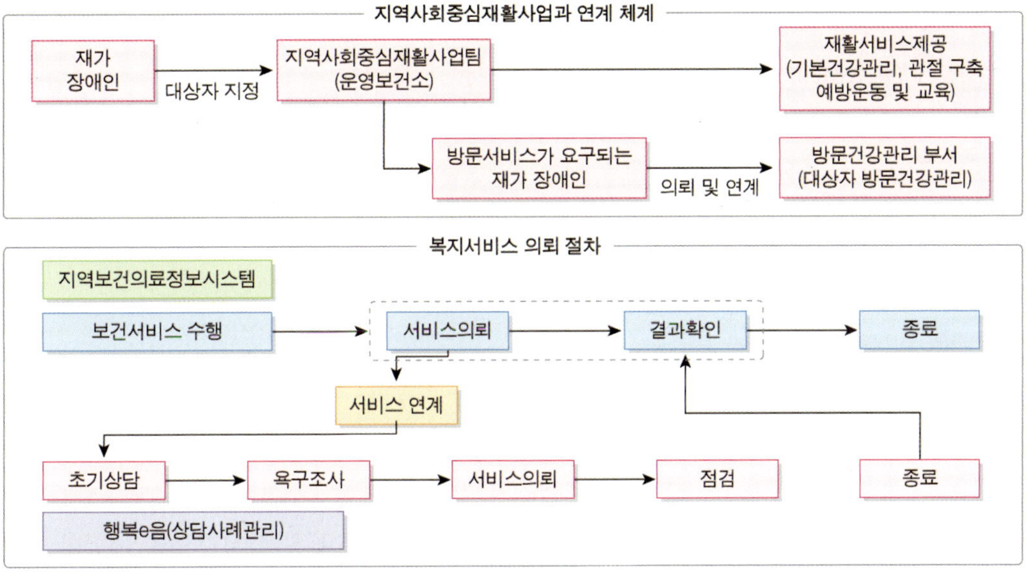

출처 : https://www.khealth.or.kr/

(그림 2-15-4) 방문건강관리사업

3) 보건의료진단시스템의 표준화

(1) 임상간호실무의 표준화

의료기관의 정보시스템에 입력·저장된 환자 정보, 환자안전의 결과는 다양하고 방대한 양의 빅데이터로, 적절한 분석 및 표준화를 통해 치료방법의 변경 및 새로운 치료법 개발의 잠재력을 가지게 된다. 또한 맞춤형 환자 관리의 기반이 될 수 있으며 의료정보체계 내에서 이러한 자원을 활용할 수 있는 능력은 최고의 실무가 될 수 있다. 출생에서 사망까지의 자료를 가지고 있는 의료정보는 한 사람의 삶에 걸친 정보가 전 세계 어디서나 완벽하게 추적하게 할 수 있다.

의료정보시스템에 입력되는 전자기록정보는 용어의 표준화가 우선적으로 이루어져야 유용하게 활용될 것이다. 정보시스템에 입력된 용어가 서로 다른 의미로 인식되어서는 안 된다. 이를 위해서는 환자 정보는 모든 간호사가 이해할 수 있는 표준화된 간호언어(Standardized nursing language; SNLs)을 사용할 수 있도록 해야 할 것이다. SNLs는 간호문제, 중재, 결과를 서술할 수 있도록 하는 공통 용어를 제공한다. 또한 정보시스템은 SNLs에 기반한 간호 데이터 세트를 개발하고 이를 메뉴에서 불러 체크하는 방식이 필요하다. 미래 정보기술은 더욱 널리 적용되기 위해서 사용하기 쉬워지고, 추가적인 기능을 제공해야 할 것이다.

(2) 임상간호실무의 질관리

미래 정보기술은 계속적으로 발전하고 있고, 정보 소비자에게는 자신의 건강관리를 위해서 더욱 많은 선택권이 주어질 것이다. 임상간호실무의 표준화는 업무의 효율성 이외에도 업무관리 및 감시를 통해 간호서비스의 질을 향상시키기 위함이다. 현재의 각 의료기관별 임상간호실무의 표준화를 통해 효율적인 정보시스템을 구축하고 업무실무의 표준을 확립하는 것이 요구된다. 또한 기존 정보시스템의 데이터는 표준화된 서비스 질 평가 지표 개발에 활용되며 보건의료서비스의 전반적인 질 관리에 기여할 것이다.

(3) 정보시스템의 효율화

현재 사용하고 있는 정보시스템이 다른 시스템과 어떻게 정보를 교환하고 이러한 기능을 하는 정보시스템을 개발하기 위한 노력이 지속되고 있다. 다양한 정보기술이 멀티미디어기술과 통합되어 효율적인 정보시스템을 구축하게 될 것이다. 활력징후, 걸음걸이, 활동수준 등에 대한 모니터링은 임상적 상황에서 다른 정보와 관련하여 피드백을 실시간으로 제공할 수 있을 것이다. 이는 간호사가 정확한 환자 상태를 파악하는 것을 도우며, 간호사의 임상의사결정을 내리는 것을 돕고 적절한 치료와 중재에 도움에 될 것이다. 유비쿼터스 컴퓨팅 기술의 확대는 대상자의 건강정보 수집이 즉각적이며 다양한 방법으로 이루어지게 한다. 이는 일상생활에서의 질병 관리를 돕고 응급상황에 대한 대비를 가능하게 한다. 이와 같이 간호정보학이 더욱 대중화됨에 따라 정보전문간호사의 역할 또한 발전하게 될 것이며, 간호정보학은 간호서비스 소비자의 건강관리체계를 변화시킬 수 있는 잠재력을 지니고 있다.

4) 4차 산업혁명 시대를 이끄는 미래 간호 인적자원 양성

변화된 환경에 맞춰 간호사 인적자원의 개발을 어떻게 대비해야 할 것인지 다양한 논의가 진행되고 있다. 즉 4차 산업혁명의 등장으로 간호사는 새로운 정보와 기술의 활용, 의료현장의 급속한 변화에 대한 적응, 보건의료 서비스 모델의 혁신적 개발, 국민건강에 기여하여야 할 사회적 책임, 국제사회의 지속가능개발목표(Sustainable development goals; SDGs) 달성 동참 등 많은 과제에 직면해 있다.

소비자의 권리와 의무는 새로운 기술증가와 함께 변화되고 있다. 미래 간호사는 데이터 기반 의료정보체계 내에서 간호서비스 소비자에게 건강관리를 제공하고 새로운 역할을 개척해 나가야 할 것이다. 건강과 관련된 새로운 치료의 패러다임은 의료비용의 감소를 돕고 소비자 주도적 서비스 이용을 통해 의료서비스 질 향상을 도울 것이다. 예를 들면, 소비자들은 스스로 건강을 모니터하고, 그 결과 입원 기간을 감소시키는 등의 결과를 도출할 것이다. 더불어 가정 기반 돌봄서비스는 노인 환자 스스로가 그들을 돕도록 하는 돌봄서비스로 성장할 것이며, 더 나은 건강관리로 이어질 것이다.

이에 간호교육자가 현재 건강관리체계 내의 끊임없는 역동적 변화에 미래의 간호사를 준비시키기 위한 기술을 확인해 볼 필요가 있다. 지금의 간호교육은 임상현장에서의 단순 관찰과 교과서 중심의 암기식 방법에 기반을 두어서는 안 될 것이다. 새로운 기술은 임상 역량, 건강관리비용, 평생교육 등에 영향을 미친다. 따라서 실제 임상현장에서 발생할 법한 현장감 넘치는 실제 임상 사례를 개발하고 가상 현실 시뮬레이션을 제공하여 다양한 시나리오를 기반으로 정보통신기술과 첨단 과학기술을 활용하는 간호교육이 필요할 것이다. 가상현실 및 증강현실 기술을 활용한 고충실 시뮬레이터의 도입은 대상자 간호, 간호업무 이외에도 협력관계에 있는 타 분야의 보건의료인과의 협업 등 훈련이 이루어지도록 도울 것이다. 역량 있는 임상실무자를 양성하기 위해서는 간호교육자들은 기존의 한계를 인정하고 그들이 다른 사람을 준비시킬 수 있도록 자신들을 준비해야 한다. 첨단기술을 수용하고 활용할 수 있는 정보역량을 강화하기 위해 정보통신기술을 활용한 간호교육 프로그램 개발에 더욱 관심을 가져야 할 필요가 있다.

4차 산업혁명 시대에는 다양한 종류의 데이터를 연계하여 미래를 예측하고 새로운 가치를 창출하는 것이 핵심이다. 즉 4차 산업혁명은 '데이터'라는 자원을 기반으로 작동하는 생태계를 의미한다고 할 수 있다. 보건의료 내에서 가장 오래된 기술인 기존의 간호는 고도화된 정보통신기술 인프라를 통해 생성·수집·축적된 빅데이터를 기반으로 하는 새로운 기술과 결합하게 된다. 따라서 보건복지 분야에서도 다양한 종류의 데이터를 연계, 분석하여 미래를 예측하고 새로운 가치를 창출하며, 특히 데이터 주도 정책 추진 기반을 구축하고 활용하는 것이 매우 중요하다.

기술혁명과 함께 저출산·고령화, 만성질환으로의 질병구조 변화, 환자안전 및 감염관리 등 의료의 질 제고, 비용의 적정화, 국민들의 건강의식 향상 등 보건의료서비스 환경 또한 복잡하고 다양해지고 있는 추세이다. 4차 산업혁명 시대의 우리 삶의 변화와 관련해 보건의료서비스 분야의 다양한 시나리오는 이미 현실에서 적용된 사례가 나타나고 있다. 환자가 휴대전화로 사전 등록을 하며 병원에서 착용 가능한 모니터링 장치를 발급받게 된다. 의사와 간호사는 이를 알고리즘을 통해 환자의 현재 상태를 진단하고 치료를 진행하게 된다. 자동화를 통해 정보의 정확성이 향상되며, 환자의 대기 시간이 단축되고 보건의료 인력의 생산성을 높이는 결과를 가져다 준다. 자동화는 웨어러블 기기를 활용한 일상생활 중의 바이털 체크 및 원격 진단, 예측 가능한 건강관리로 환자의 대기 시간이 단축되고 다양한 서비스가 제공될 수 있으며, 병원의 경우 자동화에 따라 청구 및 기타 행정 관리 활동이 간소화될 수 있다.

국내외 간호교육은 간호사로 배출되는 졸업생이 무엇을 할 수 있는가에 초점을 두고 급변하는 환경 속에서 미래 사회가 요구하는 보건의료 인재로 양성하는데 그 목적이 있다. 4차 산업혁명 시대를 준비하기 위해서는 간호교육과정 전반에 개혁이 필요하다. 국외의 경우, 간호학은 과학, 기술, 인문 등을 비롯한 다방면으로 공부할 수 있는 유용한 학문으로 인식하고 있으며, 미래사회에서 필요한 새로운 간호 인재상이 현실화 될 수 있도록 간호교육과정을 변화시키고 있다. 간호교육은 간호업무능력에 초점을 맞춘 지식과 술기 위주의 전통적 교육에서 벗어나 4차 산업혁명 시대에 맞는 새로운 교육과정과 학습자주도의 교육으로 변화해야 할 것이다. 국내의 경우, 한국간호교육평가원은 정보통신과 최신 보건의료기술을 활용하는 역량 개발을 학습성과에 포함하고 있으며, 이는 간호사가 정보통신기술과 의료정보에 대한 이해 능력을 갖추는 등의 역량 마련의 기초가 되었다.

간호교육 기관은 4차 산업혁명 시대를 준비하는 융복합 간호전문인력 양성을 위한 프로그램 개발을 위해 노력해야 한다. 간호대학은 병원, 산업체, 연구소 등과의 연계를 통해 간호산업화 영역의 첨단 기술 개발과 실용화를 위한 인프라를 구축하여, 의료빅데이터, 인공지능, 의료기기, 정밀의료분야 등의 전문성 개발을 위한 가정을 개설하여 융복합 간호전문인력을 배출해야 할 것이다. 더불어, 4차 산업혁명은 보건의료 시스템을 환자 중심으로 바뀌도록 촉진하고 있다. 따라서 간호교육은 기존의 지식과 술기 위주의 교육으로부터 간호의 본질에 대한 고민을 통해 전문직 태도와 소통, 환자의 요구와 질병 경험을 이해하는 대상자 중심으로 방향을 전환해야 할 것이다.

Ⅱ 간호정보학의 활용

1. 간호정보학에서 간호사의 역할

임상실무의 투명성 및 효율성 증가, 환자안전, 오류 감소뿐 아니라 보건의료체계 내에서의 추가적인 요구는 지속적으로 일어나 의료 전달과 정보학 실무를 가다듬게 될 것이다. 간호정보학의 개발이 보건의료체계에서 많은 도움 및 혜택을 줄 것으로 기대되나, 이는 쉽게 이루어질 것은 아니다. 앞으로 소비자는 적극적인 보건의료 선택에 대한 책임과 비용을 부담하게 된다. 지금까지의 간호정보학은 간호서비스 소비자에게 비가시적인 것으로 비추어졌으나, 의료정보와 관련되는 일부 실무가 간호사에게로 전이될 것이다. 간호정보학에서 간호사는 의료전달체계 변화, 의료서비스의 질 향상에 주도적인 역할을 하며 환자 안전 향상에 필요한 변화를 이끄는 지도자가 되어야 할 것이다.

미래의 임상실무역량은 환자 및 의료 관련 데이터, 정보 등을 관리하기 위해 실무에서 첨단의 정보기술을 받아들이고 활용하는 능력으로 설명될 것이다. 간호사는 실제로 발생하는 임상 현상을 맥락적 사고에 기반하여 이해하고, 관련된 정보를 수집하여 정보통신 기술을 활용한 과학적인 분석과 논리적 추론을 통해 대상자의 건강 관련 문제를 해결해야 할 것이다. 간호정보학에서의 간호사는 미래지향적 대책 방안을 제시하기 위한 통합적인 문제해결 능력을 함양해야 한다. 이를 위해서는 보건의료 현장에 정보통신기술과 첨단과학기술이 활발히 활용되고 정보통신기술(Information communication technology; ICT)과 정보관리역량의 강화를 목적으로 하는 간호교육이 기반되어야 한다. 정보전문간호사는 정보기술 활용에 어려움을 겪고 있거나 두려움을 느끼는 일반 간호사를 대상으로 간호정보 관련 교육을 담당해야 할 것이다. 이들이 임상실무에서 필요한 정보요구와 컴퓨터 및 정보기술의 능력을 향상시킬 수 있도록 독려하고 스스로 정보시스템 개발에 참여하도록 적극적인 도움을 제공해야 할 것이다.

간호정보학의 발달과 함께 간호사는 보건의료체계의 요구를 결정하고 그 요구를 충족시키기 위한 최상의 재원 마련을 위한 계획을 수립하고, 빅데이터를 이용한 거시적 안목을 통해 보건의료체계의 통합적 관리와 마케팅 전략을 세울 수 있다. 미래의 간호사는 질 높은 정보를 수집하고 관리하는 역할에 책임의식을 갖고 임상현장의 최신정보기술 도입으로 발생할 변화를 주도해나가야 할 것이다. 간호학문이 발전하면서 사회과학이론과 기초과학이론 등의 다학제적 접근으로 간호이론을 정립하였으나, 아직은 최신의 정보기술을 활용한 업무개발 및 개선 활동이 활발하지 못하다. 또한 많은 간호사가 간호정보학의 필요성을 절감하지 못하고 수동적인 자세를 보이기도 한다. 그러나 보건의료 현장에서 환자와 가장 가까이에 있는 간호사가 보건의료체계 시스템 개발과 구축에 적극적으로 참여할 때, 안전하고 효율적이며 활용도가 높은 시스템이 마련될 수 있다. 보건의료 시스템의 실제 사용자인 간호사는 정보전략 및 정보개발팀의 일원으로서 업무흐름의 설계와 시스템의 요구사항을 사용 부서의 간호사와 소통을 통해 새로운 시스템을 개발하고 기획하는데 기여할 수 있으며, 시스템이 어떻게 작동하고 보건의료체계에 어떤 영향을 미칠 것인지에 대한 논리적 사고를 할 수 있다. 프로젝트 관리자(Project manager; PM)로서의 간호사는 의료기관에서 시스템을 설계 및 개발하는 프로젝트에 참여하여 프로젝트를 이끌고 가야 한다. PM 간호사는 보건의료 시스템 개발의 시작단계에서 전체적인 일정과 참여 인력의 대략적인 수와 담당 역할을 결정하고 비용을 추산할 수 있어야 한다. 또한 시스템 개발 진행단계에서는 진행 스케줄을 관리하고 팀원 간의 업무 협조관계를 원활하게 유지하도록 하고, 업무 지연이나 중복된 업무가 발생하는지를 파악할 수 있어야 한다. 시스템 구현이 시작되기 전부터 시스템 구현단계가 완결될 때까지 간호사는 의사전달자의 역할을 지속하며, 해결해야 할 문제를 규명하고 이에 초점을 맞추고 우선순위를 조절하며 다른 보건의료 인력과의 의사소통을 통해 발생가능한 혼돈을 줄이는 역할을 한다.

정보전문간호사는 보건의료 임상현장에서 사용할 정보시스템 중 환자 간호와 관련된 업무지원시스템의 설계 및 개발을 위해 기초가 되는 연구를 수행해야 할 것이다. 보건의료시스템은 의료업무의 복잡성과 타 분야와의 연계성을 고려한 개발이 필요하므로 설계단계에서 세부 내용을 면밀히 검토해야 한다. 시스템개발 시간 및 비용의 낭비를 줄이기 위해서는 보건의료시스템으로 구축할 업무 프로세스를 철저히 조사·검토하는 것이 필요하다. 또한 정보전문간호사의 업무에 근무하는 의료기관에서 체계적인 자료수집과 정보관리, 지식구축을 촉진하기 위해 데이터세트 개발이 필요하며, 이를 통해 최소간호자료세트(Nursing management minimum data sets; NMMDS) 개발이 포함될 것이다.

2. 미래 간호정보학의 의의

보건의료서비스의 수요는 고령화 및 만성질환자의 증가로 상승되었다. 보건의료서비스의 수요를 적정하게 관리하고 비용 효율적이며, 고품질 서비스를 제공하는 것, 그리고 인간중심 간호서비스 제공이 매우 중요한 이슈이다. 정보과학과 최근의료기술의 발달은 간호사가 단조롭고 반복적 업무에서 창조적인 활동으로의 시간할당을 돕는다. 즉, 간호사는 시간 소모적인 단순작업에서 벗어나 대상자의 개별적이고 고유한 문제를 해결하는 데 도움을 줄 수 있다. 사무적이고 행정적 간호업무는 정보시스템에 의해 간편하게 해결되며, 간호로봇의 도입은 신체활동을 많이 요구하는 간호업무의 효율성에 도움이 된다.

간호정보학에서의 간호사는 정보시스템을 통해 향상된 업무환경에서 일상적이고 단순한 업무에서 벗어나 프로그램화 될 수 없는 보다 높은 수준의 복합적인 활동을 수행할 수 있다. 환자와 그 가족에 대한 전인적이고 인본주의적인 간호가 대중화될 것이다. 보건의료 서비스는 대상자의 존엄하고 자유로운 삶을 보장하기 위한 공공적인 거버넌스를 형성하는 것이 중요할 것이다. 간호사는 새로운 간호전달모형 개발에 노력할 것이며, 혁신적이고 지속적인 간호의 질 향상 방법을 검토하게 될 것이다.

간호사는 정보기술의 발달로 인해 환자간호를 사정, 계획, 수행, 평가의 단계를 따르는 간호과정이 보다 더 과학적이고 체계적인 과정으로 발전할 것이다. 간호사는 대상자이 개별적 간호문제에 중점을 두고 환자를 간호하기 위해 교육과 준비에 더욱 힘써야 할 것이다. 근거기반의 간호실무가 간호실무의 표준이 되며 정보시스템 기반으로 한 업무수행으로 변화됨에 따라 간호사는 대상자의 직접간호를 위한 시간을 더 많이 보낼 수 있을 것이다. 간호사의 역할이 다양해지고 창의융합적 역량이 강화되며, 간호실무의 재정의와 개선이 함께 변화될 것이다. 또한 간호정보학 분야는 국가 보건데이터 거버넌스 형성과 관련된 정책 및 입법 과정에 적극적인 역할을 수행할 것이며 간호사의 역할이 더욱 다양해 질 것이다. 다학제간 협력적인 간호정보학의 발달은 보건의료 서비스의 질을 확대하고 향상시키는데 중요한 방향성을 제시할 것이다.

간호사는 국제사회의 최대 공동 목표인 지속 가능 개발 목표를 성공적으로 달성할 수 있는 핵심인력이다. 따라서 지속 가능 개발 목표를 달성하기 위해서, 간호사는 간호 이슈를 넘어, 빈곤, 고용과 직업 안정성, 식품안전, 교육 등과 같은 '건강에 영향을 미치는 사회적 결정요인(Social determinants of health)'을 이해하고, 모든 연령층의 건강한 삶과 안녕을 보장하고 증진시켜 나가야 한다. 4차 산업혁명이 가져올 사회적 가치 변화와 '상상이 현실이 되는 사회적 위험'에 대응하기 위해 복지 패러다임을 전환하고 사회보장체계의 혁신 전략을 수립해야 하는 상황에 직면함에 따라 4차 산업혁명 시대의 간호사 역량 개발이 중요성을 보여 주고 있다.

- 최현수, 오미애. 4차 산업혁명에 대비한 보건복지 분야 데이터 주도 정책 추진 필요성과 방향. 보건복지포럼, 한국보건사회연구원. 2017;15-28.
- 김광점, 장보윤, 정재연, 박오원. 4차 산업혁명과 간호 인적자원의 개발: 전망과 과제. 인적자원개발연구, 2018;21(3):137-159.
- 김모임 과학기술유공자 정책제안. 4차 산업혁명 시대를 이끄는 미래 간호인재 양성을 중심으로; 2019.
- 서연옥, 우수한 간호사 인력양성 및 배출을 위한 정책제안 연구. 한국보건의료인국가시험원; 2016.
- 이미준 외. 4차산업과 간호정보학. 서울: 수문사; 2020.
- 이은주 외. 간호정보학. 2판. 정담미디어·(주)학지사; 2016.
- 정재승, 인간은 결정하고, 로봇은 행동한다. ScienceTimes. 2016.06.07. 김은영 객원기자.
- 한국간호교육평가원. 간호교육인증평가 기준집(간호학 학사/전문학사 학위과정). 한국간호교육평가원; 2017.
- 한국건강증진개발원. https://www.khealth.or.kr
- International Council of Nurses. Nurses' role in achieving the sustainable development goals. 2017. Retrieved fromhttps://www.icnvoicetolead.com/wp-content/uploads/2017/04/ICN_AVoiceToLead_guidancePack-9.pdf

가

나

다

I/N/D/E/X

라

마

바

사

아

자

C

D

E

F

G

H

P

Q

R

S

T

U

V

W

기타

4차

산업혁명기반 간호정보학

발 행 2023년 3월 2일
저 자 고가연, 공경란, 길명숙, 김경자, 남호희, 류정미, 박선정, 박준희, 반민경, 배소현, 윤영숙, 이진영, 정경숙, 허은주, 허제은
발행인 이웅현
발행처 **퍼시픽북스**
서울시 중구 충무로 29 아시아미디어타워 501호 / TEL. 02-2272-7766(代)
FAX. 02-2272-7166 / E-mail: papu77@daum.net

ISBN 979-11-6375-378-0

정가 29,000원